全国中医药行业高等教育"十三五"创新教材

燕京学派中医内科学

主 编 刘 汶 赵进喜

全国百佳图书出版单位
中国中医药出版社
·北 京·

图书在版编目（CIP）数据

燕京学派中医内科学 / 刘汶，赵进喜主编 . —北京：中国中医药出版社，2021.7

全国中医药行业高等教育"十三五"创新教材

ISBN 978 - 7 - 5132 - 6310 - 8

Ⅰ . ①燕… Ⅱ . ①刘… ②赵… Ⅲ . ①中医内科学—中医学院—教材 Ⅳ . ① R25

中国版本图书馆 CIP 数据核字（2020）第 121505 号

中国中医药出版社出版

北京经济技术开发区科创十三街 31 号院二区 8 号楼

邮政编码 100176

传真 010－64405721

廊坊市晶艺印务有限公司印刷

各地新华书店经销

开本 787×1092 1/16 印张 19.5 字数 446 千字

2021 年 7 月第 1 版 2021 年 7 月第 1 次印刷

书号 ISBN 978 - 7 - 5132 - 6310 - 8

定价 79.00 元

网址 www.cptcm.com

服 务 热 线 010-64405720

购 书 热 线 010-89535836

维 权 打 假 010-64405753

微信服务号 zgzyycbs

微商城网址 https://kdt.im/LIdUGr

官 方 微 博 http://e.weibo.com/cptcm

淘宝天猫网址 http://zgzyycbs.tmall.com

如有印装质量问题请与本社出版部联系（010-64405510）

全国中医药行业高等教育"十三五"创新教材

《燕京学派中医内科学》编委会

主　　编	刘　汶	赵进喜		
副主编	刘燕玲	刘绍能	尚菊菊	焦　扬
	海　霞	赵文景		
编　　委	吴志松	李　峻	祝　勇	韩　垚
	王雪飞	胡俊霞	王少丽	马继征
	丁　洋	宋　宇	汪正芳	吴　兵
	李　杰	戚团结	陈永跃	孟　元
	孙慧怡	沈　存	赵翠芳	侯雅军
	陈爱萍	张　秦	李　颖	杨　霖
	郭　静	薛立文	温雅丽	刘红旭
学术秘书	尚菊菊			

编写说明

　　为了更好地挖掘中华传统医学文化宝藏，传承中医名家学术思想及临证经验，我们编写了《燕京学派中医内科学》教材。燕京医学学派是形成于北京地区的中医学术流派，在其发展过程中，由于其特殊的历史和文化背景，形成了宫廷医学流派、名医传承流派、学院流派等三大学术流派为主的医学流派，其学术特色鲜明，在我国不同的中医流派中独树一帜，是北方医学流派中的一面旗帜。燕京医学具有鲜明的地域特色，其对病因病机的认识，对疾病辨证论治独特的中医临床思维方法，以及对于疾病的预防康复思想等，无不烙下了皇城古都的烙印。可以说，本书是集宫廷医学、学院流派及全国各地名医学术思想荟萃之精华，是一本极具北京及周边地区中医名家学术特色的教材。本教材经北京中医药大学、首都医科大学、中国中医科学院等各院校及科研单位众多中医内科学教学人员的汇集整理，反复修改，耗时 3 年有余，终于在今年年初完成校稿，面见于大家！

　　全书分为总论及各论两部分。总论分为燕京特色、四诊临床思维、中医辨病辨证治疗临床思维、中医选方用药临床思维四部分，重点突出燕京医学的学术特色和思维方法。各论分为肺系病证、心系病证、脑系病证、脾胃病证、肝胆病证、肾系病证、气血津液病证、经络肢体病证等八大系疾病病证，汇集燕京地区名老中医的学术思想及临证经验，突出的是学术特点及中医临床思维方法，体现了燕京地区的中医传统文化传承及名家名方的学术特色。

　　本书编写得到了北京地区中医各大院校及科研机构的中医内科学同行的高度重视及积极参与。在总论部分，由刘汶编写燕京学派中医内科学临床思维特色，赵进喜编写中医四诊临床思维，刘红旭编写中医辨病辨证治疗临床思维，焦扬编写中医选方用药临床思维。在各论的肺系病证中，祝勇编写感冒、哮病，李峻编写咳嗽、喘证，吴志松编写肺痨，焦扬编写肺痿、肺胀；

在心脉病证中，尚菊菊编写心悸、心衰，韩垚编写胸痹；在脑系病证中，郭静编写眩晕，薛立文编写郁证、不寐，温雅丽编写痴呆，王雪飞编写头痛、中风，胡俊霞编写痫病、颤证；在脾胃病证中，刘绍能编写胃痛、痞满，王少丽编写呕吐，马继征编写呃逆、噎膈，吴兵编写腹痛，汪正芳编写泄泻，丁洋编写痢疾，宋宇编写便秘；在肝胆病证中，刘燕玲、陈永跃编写胁痛，刘汶编写黄疸，戚团结编写肝积（肝硬化），李杰编写鼓胀；在肾系病证中，赵进喜编写水肿、阳痿，孙慧怡编写淋证、遗精，赵文景编写癃闭，沈存编写关格；在气血津液病证中，由赵进喜编写消渴病、瘿病，焦扬编写痰饮、内伤发热，侯雅军编写血证、虚劳，赵翠芳编写自汗、盗汗；在经络肢体病证中，张秦、陈爱萍编写痹病，海霞编写痿病，孟元编写腰痛；在癌症中，刘声编写肺癌、乳腺癌，杨霖编写胃癌、肝癌，李颖编写胰腺癌、大肠癌。在此一一表示感谢！

本教材借鉴了国内大量的出版物及教材，由于编写体例的限制没有在文中一一注明，仅在参考文献中列出。在此，谨向相关文献、资料的作者表示由衷的敬意和感谢。

由于编者水平有限，本教材难免有疏漏及不足之处，恳请各位同行多提宝贵意见，以便再版时修订提高。

《燕京学派中医内科学》编委会

2021 年 3 月

目 录

总论

第一章　燕京学派中医内科学临床思维 特色 ▷▷▷▷

　　燕京特指北京，燕京医学学派是形成于北京地区的中医学术流派，在其发展过程中，由于其特殊的历史和文化背景，形成了以宫廷医学流派、名医传承流派、学院流派三大学术流派为主的医学流派，其学术特色鲜明，在我国不同的中医流派中独树一帜，影响力巨大，可谓是北方医学流派的一面旗帜。

一、燕京医学学术流派

　　1. 宫廷医学派　宫廷医生主要以宫廷中的皇帝、皇后、嫔妃及达官贵人为服务对象，也称太医或御医。据《周礼》记载，周朝已经开始设置专职的宫廷医生。经过数百年的传承与发展，宫廷医学派逐渐形成，为中医学发展做出了巨大贡献。首先，宫廷中名医荟萃，医技精湛，为医中翘楚。其次，许多宫廷医生写出了旷世巨作，对中医学发展起到了举足轻重的推动作用。特别是近 1000 年，从 1127 年到 1911 年，金元明清四个封建王朝定都北京，在北京形成的宫廷医学派，对中医学的发展具有重要作用。如元代忽思慧撰营养学专著《饮膳正要》、明代薛己撰《内科摘要》等各科专著、李时珍撰《本草纲目》《濒湖脉学》、龚廷贤撰《万病回春》《寿世保元》、陈实功撰《外科正宗》、傅仁宇撰《审视瑶函》、杨继洲撰《针灸大成》、王肯堂撰《证治准绳》、徐春甫撰《古今医统大全》、吴谦撰《医宗金鉴》等，多为经典之作。1912 年，清帝退位后，宫廷医学机构随之解体，宫廷医生开始走入民间，对民间中医产生了巨大影响。如赵文魁、韩一斋、袁鹤侪、瞿文楼、赵树屏等是这一时期的代表人物。赵文魁在外感温病领域独领风骚，其子赵绍琴 1957 年入北京中医学院执教，在医、教、研方面贡献卓著。韩一斋在京城颇负盛名，门人刘奉五得其真传，被誉为"中国当代妇科八大家"之一。袁鹤侪对"天人相应"观点及燮理阴阳问题见解独到，影响深远，其子袁立人为父整理出版临床医案及经验，传于后世。瞿文楼曾受聘为北平国医学院、华北国医学院讲授儿科学等课程。赵树屏于20世纪30年代初任教于北平国医学院，亲自编写并讲授"中国医学史纲要"，于1950年筹组北京中医学会并当选为主任委员，并创办《中医杂志》，发展至今已成为中医界标杆旗帜性期刊之一，英文版《中医杂志》已被SCI收录，享誉海内外。

2. 四大名医及其传承流派 1936年1月22日，国民政府颁布《中医条例》，规定对所有中医实行考核立案。在北京进行第一次中医考试时，当局挑选了医术精湛、颇负盛名的萧龙友、孔伯华、施今墨、汪逢春4人作为主考官，负责试题命题与阅卷。他们自此有了"北京四大名医"的美誉，先后创建了北平国医学院（1930—1944年）和华北国医学院（1932—1950年）。中华人民共和国成立后，他们仍然专注于中医教育，为中国的中医事业发展做出了卓越贡献。1952年，孔伯华先生曾专门给中央政府写信，建议大力培养中医人才。1954年，在第一届全国人民代表大会第一次会议上，萧龙友先生积极提案设立中医专科大学，这一提案后被中央政府采纳，于1956年在北京、上海、成都、广州成立了首批4所中医学院。

"四大名医"不仅是中医教育家，也是中医临床家。萧龙友先生主张形神并治，重视后天脾胃，白啸山、杨润芳等为其传人。孔伯华先生重视肝脾关系，擅长治疗外感热病，因喜用石膏而有"石膏孔"之称，屠金城、姚五达、宋祚民、刘春圃、步玉如等为其传人。施今墨先生精于组方配伍，创施氏对药，治外感热病注重解表清里，祝谌予、哈荔田、李介鸣、董德懋、翟济生等为其传人。汪逢春先生重视后天脾胃，擅长治疗湿温病，赵绍琴、李鼎铭、谢子衡等为其传人。治疗脾胃肝胆病具有代表性的医家有董建华、关幼波。脾胃大家董建华继承《内经》"六腑者，传化物而不藏"的思想，认为胃"以通为用，以降为顺，降则和，不降则滞，反升则逆"，"通降"是胃生理特点的集中体现。董老认为，胃的生理特点集中在"降"字，病理特点集中在"滞"字，胃病的治疗着眼于"通"字。他对"通"字进行了系统的阐述，即调畅气血、疏其壅塞、消其瘀滞，能秉承胃腑下降之性，推陈出新，导引湿浊瘀滞下降，给邪以出路。董老概括通降十法为理气通降、化瘀通络、通腑泄热、降胃导滞、滋阴通降、辛甘通阳、升清降浊、辛开苦降、平肝降逆、散寒通阳等。在胃脘痛的治疗中，董老形成了独特的理论，如"通降论""气血论""热论""标本论"等。关幼波是燕京学派肝病大家，著名的理论有"十纲辨证""痰瘀学说""中州理论"等。①十纲辨证：关老继承了《素问·八正神明论》"血气者，人之神"及"气为血之帅，血为气之母"之说，认为疾病的发生与转归离不开气血这个主题。他说，"治病必求本，气血要遵循"，提出血病必及气、气病必及血、气充则血足、血足则气充、治血必治气、气充则摄血、气和则血归经，并把阴阳作为总纲，下设表里、寒热、虚实、气血八纲，合为十纲，形成了"十纲辨证"。②痰瘀学说：关老继承了前人的观点，如《灵枢·邪客》说"营气者，泌其津液，注之于脉，化以为血"，说明精血同源；《医学入门》说"痰乃津液所成"，说明津血可以化为痰；《血证论》说："血积既久，也能化为痰水。"所以关老认为津血痰瘀同源，生理情况下为津血，病理情况下为痰瘀，在一定情况下可以互相转换。关老认为脏腑的一切废物统称为痰，血运行于脉中，如果遇到气滞、寒滞、久病等因素影响了气血的流动，可以形成瘀血。瘀血日久可以转化为痰，痰瘀互为因果，互相转化，痰瘀互结，胶结不化，可以形成重症、顽症、怪症。所以关老提出治痰的原则是"见痰休治痰，辨证求根源；治痰必治气，气顺则痰消；治痰要活血，血活则痰化；怪病责于痰，施治法多端"；治瘀的原则是"见瘀休治瘀，辨证求根据；治瘀要治气，气畅瘀也去；治瘀要化痰，痰化血亦活；急则治其标，顾本也重要"。③中州理论：李东垣早在《脾胃论》中就有"内伤脾胃，百病由生"的记载，《金匮要略》也说："见肝之病，知肝传脾，当先实脾，四季脾旺而不受邪。"因此，关幼波特别重视脾胃，治疗肝病的时候常用党参、茯苓、白术、山药等健脾补气，提高免疫力，在治疗慢性肝病时起到事半功倍的作用。

3. 学院派　20世纪50年代，在北京成立了中医研究院、北京中医学院、北京中医医院等集医、教、研于一体的专业机构。这些机构不仅吸收了北京当地的中医精英，还从当时的中医强省如江苏、浙江、四川抽调了许多中医名家。蒲辅周、王文鼎、赵锡武、岳美中、方药中、唐由之等名家为中医研究院的奠基发展打下了坚实基础。秦伯未、王玉川、程士德、颜正华、王绵之、赵绍琴、陈慎吾、刘渡舟、任应秋、董建华等为构建北京中医学院的教学体系做出了巨大贡献，为国家培养了大批中医临床科研及教学人才。如秦伯未、王玉川、程士德的《内经》与《中医基础理论》，颜正华的《中药学》，王绵之的《方剂学》，陈慎吾、刘渡舟的《伤寒论》，赵绍琴的《温病学》，任应秋的《中医各家学说》、董建华的《中医内科学》等，堪称中医教学的典范，对今天中医高等教育教材的编写仍起着示范、引领作用。

二、燕京学派学术特色

燕京学派注重理论阐发及传承，学术特色非常鲜明，主要体现在以下几个方面。

1. 注重传承经典，师古而不泥古　孔伯华先生衷《内经》运气学说，倡河间"六气皆从火化"说；重视湿热致病，提出"肝热脾湿"说；衷丹溪"阳常有余、阴常不足"论，提出先有"阳常有余、阴常不足之人"，后有"阳常有余、阴常不足之病"说；重视人体之本，提出"肾为本中之本"的观点；孔伯华先生非常重视脏腑辨证，积多年临床经验，写出了"论脏腑及脏腑病"一文，详细论述了五脏六腑及三焦、命门的主病。其中，"三焦病辨""命门病辨"丰富了脏腑辨证的内容。他从脏腑的功能入手，引用《内经》《千金要方》《千金翼方》《诸病源候论》《金匮要略》等有关论述，探讨各脏腑主病的舌、脉、症状等，详细分析每一病证的病因病机，并提出治法治则，特别是提出了辨证论治的两纲六要，认为阴阳是高于其他六纲的，反对将阴、阳、表、里、虚、实、寒、热八者平等对待。孔伯华先生说："必须从阴阳两纲之下而划分六要，则辨证之法斯备，唯两纲相联、六要互系，两纲六要之间均密切关联，两纲包容六要，六要上属两纲，明乎此则足应万变。故统言八纲，为吾所不取。"祝谌予临证非常重视气血，善用气血辨证的方法诊治内伤杂病和妇科疾病。他指出："八纲辨证不包括气血辨证的内容，是其不足之处。阴阳两纲不若气血两纲更为具体。叶天士首创卫气营血辨证，虽为外感温病所设，然究其实质，还是要辨清邪热伤人气血的浅深层次。内伤杂病用气血辨证指导临证更具实践意义。"这是在先人的理论基础上又进一步发展而成的新思想。

2. 尤其注重扶正祛邪 如施今墨先生重视脾肾，崇尚李杲"脾胃学说"，重视后天之本，同时重视气血辨证，创立十纲辨证；汪逢春先生重视后天之本脾胃，临证善用醒脾开胃消食药、益气健脾药、养胃阴药、曲类药、健脾利湿药、理气药。关幼波治疗肝病以护卫中州为特色，注意健脾补气，增强自身免疫力，从而祛邪外出。王鸿士对于慢性肝炎的退黄治疗，从整体出发，把祛邪解毒、扶正补虚、调理气血三者有机地结合起来。陈增潭治疗慢性肝炎，主张运用补气养血、健运脾胃、补肾滋阴、滋肾柔肝等方法以扶正补虚。武维屏在治疗肺痨时以补虚培元，增强体质为先，辨证论治时以阴阳气血为纲，五脏虚候为目。

3. 注重脏腑气机的协调平衡 如施今墨临证治外感热病注重解表清里，给邪以出路；重视审表里，详察表里比重，创七解三清、六解四清、五解五清、四解六清、三解七清说；用药平稳，忌寒凉、攻伐；善于调理气机升降；善用通络药。汪逢春先生临证重视人体气机升降的调节；重视滋养肝血、温补肝肾；善用通络药；精于药物炮制和配伍；善用粉剂、成药入汤剂。祝谌予认为人身气血贵在充盈和流畅，一旦偏盛偏衰或涩滞不畅则百病丛生。祝氏认为，调理气机以肝、肺、脾、胃四者为重。因为肝肺是气机升降之道路，脾胃是气机升降之枢纽，故气机逆乱证的调治必须结合各脏腑的升降特点进行。对于气血的调治，祝氏认为气在血之上，治血先调气。

4. 注重辨病与辨证有机结合 如王书臣在肺痿的治疗上强调肺肾与气机升降平衡，认为肾乃先天之本，立命之根，内寄元阴元阳，全身气机运行赖于肾中元发动，肺病日久多及肾，在治疗时不应拘泥是否有肾阳不足之见症，立方选药时每每配伍甘温补肾培补之品，以增强疗效。

5. 主张中西汇通，取长补短 萧龙友先生论及中西医之间的关系时，认为中医、西医均是生命科学，在所作《七律》中有"医判中西徒有名，天公都是为民生"的诗句。他强调："医药为救人而设，本无中西之分，研此道者，不可为古人囿，不可为今人欺，或道或术，当求其本以定。"萧龙友先生提倡借助西医的优势来发展中医药，还开创了中医进入西医院用中药治病的先例。施今墨认为中医应该与时俱进，吐故纳新，要在贯通前人理论的基础上勇于突破，才能推陈出新，不断发展。他认为中医要改革，不能故步自封，不能"各承家技，始终顺旧"。早在20世纪30年代，他就倡导中医、西医要互相学习，融会贯通，认为中医应借助先进的科学技术进行改革，以促进医学的进步，而中西医汇通就是促进中国医学向前发展的一个很好方式。他曾写道，"吾以为中医之改进方法，舍借用西学之生理、病理，以互相佐证，实无别途"，"无论中医、西医，其理论正确、治疗有效者，皆信任之。反之，摒弃不用可也"。祝谌予认为西医诊断，中医辨证，是中西医结合的主要方法之一。依靠西医学对疾病进行诊断，有助于中医对疾病的认识，可以为中医辨证论治提供依据和内容。他还提倡中西药物合并使用。如化疗治癌的同时，服用扶正培本中药，可使化疗产生的副作用减轻。

6. 注重养生保健 1115—1911 年，金元明清四个封建王朝建都北京，为宫廷医学形成创造了条件。由于帝王将相非常注重自己的养生保健，所以在宫廷医学中体现了很多治未病、重康复、养生保健、抗衰老以及美容养颜等极具宫廷特色的思想。如清宫著名的八仙糕，由茯苓、莲子、芡实、扁豆、薏苡仁、藕粉、山药、人参等组成，能治疗老年人脾虚，可以提高免疫力，有助于病后调养，也可以作为平时养生保健的食疗方长期服用。宫廷医学派常用补气养血平和之品，少用峻猛攻下之品，以厚重平稳著称，形成了燕京医学学派的鲜明特色。

7. 具有很强的地域特色，用药与当地气候密切相关　由于北京位于华北平原，四季分明，冬天寒冷干燥，夏天暑热蒸腾，故本地医家喜用姜、桂、附、芩、连、柏等寒热鲜明的药物。如孔伯华先生临证善用石膏、知母、黄柏、旋覆花和代赭石。

8. 重视野生药物和新鲜药物　萧龙友先生说："古之药悉野产，得天地之气厚，日月星辰之精华多，风霜雨雪之蕴泽厚，故其力专而功大，医用之又有法，故称为特效，今之药多出于种植，生者气力已薄，及制为膏丹丸散，药水药片，其效虽专，其气力更薄，盖不得天地山川阴阳之真气也。"故其临证善用野人参，还擅长应用鲜中药，根据不同季节、不同气候及不同证候选用。萧龙友、孔伯华两位先生都善用鲜药，如鲜石斛、鲜藕节、鲜苇根、鲜茅根、鲜荷叶、鲜荷梗等。鲜药与相应干品比较，药性更突出。如寒凉之性的鲜药较干品更加凉润，芳香辛窜气味较干品更加浓厚，且吸收迅速、见效快，对一些热性病、血证、外伤病症及疑难重症等有特殊功效。从药物的有效成分来看，鲜品与干品也有差异，如鲜枸杞子有清热作用、鲜百部能利水除湿、鲜莱菔有止血功效、鲜艾叶能清热解毒、鲜石斛能清肺胃湿热等。

9. 重视中药炮制和配伍　萧龙友先生重视中药炮制对药性、归经及临床应用的影响，在其处方中常可见到酒炒延胡索、盐炒玄参心等。

总之，燕京学派汇集了宫廷医学流派、名医传承流派、学院流派及中西汇通派等不同流派，传承了中医传统医学理论及各个朝代的名家思想，并有所创新发展。由于北京的地域特点，近千年被尊为皇都，长期以来宫廷养生保健之风兴盛，又经历了人文历史变革，西学东渐等特殊的历史变化，所以具有鲜明的特色风格和特长。

第二章 中医四诊临床思维 ▷▷▷

古人云："医者，意也。"强调临床思维在诊疗过程中的重要地位。中医临床思维有什么特色？中医最基本的思维方式是"以外揣内"。即通过症状、体征、五色诊、舌象、脉象等外在的表现，推测内在病变，审证求因，审因论治。所谓辨证论治，实际上就是运用中医理论，依据临床表现包括症状、体征、舌脉等，判断病因病机、病位、病性、病势，并为治疗提供基础的临床思维过程。中医临床思维方法的独特性，在于其是以"天人相应"的整体观念作为基础，并深受中国传统哲学的影响。中医临床思维不应只体现在辨证治疗环节，实际上应该贯穿于整个中医临床诊疗活动，从四诊资料搜集到辨病辨证、选方用药、制定调护措施的全过程，可以说是在临床工作中突出中医药特色，提高中医药临床疗效的基础。

中医诊法，包括望、闻、问、切四诊，是在从事医疗活动中搜集临床资料的过程。四诊所得的临床资料作为正确辨证的基础，具有鲜明的中医特色。中医临床思维应该落实到四诊的具体过程之中。

望诊，包括望神、望形体、望面色、望舌等。望面色，古称五色诊。古人认为观五色可以辨病情吉凶。《灵枢·五色》指出"明堂高骨以起，平以直，五脏次于中央，六腑夹其两侧，首面上于阙庭，王宫在于下极，五脏安于胸中……面王以下者，膀胱子处也"，强调五脏六腑在人体面部各有分部。《素问·脉要精微论》指出："赤欲如白裹朱，不欲如赭"，认为五色以光彩润泽为宜。临床上，面色萎黄提示脾胃虚弱；面色黧黑提示肾虚；面色无华提示气血不足，尤其是血虚；颜面虚浮提示心肾阳虚，或水气不化。面色不同，主病各异。

望舌包括望舌体、舌质、舌苔、舌下脉络等。舌面不同部位舌质、舌苔的表现提示不同脏腑的不同病变。一般说来，舌尖提示心肺病变，风热犯肺咽痛、咳嗽，心火上扰致心烦失眠，常表现为舌尖红。舌边提示肝胆病变，若舌边有瘀斑，提示肝经气滞血瘀。舌中心对应脾胃，如舌苔中心厚腻，多为食滞脾胃；若中心苔少，甚至无苔，表现为"鸡心舌"，则提示胃热伤阴，胃阴不足。舌根对应下焦、肾与膀胱，舌根苔腻，尤其是黄腻，常提示湿热下注等。

闻诊，包括听声音和嗅气味。《素问·脉要精微论》载："五脏者，中之守也。中盛脏满，气胜伤恐者，声如从室中言，是中气之湿也。言而微，终日乃复言者，此夺气也。"指出声音窒闷，如从室中言，多属脾为湿困，可见于暑季感冒；而声音低微，终日重复，提示气虚，可见于慢性虚损性疾病。另外，《素问·五脏生成》还有所谓"五脏相音，可以意识"的说法，临床上可以通过五音、五声发生异常，早期发现相应的五脏病变。至于嗅气味，包括嗅体气及呕吐物、便、尿气味等，也有重要的临床价值。如大便味臭、小便臊者，多属热；大便无味、小便清长者，多属寒。

问诊之法与西医所问同中有异。一般说参照"十问歌"，并询问患者形、神、纳（饮、食）、眠、便（大、小便）情况，可以全面了解病情。《素问·疏五过论》指出，"凡欲诊病者，必问饮食居处，暴乐暴苦，始乐后苦，皆伤精气，精气竭绝，形体毁沮"，即强调问饮食、七情病因和患者生活状态的变动等，认为这些因素可直接影响疾病。《灵枢·师传》指出："入国问俗，入家问讳，上堂问礼，临患者问所便。"此所谓"所便"，指患者之相宜。如胃虚寒痛，必喜温喜按，得热食则减；胃实热痛，必不喜温按，或按之痛甚，或食后加重。问其"所便"，对判断疾病寒热虚实具有重要意义。如胁痛是胀痛、隐痛、刺痛，或灼热而痛，诱发胁痛发作或减轻的因素是随情绪波动而加重、遇冷加重、夜间加重，还是遇热加重、进食油腻食物加重等，旨在为分辨胁痛"寒热虚实""在气在血"提供依据。当然，兼症或伴随症状，以及饮食、睡眠、大小便等情况，也是辨证的重要参考资料。

切诊，包括切脉、按胸腹、切尺肤、切虚里等。脉诊决不仅限于脉率快慢、节律是否规整，还要通过脉位、脉率、脉形、脉势等，判断五脏六腑气血盛衰、病势顺逆吉凶。《素问·脉要精微论》指出："尺外以候肾，尺里以候腹中。附上，左外以候肝，内以候膈；右外以候胃，内以候脾。上附上，右外以候肺，内以候胸中；左外以候心，内以候膻中。前以候前，后以候后。上竟上者，胸喉中事也；下竟下者，少腹腰股膝胫足中事也。"这段话体现了"上以候上，下以候下"的精神，很有临床价值。如关脉浮为胃热，可见于热痞证；右关脉弦，多为肝气犯胃，可见于气滞胃痛。临床上必须详加体察。一般来说，先辨浮沉、迟数、虚实六纲脉，分辨表里、寒热、虚实，然后体验弦滑缓涩、促疾结代等，即能得其要领。至于按胸腹，《伤寒杂病论》论之甚详，腹证常作为临证选方的依据。如桂枝加芍药汤腹证"时腹自痛"、桂枝加大黄汤腹证"大实痛"、小建中汤腹证"时腹痛，烦而悸"、大建中汤腹证"心胸中大寒痛，出见有头足，上下痛不可触近"等，信而有征。

总之，中医四诊是中医诊疗过程中获取临床资料的重要手段，独具特色。基于中医原创性临床思维，全面搜集四诊资料，并做到四诊合参，对全面了解病情，进一步进行辨病、辨证、选方、用药等，具有重要意义。

第三章 中医辨病辨证治疗临床思维 ▷▷▷▷

　　辨证，是在中医理论和辨证纲领的指导下，对通过四诊获得的病情资料进行辨别、分析、综合、推理活动，求得证名结论。辨病，是在中医理论指导下，根据"病"的定义，对患者的各种病情资料进行分析、综合，确定其所患病种的思维过程。想要准确地辨病、辨证，需要掌握好中医理论基础，收集和分析病情资料，仔细观察和把握疾病特点，诊断才能更准确、客观。

一、病情资料的处理

　　辨病、辨证的前提是患者病情资料的收集。首先，应完整、系统地收集病情资料。多方面、多角度、多层次地采集病情资料，勿以单一症状进行诊断，从整体把握病情，避免漏诊、误诊。其次，要保证病情资料的准确性和客观性。患者的基本情况不同，在年龄、文化程度、表达能力等多种因素影响下，很可能出现表述不准确的情况，需要医生及时发现、修正。同时，也提示医生必须以认真、仔细的态度采集病情资料，避免主观臆测和引导患者。最后，要分清病情资料的主次。所谓主症，是患者最主要的症状或体征，通常是其主诉或主诉的一部分，是进一步分析病情的主要依据。而次症和兼症是相对次要的病情，对分析病情有辅助、补充等作用。

二、病、症、证

　　充分采集有效的病情资料后，要分析病情资料，首先要明确病、症、证的概念。病即疾病，指有特定的致病因素、发病规律和病机演变的一个完整的异常的生命过程。由一组具有特征性的临床症状和体征构成，不同疾病有不同的发生、发展、转化、传变等病理过程和变化规律。证是归纳分析患者某一阶段出现的症状、体征而做出的诊断，即"证候"。症指"症状"而言，是人体因患病而表现出来的种种异常状态和不适。证是多种临床症状的综合表现，既是辨证论治的主要依据，又是疾病某一阶段的特征性改变，包括病因、病性、病位、病机、病势等。疾病的本质和属性往往通过"证"的形式表现于临床，而病又是各种证的综合表现，临床还常见同病异证和异病同证的情况。因此，病、证、症皆为人体的病理反应，既相互联系，又有区别。

三、辨病与辨证

　　辨病和辨证是诊断疾病的两种方法，正确认识其优势能有效提高临床诊治水平。每种疾病都有自身的临床特点和演变规律，其基本病机贯穿疾病的发生、发展全过程。正确辨病有利于把握疾病的传变规律，进行针对性治疗。如百合病用百合类方、肠痈用大黄牡丹汤或薏苡附子败酱散、郁病用逍遥散等。另外，疾病不是恒定不变的，而是在不断发展变化的，不同时期有不同的病机。辨证能帮助医生了解疾病当前阶段的病位、病性、病势、病机，充分掌握疾病目前特点，从而制订更合适的诊疗计划。因此，临床当以辨病在先，以病限证，继而辨证论治，深化对疾病现阶段的认识。

四、燕京学派对"辨证论治"的认识

萧龙友先生重视辨证论治，尤重四诊合参。他曾这样描述四诊："中医治病以望、闻、问、切为四要诀。望者，察病人之色也；闻者，听病人之声也；问者，究病人致病之因也；三者既得，然后以脉定之，故曰切。切者，合也。诊其脉之浮沉迟数，合于所望、所闻、所问之病情否。"他重视问诊，反对单以切脉故弄玄虚，认为问诊有别于其他三种诊法，是患者与医生交流的途径，也是医生全面了解患者各方面情况的主要途径，包括生长地域、体质、饮食习惯等。因此，要详细地询问患者，了解情况，不能单凭脉诊一法而仓促诊断。

孔伯华先生主张认症先于治病："医之治病，首在认症；将症认清，治之则如同启锁，一推即开。认症之法，先辨阴阳，以求其本，病本既明，虚实寒热，则迎刃而解。"这形象地说明了认症准确对提高临床疗效有重要作用。孔老先生提出辨证论治重在把握"八纲六要"，他曾这样描述："辨证论治，全凭纲要。纲者两纲，曰阴曰阳；要者六要，曰表、里、虚、实、寒、热……故阴阳者，医道之总纲领也。至于六要者，病变之关键也。医者既须提纲挈领，又要把握关键，则病无遁情，了如指掌矣。"言简意赅，强调了治病必须求本，找准疾病之根本，把握基本特点，治疗才能准确快速。

施今墨先生是中西医汇通的大力支持者之一，主张将中西医理论结合起来分析病因病机，在参考西医辨病的基础上进行辨证施治。其主要内容包括三个方面：一是以病分证，以西医学疾病分类为纲，根据疾病的临床表现，运用中医理论，总结疾病的主症，作为西医学某种疾病的证候提纲；二是循病求方，在以病分证的基础上，根据该病的主症，拟定治疗的主方；三是病证结合，临床遇到有对应疾病的患者时，结合具体情况进行辨证，对主方做修正或补充。这样的辨病辨证思维方式，促进了中医学与西医学的交汇，有利于中医学借鉴西医学的优势来补充自身不足，也为中医学的发展提供了更多的创新思路。

汪逢春先生注重脉、舌、色、症互参施治，认为这些都是客观存在的，在临证中有据可循，是帮助医生判断病邪性质、部位、病势进退的主要依据。作为温病大家，汪老先生善于从三焦辨证分析病情，强调辨证论治，根据疾病的不同时期、不同病位，选择不同的治疗原则，如病在上焦宜辛香宣透，病在中焦宜苦寒燥湿，病在下焦宜淡渗利湿。同时，作为中医界的领头人之一，汪老先生主张摒除门户之见，充分利用西医的先进科学技术，取长补短，通过西医解剖学、病理学、诊断学等学科的知识，更新和完善自己的辨证分析。

　　京城四大名医在治疗上各有所长，辨证施治各有特点，但共同点是重视辨证，强调辨证论治对临床治疗的关键作用。老先生根据多年的行医经验为我们指引了道路，告诉我们临床辨病辨证思维是不可或缺的。仔细收集病情资料，认真分析病情，不断提高辨病辨证思维能力，是成为一个合格医生的必要条件。

第四章　中医选方用药临床思维 ▷▷▷

选方用药是辨证论治的最后一个环节，也是解决临床问题的关键。《素问·阴阳应象大论》说："治病必求于本。"治病求本，就是在治疗疾病时，必须寻找出疾病的根本原因，抓住疾病的本质，并针对疾病的根本原因进行治疗。这是中医辨证论治的根本原则，也是中医治疗中最基本的原则。选方用药时的思维规律主要有以下几个方面。

一、调整机体的阴阳平衡

阴平阳秘，精神乃治；阴阳乖戾，疾病乃起。阴阳失调是人体失去生理状态而发生病理变化的根本原因，治疗疾病就是要解决阴阳偏胜偏衰的矛盾，使之达到新的动态平衡。"治病求本"，本者本于阴阳之谓，即治病必须追究疾病的根本原因，审察疾病的阴阳逆从；确定治疗方法要"以平为期"，即通过调整阴阳以恢复整体平衡。

调整阴阳，恢复和建立相对平衡的阴阳关系，不外去其有余、补其不足两个方面。去其有余，即去其阴阳之偏盛。阴或阳的过盛和有余，或为阴盛，或为阳盛。阴盛则寒，阳盛则热，阴盛还可转化为水湿痰饮，阳盛也可转化为瘀滞燥结。故去其有余，有温、清、利、下等各种具体治法；补其不足，即补其阴阳之偏衰，有补阴与补阳之不同。

调整阴阳，还要求对各种治疗措施和方药的运用适可而止，不可矫枉过正，以防机体出现新的不平衡。如攻邪时须注意勿伤正、补虚时注意勿留邪、清热注意不要伤阳、散寒注意不要伤阴、补脾注意不要碍胃等。

二、审证求因，辨证论治

审证求因，就是要从整体出发，动态地分析疾病的各种复杂征象，综合归纳疾病发生发展的原因、病变的机制。这种病因观点，实际是和病机融为一体的，而其本质仍在于求机。证与病机都是疾病本质的反映，是疾病的主要矛盾，治疗疾病应遵从审证求机论治的原则，从疾病的本质入手，才能取得满意疗效。

每一种疾病都有其独特的病理特点，因此，每一种疾病也有其基本的治疗原则或治疗大法。除辨证选用不同的药物外，如头痛可适当配合川芎、白芷等止痛药物；癃闭根据"六腑以通为用"的原则，应以通利为主；遗尿应按照"固摄止遗"的原则来组方。也就是说，在同病异治时，不要忘记同一种病证虽异但仍有"同"的一面。在异病同治时，不要忘记不同疾病证虽同但仍有"异"的一面。唯有如此，方不失中医辨证论治之要求。

三、因人、因地、因时制宜

疾病的发生、发展受多方面因素影响，如时令气候、地理环境等，尤其是患者的个体体质因素对疾病影响更大。因此，治疗疾病时必须根据季节、气候、地区，以及患者的体质、年龄等不同特点选用适宜的治疗方法，这就是顺应异法方宜的治疗原则，具体包括因时制宜、因地制宜、因人制宜三个方面。

四时气候变化对人体的生理功能、病理变化均会产生一定影响。一日之内，人体的气血依经络循行有一定的流注次序，因此在病理状态下会出现"旦慧、昼安、夕加、夜甚"的变化规律。治疗时应结合不同季节、不同时辰的特点，考虑用药的原则，称为"因时制宜"。如春夏季节，气候由温渐热，阳气升发，人体腠理疏松开泄，即便此时外感风寒，治疗时也不可过用辛温发散之品，以防开泄太过，耗气伤阴；秋冬季节，气候由凉逐渐变寒，阴盛阳衰，腠理致密，阳气敛藏于内，此时若非大温大热之证，当慎用寒凉之品，以防苦寒伤阳。

根据不同地区的地理环境特点，考虑治疗用药的原则，称为"因地制宜"。地区不同，患病亦异，治法应当有别。即使患者有相同病证，治疗用药亦应考虑不同地区的特点而区别对待。如辛温发表药治疗外感风寒证，西北地区药量可以稍重，而东南温热地区药量则宜稍轻，或改用辛平宣泄之剂。

根据患者年龄、体质、性别、生活习惯等不同特点，考虑治疗用药的原则，称为"因人制宜"。如妇女患者，由于有月经、怀孕、产后等特殊情况，治疗用药必须加以考虑，慎用或忌用峻下、破血、滑利等药物。年龄不同，生理功能及病变特点亦不同，老年人气血衰少，生机减退，患病多虚证或正虚邪实，虚证宜补，而有邪实须攻者应慎重，以免损伤正气。在体质方面，由于每个人的先天禀赋和后天调养不同，个人素质有强有弱，还有偏寒偏热及宿疾的不同，所以虽患同一疾病，但治疗用药亦应有所区别，如阳热之体慎用温补、阴寒之体慎用寒凉等。既病防变，是指医生根据疾病传变规律，对可能受到传变的脏腑和可能受到影响的气血津液采取预防措施，阻断和防止病变的发展和传变，把病变尽可能控制在较小的范围，以利于疾病的彻底治疗。如《金匮要略》中"见肝之病，知肝传脾，当先实脾"，意即治疗肝病时用调补脾胃法，使脾气旺盛而不受邪，以防肝病传脾。

各论

第五章　中医内科学燕京流派学术特色与临床思维 ▷▷▷▷

第一节　肺系病证

一、感冒

感冒是感受触冒风邪，邪犯卫表所致的外感疾病。临床表现以鼻塞、流涕、喷嚏、咳嗽、头痛、恶寒发热、全身不适为特征。

【病因病机】

风邪是引起本病的主要外因，风邪常兼夹当令之气相合为病；时行病毒是一种具有强烈传染性的外在致病因素，也可兼夹寒、热、暑、湿、燥邪，但以风寒、风热居多。病位在肺卫，病机以邪犯肺卫、卫表不和为主。（图 5-1）

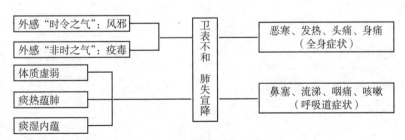

图 5-1　感冒病因病机示意图

【诊断与鉴别诊断】

（一）诊断

1.临证以卫表及鼻咽症状为主，可见鼻塞、流涕、多嚏、咽痒、咽痛、周身酸楚不适、恶风或恶寒，或有发热等。

2.时行感冒多呈流行性，在同一时期发病人数剧增，且病证相似，多突然起病，可见恶寒、发热（多为高热）、周身酸痛、疲乏无力，病情一般较普通感冒为重。

3.病程一般 3～7 日，普通感冒一般不传变，时行感冒少数可传变入里，变生他病。

4.四季皆可发病，而以冬、春两季为多。

5.理化检查：白细胞计数正常或偏低，中性粒细胞减少，淋巴细胞相对增多。

（二）鉴别诊断

1. 感冒与风温鉴别（表 5-1）

表 5-1　感冒与风温鉴别

病名	症状	特征
风温	初起症状与感冒类似，全身症状较重	病势急骤，热势较高，汗出后不易迅速退清，咳嗽、胸痛、头痛较剧，传入营血可见神昏、谵语、惊厥
感冒	发热多不高，或无热，以鼻部症状为主，全身症状较轻	病势轻，病程短，不传变，预后好

2. 感冒与流行感冒鉴别（表 5-2）

表 5-2　感冒与流行感冒鉴别

病名	症状	特征
流行感冒	病情较重，发病急，全身症状显著	可以发生传变，化热入里，继发或合并他病，具有广泛的传染性、流行性
感冒	病情较轻，全身症状不重	少有传变，无流行性

【辨证论治】

（一）辨证要点

本病为邪在肺卫，辨证属表实证。

1. 分清风寒、风热、暑湿（表 5-3）

表 5-3　风寒、风热、暑湿的分型

分型	寒热	鼻塞流涕	口渴	咽	舌象	脉象
风寒	恶寒重，发热轻	鼻塞，流清涕	口不渴，或渴喜热饮	咽痒	苔薄白	浮或浮紧
风热	发热重，恶寒轻	鼻塞，流浊涕	口渴，口干欲饮	咽燥，咽痛	苔薄黄	浮数
暑湿	身热，微恶风	流浊涕	口渴渴不多饮		苔浊腻	濡缓或濡滑

2. 体虚感冒

气虚感冒——气虚证 + 风寒表证。

阴虚感冒——阴虚证 + 风热表证。

（二）治疗原则

解表达邪，宣肺和营，照顾兼证。

1. 解表达邪　解除表证，祛除表邪。

通过发汗使邪从汗解：风寒拟辛温解表，风热拟辛凉解表，暑湿拟清暑解表。

2. 宣肺和营　宣通肺气，调和营卫。

宣肺以恢复肺之宣肃功能，又与解表相辅相成；和营可振奋阳卫，调和营卫。

3. 照顾兼症　夹暑兼以清暑，夹湿拟化湿，湿困脾胃拟和胃、理气，时行感冒拟清热解毒；体虚感冒拟益气、养血、助阳、滋阴。

小儿感冒，易夹惊夹食。夹惊拟息风止痉（钩藤、薄荷、蝉蜕、僵蚕），夹食拟消食导滞（神曲、山楂、谷芽、麦芽、莱菔子）。

注意事项：感冒的治疗，一般不宜表散太过，亦不可补益太早，以免留邪；对体虚者，宜扶正固本，兼解风邪，不宜专行发散，重伤肺气。

风寒误用辛凉，汗不易出，病邪难以外达，反致不能速解，甚则发生变证；风热误用辛温，助热燥液动血，或引起传变。

除虚体感冒可兼扶正补虚外，一般均忌用补敛之品，以免留邪。

（三）分证论治（表 5-4）

表 5-4　感冒分证论治

证型	证候表现	治法	方剂	常用药物
风寒束表	恶寒重，发热轻，无汗，头痛，肢节酸痛，鼻塞或鼻痒，打喷嚏，流清涕，咽痒咳嗽，咳稀白痰，口不渴或渴喜热饮，苔薄白，脉浮紧	辛温解表	荆防达表汤（《时氏处方学》）或荆防败毒散加减（《外科理例》）	炒芥穗、桑叶、茅根、芦根、金银花、连翘、薄荷、山栀、豆豉、桔梗、杏仁

证型	证候表现	治法	方剂	常用药物
风热犯表	身热较著，微恶风，汗泄不畅，头胀痛，面赤，咳嗽，痰黏或黄，咽燥，或咽喉乳蛾红肿、疼痛，鼻塞，流黄浊涕，口干喜饮，舌苔薄白微黄，舌边尖红，脉浮数	辛凉解表	银翘散（《温病条辨》）或葱豉桔梗汤（《重订通俗伤寒论》）	连翘、金银花、苦桔梗、薄荷、竹叶、生甘草、荆芥穗、淡豆豉、牛蒡子
暑湿伤表	身热，微恶风，汗少，肢体酸重或疼痛，头昏重胀痛，咳嗽痰黏，流浊涕，心烦口渴，或口中黏腻，渴不多饮，胸闷脘痞，泛恶，腹胀，大便或溏，小便短赤，舌苔薄黄而腻，脉濡数	清暑祛湿解表	新加香薷饮（《温病条辨》）	金银花、连翘、鲜荷叶、鲜芦根、香薷、厚朴、扁豆
气虚感冒	恶寒较甚，发热，头痛身楚，咳嗽，痰白，咳痰无力，平素神疲体弱，气短懒言，反复易感，舌淡苔白，脉浮而无力	益气解表	参苏饮（《太平惠民和剂局方》）	党参、甘草、茯苓、紫苏叶、葛根、前胡、半夏、陈皮、枳壳、桔梗
阴虚感冒	平时反复易感，头晕心悸，口干，发时身热，微恶风，少汗，头痛，心烦，干咳少痰，舌红少苔，脉细数	滋阴解表	加减葳蕤汤（《通俗伤寒论》）	玉竹、葱白、淡豆豉、桔梗、薄荷、白薇、炙甘草

【名医学术思想及临证经验】

施今墨认为，外感病因无论风寒温热，无论传染性或非传染性，单纯内、外因均不一定能致病，因此必须外因、内因相结合。治疗外感病时主张诊病分清层次，治疗要有步骤。施老认为，对于外感病应首先辨别气血、虚实和表里。辨气血，即分清层次；论虚实，即考虑邪正关系；审表里，即详察表里比重。外感病虽然分为寒热两种，但临床多见寒热错杂证，常为内有蓄热而外感风寒，治疗时应既解表寒又清里热。因此，施老独创清解比例法以治之（即解表药味与清里药味之比例，如三清七解、七清三解、六解四清、五解五清等），临床中较为实用。

施老治疗外感病主张"给邪以出路"，并认为"其出路有三，为汗及二便，在表多以汗解，在里多以二便而清，因此分清表里最为重要。而过汗则伤津，过下则伤正，若引邪由膀胱水道外出，则较为妥帖。苇根、竹叶、滑石、荷梗之类，既不伤津又可清热，若予浮萍，则外邪可从汗尿两途而去"。

赵绍琴是当代著名的温病学家，擅长治疗温热病。对叶天士提出的温病卫气营血辨治大法有独到的体会和认识。他认为叶氏所说"在卫汗之"并非应用汗法，而是指辛凉清解以达汗泄透邪之目的。因此，温病初起治法不可言辛凉解表，只能是辛凉清解。在温病治疗上，赵老尤其善于运用叶天士"透热转气"法救治高热不退、昏迷等危重病症。他认为透热转气可以广泛地应用于温病卫气营血各个阶段的治疗，以透邪外出为指导原则，取得了很好的疗效，大大发展了叶天士的温病辨治理论。

在用药方面，除用药少而精外，善用风药也是赵老的特色之一。所谓风药是指质轻气清、具有疏解宣透作用的药物，如荆芥、防风、紫苏叶、白芷、独活、柴胡、升麻、葛根等，皆味辛、性平或温，为传统的解表类药物。赵老运用此类风药的范围远远超出了解表祛邪，如用于升阳、疏肝、解郁、宣阳、疏卫、透热转气、胜湿消肿、利水通淋、疏利气机、疏通经络、利咽喉、止瘙痒、行药力等，其用妙不可尽言。

方和谦对和解法的应用极为重视，提出了"和为扶正，解为散邪"的见解。扶正即调理脏腑功能之正气，散邪则针对外来寒热之邪和失调气机而言，这一观点是方老对和解法的深入认识和创新，反映了他重视扶正培本的治疗原则。在用药方面，因为"药具一性之偏，热者寒之，寒者热之，虚则补之，实则泄之，不虚不实，以经取之，如人们常用的生姜、甘草、大枣是补药，可以调和营卫，而不是和解药"，故方老认为，"药无和解之药，方有和解之方""而和解之方都是调其寒热，适其寒温，以达其所，通过和解调理，扶正以祛邪，达到一个共同的目的"。如和解剂之主方小柴胡汤，功为和解少阳，实为调理脏腑，方中柴胡透达少阳半表之邪，黄芩清泄少阳半里之热，合生姜、半夏以和胃降逆，伍人参、甘草、大枣以扶正达邪，其严谨科学的配伍体现了小柴胡汤和解少阳、调理气机、扶正以祛邪的内涵。其他和解剂皆师其法而加减化裁得来。

许公岩在临床上善于灵活使用升降理论，并每获良效。许老认为，在肺脏方面，食气入胃后，胃不降无以使经气上归于肺，而饮入于胃，不能上输于脾，更无以上归于肺，于是出现肺之不降，咳喘便因此而生。痰饮的形成不外病因致脾胃升降失调，不能升清降浊，运化精微，于是变为反常的痰饮。痰饮既成，不仅阻遏脾胃的正常升降运化，而且可变生多种疾病。许老对呼吸系统疾病的辨证论治见解独到，以理脾法治疗上述疾病。他尤精于湿证的辨证论治，并创制代表方剂"苍麻汤"。该方升脾宣肺化湿，通过主药苍术、麻黄的不同配伍比例，起到汗、利、化的作用，广泛应用于因湿邪引起的一系列病症。

周平安是国内知名的呼吸系统、感染性疾病及疑难病症专家。在长期的热病临床实践中，他注重外感热病的内伤病理基础及由内伤引起的病机、证治特点和转归的差异，强调"三因制宜"；内伤发热则在明辨虚实、缓急的基础上，注意外感邪气诱发加重的情况，扶正达邪，以"清""透""泄"三法给邪以出路，善以益气解毒、清热透邪法治疗结缔组织疾病、肿瘤发热及未明病因发热。周教授在临床治疗疾病时，根据感受寒邪轻重的不同，常选用不同的方药。如感寒较轻，仅有周身酸困不适，可用葱豉汤加紫苏叶、荆芥，以通阳散寒、宣表达邪，或以生姜红糖水热饮后覆被以解散表寒。如果感邪较重，可应用荆防败毒散或九味羌活汤。如果重感寒邪，恶寒重，头痛剧烈，周身疼痛，可用麻黄汤、葛根汤治疗。周教授在治疗夏季感冒时，常用时令鲜药，如鲜藿香、鲜佩兰、鲜芦根、鲜荷叶、荷梗、西瓜翠衣等，以清暑化湿、解表透邪。由于现代生活空调的广泛使用，夏季感冒常见感受寒邪或夹杂饮冷引起的寒湿困表，故临床要注意辨别。如仅有表寒，可用荆芥、防风、羌活等；如夹杂寒湿，可用羌活、独活、生姜等；如有内热，可加连翘、黄芩、蒲公英等。

周耀庭认为患者的病情往往很复杂，常不止感染一种邪气，不止波及一个脏器，涉及的层面也不仅是一个，如卫气营血既可以顺传，也可卫气、营血、卫营、气血同病，三焦辨证也是如此。在临床中，周教授主张将叶天士的卫气营血辨证及吴鞠通的三焦辨证密切结合，他认为，卫气营血辨证着重反映病变层次的深浅，而三焦辨证则反映病变部位的高低及病情的轻重，并与脏腑密切联系，是一种立体的概念。临证时不能将这些辨证纲领割裂，片面地运用，必须抓住中医辨证论治的灵魂。

【验案精选】

赵左，年 20 余岁。

身体素健，因昨感受风寒，发热 39.5℃，脊背时冷，头痛，身痛，四肢酸楚，胸闷，食欲不振，大便干，小便赤。辨证：风寒袭表。治法：退热祛风法。方药（自拟方）：鲜茅根 15g，鲜苇根 30g，桑枝 24g，桑叶 6g，炒蔓荆子 6g，炒白僵蚕 12g，薄荷梗 6g，山栀 6g，淡豆豉 24g，苦桔梗 6g，白杏仁 6g，薤白 6g，青连翘 9g，金银藤 12g，炒芥穗 6g，枳壳 6g。

按：此为风寒感冒的案例。患者患病原因为触冒风寒，寒邪束表，故见高热、脊背时冷、头痛、身痛、四肢酸楚等太阳表证；因患者"身体素健"，此次外虽感风寒，内亦有郁热，故见大便干、小便赤等内热之症；且寒滞气机，中焦气机不畅，故见胸闷、食欲不振等症。故治疗上不可一味温散，应兼清里热、畅气机，故据施今墨先生独创"七清三解"法（即解表药味与清里药味之比例为 3∶7），用炒芥穗、桑枝、桑叶、炒蔓荆子等外散表寒，鲜茅根、鲜苇根、金银藤、连翘、薄荷、山栀、豆豉等内清里热，桔梗、杏仁、薤白、枳壳行畅气机。虽为治疗感冒，但清楚地分析病因、病机，根据病机处方用药，多靶点共同作用，故一诊而瘥，堪为后学效法。

祝谌予.祝选施今墨医案.北京：化学工业出版社，2010.

二、咳嗽

咳嗽是指肺失宣降，肺气上逆作声，咯吐痰液而言，为肺系疾病的主要症状之一。分别言之，有声无痰为咳，有痰无声为嗽。一般多为痰声并见，难以截然分开，故以咳嗽并称。

【病因病机】

咳嗽病因病机见图 5-2。

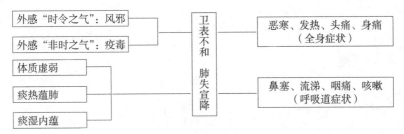

图 5-2 咳嗽病因病机示意图

【诊断与鉴别诊断】

(一) 诊断

1.临床以咳嗽、咳痰为主要表现。

2.外感咳嗽多起病急、病程短，常伴恶寒发热等表证；内伤咳嗽多为久病，常反复发作，病程较长，常伴其他脏腑失调的症状。

(二) 鉴别诊断

咳嗽与其他疾病的鉴别诊断见表 5-5。

表 5-5 咳嗽的鉴别诊断

病名	病因	病机	临床特点
咳嗽	六淫外邪，脏腑功能失调	肺失宣降，肺气上逆	咳嗽，咳痰
哮病	宿痰伏肺，遇外邪、饮食、情志、劳倦诱发	痰阻气道，气道挛急，肺失肃降，肺气上逆	喉中哮鸣有声，呼吸急促，甚则喘息不能平卧，发作与缓解均迅速
喘证	外感六淫，内伤饮食、情志、劳欲、久病	邪壅于肺，宣降失司，肺不主气，肾失摄纳	呼吸困难，甚则张口抬肩，不能平卧
肺痈	风热火毒，壅滞于肺	热壅血瘀，蕴毒化脓	咳嗽，发热，胸痛，咳吐大量腥臭脓血痰
肺胀	多种慢性肺病迁延	肺、脾、肾功能失调，痰浊、水饮、瘀血互结	胸部膨满，咳喘上气，烦躁心慌，甚则面目紫暗，肢体浮肿，病情反复难愈
肺痨	感染痨虫	体质虚弱，气血虚弱，痨虫侵肺	咳嗽，咯血，潮热，盗汗，消瘦
肺癌	正气虚损，邪毒入侵	肺失宣降，气血痰毒凝聚成块	咳嗽，咳血，胸痛，发热，气急，逐渐消瘦

【辨证论治】

（一）辨证要点

1. 辨外感、内伤（表 5-6）

表 5-6　辨外感、内伤

病名	病程	起病	兼证	病性
外感咳嗽	新病	起病急，病程短	伴肺卫表证	邪实
内伤咳嗽	久病	反复发作，病程长	伴见他脏形证	邪实正虚，或虚证

2. 辨虚实（表 5-7）

表 5-7　辨虚实

病名	病位	病因	兼证
实证	外感咳嗽	风寒、风热、风燥	伴肺卫表证
虚证	内伤咳嗽	情志、饮食、肺脏自病	伴见他脏形证

（二）治疗原则

　　咳嗽的治疗应分清邪正虚实。外感咳嗽多为邪实，应祛邪利肺，常用的治法有疏风散寒、宣肺止咳，疏风清热、宣肺止咳，疏风清肺、润燥止咳。内伤咳嗽多为邪实正虚，标实为主者治以祛邪止咳，本虚为主者治以扶正补虚，常用治法有燥湿化痰、理气止咳，清热肃肺、豁痰止咳，清肺泻肝、顺气降火，滋阴润肺、化痰止咳。

　　咳嗽的治疗，除直接治肺外，还应注意治脾、治肝、治肾等整体疗法。外感咳嗽一般均忌敛涩留邪，当因势利导，肺气宣畅则咳嗽自止。内伤咳嗽应防宣散伤正，须从调护正气着手。总之，咳嗽是人体祛邪外达的一种病理表现，治疗时不能单纯见咳止咳，必须按照不同的病因分别处理。

（三）分证论治（表 5-8）

表 5-8　咳嗽辨证论治

证型	证候表现	治法	方剂	常用药物
风寒袭肺	咳嗽声重，气急，咽痒，咳痰稀薄色白，常伴鼻塞、流清涕、头痛、肢体酸楚、恶寒、发热、无汗等表证，舌苔薄白，脉浮或浮紧	疏风散寒，宣肺止咳	三拗汤（《太平惠民和剂局方》）合止嗽散（《医学心悟》）	三拗汤：麻黄、杏仁、生甘草、生姜；止嗽散：荆芥、桔梗、甘草、陈皮、白前、百部、紫菀

续表

证型	证候表现	治法	方剂	常用药物
风热犯肺	咳嗽频剧，气粗或咳声嘶哑，咽痛，咯痰不爽，痰黄黏稠，咳时汗出，常伴鼻流黄涕、口渴、恶风、身热等表证，舌苔薄黄，脉浮数或浮滑	疏风清热，肃肺化痰	桑菊饮（《温病条辨》）	桑叶、菊花、连翘、薄荷、桔梗、杏仁、芦根、甘草
风燥伤肺	干咳，连声作呛，喉痒，咽痛，唇鼻干燥，无痰或痰少而黏，不易咯出，或痰中带血丝，口干，初起或伴鼻塞、头痛、微寒、身热等表证，舌苔薄白或薄黄、质红、干而少津，脉浮数或小数	疏风清肺，润燥止咳	桑杏汤（《温病条辨》）	桑叶、杏仁、沙参、浙贝母、豆豉、栀子、梨皮
痰湿蕴肺	咳嗽反复发作，咳声重浊，因痰而嗽，痰出咳平，痰多黏腻或稠厚成块、色白或带灰色，每于早晨或食后咳甚痰多，进甘甜、油腻食物加重，胸闷脘痞，呕恶食少，便溏，舌苔白腻，脉象濡滑	健脾燥湿，化痰止咳	二陈汤（《太平惠民和剂局方》）合三子养亲汤（《韩氏医通》）	二陈汤：半夏、陈皮、茯苓、甘草、生姜、乌梅；三子养亲汤：白芥子、紫苏子、莱菔子
痰热郁肺	咳嗽，气息粗促，痰多黏稠色黄、咯吐不爽，或痰中带血，胸胁胀满，咳时引痛，面赤，或有身热，口干欲饮，舌苔薄黄腻，质红，脉滑数	清热化痰，肃肺止咳	清金化痰汤（《统旨方》）	黄芩、栀子、桔梗、麦冬、桑白皮、贝母、知母、瓜蒌、橘红、茯苓、甘草
肝火犯肺	上气咳逆阵作，咳时面赤，常感痰滞咽喉，咯之难出，量少质黏，或痰如絮条，胸胁胀痛，咳时引痛，口干苦，症状可随情绪波动增减，舌苔薄黄少津，脉象弦数	清肺平肝，顺气降火	加减泻白散（《小儿药证直诀》）合黛蛤散（《中药成方配本》）	泻白散：桑白皮、地骨皮、甘草、粳米；黛蛤散：青黛、海蛤壳
肺阴亏耗	干咳，咳声短促，痰少黏白，或痰中夹血，或声音逐渐嘶哑，口干咽燥，或午后潮热颧红，手足心热，盗汗，起病缓慢，日渐消瘦，神疲，舌质红，少苔，脉细数	滋阴润肺，止咳化痰	沙参麦冬汤（《温病条辨》）	沙参、麦冬、玉竹、天花粉、白扁豆、桑叶、甘草

【名医学术思想及临证经验】

施今墨治疗外感咳嗽常用止嗽散加疏表药物。咳嗽兼有表证者，用前胡、白前、麻黄、杏仁、桔梗、桑叶、紫苏子等；表邪已解者，用百部、款冬花、兜铃、贝母、紫菀、枇杷叶、桑白皮等。虚证患者常用沙参、阿胶、冬虫夏草、蛤蚧、獭肝、冰糖梨膏、鸡子清（煮水代汤煎药）等。汗尿不多而发热者，重用芦根，退热效果较好。无发热而久咳不止，晨暮吐痰涎，百治不效者，采取"虚则补其母"法，用大剂量四君子汤可奏效。患者若脾胃健运，正气充沛，肺病自可痊愈，用药可在补中时少加陈皮、砂仁或枳壳类。对于妇女久咳不止者，可加理血药如川芎、当归、熟地黄等，效果较好。

祝谌予治疗咳嗽有宣、降、润、收4个法则，用于本病发展的各个阶段。宣法用于表证患者见寒热咳嗽、咽痒咽痛、咳呛频作、痰白不多、舌苔白、脉浮滑，以宣在表、在肺之邪。常用自拟方：钩藤、薄荷、桑叶、菊花、前胡、白前、桔梗、杏仁、桑白皮、炙紫菀、甘草。胸闷痰多加厚朴、陈皮；咽喉肿痛加金银花、连翘；头身疼痛加荆芥、防风；痰黄加鱼腥草、黄芩。降法用于表证已除，咳逆未止，甚则肺胀胸满、咳嗽痰多、气急上涌、咳呛频作、脉弦滑有力者。常用五子定喘汤（紫苏子、莱菔子、白芥子、葶苈子、杏仁）加半夏、茯苓、前胡、旋覆花等降气化痰、止咳平喘。润法用于久咳不已，耗气伤津，燥咳无痰，甚则伤及血络而见痰带血丝、咽喉干痛、便干尿赤、胸胁刺痛、舌红、脉细数。常用沙参麦冬汤、桑杏汤、清燥救肺汤等治疗，可加川贝、枇杷叶、黛蛤散等润燥化痰之品。若兼乏力神疲、气短不续，属气阴两伤，可用张锡纯升陷汤加沙参、麦冬、五味子、桑白皮、枇杷叶等。若肝强肺燥，木火刑金，可用丹栀逍遥散加桑白皮、地骨皮、沙参、麦冬、枇杷叶等清金制木、润肺宁嗽。收法用于咳嗽日久，咳而无力，短气不足以息，劳则加剧，伴头晕心悸、腰膝酸软、咳则遗尿、舌淡、脉沉细者。治以收敛肺肾耗散之真气，纳气归元。常用百合固金汤、麦味地黄丸加生白果、益智仁、诃子肉、乌梅等。若虚极欲脱者可用独参汤急挽其气。

岳美中认为，治病应适应体内自然抗病力，因势利导。外感咳嗽、咳痰是体内驱逐风寒外出的表现，故治疗初起宜发表，用浙贝母、杏仁、桔梗、薄荷等，合荆芥、防风。触风寒而怕冷，舌淡苔白而不渴者，加远志、紫菀、苏叶。感风热而不怕冷，舌绛口渴者，加枇杷叶、茅根、桑叶。鼻塞多涕者，加前胡、白薇。头痛甚者，加蔓荆子。咽喉痛者，加牛蒡子、连翘。声音嘶哑者，加凤凰衣、锦灯笼。喉痒者，加橘皮。呕者，加竹茹、生姜。胸闷者，加陈皮、紫苏子。夹食者，加莱菔子、焦谷芽。平日嗜酒者，加葛花、枳椇子。湿盛咳声如在瓮中者，加赤茯苓、薏苡仁、木通。此外，治疗外感咳嗽，首先禁用收敛药，否则易使咳嗽收敛，痰液不易排出，从而致病邪趁机深入，不日复发，发展为慢性咳嗽。

焦树德创立治咳七法，即宣、降、清、温、补、润、收。①宣：宣法是用宣散发表、疏宣肺气、宣通郁壅等药物治疗咳嗽的方法，包括辛温宣化法、辛凉宣肺法和宣郁理气法。辛温宣化法适用于外感风寒，皮毛束闭，肺气不宣所致的咳嗽，常兼有头痛、身痛、恶寒、发热、无汗、咳吐白痰、脉浮等，常用方剂有杏苏散（杏仁、紫苏叶、桔梗、枳壳、前胡、半夏、陈皮、茯苓、炙甘草）、止嗽散（荆芥、白前、桔梗、甘草、百部、陈皮、紫菀、生姜）、三拗汤（麻黄、杏仁、甘草、生姜）。辛凉宣肺法适用于外感风温、风热，温邪袭肺，肺气失宣所致的咳嗽，常兼有微恶风寒、发热、口渴、脉浮数等，常用方剂有桑菊饮（桑叶、菊花、薄荷、杏仁、桔梗、甘草、连翘、芦根）、加减银翘散（金银花、连翘、桔梗、薄荷、荆芥穗、牛蒡子、浙贝母、杏仁、淡豆豉、生甘草）。宣郁理气法适用于情志不遂，肝气郁滞，胸中气机不得宣畅，肺气失宣所致的咳嗽，症见咳嗽、胸闷、脘胁痛胀而生气加重、喜长吁、性急躁、脉弦等，常用方剂有加减疏气饮子（厚朴、紫苏梗、青皮、陈皮、大腹皮、瓜蒌皮、桔梗、枳壳、半夏、茯苓、香附、炙甘草）、加减七气汤（厚朴、半夏、茯苓、白芍、紫苏、橘皮、杏仁、桔梗、地骨皮、桑白皮、浙贝母、黄芩）。余如常用的疏肺、开肺、宽胸理肺、通宣理肺等也都属于宣的范畴，甚至涌吐、取嚏亦为宣法。宣法常用药物有桔梗、荆芥、紫苏叶、马勃、防风、陈皮、前胡、麻黄、桂枝、细辛、金银花、薄荷、牛蒡子、浙贝母、射干、生姜、葱白、淡豆豉等。②降：降法是用肃降下气、降气化痰、降火肃肺、肃降祛瘀等药物治疗咳嗽的方法。降气化痰法适用于肺气膹郁，痰浊不降，肺失肃降而致的气逆咳喘诸症，常用方剂有苏子降气汤（苏子、厚朴、陈皮、半夏曲、前胡、沉香、当归、甘草、生姜）、加味沉香降气汤（香附、陈皮、苏子、桑白皮、砂仁、沉香、桔梗、莱菔子、炙甘草）。豁痰肃降法适用于咳嗽多痰、胸闷懒食、痰涎壅盛诸症，常用方剂有三子养亲汤（炒苏子、炒白芥子、炒莱菔子）、加味半瓜丸（半夏、瓜蒌仁、贝母、桔梗、枳壳、知母、杏仁、橘红、葶苈子）。祛瘀肃肺法适用于胸背跌仆损伤，瘀血内阻所致的咳嗽，往往久咳不愈、夜间较重，伴胸背伤部隐痛等，常用方剂有桃仁散（桃仁、桑白皮、茯苓、橘络、紫苏梗、紫苏叶、槟榔）、加味当归饮（大黄、当归、苏木、生地黄、赤芍、桔梗、贝母）。余如通腑降痰、泻痰逐饮等亦属降法。降法常用药物有苏子、杏仁、桃仁、旋覆花、白前、沉香、半夏、川贝母、枇杷叶、瓜蒌、地骨皮、槟榔、莱菔子、青礞石等。③清：清法即用清泄肺热、清气化痰、清肺泻火、清燥救肺等药物治疗咳嗽的方法。清热化痰法适用于肺热痰多的咳嗽，症见咳嗽、咽痛口渴、痰黄稠难出、便秘、脉数等，常用方剂有清咽宁肺汤（桔梗、栀子、黄芩、桑白皮、前胡、知母、生甘草）、清肺汤（黄芩、桔梗、茯苓、桑白皮、陈皮、贝母、天冬、栀子、杏仁、麦冬、生甘草、当归）、清肺化痰汤（黄芩、栀子、桔梗、麦冬、桑白皮、贝母、知母、瓜蒌仁、橘红、茯苓、甘草）。清燥养肺法适用于肺燥咳嗽，症见干咳少痰、咽干、咽痒、少津，甚或痰中有少量血丝、舌干唇燥等，常用方剂有桑杏汤（桑叶、杏仁、沙参、象贝母、淡豆豉、栀子皮、生梨皮）、四汁膏（雪梨汁、藕汁、生萝卜汁、生薄荷汁，加糖慢火熬膏）。清肺泻火法适用于火热咳嗽，症见咳嗽声高、痰黄黏稠甚或味臭、口渴牙痛、唇裂鼻干、咽喉肿痛等，常用方剂有二母宁嗽汤（生石膏、知母、贝母、栀子、黄芩、瓜蒌、茯苓、陈皮、枳壳、生甘草，可去陈皮加玄参）、清肺降火汤（陈皮、杏仁、桔梗、贝母、茯苓、黄芩、前胡、瓜蒌仁、生石膏、枳壳、生甘草，陈皮可改为桑白皮）、石膏散（生石膏、炙甘草共为细末，冷开水送服9g，可酌加枇杷叶、贝母、桑白皮、桔梗、黄芩、栀子等。兼有大便秘结者，可重用瓜蒌，并将杏仁捣碎，同时加生大黄、槟榔、玄明粉等）。清暑益肺法适用于暑热伤肺，症见咳嗽气短、脉数烦热等，常用方剂有加减洗肺散（天冬、麦冬、五味子、沙参、杏仁、桑白皮、枇杷叶、六一散）、加味玉露散（生石膏、滑石、寒水石、天花粉、生甘草、桑白皮、枇杷叶、麦冬、竹叶、五味子、桔梗）、清肺白虎汤（生石膏、知母、竹叶、党参、桑白皮、地骨皮、桔梗、甘草、乌梅）。余如清化、清肺、清金、泻白，甚至通下泻火、清肺抑火等，亦属于清法。清法常用药物有桑白皮、栀子、生石膏、寒水石、黄芩、知母、青黛、滑石、青果、桑叶、连翘、大青叶、板蓝根、山豆根、锦灯笼、芦根等。

④温：温法是用温肺化痰、温肺理气、温阳化饮、温中化痰、温肾纳气等方药治疗咳嗽的方法。温肺化痰法适用于肺寒咳嗽，吐痰白稀或凉，常用方剂有温肺汤（干姜、半夏、杏仁、陈皮、甘草、细辛、阿胶、生姜、大枣）、八味款冬花散（桑白皮、苏叶、麻黄、款冬花、紫菀、五味子、杏仁、炙甘草）、苏子汤（苏子、干姜、半夏、肉桂、人参、橘皮、茯苓、甘草等）。温肺行气法适用于肺寒气机不畅，症见咳嗽上气、胸膈不利，常用方剂有加减三奇汤（陈皮、桔梗、青皮、紫苏、半夏、杏仁、枳壳、厚朴、干姜、沉香）、九宝饮（陈皮、杏仁、麻黄、桂枝、桑白皮、薄荷、苏叶、大腹皮、甘草，酌加旋覆花、苏子等）。温中化痰法适用于形寒饮冷，脾肺俱寒，症见咳嗽、吐凉痰稀涎，常用方剂有半夏温肺汤（半夏、茯苓、细辛、干姜、肉桂、桔梗、陈皮、旋覆花、党参、白术、甘草）、加味理中汤（党参、白术、干姜、甘草、茯苓、半夏、陈皮、细辛、五味子、款冬花等）。温肾纳气法适用于肾虚寒不能温阳化气，寒邪上犯，肾虚不能纳气所致的咳嗽气喘，症见吸气不能深纳丹田、呼气较易、吸气较难、夜间咳喘加重、腰膝畏冷、面色发黑等，常用方剂有金匮肾气丸（熟地黄、山茱萸、山药、茯苓、泽泻、牡丹皮、肉桂、附子，可加五味子）、加味补肺汤（熟地黄、肉桂、人参、蜜炙桑白皮、紫菀、黄芪、五味子）、黑锡丹等。余如温脾安肺、温肾化饮、温肾益气等亦属于温法。温法常用药物有白芥子、干姜、紫菀、款冬花、肉桂、白豆蔻壳、百部、薤白等。⑤补：补法是用补肺益气、补阴保肺、健脾益气、补脾益肺、补肾纳气、补肾益肺等药物治疗咳嗽的方法。培补肺气法适用于肺气虚咳嗽，症见面白、气短、咳声低、言少气弱、神疲、脉虚等，常用方剂有补肺汤（党参、黄芪、紫菀、五味子、熟地黄、桑白皮、蜂蜜少许）、黄芪汤（黄芪、白芍、麦冬、五味子、前胡、党参、细辛、当归、茯苓、半夏、大枣、生姜等）。补阴保肺法适用于肺阴虚咳嗽，症见潮热少痰、盗汗、颧红、夜间咽干口渴、声哑、痰中带血、脉细数等，常用方剂有加味生脉地黄汤（人参、麦冬、五味子、熟地黄、山药、山茱萸、茯苓、牡丹皮、泽泻、冬虫夏草、蜜紫菀）、宁嗽膏（天冬、白术、茯苓、百合、款冬花、百部、杏仁、贝母、紫菀、阿胶、饴糖、蜂蜜，熬为膏剂）。补肾益肺法适用于肾阴虚损而致的咳嗽咽干、五心烦热、盗汗、干咳少痰、颧红、腰酸腿软、梦遗滑精、尺脉弱等，常用方剂有加减地黄汤（生地黄、熟地黄、山药、山茱萸、麦冬、川贝母、茯苓、炙甘草、牡丹皮、枸杞子、五味子、知母、地骨皮）、加减紫菀汤（紫菀、前胡、麦冬、天冬、桔梗、知母、百合、甘草、杏仁、生地黄、熟地黄、女贞子、阿胶等）。补脾益肺法适用于脾肺俱虚，症见咳嗽食少、短气虚怯、四肢懒倦，常用方剂有加味人参黄芪汤（人参、黄芪、白术、陈皮、茯苓、炙甘草、当归、五味子、麦冬、紫菀、款冬花）、加味白术汤（党参、白术、橘红、半夏、茯苓、贝母、炙甘草、前胡、附子、神曲等）。余如益气养肺、生津保肺、培土生金等亦属补法。补法常用药物有黄芪、党参、人参、白术、山药、冬虫夏草、蛤蚧、钟乳石、甘草、太子参等。⑥润：润法是用甘凉清润、润燥养肺、清金润燥、滋阴养肺、清燥润肺、生津润肺等药物治疗咳嗽的方法。甘凉滋润法适用于温燥咳嗽，症见气喘咽痒、痰少难出、口渴、声哑、脉细而数，常用方剂有清燥救肺汤（桑叶、生石膏、甘草、麻仁、阿胶、党参、麦冬、天冬、杏仁、枇杷叶）、加减安嗽汤（天冬、麦

冬、阿胶、黄芩、杏仁、五味子、生甘草、川贝母、桑白皮、梨皮、天花粉、蜜枇杷叶等）。养阴润肺法适用于肺燥阴虚，津液不布所致的咳嗽，症见声哑、干咳、盗汗、口渴饮水不解，甚或咯少量血丝、口鼻干、皮肤干燥、脉涩等，常用方剂有紫菀散（蜜紫菀、阿胶、人参、麦冬、川贝母、甘草、茯苓、桔梗、五味子，可加玄参、地骨皮）、二冬膏（天冬、麦冬、蜂蜜等，熬膏服用）。甘寒生津法适用于热病以后，热伤肺胃阴分而致的咳嗽少痰、口渴引饮、唇舌干燥、舌红瘦、苔剥脱、食少便燥、消瘦、四肢倦怠、饭后迟消、脉细数等，常用方剂有沙参麦冬汤（沙参、麦冬、玉竹、生甘草、桑叶、生扁豆、天花粉）、玄霜雪梨膏（雪梨汁、藕汁、生地黄汁、麦冬汁、生萝卜汁、白茅根汁，煎炼适度加入白蜜、柿霜收膏，再加少许姜汁）。余如滋肾以润肺、润肠以降气、养血润燥、滋阴清化等均属润法。润法常用药物有麦冬、沙参、阿胶、蜂蜜、天冬、梨（梨皮）、生地黄、玄参、杏仁泥、藕、柿饼、柿霜等。⑦收：收法是用收肺敛气、合敛益肺、敛补肺气、敛阴清气等药物治疗咳嗽的方法。敛肺化痰法适用于咳嗽日久、声哑失音、痰少气逆，常用方剂有润肺丸（诃子、五倍子、五味子、甘草，蜜丸噙化）、加减人参冬花散（诃子、人参、款冬花、贝母、乌梅等）。收肺敛气法适用于久咳不止、肺张叶举、肺气浮散、呛咳气短，常用方剂有九味散（党参、款冬花、桔梗、桑白皮、五味子、阿胶、贝母、乌梅、罂粟壳、生姜、大枣）、加味诃黎勒丸（诃子、海蛤粉、瓜蒌仁、青黛、杏仁、香附、马兜铃、百合、乌梅、五味子）。余如收合肺气、合肺敛气、收涩敛肺、收气润养等亦属收法。收法常用药物有五味子、乌梅、罂粟壳、百合、马兜铃、诃子、五倍子、白及、白果、白蔹等。以上七法，必须根据患者的具体情况，按照辨证论治的原则灵活运用，不可乱用。

　　周平安认为，慢性咳嗽的治疗需要注意疏调五脏，调补结合。根据病因，上呼吸道咳嗽综合征中，过敏性鼻炎可选用柴胡脱敏煎合玉屏风散，或玉屏风散合桂枝汤；鼻窦炎可选用温胆汤加藿香、胆南星。若咽喉部黏堵感、滴流感、频繁清喉者，可选用四逆散合半夏厚朴汤；鼻塞者，加辛夷、白芷、苍耳子、藿香以芳香温通；流大量清水样鼻涕者，可用桂枝、细辛、半夏、五味子以温阳化饮；浊涕色黄者，加金银花、黄芩、蒲公英、野菊花以清热解毒。咳嗽变异性哮喘，嗜酸粒细胞性支气管炎以自拟柴胡脱敏煎合三拗汤加减。待临床症状缓解后，再配合益气健脾、补肺固卫，常用四君子汤、补中益气汤、参苓白术散等。在治疗过程中要注意散敛、散补结合，并在直接补肺之外，应用补土生金法等间接补肺。对于反复发作，咳嗽剧烈，呛咳阵作，甚至影响睡眠的剧咳，可用炙枇杷叶、炙百部、炙紫菀、炙款冬花四味药配伍。胃食管反流性咳嗽，用旋覆代赭汤合半夏泻心汤加减。若晨起咳嗽痰白量多，进食后咳嗽加剧，胃脘胀满者，以香砂六君子汤合半夏厚朴汤加减；反酸者，加煅瓦楞、乌贼骨以和胃制酸；烧心者，加黄连、吴茱萸疏肝泻火和胃。临床上痰咯吐不爽也易引起咳嗽迁延难愈，对于痰咳的治疗应以祛痰为核心、祛痰药物为主体，注意配伍理气药，多选用辛苦味药。应用燥湿化痰、清热化痰、润燥化痰、温化寒痰法时，根据痰位置的深浅，选择桔梗、枳壳、苏子、陈皮、莱菔子、厚朴、枳实、旋覆花、香附、前胡、杏仁等宣降肺之气机。此外，还应注意患者的体质和既往病史，糖尿病患者感受邪气后易化燥伤阴，常见阴虚燥咳，可加麦冬、天花粉；高血压患者多表现为气火咳嗽，可加桑叶、菊花、黄芩；慢性胃病患者胃肠症状较重，肺胃失和明显，可加厚朴、莱菔子；儿童咳嗽，或肺气偏虚，或饮食不当，食积化火者，可加生麦芽、生山楂、莱菔子等。

【验案精选】

张某，男，45 岁。1952 年 5 月 5 日初诊。

患者十数年来咳嗽，痰多，早晚较重，每届秋冬为甚。近时眠食欠佳，大便不实。屡经治疗，效果不大。经西医检查，透视、化验均未发现结核病变，诊断为慢性支气管炎。今就出差之便，来京就诊。舌苔薄白，脉缓弱。中医诊断：咳嗽（脾肺两虚）。治法：补肺健脾。处方：炙百部 5g，炙紫菀 6g，云茯苓 10g，炙白前 5g，炙化红 6g，云茯神 10g，野党参 10g，小於术 10g，川贝母 6g，北沙参 6g，枇杷叶 6g，炒杏仁 6g，炙甘草 3g，半夏曲 10g，炒远志 10g，南沙参 6g。

二诊：服药 6 剂，咳嗽大减，食眠亦均转佳，二便正常，前方加玉竹 10g，冬虫夏草 10g，5 剂。

三诊：服 5 剂后，咳嗽基本停止，返里在即。嘱将前方剂量加 5 倍，研细面，炼蜜为丸，每丸重 10g。每日早晚各服 1 丸，白开水送服。并嘱其加强锻炼，防止外感。

按：本案为慢性支气管炎症，用止嗽散、二陈汤等方止咳化痰，患者痰多易咯，为脾虚湿痰，故以四君子汤健脾益气、培土生金。慢性病程常虚实兼夹：急性发作时以实为主，实中有虚；慢性缓解期以虚为主，虚中有实。临床必须审察新久虚实而施治，方可奏效。又慢性支气管炎患者常呈肺气不足之体质，故可用沙参、党参、玉竹等益气补肺、养阴固本。

施小墨，陆寿康.中国百年百名中医临床家丛书：施今墨.北京：中国中医药出版社，2001.

三、哮病

哮病是一种发作性的痰鸣气喘疾患。发时喉中有哮鸣声，呼吸气促困难，甚则喘息不能平卧。

【病因病机】

哮病的常见病因包括外邪侵袭、饮食不当、情志失调、劳累过度等，这些也是每次急性发病的诱因。其基本病机是宿痰伏肺，由诱因而引触，痰随气升，气因痰阻，痰气搏结，壅塞气道，肺管狭窄，气道挛急，肺气宣降失常，而致呼吸哮鸣有声。若长期反复发作，可由实转虚，演变为肺胀，甚者发生喘脱危候。（图 5-3）

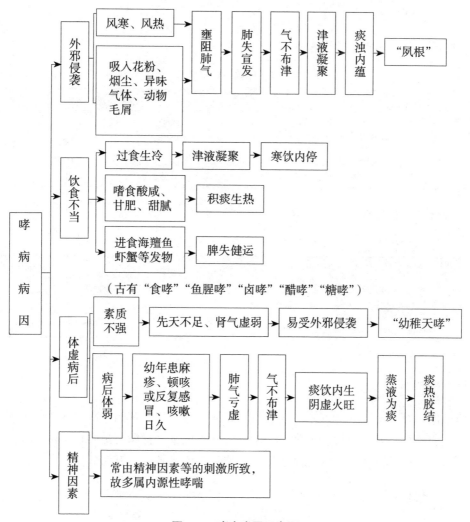

图 5-3　哮病病因示意图

【诊断与鉴别诊断】

（一）诊断

1. 多与先天禀赋有关，有过敏史或家族史。

2. 发作突然，发作时喉中哮鸣有声，呼吸困难，甚则张口抬肩，鼻翼扇动，不能平卧，或口唇指甲发绀。数分钟至数小时后缓解。

3. 呈反复发作性，常因气候变化、饮食不当、情志失调、劳累等因素而诱发。发作前多有鼻痒、喷嚏、咳嗽、胸闷等先兆。

4. 两肺可闻及哮鸣音，或伴有湿啰音。

（二）鉴别诊断

1. 哮病与喘证鉴别 见表5-9。

表5-9 哮病与喘证鉴别

病名	症状	特征
哮病	呼吸急促、困难 声响言，为喉中哮鸣有声	一种反复发作的疾病 哮必兼喘
喘证	呼吸急促、困难 气息言，呼吸气促困难	多种急慢性肺系疾病的一个症状 喘未必兼哮

2. 哮病与支饮鉴别 见表5-10。

表5-10 哮病与支饮鉴别

病名	症状	特征
支饮	虽也有痰鸣气喘症状，但多逐渐进行性加重 病势时轻时重，发作与间歇的界限不清	咳与喘重于哮吼
哮病	反复间歇发作，突然发病，迅速缓解	哮吼声重而咳轻或不咳

【辨证论治】

哮病的治疗当标本兼顾。平时重视治本，区别肺、脾、肾的主次，在抓住重点的基础上，适当兼顾，其中尤以补肾为要。因肾为先天之本，肾精充足则根本得固。但在扶正的同时，还应注意使用降气化痰之品，以祛除内伏之顽痰，方能减少复发。

（一）发作期（表5-11）

表5-11 哮病发作期辨证论治

证型	证候表现	治法	方剂	常用药物
冷哮证	呼吸急促，喉中哮鸣如水鸡声；胸膈满闷如塞，咳不甚，咯痰量少，痰色白、稀薄而有泡沫，或呈黏沫状，面色晦滞带青，形寒怕冷，口不渴，或渴喜热饮，天冷或受寒易发，苔白滑，脉弦紧或浮紧	温肺散寒，化痰平喘	射干麻黄汤（《金匮要略》）或小青龙汤（《伤寒论》）	射干麻黄汤：射干、麻黄、细辛、生姜、紫菀、款冬花、大枣、半夏、五味子； 小青龙汤：麻黄、芍药、细辛、干姜、甘草、桂枝、五味子、半夏
热哮证	喘而气粗息涌，喉中痰鸣如吼，胸高胁胀，咳呛阵作，咯痰黏浊稠厚，排吐不利，或黄或白，烦闷不安，汗出，面赤，口苦，口渴喜饮，不恶寒，舌质红，苔黄腻，脉滑数或弦滑。本证好发于夏季	清热宣肺，化痰平喘	定喘汤（《扶寿精方》）或越婢加半夏汤（《金匮要略》）	定喘汤：麻黄、杏仁、桑白皮、黄芩、半夏、苏子、款冬花、白果、甘草； 越婢加半夏汤：麻黄、石膏、生姜、甘草、大枣、半夏

续表

证型	证候表现	治法	方剂	常用药物
寒包热哮证	喉中哮鸣有声，呼吸急促，喘咳气逆，胸膈烦闷，咯痰不爽，痰黏色黄，或黄白相间，发热，恶寒，无汗，头身痛，烦躁，口干欲饮，便干，舌苔白腻微黄，脉弦紧	解表散寒，清化痰热	小青龙加石膏汤（《伤寒论》）或厚朴麻黄汤（《金匮要略》）	小青龙加石膏汤：麻黄、芍药、细辛、干姜、炙甘草、桂枝、五味子、半夏、石膏；厚朴麻黄汤：厚朴、麻黄、石膏、杏仁、半夏、干姜、细辛、小麦、五味子
风痰哮证	喉中痰涎壅盛，声如拽锯，或鸣声如吹哨笛，咯痰黏腻难出，或为白色泡沫痰液，喘急胸满，或胸部憋塞，但坐不得卧，无明显寒热倾向，面色青黯，起病多急，常倏忽来去，发前自觉鼻、咽、眼、耳发痒，喷嚏、鼻塞、流涕随之迅速发作，舌苔厚浊，脉滑实	祛风涤痰，降气平喘	三子养亲汤（《韩氏医通》）	紫苏子、白芥子、莱菔子
虚哮证	喉中哮鸣如鼾，声低，气短息促，动则喘甚，发作频繁，甚则持续喘哮，口唇、爪甲青紫，舌质紫黯；或咯痰无力，痰涎清稀或质黏起沫，面色苍白，形寒肢冷，口不渴，舌质淡，脉沉细；或颧红唇紫，咽干口渴，烦热，舌质红，脉细数	补肺纳肾，降气化痰	平喘固本汤（《中医内科学》引南京中医学院附属医院验方）	党参、五味子、冬虫夏草、胡桃肉、灵磁石、沉香、坎炁、苏子、款冬花、法半夏、橘红
喘脱危证	哮病反复久发，喘息鼻扇，张口抬肩，气短息促，烦躁，昏蒙，汗出如油，四肢厥冷，舌质青黯苔腻或滑，脉浮大无根或脉细数不清	补肺纳肾，扶正固脱	回阳急救汤（《玉案》）合生脉饮（《备急千金要方》）	回阳急救汤：附子、干姜、人参、甘草、肉桂、陈皮；生脉饮：人参、麦冬、五味子

（二）缓解期（表 5-12）

表 5-12　哮病缓解期辨证论治

证型	证候表现	治法	方剂	常用药物
肺脾气虚证	平时自汗怕风，易于感冒，每因气候变化而诱发，发前喷嚏、鼻塞、流清涕，气短声低，咯痰清稀色白，喉中常有哮鸣音，面色㿠白，舌苔淡白，脉象虚细	健脾益气，补土生金	六君子汤（《医学正传》）	人参、白术、茯苓、甘草、陈皮、半夏
肺肾两虚证	平素短气喘息，动则为甚，吸气不利，痰吐起沫，或痰少质黏，心悸，脑转耳鸣，腰酸腿软，心慌，劳累后易发，或畏寒肢冷，自汗，面色苍白，舌淡苔白，质胖嫩，脉沉细；或颧红，五心烦热，汗出黏手，舌质红，少苔，脉细数	补益肺肾，纳气平喘	生脉地黄汤（《医宗金鉴》）合金水六君煎（《景岳全书》）加减	生脉地黄汤：熟地黄、山药、牡丹皮、山茱萸、泽泻、茯苓、红参、麦冬、五味子；金水六君煎：当归、熟地黄、陈皮、半夏、茯苓、炙甘草

【名医学术思想及临证经验】

姜良铎采用辨息论态，从态施治，是兼顾患者局部、整体及环境以综合考虑的一种诊疗思维模式。他提出支气管哮喘三态辨治法，取得了较好的临床效果。三态包括实态、虚实夹杂态、虚态（选自《姜良铎教授论支气管哮喘从三态辨治经验》）。

武维屏认为，哮喘发作是正邪交争，脏腑功能失调的结果，病性总属本虚标实，强调风、痰、气、瘀、虚为哮喘发作的基本病机特点。治疗上擅以病机特点辨证施治，参以西医辨病治疗，疗效显著。他认为气郁、气逆是哮喘发病的中心环节，在发作过程中始终存在。气郁不解，气逆不除，哮喘难平。因此，理气降逆当为治疗哮喘的重要法则之一。此类患者，哮喘发病或加重常与情志因素有关，女子又与月经周期关系密切（选自《武维屏教授辨治支气管哮喘经验》）。

王书臣认为，哮喘的根本病机在于肾气虚、肾阳虚。肾主纳气，呼吸虽由肺所主，但吸入之气必须下归于肾，由肾气为之摄纳。因此，肾气不足往往是哮喘发病的根本，也是哮喘反复发作、经久难愈的原因。王教授认为哮喘患者常表现为呼吸短促，气不接续，尤其是活动后、上楼时则喘促加重，都是肾虚不能纳气的表现。中医学谓之"虚喘"，虽有肺气虚、脾气虚者，但肾气不足是发病关键，而中医治疗的根本大法是温补肾气。王教授在临床上常以二仙汤为主方加减（选自《王书臣教授治疗支气管哮喘的学术经验》）。

祝谌予对于本病的治疗，主要是在辨证论治的基础上抓住以下 3 个环节。①以发止辨析虚实，脾虚为本。《素问·至真要大论》说："诸气膹郁，皆属于肺，诸痿喘呕，皆属于上。"可知哮喘病机虽繁、证候虽多，但病位总不离乎肺脏。祝教授常根据本病发作期与缓解期交替的特点进行虚实辨证，确立治法。哮喘在发作期不论病程新久，均宜按实证论治。因本病每由感寒而诱发，或引动内饮，或为郁火之体，内外合邪，痰气交阻，上逆气道而致哮喘发作，治宜表里双解、内外兼治。②以治痰为平喘要法，调畅气机。祝教授认为，肺脏所伏之痰浊、水饮是哮喘病屡发屡止的潜在病理因素。此即《金匮要略》所谓"留饮""伏饮"，后世称之为"窠囊之痰"。哮喘因肺胃气逆或肝经郁火致病者亦不少，故其治喘时非常重视人身气机的调畅，除宣肺、肃肺之外，还常以降胃气、疏肝气为主治喘，寓有调畅气机、气顺痰消的含义，体现审证求因的精神。③以抗敏解痉为辨病用药，辅以活血。祝教授在治疗过敏性哮喘时主张辨病用药，常选验方脱敏煎或过敏煎以抗敏解痉、平喘止咳，其中脱敏煎对油烟等刺激性气体过敏者有较好效果。药理实验证实，上述方药均有一定抗变态反应的作用（选自《祝谌予教授哮喘治疗经验》）。

祝教授认为，麻黄为治疗肺实哮喘之良药，唯因其发越阳气，体虚之人服后易致心慌、躁烦，可配伍生石膏、白芍、五味子等药监制之，有时亦可用紫苏叶代之。痰多常加炙苏子、化橘红，胸闷加厚朴、陈皮。

祝教授尝谓"治喘先治痰、治痰宜调气"，自拟五子定喘汤治疗哮喘多痰。本方以豁痰下气的三子养亲汤为基础，加杏仁宣肺平喘、葶苈子泻肺行水；宜在无表邪情况下应用，若属风寒闭肺则非所宜。兼咳嗽加前胡、白前、紫菀、款冬花；食少加菖蒲、佩兰叶；胸闷加厚朴、陈皮；便秘加全瓜蒌、薤白。

周平安根据对患者的治疗与观察认识到，哮喘发作期属正盛邪实者，攻邪以平喘确能有效，但对于久喘而反复发作者则不宜专攻，须分正邪虚实情况，采用扶正祛邪或祛邪扶正法，攻补兼施，方能收到满意的效果。他提出了哮喘发作期以五脏为核心的辨证论治体系，并创建补中定喘汤、蛤蚧四子汤、柴胡脱敏汤、柴胡清肝汤等行之有效的方剂（选自《周平安教授治疗哮喘临床经验介绍》）。

【验案精选】

男性，16岁，学生。

自幼患哮喘，每年均发，白昼无恙，入夜则喉中痰鸣如水鸡声，痰黏不畅，口渴喜饮冷，舌红，脉细弦。辨证为肝肺风热，宣降失常。投以过敏煎（银柴胡、炒防风、乌梅、五味子、生甘草）合脱敏煎（香附、五灵脂、黑丑、白丑），加旋覆花、黛蛤散，以清肺平肝、抗敏解痉。

服药5剂，喘定痰减。守方再加丹参15g，茜草10g，10剂后诸症告愈。将原方加当归、川芎、紫菀、款冬花、女贞子、首乌藤，制成蜜丸常服，以冀巩固疗效预防再发。

董振华，季元，范爱平.祝谌予教授哮喘治疗经验.浙江中医杂志，1994（1）：19-20

四、喘证

喘证是由肺失宣降，肺气上逆，或肺肾摄纳失常而致的以呼吸困难，甚至张口抬肩，鼻翼扇动，不能平卧为特征的病证，严重者可致喘脱。其可见于多种急慢性疾病的过程中。

【病因病机】

喘证病因病机见图5-4。

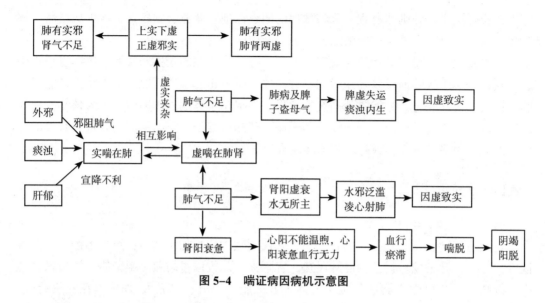

图 5-4　喘证病因病机示意图

【诊断与鉴别诊断】

（一）诊断

1.以喘促气短，呼吸困难，甚至张口抬肩，鼻翼扇动，不能平卧，或口唇青紫为典型临床表现。

2.当喘成为这些疾病某一阶段的主症时，即称为喘证。

（二）鉴别诊断

喘证与气短鉴别见表 5-13。

表 5-13　喘证与气短鉴别

病名	呼吸异常	平卧	呼吸形式	声音
喘证	有	严重时不可平卧	呼吸微弱	有声
气短	有	可	呼吸急促	无声

【辨证论治】

（一）辨证要点

1.辨虚实　见表 5-14。

表 5-14　辨虚实

	实喘	虚喘
病因	外邪侵袭，内伤饮食，情志失调	久病迁延，劳欲损伤
主症	喘促，呼吸困难	
临床特征	呼吸深长有余，呼出为快，气粗声高，伴有咳嗽痰鸣，脉数有力	呼吸短促难续，深吸为快，语声低微，脉象微弱或浮大中空
病程	外感者，发病急，病程短，多有表证	病程长，反复发作，时轻时重，遇劳则甚
	内伤者，病程长，反复发作，外无表证	肺虚者劳后则喘，肾虚者不动即喘，动则尤甚，兼有心气虚衰者则喘息持续不已

2. 辨寒热　见表 5-15。

表 5-15　辨寒热

	寒证	热证
症状	痰清稀如水，或痰白有沫； 面色青灰，口不渴，或渴喜热饮	痰色黄黏稠或白黏，不易咳出； 面色红赤，口渴喜冷饮
舌脉	舌质淡，苔白滑	舌质红或干红，苔黄腻或黄燥，或少苔
	表寒：恶寒无汗，全身酸楚；脉浮紧 里寒：四肢不温，小便清冷；脉弦迟	表热：发热微恶风，汗出；脉浮数 里热：身热，便干尿黄；脉滑数 虚热：颧红唇赤，心中烦热；脉细数

3. 辨病位　见表 5-16。

表 5-16　辨病位

	在肺	在肺肾
病因	外邪，痰浊，肝郁气逆	久病，劳欲过度
病机	肺失宣降，气逆而喘	肺肾摄纳失常
病性	实，在肺多实	虚，在肾多虚或虚实夹杂

（二）治疗原则

　　喘证的治疗以虚实为纲，实喘其治主要在肺，给予祛邪利气。根据寒、热、痰、气的不同，采用温宣、清肃、化痰、降气等法。虚喘治在肺、肾，以肾为主，法予培补摄纳。针对脏腑病机，采用补肺、纳肾、益气、养阴等法。虚实夹杂、下虚上实者，当分清主次，权衡标本，适当处理。

（三）分证论治（表 5-17）

表 5-17　喘证辨证论治

证型	证候表现	治法	方剂	常用药物
风寒闭肺	喘咳气急，胸部胀闷，痰多稀薄色白，兼有头痛、恶寒，或伴发热，口不渴，无汗，苔薄白而滑，脉浮紧	宣肺散寒	麻黄汤（《伤寒论》）加减	麻黄、桂枝、杏仁、炙甘草
表寒里热	喘逆上气，胸胀或痛，息粗，鼻扇，咳而不爽，痰吐稠黏，伴形寒、身热，烦闷，身痛，有汗或无汗，口渴，舌红，苔薄白或黄，脉浮数或滑	宣肺泄热	麻杏石甘汤（《伤寒论》）加味	麻黄、杏仁、石膏、炙甘草
痰热郁肺	喘咳气涌，胸部胀痛，痰多黏稠色黄，或夹血，伴胸中烦热，身热，有汗，渴喜冷饮，面红，咽干，尿赤，大便或秘，苔黄或腻，脉滑数	清化痰热	桑白皮汤（《景岳全书》）加减	桑白皮、半夏、苏子、杏仁、贝母、黄芩、黄连、栀子
痰浊阻肺	喘而胸满闷窒，甚则胸盈仰息，咳嗽痰多，黏腻色白，咯吐不利，兼呕恶、纳呆，口黏不渴，苔白厚腻，脉滑	化痰降气	二陈汤（《太平惠民和剂局方》）合三子养亲汤（《韩氏医通》）加减	半夏、陈皮、茯苓、甘草、生姜、乌梅、白芥子、苏子、莱菔子
肺气郁痹	每遇情志刺激而诱发，发时突然呼吸短促，但喉中痰声不著，气憋，胸闷胸痛，咽中如窒，或失眠，心悸，苔薄，脉弦	开郁降气平喘	五磨饮子（《医方集解》）加减	槟榔、沉香、乌药、木香、枳实
肺气虚	喘促短气，气怯声低，喉有鼾声，咳声低弱，痰吐稀薄，自汗畏风，极易感冒，咽喉不利，舌质淡红，脉软弱	补肺益气	补肺汤（《永类钤方》）合玉屏风散（《医方类聚》）加减	人参、黄芪、熟地黄、五味子、紫菀、桑白皮、黄芪、白术、防风
肾气虚	喘促日久，动则喘甚，呼多吸少，气不得续，形瘦神惫，跗肿，汗出肢冷，面青唇紫，舌苔淡白或黑润，脉微细或沉弱	补肾纳气	金匮肾气丸合参蛤散（《普济方》）加减	熟地黄、山萸肉、山药、泽泻、茯苓、牡丹皮、附子、桂枝、人参、蛤蚧
喘脱	喘逆剧甚，张口抬肩，鼻扇气促，端坐不能平卧，或有痰鸣，心慌动悸，烦躁不安，面青唇紫，汗出如珠，肢冷，脉浮大无根或见歇止，或模糊不清	扶阳固脱，镇摄肾气	参附汤（《济生续方》，录自《医方类聚》）加紫石英、灵磁石、沉香、蛤蚧等	人参、附子、生姜

【名医学术思想及临证经验】

方和谦治疗虚喘采用肺肾同调的方法，认为久病痼疾，累及肺、脾、肾、心。由于肾虚，下元气根不固，气不归元，上逆于肺，表现为喘促、短气、经久不愈、呼多吸少、动则尤甚、气不得续、唇舌发绀、面部紫黯、有时面部虚浮。如属肾阳不足者，可见形寒肢冷、喘则汗出、尿次频数、下肢浮肿。若肾阴较亏者，可见口燥咽干但不欲饮水或饮水不多、舌质嫩红少苔。肺肾乃金水之脏，病则互为因果。肺失宣降则气逆痰涌，肾不纳气则水泛为痰、为饮，久之必肺肾俱病。因此，方教授治疗虚喘采用标本兼顾，肺肾同治，取补肾纳气、固摄平喘之法，以生脉散、人参胡桃汤、金水六君煎、五味子汤、都气汤、参赭培气汤化裁，药用人参、蛤蚧、黄芪、山萸肉、熟地黄、补骨脂、核桃肉、五味子、麦冬等。既可大固元阳，又可益气养阴，同时加代赭石或灵磁石等以镇摄逆气，佐以苏子、紫菀、款冬花、白果等止咳平喘，亦可配入沉香、肉桂引气下行。若病变累及心，可见唇舌、肢端发绀，为气虚血瘀之象，方中可加入当归、丹参、桃仁等活血化瘀之品。

董建华治疗喘证主张先辨清虚实两纲，以肃降肺气为原则进行论治，主要有以下几种治法。①清化痰热、肃肺通腑法：适用于痰热阻滞肺胃、肠腑传导失职，症见喘急、胸闷炽热、痰黄而稠、大便干燥，舌苔黄腻、脉象滑数者。药用桑白皮、杏仁、瓜蒌、枳实、莱菔子、冬瓜子、生薏苡仁、川贝母、黄芩等。痰多黏稠加生蛤壳、海浮石，口渴咽干加芦根、天花粉，腹胀腹满加枳壳、紫苏梗。②肃肺降气、解痉活络法：适用于肺气上逆，瘀血阻络，症见喘憋气促、胸闷不舒、呼吸困难、面色唇甲青紫、舌质紫黯、脉弦细者。药用苏子、杏仁、全蝎、川芎、地龙、枇杷叶、枳壳等。其中全蝎、川芎、地龙为董教授经验用药，具有解痉活络平喘之效。若气滞痰盛，加陈皮、清半夏、莱菔子；气郁化热，加黄芩、桑白皮；伤及肺络，咳血、咯血，加白及、藕节、仙鹤草。③燥湿化痰、降气平喘法：适用于痰浊壅肺，肺气失降，症见喘逆咳嗽、胸满窒闷、痰多色白而黏、咯吐不爽、舌苔白腻、脉滑者。药用陈皮、清半夏、茯苓、苏子、白芥子、瓜蒌、杏仁等。痰湿盛，胸闷纳呆明显，加苍术、厚朴；喘急不能平卧，加葶苈子、白果；脾气虚弱，加党参、白术。④敛肺补肾、降逆化痰法：适用于久病、年老体弱，反复频繁发作，病深及肾，或慢性喘证，复感外邪引起急性发作而致"上盛下虚"之候。以麦味地黄丸加紫石英、沉香。痰多气涌，咳逆不得卧，加葶苈子、贝母、瓜蒌；肾阳不足，加淡附片、肉桂；肾阴亏损，加冬虫夏草、女贞子；虚喘兼见胃胀，加枳壳、莱菔子。

姜良铎擅长治疗呼吸、消化系统等疑难疾病，在肺系危重症方面多有研究。肺心病属于中医学喘证、痰饮等范畴。姜教授对于肺心病的病程分期提出三期论治的理念，认为大多数肺心病患者处于由急性加重期向缓解期过渡的状态，因而提出了过渡期的状态。他认为过渡期及缓解期是最能体现中医特色与优势的时段。①急性加重期：病机特点为正虚邪盛，正虚以阳虚、气虚为主，邪实以痰热、瘀血、水饮为主。治则当以祛邪为主，佐以扶正。如清肺化痰、活血利水，辅以温阳补肺益肾。②过渡期：病机特点为邪气渐去而正气已伤，即余邪未净而正气不足，易于出现死灰复燃（这是刚出院患者旋又复发的原因所在）。如气阳两虚，寒饮未化，治当扶正祛邪兼顾，即扶助正气，清除余邪，温阳益气，温化寒饮。又如气阴两虚，痰热未清，当益气养阴、清化痰热。③缓解期：病机特点为正气不足，易于感邪。治当扶正防邪，即固护正气，防止邪气入侵。

许公岩认为治疗咳喘的关键是调整升降，恢复脾胃升降的正常状态，从而使肺气下降，则咳喘即止。但由于外而风寒郁闭，内而痰浊中阻，均影响肺气之降，故临床在调理升降时常须结合疏表、化痰等法进行。许教授在临床实践中创立了宽中化降、推降痰浊法，升运脾阳，宣降肺气，在祛邪的同时恢复人体正常生理气机。"辛甘发散为阳，酸苦涌泄为阴"，苍术、麻黄、胡黄连、莱菔子等药具有很好的升降作用，其中苍术常用量为 12～30g，麻黄用量为 1～6g，重视健脾升清在升降中的作用。许教授在湿痰中阻和湿痰蕴肺证中运用这两味药，再配伍莱菔子理气推降以助胃气下行，胡黄连苦寒推降湿热，桔梗辛平以复脾肺之升降。咳喘病根除的关键在于恢复脾肺升降之气机，无论是初期还是恢复期，均应嘱咐患者勿贪凉饮冷，以免损伤中阳，阻碍脾阳之升和肺气之降，从而保证升降运化无阻，才能杜绝咳喘的发展。

高忠英认为，无论是新咳或久喘，咳喘的发生均与肺、脾、肾关系密切，治疗时应从此三脏入手，补肺而充卫气，补脾而土生金，补肾而固根本。治疗时攻补兼施，收散并用，采用补肺汤加减，常用药物由多至少为黄芪、太子参、紫菀、五味子、熟地黄（或生地黄）、甘草、桑皮、半夏、百部、桔梗、生诃子、白术，一般每张处方的药物均控制在 12 味以内。高教授认为，补肺汤中有补肺脾之气的参芪，有补肾的熟地黄、五味子，非常符合咳喘形成的"肺以气阴为主体"的病机，因此疗效显著。原方中人参能大补元气，善于补益肺脾，是治疗肺虚咳喘的要药，但人参温燥，一般常以清补之品太子参代替，既避免了人参的温燥，又能发挥出参类药物的补气作用。黄芪甘温，善入脾胃，为补中益气之要药，故黄芪于方中有培土生金之效，亦有虚则补其母之意。参芪合用，甘温益气，实卫固表，直补脾肺已虚之气。熟地黄质润入肾，善滋补肾阴、填精益髓，为补肾阴之要药。咳易伤肺，肾为肺子，子虚必盗母气以自养，故肺虚应益肾，用肾药先滋其水，兼以壮水润肺，济上源之虚燥。诸药合用，可补肺金、健脾土、滋肾水、润肺燥、敛肺气，土旺生金，金水相濡，宜其所利；又能泻肺中水火之气，且祛邪而不伤正，故曰补肺。此外，在治疗咳喘病证时要注意敛肺散邪之法的应用。高教授在加减用药时，敛肺多用酸味之品，如五味子、乌梅等，取其酸敛肺气之功，肺气敛则肺之宣降通畅，气机条达，久咳得平。桑白皮甘寒，主入肺经，功善清泻肺火，兼泻肺之水气而止咳平喘。紫菀甘润苦泄，性温而不热，质润而不燥，长于润肺下气，开肺郁，化痰浊而止咳。对咳喘之证，无论外感、内伤，病程长短，寒热虚实，以上 3 味皆可用之。三者敛散并用，无敛邪之弊端。在加减用药时，高教授还特别注重润燥药物的应用，如麦冬、沙参等，但应注意勿温燥太过，复伐其阴。

【验案精选】

萧某，女，42 岁。

夙有支气管喘息，诊视时复发甚剧，持续 20 余日，昼夜迭进内服药及注射剂，无效。已濒于危，其夫仓皇备后事。其症作突发性阵咳，咳则喘，咳喘需 10 余分钟，咯黏液样白沫痰，至痰咯出而气道无阻始渐平息。但隔半小时或一小时而咳喘又作，昼夜 20 余次，不能平卧，只以两手抵额，伏于枕上，其面目因头久垂而现浮肿象。诊其脉虚弱无力，唯左关浮细而弦，无热，舌苔白腻，精神困惫，不欲睁眼，见医生至，稍抬头即伏枕上，作喘息声，自云痛苦万状，不欲求生。中医诊断：喘证。处方：延年半夏汤。清半夏 9g，炙鳖甲 12g，前胡 6g，苦桔梗 4.5g，东人参 6g，炒枳实 3g，吴茱萸 9g，槟榔片 4.5g，生姜片 9g。服药后夜间即能平卧，继进 1 剂，竟霍然而愈。

　　按：延年半夏汤系唐以前古方，其适应证为突发性阵咳作喘，咯黏液样白沫痰，舌苔白腻，面目稍浮肿（此症不必悉具），其脉左关部浮细而弦者。日本野津猛男于此方以柴胡易前胡，治胃痉挛有效，主要以神经痉挛为主，包括支气管痉挛。本案因肝脉浮细而弦，用人参、鳖甲、槟榔，咯黏液性白沫痰，用半夏、桔梗、吴茱萸，且吴茱萸一味，在临床上治咽头至胃部之黏液样白沫痰壅盛有殊效。桔梗与枳实相配伍具升降肺气之力，兼之柴胡能除胸胁苦满，生姜主治水毒，合力共济，故能用以治支气管喘息。

中国中医研究院.岳美中医案集.北京：人民卫生出版社，2010.

五、肺痨

　　肺痨是一种具有传染性，以咳嗽、咳血、潮热、盗汗及身体逐渐消瘦为主要表现的慢性虚弱性疾病。

【病因病机】

　　肺痨的病因为感染痨虫，并与正气虚弱有关。初起肺体受损，肺阴受伤，肺失滋养，病位在肺；继则肺脾同病，导致气阴两伤；或肺肾同病，而致阴虚火旺；久延而病重者，可以发展为肺、脾、肾三脏皆损，阴损及阳，阴阳两虚。（图 5-5）

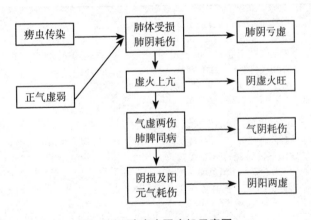

图 5-5　肺痨病因病机示意图

【诊断与鉴别诊断】

（一）诊断

1. 与肺痨患者有长期密切接触史。

2. 以咳嗽、咳血、潮热、盗汗及形体消瘦为主要临床表现。

(二) 鉴别诊断

肺痨与虚劳和肺痿的鉴别见表 5-18、表 5-19。

表 5-18　肺痨与虚劳鉴别

病名	传染性	病机特点	疾病特点
肺痨	有	阴虚火旺为主	独立疾病
虚劳	无	脏腑气血阴阳亏虚	多种慢性疾病虚损证候总称

表 5-19　肺痨与肺痿鉴别

病名	病因	兼证
肺痨	感染痨虫，正气虚损	咳嗽、咳血、潮热、盗汗
肺痿	肺部慢性疾病迁延而成	咳吐浊唾涎沫为主

【辨证论治】

补虚培元、抗痨杀虫为大法。重点调补肺脏，一则杀其虫，绝其根本；一则补其虚，复其真元。肺痨的分证论治见表 5-20。

表 5-20　肺痨分证论治

证型	证候表现	治法	方剂	常用药物
肺阴亏损证	干咳，咳声短促，痰中有时带血，如丝如点，色鲜红，午后手足心热，皮肤干灼，或有少量盗汗，口干咽燥，胸部隐隐闷痛，舌边尖红，苔薄，脉细或兼数	滋阴润肺	月华丸（《医学心悟》）	沙参、麦冬、天冬、生地黄、熟地黄、阿胶、山药、茯苓、桑叶、菊花、獭肝、百部、三七、川贝母
虚火灼肺证	呛咳气急，痰少质黏，或咳痰黄稠量多，时时咯血，血色鲜红，混有泡沫痰涎，午后潮热，骨蒸，五心烦热，盗汗较多，口渴心烦，性情急躁易怒，形体消瘦，舌干而红，苔薄黄而剥，脉细数	滋阴降火	百合固金汤（《医方集解》）合秦艽鳖甲散（《卫生宝鉴》）	百合固金汤：生地黄、熟地黄、麦冬、贝母、百合、当归、芍药、甘草、玄参、桔梗；秦艽鳖甲散：秦艽、鳖甲、柴胡、当归、地骨皮、青蒿、知母、乌梅

续表

证型	证候表现	治法	方剂	常用药物
气阴耗伤证	咳嗽无力，气短声低，咳痰清稀色白，量较多，偶或夹血，或咳血，血色淡红，午后潮热，伴畏风、怕冷、自汗与盗汗可并见，纳少神疲，便溏，面色㿠白，颧红，舌质光淡、边有齿痕，苔薄，脉细弱而数	益气养阴	保真汤（《十药神书》）或参苓白术散（《太平惠民和剂局方》）	保真汤：人参、黄芪、白术、赤茯苓、白茯苓、大枣、天冬、麦冬、生地黄、熟地黄、五味子、当归、赤芍、白芍、莲须、地骨皮、柴胡、陈皮、生姜、黄柏、知母、甘草、厚朴；参苓白术散：人参、白术、茯苓、甘草、山药、莲肉、扁豆、砂仁、薏苡仁、桔梗
阴阳虚损证	咳逆喘息，少气，咳痰色白有沫，或夹血丝，血色黯淡，潮热，自汗，盗汗，声嘶或失音，面浮肢肿，心慌，唇紫，肢冷，形寒，或见五更泄泻，口舌生糜，大肉尽脱，男子遗精、阳痿，女子闭经，舌质光淡隐紫，苔黄而剥，少津，脉微细而数或虚大无力	滋阴补阳	补天大造丸（《医学心悟》）	人参、白术、当归、黄芪、枣仁、远志、芍药、山药、茯苓、枸杞子、熟地黄、紫河车、龟板、鹿角

【名医学术思想及临证经验】

张菊人认为肺痨分三个发展阶段。第一阶段分两个病程：第一病程为风寒入肺络，郁久化热，肺热触引肝火，二火交煽，发生呛咳无痰、胁肋刺痛，或呛久失红。此时治疗主要在清肺和肝，咳能有痰则呛自愈。常用药物为黄芩、知母、贝母、瓜蒌仁、郁金、白芍、桑叶、杏仁等。因肝阳灼肺，呛咳少兼痰红者，加羚羊屑、牡丹皮、细生地、甘菊炭、参三七；因胃热冲动，由痰红而竟至涌吐，右关洪大而数者，加鲜生地、牡丹皮、犀角、茅根、侧柏叶、生石膏、京墨、血余；因肝肺络伤，不吐红只呛咳，而胁肋刺痛，左关独弦者，加橘络、竹茹、血珀、细生地、新绛屑，肝旺甚者在此基础上加羚羊屑，吐不止者加龙骨、牡蛎、龟甲以防汗变。第二病程是肺络郁寒化火，制木者未能制木而反为木所制，肺阴受伤，皮毛洒淅恶寒，肌肤亢燥；更由于肝木过旺，肾水供不应求，乃致骨枯蒸热。治以滋肾养肝润肺，常用药物为阿胶、青蒿、鳖甲、地骨皮、空沙参等。若气喘，是肾水亏极，可用北五味固之，但此药太过收敛，不可多用。第二阶段是由肝入脾，按其证候不同，有痨证未成先失红或涌吐者，也有痨证已成才呛吐者，治疗时未成痨而呛吐者重在平肝、已成痨而呛吐者重在补肾。其病机是木能生火，反克肺金，木无所制则横，专克脾土，构成肝脾为病，恶寒发热，咳嗽痰红。此阶段阴阳两虚，肝木横侮，肺金亢燥，立方不易，老山参、生黄芪、霍石斛、五味子、龙骨、牡蛎等为需要之品。第三阶段是由脾传肾，肾阳衰微，心火无制，死在旦夕。

孔伯华认为本病分为三期：第一期为始受风寒，或胃热上冲，熏蒸肺络，乃肺初肿时；第二期为风热郁塞，乃肺叶肿胀时；第三期为肺叶肿溃或焦枯，宗气衰而生化之源断绝，邪盛阻塞气道，制节之气不能下行，肝脾胃等脏不能受气以行血，乃吐血、咯血、便血时。本病常见于禀赋不足之人，多因风寒所得，治疗不可使用参、芪、地、胶等滋补之品，因肺叶虽被损，但燥热在内，使用滋补之品会增邪助热，应当清化其源，用祛邪扶正法。本病无确切治法，应注意因证施治，小青龙汤、麻杏石甘汤等均可使用，但需注意麻黄辛热，需少用，至多不能过半分或一分，仅用以搜肺经所郁之风寒，若多则肺受其害矣。治疗需重用石膏，去其从化之热，热不能上冲，其咳自愈。所谓肺结核者即肺肿，如生疮则先肿而后溃。若有失血，则肺之嫩皮破，需用犀角丸数分消其肿、生其肌，再加紫雪丹以开之，使浮游之火散，而他脏自安其位矣。

岳美中认为本病的治疗甘寒疗法应居首要。本病初起较轻，阴伤阳浮，水涸金燥，咽痒而咳，宜甘寒养肺，水旺气复而咳自已，常用药物为麦冬、天花粉、生地黄、杏仁、橘红、阿胶、桔梗。或由脾胃先虚，不能制水，水泛为痰，水冷金寒而咳，宜立效方（贝母、杏仁、款冬花、桔梗、五味子、葱白、瓜蒌仁、川椒共为末，与猪肺同熬，取汁服）加羌活、陈皮、白术。由火烁肺金而咳，宜六味地黄丸（地黄、山药、山萸肉、牡丹皮、泽泻、茯苓）。暴咳喘促，用《圣惠方》款冬花汤（款冬花、桑白皮、五味子、贝母、杏仁、知母、甘草）。肺中有寒热，用《千金翼方》竹叶饮子（百部草、炙甘草、竹叶、紫菀、紫苏、白前、生姜）。初期患者需注意与外感咳嗽鉴别。此外，咳嗽痰中带血，用《济生方》百花膏（百合、款冬花）。加减法：合二冬膏服之，其效尤彰；加鲜白荷花疗痰血、鼻衄有卓效。一般血证用十灰散，用时捣白藕汁或萝卜汁磨京墨半碗，调服（15g），亦可用《直指方》黑散子（隔年莲蓬、血余、棕榈炭），治疗肺出血可加藕节、旱莲草、茜草根炭、白茅根。骨蒸潮热可用秦艽鳖甲汤（秦艽、鳖甲、地骨皮、银柴胡、青蒿、知母、当归、乌梅）。兼五心烦热者用清骨散（北柴胡、鲜地黄、干地黄、人参、防风、熟地黄、秦艽、薄荷、赤茯苓、胡黄连）。中期患者病情较重，各项症状较前进展，消耗特甚，肌肉锐减，临证使用月华丸（天冬、麦冬、生地黄、山药、百部、川贝、茯苓、菊花、沙参、阿胶、三七、桑叶、獭肝）或沈绍九治肺痨咳嗽咳血方（广三七、姜炭、白茅根、白芍、牡丹皮、旱莲草、川贝母、甜杏仁、紫菀、款冬花、白前根、麦冬、甘草、玉竹、百合，童便冲服）。末期患者病情极重，肌肤甲错者用大黄䗪虫丸（大黄、干地黄、黄芩、桃仁、杏仁、虻虫、蛴螬、白芍、甘草、干漆、水蛭、䗪虫）。瘀血咳嗽，还未到肌肤甲错地步，只舌上有一二紫点，兼见咳嗽微喘，用葛可久太平丸（天冬、麦冬、知母、贝母、款冬花、杏仁、生地黄、熟地黄、当归、阿胶、蒲黄、京墨、桔梗、薄荷、麝香）。对于衰弱期消耗过甚的患者，应注意滋补。此外，在用药方面忌用香燥劫阴之药和苦寒化燥之药。

杜怀棠认为本病的治疗首先要重视健脾。脾为后天之本、生化之源，可输布水谷精气养肺，治疗注重"培土生金"，以畅化源。当肺脏病变影响脾出现脾肺同病时，可伴见乏力、面黄食少、便溏等脾虚症状，此时应在补养肺脏的同时健脾气，促运化，忌用地黄、阿胶、麦冬等滋腻药。即使出现肺阴亏损证候，也要在甘寒滋阴的同时，配伍甘淡实脾或稍佐行气醒脾之药，但注意不要过于香燥，以免耗气、劫阴、动血。临床处方以参苓白术散或六合汤为主，常用药物为人参、茯苓、陈皮、谷芽、山药、白术、扁豆、砂仁、莲子肉、薏苡仁、藿香等。本病治疗还需注意掌握虚实夹杂的病机。虽然肺痨为慢性虚弱性疾病，但有感染"痨虫"的病因，治疗时不可拘泥于补虚，应注意治实，参以抗痨杀虫。如阴虚导致火旺者，当在滋阴的基础上参以降火；阴虚火旺，灼津为痰，出现痰热内郁者，当重视清化痰热，配伍黄芩、知母、天花粉、鱼腥草等；若气虚夹有痰湿，因脾肺气虚，气不化津，痰浊内生，当在补益脾肺之气的同时，参考二陈汤之意予宣化痰湿之品，如法半夏、橘红、茯苓、杏仁、薏苡仁之类；如咳血而内有瘀血，以致咳血反复难止，当祛瘀止血，药用三七、血余炭、花蕊石、仙鹤草等，必要时可先予治标。另外，根据实验室药理分析和临床试验，许多中草药有不同程度的抗痨杀菌作用，如百部、白及、黄连、大蒜、冬虫夏草、功劳叶、夏枯草等，可在辨证的基础上结合辨病，适当选用。

武维屏认为本病首先要补虚培元，增强体质。辨证论治时以阴阳气血为纲，五脏虚候为目。若患者形体消瘦、干咳少痰、夜寐不安、口干烦热、反复咳血、舌苔薄黄少津、舌质红、脉细弱，此为阴虚火旺，病位在肺肾。治当滋阴降火，方用百合固金汤、秦艽鳖甲散化裁，药用百合、生地黄、玄参、秦艽、鳖甲、地骨皮、侧柏叶、贝母等。成药可选用知柏地黄丸、大补阴煎等，配合甲鱼等食补。若见神疲乏力、气短纳呆、自汗盗汗、潮热颧红、舌光剥脱、脉细无力，此为气阴两虚，病位在脾肺。治疗时，偏气阴两虚者用月华丸、生脉饮合方化裁；偏气虚，乏力、自汗、纳呆、便溏者，用参苓白术丸。若形体羸弱，劳热骨蒸，自汗盗汗，面浮肢肿，喘息气短，大便溏薄，咳嗽咳血，声嘶失音，遗精滑泄，月经不调，舌淡体胖，边有齿痕，脉细微者，此为阴阳两虚，病位在肺、脾、肾，治当填补精血、温补脾肾，用补天大造丸，药用人参、黄芪、龟板、地黄、枸杞子、阿胶、白术、茯苓、当归、白芍等。成药可选用胎盘糖衣片、复方阿胶浆等。对于难以选用西药抗结核的患者，除补虚以外，还可使用对结核菌具有杀灭作用的中药，如黄芪、黄芩、黄柏、大蒜、功劳叶、百部、仙鹤草、生地榆、泽漆、吴茱萸等，增强西药杀虫能力。肺痨患者在辨证论治的基础上，可增加对症治疗的药物，如止血用三七粉、白及粉等；潮热骨蒸用青蒿、鳖甲、银柴胡、龟板等；盗汗用五味子、浮小麦、煅龙牡等；痰黏难咳用瓜蒌仁、黛蛤散、海浮石等；心慌用紫石英、生龙骨、生牡蛎等；大便溏用扁豆、炒薏苡仁；气短懒言或喘者用五味子、蛤蚧、冬虫夏草等；失眠用炒酸枣仁、夜交藤；有胃肠道症状如恶心呕吐、腹胀、腹痛者，酌情加陈皮、半夏、茯苓；出现肝功能轻度异常，转氨酶偏高，用蒲公英、虎杖、金银花、田基黄、垂盆草等；胁痛者加川楝子、延胡索、郁金、白蒺藜、柴胡、白芍等；黄疸者在停减化疗药物的同时，属阳黄者加茵陈、栀子、大黄等，阴黄者加猪苓、茯苓、泽泻等；出现周围神经炎症状，如四肢麻木呈手套状，舌麻有异味感时，可用防风、鸡血藤、桑枝、金银藤等；出现蛋白尿时，可用倒扣草、芡实、山药、女贞子等，也可用五苓散化裁。在辨证治疗的基础上用对症药物治疗效果更好，可以树立患者的信心，有利于疾病的康复。

【验案精选】

陈某，女，32岁，2001年2月28日初诊。

1993年发现患有肺结核，用抗结核药物治疗发生过敏反应，高热，皮疹，经治疗热退，但未再进行抗结核治疗。1997年因扁桃体炎使用罗红霉素再次引起强过敏反应，高热半年不退，肺结核进行性加重。就诊时激素治疗维持，满月面容，每日寒热起伏，热起左胸憋闷，咳嗽阵作，痰黄量多，寐差，食欲不振，大便欠调，月经短促、量少。舌苔黄腻，左脉弦滑。西医诊断：浸润型肺结核。中医诊断：肺痨（痰热壅肺，气滞湿阻）。治法：清热化痰，理气化湿。方药：小柴胡汤合三仁汤加减。柴胡10g，半夏10g，黄芩10g，桔梗10g，连翘10g，蒲公英15g，苏子6g，苏梗6g，白芷10g，赤芍10g，白蒺藜15g，白蔻仁6g，枳壳10g，厚朴15g，百部10g，川贝母8g，生薏苡仁20g，牡丹皮10g。30剂水煎服。

二诊：服上方1个月，发热渐退，痰量减，激素减1片。舌中后部仍有黄腻苔，右脉弦滑。前方去桔梗、蒲公英、枳壳、白芷、生薏苡仁，加青蒿10g，鱼腥草30g，茯苓15g，陈皮6g，青皮6g，黄柏10g。

本方加减继服1个月后激素减2片，体温降至37℃以下。服药半年时低热退净，停服激素，肺结核未继续发展，X线示左肺透亮度明显增高，病情稳定。

按： 本例患者因对抗结核药及抗生素过敏，病灶不断发展，左肺结构几近破坏。患者病势缠绵日久，虽有气阴耗伤之本虚，但以邪毒内壅，痰热内盛，兼以血瘀湿滞为急。治疗上首当祛除邪毒，化痰清热，畅利三焦。因其病程已长，体质虚弱，祛邪亦不可峻利。同时祛邪不独清肺，扶正兼顾气阴。气血兼顾，三焦同调。其后加减针对患者本身情况，退虚热、清热解毒。后期补气益阴固本，遏制病情恶化，使病情逐渐稳定。

严季澜，谷晓红.孔光一临证实录.北京：中国中医药出版社，2013.

六、肺痿

肺痿是指因咳喘日久不愈，肺气受损，或肺阴耗伤所致肺叶痿弱不用，临床以长期、反复咳吐脓涎沫为主症的慢性虚损性肺脏疾患。

【病因病机】

肺痿的病因为久病伤肺、误治津伤，主要病机为肺燥津伤，或肺气虚冷，津气不足，肺失濡养。其病位在肺，与脾、胃、肾等脏腑密切相关。病理性质有虚热和虚寒两端。（图5-6）

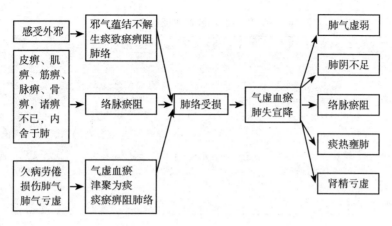

图 5-6　肺痿病因病机示意图

【诊断与鉴别诊断】

（一）诊断

1.临床以长期、反复咳吐浊唾涎沫为主症。

2.常伴有面色㿠白或青苍、形体消瘦、神疲乏力、头晕等全身症状。

3.有多种慢性肺系疾病史，久病体虚。

（二）鉴别诊断

肺痿与肺痈、肺痨鉴别见表 5-21。

表 5-21　肺痿与肺痈、肺痨鉴别

病名	主要临床表现	关系
肺痿	长期反复咳吐浊唾涎沫	
肺痈	胸痛，咳痰腥臭	失治可转化为肺痿
肺痨	咳嗽、咳血、潮热、盗汗	后期可转化为肺痿

【辨证论治】

本病以补肺生津为治疗原则，注意保护津液，重视调理脾肾（表 5-22）。

表 5-22　肺痿辨证论治

证型	证候表现	治法	方剂	常用药物
虚热证	咳吐浊唾涎沫，其质较黏稠，或咳痰带血，咳声不扬，甚则音哑，气急喘促，口渴咽燥，午后潮热，形体消瘦，皮毛干枯，舌红而干，脉虚数	滋阴清热，润肺生津	麦门冬汤（《金匮要略》）合清燥救肺汤（《医门法律》）	麦门冬汤：麦冬、人参、半夏、甘草、粳米、大枣；清燥救肺汤：桑叶、石膏、杏仁、甘草、麦冬、人参、阿胶、炒胡麻仁、炙枇杷叶
虚寒证	咳吐涎沫，清稀量多，不渴，短气不足以息，头眩，神疲乏力，食少，形寒，小便数，或遗尿，舌质淡，脉虚弱	温肺益气	甘草干姜汤（《金匮要略》）或生姜甘草汤（《备急千金要方》）	甘草干姜汤：甘草、干姜；生姜甘草汤：生姜、人参、甘草、大枣

【名医学术思想及临证经验】

晁恩祥认为本病总的病机是肺虚，津气大伤，失于濡养，久病可肺虚及肾，同时累及血分，气阴亏虚，瘀血阻滞。治疗首先需调理肺肾，临证常见虚实夹杂，多因外受风寒诱发内伏痰瘀，宜先去外邪，后调补肺肾，兼以化瘀祛痰。调理肺肾为治本之法。药用紫菀、山茱萸、芡实、巴戟天、淫羊藿、枸杞子等调补肺肾，五味子、山茱萸、地龙等纳气平喘。肺痿日久不愈，伤肺肾之气，气虚推动无力则血脉瘀阻，气不温煦亦可气血瘀滞，症见胸闷、胸痛、舌暗、口唇紫暗，治以益气活血。常用丹参、当归、地龙活血祛瘀，当归"辛甘温润，血滞能通，血虚能补""主咳逆上气"；丹参"能祛瘀以生新，为调理血分之首药"。除此之外，因痰阻气道、肺气失宣，可见咳嗽、咯痰、气喘，治宜宣肺平喘、化痰止咳，药用炙麻黄、杏仁、紫菀、枇杷叶、白果等。

王书臣在本病的治疗上关注肺肾与气机升降。肾乃先天之本、立命之根，内寄元阴元阳，全身气机运行赖于肾中元气发动，肺病日久多及肾，故喘促无根，肾阳不足，温煦失职，气血运行无力，留滞上焦。患者常见干咳气促，动则气短难续，甚则咳嗽遗尿，不能自止，唇紫口干，舌暗红瘦小或舌淡胖嫩，脉沉。对于此类患者，临床不需拘泥是否有畏寒肢冷，神倦欲寐，腰膝酸冷，脉沉等肾阳不足见症，或舌暗红瘦小苔少等虚热阴亏之象，立方选药可配伍仙茅、淫羊藿、补骨脂等甘温补肾培本之品。此类药物是温肾良品，甘温不燥，药缓而不峻，无肉桂、附子辛温燥烈之性，经过配伍佐制，不会出现烦热、口干等燥热之象，故对于辛温之品的选用可不拘泥于寒证或虚象。此外，肺主一身之气，全身气机升降与脾胃相关，可影响肺气。脾胃清阳不升，则肺气无力宣发，水谷精微不能上承输布全身，可见口干不欲饮、舌胖嫩有齿痕之象；聚而成痰，留贮于肺，可见咯痰不止，时少时多，时黄时白，甚则结成窠臼，以致缠绵难愈。脾胃浊阴不降，肺气肃降受阻，可见咳喘胸闷，甚则逆而为上，导致喘促难止，不能平卧，大便无力而下。临床常用半夏泻心汤加减，辛开苦降，平调寒热，使中焦气机调畅，喘咳自止。此外，对于早期肺络痹阻者，还可使用辛温通络、祛风湿之品，如配伍威灵仙、丝瓜络、海风藤等，取其性辛善行、通行十二经络、善除经络之风寒湿邪气之效，亦可缓解气道痉挛。

许建中认为本病多为本虚标实，痰、瘀为标，肺肾两虚为本。外邪侵袭与肺气虚损常同时存在，使痰瘀更重，治疗上首重祛血瘀、化痰浊、通肺络，常选丹参、川芎、红花、赤芍等。咳嗽为本病主要临床表现之一，治疗时宣肺化痰之品必不可少，常选麻黄、杏仁、射干、穿山龙等。其中麻黄配杏仁，一升一降，宣降肺内郁阻壅滞之气；射干化痰利咽、解痉止咳，《日华子本草》云"射干，消痰，破癥结，胸膈满……气喘"；穿山龙清肺化痰，兼通肺络。对于久咳不已兼外感风热者，可加桑叶、菊花、牛蒡子、前胡、款冬花、枇杷叶、百部、紫菀等疏风清热、化痰止咳；燥咳痰黏者，加川贝母清燥化痰。其次，久病及肾，肺为气之主，肾为气之根，肺伤及肾，可导致肾气衰惫，摄纳无权，则气浮逆于上，呼吸异常，表现为气短、喘促、动则尤甚等症。本病治疗还应溯本求源，注重补肺益肾。偏于肺气虚者，常用玉屏风散益气固表。偏于肺阴虚者，可选生地黄、玉竹、百合、麦冬、玄参、太子参养阴生津润肺；久咳者，可加五味子益气生津。偏于肾阴虚者，用六味地黄丸滋补肾阴；阴虚火旺明显，见潮热盗汗、口干咽痛、小便短赤者，予知柏地黄丸滋阴降火。偏于肝肾阴虚者，头晕，视物昏花等头、眼部疾患明显者，予杞菊地黄丸滋肾养肝。最后，本病主要是肺络病变，由外感毒邪与内生之毒所致，不论外感与内伤，毒壅肺络日久均可化热，热毒壅肺，进一步加重肺络的损伤，如此反复，形成恶性循环，使疾病缠绵难愈。故少佐清热解毒之品在治疗肺纤维化中具有不可忽视的作用，临床常选板蓝根、鱼腥草等，使热清毒消，则肺络得通，呼吸调畅。

周平安对本病注重痰瘀同治。痰来自津，瘀本乎血，津血同源，血中之阴液渗于脉外则为津。无论脉内、脉外，津液凝聚均为痰，血液停滞皆是瘀。痰阻脉络日久自是血壅，血滞于道必见痰浊。治疗时常用化痰兼散结或活血化瘀药，如穿山龙、浙贝母、瓜蒌皮等。穿山龙既可祛痰，又具有活血舒筋功效；浙贝母，《本草正》言其"大治肺痈肺萎，咳喘，吐血，衄血，最降痰气，善开郁结……解热毒，杀诸虫及疗喉痹，瘰疬，乳痈发背，一切痈疡肿毒"；瓜蒌不但可清热化痰，尚能活血化瘀、宽胸散结，治疗胸痹，如瓜蒌薤白半夏汤等，且瓜蒌之皮清肺化痰及宽胸散结作用最强。浙贝母和瓜蒌皮均有消痈肿疮毒的作用，为外科之常用药，可见其散结作用之强，故用于肺间质纤维化痰瘀胶着尤佳。此外，由于五脏中肺脾为母子关系，治疗以四君子汤培土生金，同时合用灵芝、红景天补肺平喘。根据肺主宣发肃降的生理功能，若肺失宣肃，咳嗽明显者，则宣肺不忘清肃，以旋覆花与桔梗配用，一升一降，肺气宣降正常，咳亦自止；如痰量较多，或咳因痰致，根据其痰之寒热，临证中以姜半夏燥湿化痰，或以天竺黄、桑白皮、金荞麦、黄芩等清化热痰，紫菀、桔梗、甘草等寒热之痰均可选用。肺间质纤维化长期咳嗽，久咳伤气，可以五味子、白果等收敛肺气。针对本病的不同病因，还需对原发病进行治疗。特发性疾病常在益气活血通络的基础上，注重止咳化痰平喘等治疗；继发本病者，治疗上多采用温阳补肾、祛风除湿、活血通络等法。主要用桑寄生、杜仲、川断、牛膝、淫羊藿等补益肝肾、养筋壮骨，以防止关节骨蚀筋痿；羌活、威灵仙、清风藤、忍冬藤、桑枝、粉防己等祛风除湿、镇痛消肿，桂枝、细辛等温经散寒，对于阵发性四肢肢端对称的间歇发白、发绀和潮红，伴以疼痛和感觉异常的雷诺征有明显效果，可配伍川芎、赤芍、鸡血藤活血通络止痛以改善关节晨僵。

闫小萍对于由结缔组织病引起的肺痿在治疗中注重辨病与辨证相结合，以扶正为主、祛邪为辅，扶正包括益气、养血、健脾、温肾等，祛邪包括散寒、祛风、除湿、清热、活血、化痰、散结等。以"扶正不致留邪，祛邪不致伤正"为原则，补肾强骨常用补骨脂、骨碎补、桑寄生、杜仲、川断等，健脾益气常用黄芪、白术、茯苓、太子参等，养血活血常用当归、赤芍、鸡血藤、刘寄奴等，散寒祛风多用羌活、独活、防风、白芷等，清热除湿常用秦艽、连翘、土茯苓、青风藤等。伴有肺系症状时，加宣肺止咳、润肺止咳、化痰止咳等药物，同时要分清寒热阴阳，如肺痿热证，出现关节烦痛、肿胀、局部热感，活动不利，手足心热，伴有干咳、气短、咽痛，大便干结，尿少色黄，舌质红少津，少苔或无苔，脉细数，治疗宜在补肾强骨的基础上加滋阴清热、润肺止咳药，如生地黄、玄参、天冬、麦冬、桑叶、紫菀之类；如肺痿寒证，出现关节疼痛、畏寒、晨僵，伴有气短、咳嗽、乏力等肺脾气虚症状，可在补肾祛寒通络的基础上加黄芪、干姜、五味子、清半夏、杏仁等。喘息明显者，加胡桃肉、葶苈子；偏于肺阴虚者，选用生脉饮以滋补肺阴；偏于肺阳虚者，用保元汤以使肺阳布散，则阴翳自消。营卫不和是本病的重要表现，临证中应注重明辨体质，扶助正气，可在治疗痹病的基础上，加黄芪、桂枝、芍药、甘草、白术等药物，既补营卫之虚，又助营卫之用，从而达到营卫调和、气血通畅的目的，注意不可过于偏重祛风散寒燥湿，使营卫气血耗损。因本病病程较长，患者长期使用激素药物等，易导致机体寒热错杂、虚实夹杂，多见瘀血，故活血化瘀法应始终贯穿治疗过程，常用药物有桃仁、红花、牛膝、丹参、地鳖虫、穿山甲、益母草等。除此之外，临证时还可加入具有免疫抑制作用的中药，如天花粉、红花、泽泻、当归、沙参、柴胡、黄芩、穿山甲、雷公藤等，以消除炎症，控制病情发展。

【验案精选】

患者，男，66岁，2005年10月22日初诊。

患者咳嗽、活动后气喘2年，于某医院诊断为肺间质纤维化，曾服强的松，但效果不佳，现已减量至每日10mg。就诊时患者咳嗽，咳痰，痰色白、量不多，易感冒，活动后气喘，大小便可，纳食一般，舌胖黯，苔腻微黄，脉寸关弦滑、尺弱。西医诊断：肺间质纤维化。中医诊断：肺痿（肺脾肾虚，痰瘀阻络）。治法：补脾益肺，祛瘀化痰，活血通络。方药：党参10g，茯苓10g，白术10g，黄芪15g，当归10g，浙贝母10g，苦参6g，三七粉3g（冲），地龙12g，鳖甲10g（先煎），山茱萸15g，菟丝子30g，石菖蒲10g，郁金10g。水煎服，每日1剂。

二诊：以本方为基本方加减治疗年余，病情稳定。2007年6月复查肺功能，弥散功能较2006年好转。

按： 武维屏教授治疗肺痿可分为十法，分别是化痰、活血、散结、通络、解毒、解表、益气、养血、滋阴、助阳。本病病机多见本虚标实，各有侧重，本虚有气虚、血虚、阴虚、阳虚之别，标实痰浊、瘀血、热毒之分，治疗应具体分析。本患者属肺脾肾虚，痰瘀阻络，故治疗包括补肺健脾益气、益肾养肝纳气、活血化痰清热、通络散结等法，收效理想。

张立山，戴雁彦，任传云.武维屏教授治疗肺纤维化十法.中国中医药信息杂志，2008，15（4）：94-95.

七、肺胀

肺胀是多种慢性肺系疾患反复发作，迁延不愈，肺、脾、肾三脏虚损，导致痰瘀互结，肺气胀满，不能敛降的一种病证。

【病因病机】

肺胀的发生，多因久病肺虚，痰浊潴留，导致肺不敛降，气还肺间，肺气胀满。每因复感外邪，诱使病情发作或加剧。病位首先在肺，继则影响脾肾，后期及心。病理因素主要为痰浊、水饮与瘀血，且可互相影响，兼见同病。病理性质多属本虚标实，但有偏实、偏虚的不同，且多以标实为急。（图 5-7）

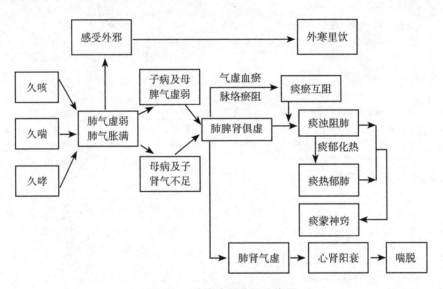

图 5-7 肺胀病因病机示意图

【诊断与鉴别诊断】

（一）诊断

1.临床以咳、喘、痰、胀、瘀为主症。
2.日久可见心悸、浮肿、发绀等。

3. 有慢性肺系病史多年，反复发作，常因外感等诱发。

（二）鉴别诊断

肺胀与哮病、喘证鉴别见表 5-23。

表 5-23　肺胀与哮病、喘证鉴别

病名	疾病性质	表现
肺胀	多种慢性肺系疾病日久而成	咳痰喘满闷悸肿绀
哮病	疾病	喉中哮鸣有声
喘证	症状	呼吸气促困难

【辨证论治】

本病的治疗应抓住治标、治本两个方面，祛邪扶正。正气欲脱时则应扶正固脱、救阴回阳。（表 5-24）

表 5-24　肺胀辨证论治

证型	证候表现	治法	方剂	常用药
痰浊壅肺	胸膺满闷，短气喘息，稍劳即著，咳嗽痰多，色白黏腻或呈泡沫状，畏风易汗，脘痞纳少，倦怠乏力，舌暗，苔薄腻，脉小滑	化痰降气，健脾益肺	苏子降气汤（《太平惠民和剂局方》）合三子养亲汤（《韩氏医通》）加减	苏子降气汤：紫苏子、制半夏、当归、炙甘草、前胡、厚朴、肉桂、生姜、陈皮；三子养亲汤：白芥子、紫苏子、莱菔子
痰热郁肺	咳逆，喘息气粗，烦躁，胸满，痰黄或白，黏稠难咯，身热微恶寒，汗不多，溲黄，便干，口渴，舌红，苔黄或黄腻，边尖红，脉数或滑数	清肺化痰，降逆平喘	越婢加半夏汤（《金匮要略》）或桑白皮汤（《景岳全书》）加减	越婢加半夏汤：麻黄、石膏、生姜、大枣、甘草、半夏；桑白皮汤：桑白皮、半夏、紫苏子、杏仁、贝母、黄芩、黄连、山栀
痰蒙神窍	神志恍惚，谵妄，烦躁不安，撮空理线，表情淡漠，嗜睡，昏迷，或肢体瞤动，抽搐，咳逆喘促，咯痰不爽，舌质暗红或淡紫，苔白腻或黄腻，脉细滑数	涤痰，开窍，息风	涤痰汤（《奇效良方》）加减	制半夏、陈皮、茯苓、枳实、竹茹、制南星、人参、石菖蒲、生姜、甘草
阳虚水泛	心悸，咳喘，喘咳不能平卧，咯痰清稀，胸满气憋，面浮，下肢浮肿，甚则一身悉肿，腹部胀满有水，纳差，尿少，怕冷，面唇青紫，苔白滑，舌胖质暗，脉沉细	温肾健脾，化饮利水	真武汤（《伤寒论》）合五苓散（《伤寒论》）加减	真武汤：炮附子、茯苓、生姜、白芍、白术；五苓散：桂枝、白术、茯苓、猪苓、泽泻

续表

证型	证候表现	治法	方剂	常用药
肺肾气虚	呼吸浅短难续，声低气怯，甚则张口抬肩，倚息不能平卧，心慌，形寒汗出，咳嗽，痰白如沫，咯吐不利，胸闷，面色晦暗，腰膝酸软，小便清长，舌淡或黯紫，脉沉细数无力，或有结代	补肺纳肾，降气平喘	平喘固本汤（经验方）合补肺汤（《永类钤方》）加减	平喘固本汤：党参、五味子、冬虫夏草、胡桃肉、灵磁石、沉香、坎炁、苏子、款冬花、法半夏、橘红；补肺汤：人参、黄芪、五味子、紫菀、熟地黄、桑白皮

【名医学术思想及临证经验】

晁恩祥认为，本病首先需遵循急则治其标的原则，以宣肺降气、清热、化痰、利水、活血、开窍等治法，同时兼顾气阴，以防肺脾气阴亏虚。本病初起主张宣降结合，宣发在表在肺之邪，降其上逆之气，日久累及脾肾，并产生痰、瘀等病理产物。治疗时需注意辨病与辨证相结合，常见治疗方法如下：①疏风散寒，宣肺止咳：适用于慢性阻塞性肺疾病（COPD）急性加重初期。偏寒者多为风寒袭肺，痰浊阻肺。此时咳嗽多因风寒外受而加重，常伴有恶寒发热，头身疼痛，或发热无汗，咳嗽声重，气急或喘促加重或鼻流清涕，咯稀白痰，苔薄白，脉浮紧或浮弦。方用止嗽散合三拗汤，药用炙麻黄、杏仁、紫菀、百部、荆芥、紫苏叶、白前、前胡、款冬花、桔梗、甘草等。咯痰多者，可加白芥子、苏子、莱菔子以降气化痰；若恶寒发热、周身疼痛，可加羌活、独活、白芷、川芎以散风散寒止痛。②解表散寒，宣肺清里：适用于咳嗽、咯痰或平素气短喘促之外感，因内有郁热而致外寒里热者。症见咳嗽气急，咯痰黏稠不爽，或喘促加剧，上气息粗，鼻扇气壅，或见形寒发热，身痛但有口渴，苔薄白、边红，脉浮数。方用大青龙汤或麻杏石甘汤，药用炙麻黄、杏仁、桂枝、紫苏叶、豆豉、甘草、生石膏、黄芩、金荞麦等。若胸闷憋气，可加苏子、葶苈子、全瓜蒌等。③清肺化痰，止咳平肺：适用于风热外受，或风寒化热，急发热郁，系痰热壅肺证。症见咳嗽加剧，咯痰多黄稠欠爽，胸胁胀闷，咳重引及胁痛，偶见痰中带血，喘者见气壅胸闷，舌苔白腻或黄腻，脉弦滑而数。方用桑白皮汤，药用黄芩、栀子、桑白皮、金荞麦、鱼腥草、杏仁、贝母、地龙、苏子、蛤粉、葶苈子等。④温阳利水，益气健脾：适用于脾阳不足，下肢肿胀者。无发热，以下肢水肿症状为主，可见心悸气短，不能平卧，口唇发绀，四肢不温，或见大便溏稀，脉见沉缓或结或代。方用真武汤合苓桂术甘汤加减，药用白术、白芍、干姜、茯苓、制附子、泽泻、车前子、薏苡仁、党参等。若痰多加半夏、川贝；若脉结代者，可加炙甘草、桂枝等。⑤益气养阴，化痰祛瘀，利水消肿：适用于既有气阴两虚之象，又有痰浊瘀血在内的表现。症见喘息无力，咯痰色白质黏，活动后喘息尤甚，口唇发绀，面色红，舌下静脉迂曲，无苔或少苔，脉细滑等。方用生脉饮加减，可合用桃仁、地龙、丹参活血化瘀，白果、苏子、莱菔子、黄芩、知母化痰坚阴，车前子、茅根、冬瓜皮、茯苓皮、桑白皮利水消肿。⑥清宫涤痰，醒脑开窍：适用于痰浊阻肺，蒙蔽心窍。症见神昏谵语，甚至昏迷，呼吸急促，喉中痰声辘辘，汗出如油，口唇青紫，舌下静脉曲张严重，脉弦数。方用涤痰汤加减，药用胆南星、竹沥、郁金、黄芩、半夏、茯苓、菖蒲、远志、葶苈子等。中成药可服安宫牛黄丸，静脉滴注可用清开灵注射液等。

许公岩精于呼吸系统疾病的治疗，认为肺胀是由于长期慢性咳喘气逆，反复发作，导致五脏功能失调，气血津液运行敷布障碍而成。本病应根据肺、脾、肾等脏腑的虚实，气血、阴阳的盛衰具体论治。他将肺胀归纳为 8 种证型，分别是痰湿阻肺证，湿滞化热证，寒湿伤脾证，痰湿阻痹证，肺脾两虚证，心脾两虚、水湿不化证，脾肾阳虚证，阴虚肺燥证；对应 8 种治法，即燥湿化痰法，推降痰浊法，温化痰湿法，宣肺化痰法，健脾益肺、温化痰湿法，补益心脾、温化水湿法，健脾益肾、温阳化水法，滋阴润肺法。针对咳喘的治疗，他认为关键是调整升降，恢复脾胃升降的正常状态，从而使肺之阳降，则咳喘即止。但由于外而风寒郁闭，内而痰浊中阻，均影响肺气之降，故临床在调理升降中，常须结合疏表、化痰等方法进行。针对咳喘的治疗，可采用宽中化降法、推降痰浊法，升运脾阳，宣降肺气，在祛邪的同时恢复人体正常气机。"辛甘发散为阳，酸苦涌泄为阴"，苍术、麻黄、胡黄连、莱菔子等药具有很好的升降作用。苍术、麻黄合用始见于《金匮要略》"麻黄加术汤"，苍术味辛、苦，性温，辛温升散，使脾气上升，继之脾气上归于肺；然在脾失上升、胃失和降之时，必不能下输膀胱，用麻黄辛温发汗利尿，以促脾胃转输复常，并助肺宣达调降。二药协同，共具升脾宣肺之功。药物常用剂量为苍术 12～30g，麻黄 1～6g，运用于湿痰中阻和湿痰蕴肺两证型中，再配伍莱菔子理气以助胃气下行，胡黄连苦寒退湿热，桔梗辛平以复脾肺之升降功能。此外，咳喘病的根除，关键在于恢复脾肺升降之气机，因此无论咳喘初期还是恢复期，均需嘱咐患者勿贪凉饮冷，以免损伤中阳，阻碍脾阳之升和肺气之降，从而保证升降运化无阻，才能根本杜绝咳喘的发展。

高忠英认为本病与肺、脾、肾三脏相关，因此治疗上首先需要以补益肺脾、滋肾、化痰为基本原则，常以《永类钤方》中补肺汤为基础加葶苈子治疗。本方非见咳止咳之方，是益气护阴、润燥止咳，顾全肺、脾、肾三脏周全之方。方中参、芪归脾肺经，用于补二者虚弱之气；熟地黄滋肾填精、滋下润上，使肺得润而降；五味子酸能收敛，性温而润，上敛肺气，下滋肾阴，用于肺肾两虚之咳喘；桑白皮归肺经，泻肺化痰；紫菀性温而润，润肺之虚燥，止咳化痰，为久咳之圣药。全方攻补兼备，加入葶苈子泻肺、平喘、利水，并以太子参易人参，太子参为补中清缓之品，还可润燥，无人参温燥之虑。处方：太子参 30g，黄芪 25g，熟地黄 25g，五味子 10g，紫菀 10g，桑白皮 10g，葶苈子 10～15g，以此为操作平台随症加减，效如桴鼓。治疗中还需注意培补肾元，对久喘、呼多吸少、动则喘甚者，加摄纳肾气之品，温振肾阳，使肺气有根。四诊要点以舌淡黯、脉尺弱为关键，用药常加补骨脂 10g，芡实 10g，巴戟天 10g。如果痰为稀白泡沫者，说明阳虚致水湿不化，聚而成饮，饮为阴邪，得温药则散，加干姜 6～10g，肉桂 6～10g，收效甚著。而对于肺虚病久者，可加入一味鹿衔草 20g，此药味甘、苦，性温，入肝、肾经，专疗虚痨久咳久喘。本病的发作与体质因素、吸入过敏原有关，故可加益气实表、脱敏药物，常用防风 10g，白术 10g，组成玉屏风散，表里兼顾，使外邪不得入侵。醋柴胡 10～15g，配以五味子 10～15g，是具有抗过敏作用的经验对药，可升举阳气，收敛肺气。咽喉上通口鼻，下通肺胃，是呼吸之门户、肺之苗窍，咽喉之痛、痒、干反映了肺脏病变的性质。咽肿痛为肺热，当加苦桔梗、生甘草清热利咽；咽干属燥，宜配入沙参、麦冬滋阴润肺；咽痒为风，久咳体虚之人提示肺气阴不足，上燥失润，可加玉蝴蝶 10g，生诃子 10g 疏风止咳。

许建中重视辨病、辨证相结合，根据患者痰的色度、黏稠度、气味，结合舌脉及整体状态，急则治其标，缓则治其本。辨病治疗需适当配合西医，给予抗感染、解痉平喘，快速控制病情，以防发生变证。辨证治疗分别采取温化寒痰法、清肺利痰法、燥湿化痰法、养阴润燥法，并结合降逆平喘法；缓解期症见咳喘已减或去大半，气短乏力，自汗出，胃脘胀满，不思饮食，腹胀肠鸣，脉弦缓，舌质淡，苔白腻，这时强调治病求本，辨证治疗，根据证型分别采取益气固表、健脾益气、补肾纳气法，扶正固本，防止其急性发作。临床辨证需辨别四痰：寒痰者常用小青龙汤，热痰者常用麻杏石甘汤合定喘汤、止嗽散，湿痰者用二陈汤，燥痰者用百合固金汤。针对不同时期，应采取不同的治疗方法。急性期外感风热和风寒（病毒、细菌或非典型病原体）之邪是本病急性发作的诱因，辨证急则治其标，多采用辛凉解表或辛温解表剂，治疗方法依据四痰辨证。缓解期可见脾肺两虚和肾肺两虚。脾肺两虚，咳嗽不甚，但素日易受外感者，选用麻杏石甘汤加玉屏风散、木香、砂仁等药化裁。肾肺虚喘甚者，肺气虚衰，肾不纳气，经治咳喘已轻，可服用益气固表、补肾纳气之品，如玉屏风散、六味地黄丸等。但补肾阳时，须遵从古训"善补阳者，当从阴中求之"，即在滋肾阴基础上加入补肾阳之剂。晚期，病情已发展至肺心病阶段。痰浊闭窍、神昏者，冲服安宫牛黄丸、紫雪丹等；神清但全身水肿者，用苓桂术甘汤或五苓散等。重用车前子，量可用至 60g，但忌用峻泻剂（大戟、芫花、甘遂等），水肿严重者可适当用西药利尿剂，同时持续低流量给氧。若仍不能改善者，应加无创持续正压机械通气。分期辨证中，若遇病情危重者，应及时结合西医综合治疗，如抗感染、使用激素等。

姜良铎在长期临床实践中积累了丰富的经验，他认为本病的病因在于反复外感、肺脾肾亏虚，其发病关键是痰瘀阻滞肺络，内伤基础上的反复外感会加重病情。治疗方面，针对慢性期患者，早期以补益肺气为主，中期脾肾双补，晚期以补益肾气为主。由于补肾可调节免疫功能，故治疗时补肺益肾健脾应贯穿始终。此外，患者常有痰瘀互阻于肺络，故除补肺益肾之外，还要活血化痰。急性期患者常因外感后加重，即使感受风寒湿邪也常出现入里化热之象。外感时常加重湿热、痰热阻肺之象，痰瘀已经阻肺，外感之邪性属温热，则极易损伤肺的津液，即使所感之邪其性属寒，邪在体内羁留日久，亦常化热化火损伤阴津。急性加重期要在使用活血化痰法中兼用清热养阴法。

【验案精选】

患者，男，71 岁，2000 年 12 月 15 日初诊。

患者患慢性阻塞性肺疾病、肺心病、呼吸衰竭、心力衰竭，气管切开，机械维持呼吸已 23 天，住北京某三甲医院 ICU 病房，经治疗心力衰竭纠正，呼吸功能好转，病情稳定，曾 2 次试图撤呼吸机，因不能恢复自主呼吸而放弃，请求会诊。患者面色萎黄，形体消瘦，口唇紫暗，气管切开，机械维持呼吸，自汗出，手足冷，舌红绛而干，少苔，脉细弱小数。中医诊断：肺胀（宗气衰竭，阴液亏虚，痰热未尽）。治法：大补元气，滋养阴液，清肺化痰。方药：保元汤、生脉散合苇茎汤加减。黄芪 30g，西洋参 10g（另煎兑入），桂枝 10g，麦冬 15g，山萸肉 15g，五味子 10g，芦根 30g，茅根 30g，桃仁 9g，杏仁 9g，生薏苡仁 30g，冬瓜子 15g，丹参 15g，穿山龙 15g，炙甘草 10g。水煎浓缩至 150mL，鼻饲，日 3 次。

二诊：患者服至第 11 剂，第 3 次试撤呼吸机，自主呼吸恢复。

按：呼吸是肺脏本能，本患者肺脏虚损，宗气衰竭，则呼吸不能自主，治疗以大补元气、滋养阴液、清肺化痰，使用保元汤、生脉散合千金苇茎汤。苇茎汤清化通利，药味平和，对于老年病情复杂、正虚邪实者，常选用本方，芦根、茅根、桃仁、杏仁配用，疗效较好。

刘俊玲，卢建新，张波，等.高荣林治疗呼吸重症经验浅析.北京中医药，2011，30（8）：583-584.

第二节 心脉病证

一、心悸

心悸是指患者自觉心中悸动，惊惕不安，甚则不能自主的一种病证。多因体虚劳倦、情志内伤、外邪侵袭等，致心神失宁而发病。

【病因病机】

本病证的发生多与体质虚弱、饮食所伤、情志不遂、感受外邪、药治失当等因素有关。主要病机为气血阴阳亏虚，心失濡养，或邪毒、痰饮、瘀血阻滞心脉，心脉不畅。病位在心，涉及肺、肝、脾、肾等脏。病理变化以虚证居多，或因虚致实，虚实夹杂。虚者以阳气不足、血阴亏虚，心失温煦、心失所养为常见；实者则多为邪毒。（图 5-8）

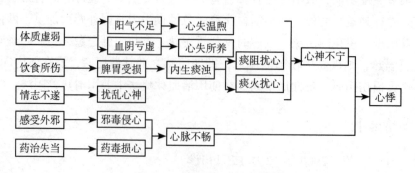

图 5-8 心悸病因病机示意图

【诊断与鉴别诊断】

（一）诊断

1. 以自觉心跳不安，不能自主和（或）心脉参差不齐为主要特征。

2. 发作时常感胸闷不适、眩晕耳鸣、气短乏力、神疲懒言等，严重者可见喘促不得卧、胸痹心痛、汗出肢冷、面浮肢肿、唇甲青紫、昏厥等症状。

3. 心悸者常见疾脉、促脉、迟脉、结脉、代脉，以及各种怪脉。

（二）鉴别诊断

1. 心悸与心痛鉴别（表5-25） 心悸和心痛均有心慌不安，心痛以心痛为主症，多呈心前区或胸骨后压榨样疼痛、闷痛，常因劳累、感寒、饱餐或情绪波动而诱发，多呈短暂发作。但甚者心痛剧烈不止，唇甲发绀，或手足青冷至节，呼吸急促，大汗淋漓，甚至昏厥，病情危重。

表5-25 心悸与心痛鉴别诊断

病名	疼痛部位	疼痛性质	兼症	诱因	持续时间
心悸	胸部	闷痛	胸闷不适，眩晕耳鸣，气短乏力，神疲乏力	惊恐、忧思过度	阵发性或持续性
心痛	心前区或胸骨后	压榨性疼痛	心痛剧烈，唇甲发绀，或手足青冷至节，呼吸急促，大汗淋漓，甚至昏厥	劳累、感寒、饱餐或情绪波动	多呈短暂发作

2. 心悸与奔豚鉴别（表5-26） 奔豚发作之时，亦觉心胸躁动不安，《难经·五十六难》说其"发于少腹，上至心下，若豚状，或上或下无时"，称为肾积。《金匮要略·奔豚气病脉证治》云："奔豚病从少腹起，上冲咽喉，发作欲死，复还止，皆从惊恐得之。"故本病与心悸的鉴别要点为：心悸为心中剧烈跳动，发自心；奔豚乃上下冲逆，发自少腹。

表5-26 心悸与奔豚鉴别诊断

病名	疼痛部位	疼痛性质	兼症	诱因	持续时间
心悸	胸部	闷痛	胸闷不适，眩晕耳鸣，气短乏力，神疲乏力	惊恐、忧思过度	阵发性或持续性
奔豚	少腹部	绞痛	胸闷气急，头晕目眩，心悸易惊，烦躁不安	无	阵发性

【辨证论治】

治心为主，兼及他脏，要区分虚实治疗。心悸由脏腑气血阴阳亏虚、心神失养所致者，治当补益气血、调整阴阳，以求气血调畅，阴平阳秘，配用养心安神之品，促进脏腑功能恢复。心悸因邪毒、痰浊、水饮、瘀血等实邪所致者，治当清热解毒、活血化瘀，配用重镇安神之品，以求邪去正安，心神得宁。心悸分证论治见表 5-27。

表 5-27　心悸分证论治

证型	证候表现	治法	方剂	常用药物
心神不宁	心悸不宁，善惊易恐，稍惊即发，或劳则加重，或静时尤甚，胸闷气短，自汗或盗汗	镇惊定志，养心安神	安神定志丸（《医学心悟》）	茯苓、茯神、人参、远志、石菖蒲、龙齿
心脾两虚	心悸气短，失眠多梦，思虑过度则加重。神疲乏力，眩晕健忘，面色无华，口唇色淡，纳少腹胀，大便溏薄，舌质淡，苔薄白，脉细弱	益气补血，养心安神	归脾汤（《济生方》）	白术、人参、黄芪、当归、甘草、茯苓、远志、酸枣仁、木香、龙眼肉、生姜、大枣
肝肾阴亏	心悸失眠，眩晕耳鸣，形体消瘦，五心烦热，潮热盗汗，腰膝酸软，咽干口燥，肢体麻木，舌质红少津，少苔或无苔，脉弦数或细数	滋补肝肾，养心安神	一贯煎（《柳洲医话》）合酸枣仁汤（《金匮要略》）	一贯煎：北沙参、麦冬、当归、生地黄、枸杞子、川楝子；酸枣仁汤：酸枣仁、茯苓、知母、川芎、甘草
心阳不振	心悸不安，动则尤甚，形寒肢冷，胸闷气短，面色㿠白，自汗，畏寒喜温，或伴心痛，舌质淡，苔白，脉虚弱，或沉细无力	温补心阳	桂枝甘草龙骨牡蛎汤（《伤寒论》）	桂枝、甘草、龙骨、牡蛎
水饮凌心	心悸眩晕，下肢浮肿，甚则喘咳，不能平卧。胸闷痞满，纳呆食少，渴不欲饮，恶心呕吐，舌质淡胖，苔白滑	振奋心阳，化气行水	苓桂术甘汤（《金匮要略》）	茯苓、桂枝、白术、甘草
心血瘀阻	心悸，心胸憋闷，心痛时作，两胁胀痛，善太息，短气乏力，形寒肢冷，面唇紫暗，舌质紫暗，脉涩，或结或代	活血化瘀，理气通络	桃仁红花煎（《陈素庵妇科补解》）	红花、当归、桃仁、香附、延胡索、赤芍、川芎、乳香、丹参、青皮、生地黄
痰浊阻滞	心悸气短，胸闷胀满，纳呆腹胀，恶心呕吐，或伴心烦失眠，口干口苦，大便秘结，小便短赤，舌质淡，苔白腻，脉弦滑	理气化痰，宁心安神	导痰汤（《严氏济生方》）	制半夏、橘红、茯苓、枳实、南星、甘草

【名医学术思想及临证经验】

祝谌予认为心悸是个症状，必须将心悸与其他症状包括舌象、脉象等相联系并辨别、分析、归纳得出证候，即中医的诊断，再确定治疗方法。中医脉法对于心律不齐称之为结脉、代脉、促脉（现代许多医生在病历上写"脉结代"是不对的），结脉是脉缓而有不规则的间歇，代脉有规律的间歇，促脉是脉数而间歇不规律，所以结脉、代脉不能并论。结脉、促脉在临床常见，代脉则极为少见。促脉多见于热性病，结脉则常见于慢性病。出现结脉必有其他症状，如胸闷、憋气、心悸、自汗、畏寒或怕热、气喘、咳嗽、胸痛、肢麻，舌质有淡、有暗、有瘀，从而可辨为阴盛气结、气虚血瘀、气滞血瘀、心阳不振等证候。炙甘草汤对于辨证为心气不足，心血亏损者效果较好，对于其他类型之心脏病则不适宜。气虚血瘀者以补阳还五汤加生脉散为基本方，气滞血瘀者以血府逐瘀汤加生脉散为基本方，心阳不振者以真武汤加黄芪、桂枝、菖蒲、远志为基本方，再随症加减。

廖家祯认为应用中医药理论辨证论治对缓慢型心律失常，如病态窦房结综合征、房室传导阻滞等疗效较为满意，有优于西医药之处。病态窦房结综合征最突出的表现是脉迟，症见头晕（甚则晕倒）、气短、疲乏、肢凉、心悸、舌质淡黯、苔白或白腻。根据中医理论分析，属心阳不振，气虚血瘀，治当以益气温阳、活血复脉为主。药物可酌情选用黄芪、补骨脂、淫羊藿、菟丝子、肉桂、炙麻黄、丹参、赤芍、益母草等。

施今墨经过多年的临床实践和理论推导，形成了自己的独到见解。心悸病机有虚实之分，故治疗上应分虚实，而先生认为气血是人体生命活动的基础，也是脏腑功能活动的产物，所以气血的盛衰反映了脏腑功能活动的强弱，而气血病变也同样影响脏腑的生理功能。即使外感病也无不伤及气血，不辨气血，治疗则不确切，故先生治疗心悸尤重气血。

赵冠英认为早搏（期前收缩）在心律失常中最常见，中医称"心动悸、脉结代"。其致病因素较多，常见以下4种：一是气滞血瘀，心失血养，神不守舍，传导异常；二是心阳不足，搏动失常，脉气不能正常衔接；三是气血两虚，阴阳失调，不能相互制约；四是外邪侵袭（风湿疫毒为主），内犯于心，耗气伤阴，心失血养，使搏动失其常度。治疗上一是活血化瘀、养心安神（党参10g，麦冬10g，五味子10g，丹参15g，延胡索9g，红花10g，鸡血藤15g，百合15g，没药6g，石菖蒲15g）。二是温阳益气、活血养心 [人参9g，制附片9g，麦冬12g，五味子9g，炙甘草6g，生地黄9g，当归9g，丹参15g，石菖蒲15g，琥珀粉2g（分冲）。若心动过缓者，酌加蜜炙麻黄、桂枝、补骨脂等]。三是补气养血、通脉安神（党参9g，麦冬10g，五味子9g，白术15g，当归10g，鸡血藤15g，百合16g，赤芍15g，丹参15g，川芎15g，炒酸枣仁15g，紫石英15g，龙眼肉15g。失眠多梦酌加龙齿、何首乌，头晕目眩酌加菊花、桑寄生、钩藤、天麻等）。四是益气养心、通脉解毒（太子参15g，麦冬15g，五味子9g，生地黄9g，当归12g，桂枝9g，炙甘草6g，玉竹15g，石菖蒲15g，苦参15g，黄连6g，百合15g。若心阳虚衰酌加人参、黄芪、制附片、桑白皮、益母草，邪毒内盛酌加生石膏、金银花、知母、黄芩等）。

黄丽娟认为心悸与痰瘀、寒热、七情有关，属于本虚标实证，病变在心但不独在心，与脾、肾、肝、肺均密切相关。劳累过度或情志波动致脏腑功能失司，阴阳、气血不调而发病。《灵枢·口问》中"心动则五脏六腑皆摇"，提示心之病可累及其他诸脏，相反，其他脏腑之病同样会累及心，因此治疗上应当考虑心与其他诸脏之联系。心主行血，血行不畅则心脉瘀阻，发生心悸，故临床治疗要注意结合辨证，把握气行则血行的要点，适当加用理气活血之药，如牡丹皮、郁金、赤芍、红花、丹参、桃仁、玫瑰、枳壳等。心主神明，情志影响是致心悸发作、加重的重要因素，如果患者表现出心神不宁、失眠多梦、入睡困难等症状时，应当在辨证基础上选用安心宁神之药，如茯神、柏子仁、酸枣仁等。根据辨证，心肾不交可选远志、牡蛎，抑郁不畅可选合欢，心脾不足可选大枣、茯神，心血不足可选龟板。

魏执真临证时将心律失常按照脉象首先分为阳热类和阴寒类。阳热类主要脉象为数、疾、促、促代、涩而数等，类似于西医诊断的快速型心律失常，但不完全等同。如心室率快的早搏为促脉，属阳热类；心室率慢的早搏为结脉，属阴寒类。心脏亏虚，血脉瘀阻，瘀而化热，为快速型心律失常之主要病机。这一类心律失常形成的关键是"热"，必然环节是"血脉瘀阻"，根本因素是"心脏亏虚"。需要强调的是，这里的"热"乃"瘀热"。其热主要在血分，故凉血清热为治法中之关键。魏教授经过临床实践证实，选用牡丹皮、赤芍往往取效甚佳。牡丹皮苦辛微寒，功能清热凉血和血；赤芍苦微寒，可泄血分郁热，行血中瘀滞。二者合用，对于阳热类心律失常的治疗，可谓切中病机，既能清血中瘀热，又能散血中瘀滞，相比石膏、知母、栀子等清气分热药而言，尤为适合。牡丹皮、赤芍的用量，少则15g，多则30g，方能效果显著。如遇脾胃虚弱之人，牡丹皮、赤芍用至15g时，便会出现腹泻便溏，对于这样的患者，魏教授常佐以黄连厚肠，防止牡丹皮、赤芍寒凉致泻。

【验案精选】

病案一（廖家祯）

李某，女，54岁，阵发性心前区闷痛半年，心率慢，46～54次/分，已1个月，伴疲乏，气短，怕冷，下肢凉，脉迟，舌淡胖黯有齿痕，服阿托品治疗无效，于1984年3月8日来诊。心电图有ST-T改变。诊断为病窦综合征。按上述辨证论治，选用党参10g，黄芪10g，补骨脂10g，菟丝子10g，淫羊藿10g，炙麻黄6g，丹参15g，赤芍15g。用药2周，心率增至60次/分以上，治疗3个月后，心率增至72～82次/分，诸症悉减，心电图基本恢复正常。

按：病窦综合征在临床上日益常见，目前阿托品、普鲁本辛一类药物基本无效，最后只得安装心脏起搏器。该综合征临床上可以出现各种证候，但脉迟是必有的共性。《诊家枢要》说："迟为阴胜阳亏之候，为寒，为不足。"为此，紧紧抓住"为寒，为不足"的核心，寒则温之，虚则补之，以益气温阳、活血复脉为基本治则进行辨证论治，多可取得较满意疗效，尤其是对病程尚短的病例，效果更好。炙麻黄（每剂用6～10g）对增加心率见效较快，无明显副作用。临床上也观察到麻黄附子细辛汤药性温燥，若连续服用3剂以上，则可能出现口疮、口周疱疹等火热之象，因而如欲较长时间服用该方，则可加生地黄、麦冬、当归，以防其温燥之弊。

病案二（魏执真）

刘某，女，65岁。2010年8月12日初诊。

患者3年来阵发心悸，发作时曾查心电图，示快速房颤。房颤原一年发作一次，今年发作频繁，近4个月房颤发作3次，每次可持续1～3小时。现时觉心悸，乏力，胸骨后灼痛。平日口干口苦，腹胀，手足心热，入睡难。舌红苔黄，脉细，心率72次/分。诉平日心率偏慢，48～55次/分。既往有高血压、高脂血症病史，血糖偏高。现服倍他乐克、波依定、舒降之、拜阿司匹林。辨证：心阴血虚，血脉瘀阻，瘀而化热。立法：滋养阴血、理气通脉、凉血清热。处方：沙参30g，麦冬15g，五味子10g，白芍10g，香附10g，香橼10g，佛手10g，乌药10g，牡丹皮15g，赤芍15g，黄连10g，莲子心1.5g。7剂，服药1周，房颤发作2次。2周后，房颤未发，诸症减轻，仍时觉烧心，前方加瓦楞子15g。服药1个月，病情平稳，期间因感冒房颤发作2次，每次持续10分钟左右。心悸、乏力明显减轻。守方继服药半个月，患者房颤未作。

按： 该患者阵发快速房颤，发作时脉当为涩兼数脉，主心阴血虚，血脉瘀阻，瘀久化热，再结合口干口苦、手足心热、入睡难、舌红苔黄，辨证当为心阴血虚，血脉瘀阻，瘀而化热。患者平日心率虽偏慢，但房颤发作时心率快，且其症状都表现为热象，故该患者病机之关键仍为"热"，治法之关键为"凉血清热"。方中牡丹皮、赤芍凉血清热，佐黄连厚肠，防止牡丹皮、赤芍寒凉致泻，沙参、麦冬、五味子、白芍滋补阴血，香附、香橼、佛手、乌药理气以助通脉，莲子心清心火安神。服药1周后，房颤发作2次；服药2周，房颤未发。其后又随症加减用药，病情稳定。期间因感冒出现风热化毒证候，致房颤发作，后随感冒痊愈，房颤发作亦得到控制。

二、胸痹

胸痹是指以胸部闷痛，甚则胸痛彻背，喘息不得卧为主症的一种疾病，轻者仅感胸闷隐痛，呼吸欠畅，重者则有胸痛，严重者心痛彻背、背痛彻心。

【病因病机】

本病证的发生多与寒邪内侵、饮食失调、情志失节、年迈体虚等因素有关。主要病机为心脉痹阻，病位在心，涉及肝、脾、肾等脏。病理变化为本虚标实，虚实夹杂。在形成和发展过程中，大多先实而致虚，亦有先虚而致实者。标实为寒凝、血瘀、气滞、痰浊，痹阻胸阳，阻滞心脉；本虚为气虚、阴伤、阳衰，脾、肝、肾亏虚，心脉失养。亦可相兼为病，如气滞血瘀、寒凝气滞、痰瘀交阻等。（图5-9）

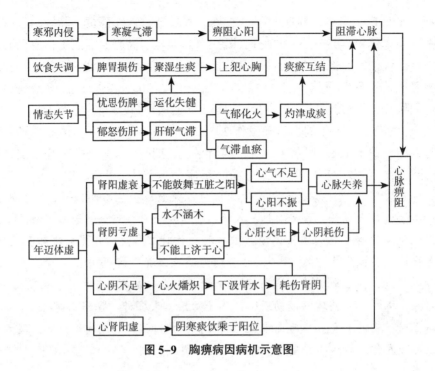

图 5-9　胸痹病因病机示意图

【临床表现】

本病主要临床表现为胸部闷痛，甚则胸痛彻背，喘息不得卧。

【诊断与鉴别诊断】

（一）诊断

1.胸闷、胸痛，一般持续几分钟至十几分钟，经休息或服药后可缓解。疼痛可窜及肩背、前臂、胃脘部等，甚至可沿手少阴、手厥阴经循行部位窜及中指或小指，呈发作性或持续不解。常伴有心悸、气短、自汗甚至喘息不得卧。

2.突然发病，时作时止，反复发作。严重者可见疼痛剧烈、持续不解、汗出肢冷、面色苍白、唇甲青紫等危候，甚至发生猝死。

3.多见于中年以上患者，常因操劳过度、抑郁恼怒或多饮暴食、感受寒冷而诱发，亦有安静时发病者。

（二）鉴别诊断

1.胸痹与悬饮（表 5-28）　胸痹与悬饮均有胸痛，但胸痹为当胸闷痛，并可向左肩或左臂内侧等部位放射，常因受寒、饱餐、情绪激动、劳累而突然发作，历时短暂，休息或用药后得以缓解。悬饮为胸胁胀痛，持续不解，多伴有咳唾，转侧、呼吸时疼痛加重，并有咳嗽、咳痰等肺系证候。

表 5-28　胸痹与悬饮鉴别诊断

病名	疼痛部位	疼痛性质	兼症	诱因	持续时间
胸痹	胸部	闷痛	可向左肩或左臂内侧等部位放射	受寒、饱餐、情绪激动、劳累	历时短暂，休息或用药后得以缓解
悬饮	胸胁	胀痛	多伴有咳嗽，转侧、呼吸时疼痛加重，并有咳嗽、咳痰等肺系证候	无	持续不解

2. 胸痹与胃脘痛（表 5-29）　心在脘上，脘在心下，故心痛有胃脘当心而痛之称，以其部位相近。胸痹之不典型者，其疼痛可在胃脘部，极易混淆。但胸痹以闷痛为主，历时极短，虽与饮食有关，但休息、服药常可缓解。胃脘痛与饮食相关，以胀痛为主，局部有压痛，持续时间较长，常伴有泛酸、嘈杂、嗳气、呃逆等胃部症状。

表 5-29　胸痹与胃脘痛鉴别诊断

病名	疼痛部位	疼痛性质	兼症	诱因	持续时间
胸痹	胸部；不典型者，其疼痛可在胃脘部	闷痛	可向左肩或左臂内侧等部位放射	受寒、饱餐、情绪激动、劳累	历时极短，休息、服药常可缓解
胃脘痛	胃脘部	胀痛	局部有压痛，常伴有泛酸、嘈杂、嗳气、呃逆等胃部症状	与饮食相关	持续时间较长

3. 胸痹与真心痛（表 5-30）　真心痛乃胸痹的进一步发展，症见心痛剧烈，甚则持续不解，伴有汗出、肢冷、面白、唇紫、手足青至节、脉微或结代等危候。

表 5-30　胸痹与真心痛鉴别诊断

病名	疼痛部位	疼痛性质	兼症	诱因	持续时间
胸痹	胸部	闷痛	可向左肩或左臂内侧等部位放射	受寒、饱餐、情绪激动、劳累	历时极短，休息、服药常可缓解
真心痛	胸部	闷痛剧烈	伴有汗出、肢冷、面白、唇紫、手足青至节、脉微或结代等危候	受寒、饱餐、情绪激动、劳累	持续不解

【辨证论治】

胸痹总属本虚标实之证，辨证首先辨别虚实，分清标本，标实当泻，尤重活血通脉治法；本虚宜补，尤重补益心气。其次要辨病情轻重，辨清重危顺逆，一旦发现脱证之先兆，尽早益气固脱。治疗原则要先治其标，后治其本，先祛邪再扶正，必要时根据虚实标本的主次，亦可兼顾同治。（表 5-31）

表 5-31　胸痹辨证论治

证型	证候表现	治法	方剂	常用药物
心血瘀阻证	心胸疼痛，如刺如绞，痛有定处，入夜为甚，甚则心痛彻背，背痛彻心，或痛引肩背，伴有胸闷，日久不愈，可因暴怒、劳累而加重，舌质紫暗，有瘀斑，苔薄，脉弦涩	活血化瘀，通脉止痛	血府逐瘀汤加减（《医林改错》）	桃仁、红花、当归、生地黄、牛膝、川芎、桔梗、赤芍、枳壳、甘草、柴胡
气滞心胸证	心胸满闷，隐痛阵发，时欲太息，遇情志不遂时容易诱发或加重，或兼有脘部胀闷，得嗳气或矢气则舒，苔薄或薄腻，脉细弦	疏肝理气，活血通络	柴胡疏肝散加减（《景岳全书》）	陈皮、柴胡、川芎、香附、枳壳、芍药、甘草
痰浊闭阻证	胸闷重而心痛微，痰多气短，肢体沉重，形体肥胖，遇阴雨天易发作或加重，伴有倦怠乏力，纳呆便溏，咯吐痰涎，舌体胖大且边有齿痕，苔浊腻或白滑，脉滑	通阳泄浊，豁痰宣痹	瓜蒌薤白半夏汤（《伤寒论》）合涤痰汤（《奇效良方》）加减	瓜蒌薤白半夏汤：大黄、枳实、黄芩、黄连、神曲、白术、茯苓、泽泻；涤痰汤：茯苓、人参、甘草、陈皮（橘红）、胆星、半夏、竹茹、枳实、菖蒲
寒凝心脉证	猝然心痛如绞，心痛彻背，喘不得卧，多因气候骤冷或骤感风寒而发病或加重，伴形寒，甚则手足不温，冷汗自出，胸闷气短，心悸，面色苍白，苔薄白，脉沉紧或沉细	辛温散寒，宣通心阳	枳实薤白桂枝汤（《金匮要略》）合当归四逆汤（《伤寒论》）加减	枳实薤白桂枝汤：枳实、厚朴、薤白、桂枝、瓜蒌；当归四逆汤：当归、桂枝、芍药、细辛、通草、甘草、大枣
气阴两虚证	心胸隐痛，时作时休，心悸气短，动则益甚，伴倦怠乏力，声息低微，心烦口干，大便微结，面色㿠白，易汗出，舌质淡红，舌体胖且边有齿痕，苔薄白，脉虚细缓或结代	心气不足，阴血亏耗，血行瘀滞	生脉散（《医学启源》）合人参养荣汤（《太平惠民和剂局方》）加减	生脉散：人参、麦冬、五味子；人参养荣汤：白芍、当归、陈皮、黄芪、肉桂、人参、白术、炙甘草、熟地黄、五味子、茯苓、远志
心肾阴虚证	心痛憋闷，心悸盗汗，虚烦不寐，腰酸膝软，头晕耳鸣，口干便秘，舌红少津，苔薄或剥，脉细数或促代	滋阴清火，养心和络	天王补心丹（《校注妇人良方》）合炙甘草汤（《伤寒论》）加减	天王补心丹：人参、茯苓、玄参、丹参、桔梗、远志、当归、五味子、麦冬、天冬、柏子仁、酸枣仁、生地黄；炙甘草汤：甘草、生姜、桂枝、人参、生地黄、阿胶、麦冬、麻仁、大枣
心肾阳虚证	心悸而痛，胸闷气短，动则更甚，自汗，面色㿠白，神倦怯寒，四肢欠温或肿胀，舌质淡胖，边有齿痕，苔白或腻，脉沉细迟	温补阳气，振奋心阳	参附汤（《医方类聚》）合右归饮（《景岳全书》）加减	参附汤：人参、附子；右归饮：熟地黄、山药、山茱萸、枸杞子、炙甘草、姜制杜仲、肉桂、制附子

【名医学术思想及临证经验】

高辉远认为冠心病乃是一种老年性由"损"所致的"虚"证。或者心阳不足，或者心气虚弱，或者心血失养，或者营卫失调，均可使心痛发作，或心悸怔忡。故治疗着重以"通心阳，益心气，养心血，调营卫"为主。提出临证辨治冠心病主要有八法，即宁心缓肝法、通阳宣痹法、养心温胆法、滋阴潜阳法、清热宽胸法、行气活血法、调和营卫法、温阳益气法。临证运用之时，权衡标本虚实，可以各法相互配合。他创制了治疗老年性冠心病的经验方养心定志汤，由太子参、桂枝、茯苓、石菖蒲、远志、麦冬、五味子、川芎、丹参、延胡索、龙骨、炙甘草等药物组成。本方包含了安神定志丸、桂枝甘草汤、甘麦大枣汤及少量活血药物。

许心如出身中医世家，外祖父姜子楣和母亲姜毓清是当时江浙一带的名医。许教授还是国内较早提出益气养阴、活血通脉法治疗冠心病心绞痛（胸痹）的学者。她把中医的气血辨证理论应用于胸痹的治疗中，认为《难经·二十二难》"气主煦之，血主濡之"概括了气和血的基本功能，二者关系密切。早期运用气血辨证理论，创建益气养阴、活血通脉的方法治疗胸痹，从开始的二参通脉汤，逐步发展成为现在的三参通脉口服液，由太子参、玄参、丹参、生黄芪、赤芍、白芍、娑罗子、延胡索等组成，取标本兼顾之法，将扶正和祛邪有机地结合起来，治以益气滋阴养血、理气活血。临床取得了良好疗效。历经 20 年的基础与临床研究，三参通脉口服液目前是首都医科大学附属北京中医医院院内制剂。

陈可冀认为气血乖常乃人身疾患之两大端，重病、久病多有气滞、血瘀之嫌，活血通瘀、通畅脉络，可起沉疴大证。他治疗冠心病提出"两补"（"补肾"和"补气血"）和"三通"（"芳香温通""宣痹通阳"和"活血化瘀"）的学术思想：冠心Ⅱ号方芳香温通、活血化瘀，血府逐瘀汤活血化瘀，瓜蒌薤白半夏汤宣痹通阳，生脉散益气养阴，天麻钩藤饮兼能补益肝肾。此外，他还很重视"心胃同治"治疗冠心病，常运用温胆汤调理脾胃，协同改善心肌缺血。同时他还自创愈梗通瘀汤治疗因气虚血瘀兼痰浊之心肌梗死，由生晒参、生黄芪、紫丹参、全当归、延胡索、川芎、广藿香、佩兰、陈皮、半夏、生大黄组成。

余瀛鳌出生于中医世家，祖父余奉仙、父亲余无言皆为当地名医。他重视临床文献的整理和研究，临床主张辨证与辨病相结合，长于汲取古今方治精华，力求拟订切合疾病之基本病因病机和便于推广应用的专病通治效方，并根据患者具体情况予以灵活加减。所谓专病通治方，就是针对某一疾病的若干证型均能通治获效的方剂，前人也有称之为"主方"者。如宽胸宣痹汤治疗胸痹以宽胸豁痰、益心气、通心络、养心安神，药用瓜蒌、薤白、制半夏、生地黄、熟地黄、赤芍、白芍、川芎、当归、生黄芪、太子参、麦冬、五味子、炒酸枣仁、远志、丹参、桃仁、红花等。胸痛剧烈，伴刺痛，冠状动脉斑块狭窄者，可加失笑散；伴失眠心悸，可加交泰丸、夜交藤；心悸严重者，可加煅龙骨、煅牡蛎、柏子仁、生杭芍以镇惊安神宁心；伴早搏心悸频频者，可加阿胶、炙甘草。

魏执真认为胸痹心痛病位在心，基本病机为心脏亏虚，血脉瘀阻或流通不畅，心脉不通，不通则痛，病性属本虚标实。治疗必须标本兼顾。治本，即益气养心，补养阴血，扶助心阳，以促进血脉循行流畅。治标，即调理气机，和血通脉。该病之心脉阻滞、血流不畅，是因心之气阴虚损，血液在经脉之中流通不畅，并不等同于"瘀血"，临床治疗强调理气以和血通脉恢复其用，滋养心之阴血以补其体，标本兼顾。心用主动，调理气机，恢复其用，同时亦可使心体得补。

黄丽娟对于冠脉介入术后再发心绞痛有独到认识。她认为胸痹心痛以气虚（阴虚）为本，以气滞、血瘀、痰浊及寒凝为标，认为冠状动脉介入治疗术后必然有损于络脉，"行损气散"，即损伤心气，伤及血脉，耗气伤血，心血瘀阻。而血脉瘀阻又加重脏腑虚损，在原病变的基础上，导致血瘀痰浊等新的病理产物再次形成。加之久病、术后多有气虚阴伤之表象，患者常表现为胸痹心痛。此外，肝失疏泄条达，脾失运化统摄，胃失温运和降，肺失宣降，均可进一步影响气血运行，使血行不畅致瘀，水行不利生痰，痰瘀内阻心脉，气血运行不畅，心血瘀阻，发为胸痹心痛，治疗上强调益气养阴、活血通脉宁心的同时应重视调肝、理脾、温肾。

郭维琴对于胸痹心痛病强调心之气、血、神三位一体的同治原则，将胸痹心痛病分为6种证型：气虚血瘀、阴寒凝滞、气滞血瘀、阴虚血阻、气阴血虚、湿热阻遏。临床多见气虚血瘀型患者，故基本治疗原则为益气活血，药物上常用党参、黄芪、太子参等益气，丹参、红花、川芎、桃仁、赤芍、片姜黄、鬼箭羽、三七等活血。在治疗中可先通后补，或先补后通，或通补兼施。

史载祥提出冠心病心绞痛的病机主要分为虚实两端：一是"不通则痛"，为胸中大气下陷，不能推动气血津液运行，痰浊瘀血痹阻心脉所致；二是"不荣则痛"，为肾中阴阳两虚，不能温养奇经八脉，血不养心所致。治疗上强调标本缓急，不稳定型心绞痛以祛邪为主，治以辛香温通、豁痰祛瘀，常用瓜蒌薤白半夏汤合冠心Ⅱ号方加减。稳定型心绞痛当以扶正与祛邪兼顾，治以益气升陷，活血祛瘀，或温补阴阳，调其奇经。自拟升解通瘀汤作为基本方。原方组成有生黄芪、山萸肉、党参、知母、三棱、莪术、升麻、柴胡、桔梗。

【验案精选】

李某，女，77岁，2010年9月30日初诊。

患者12年前因活动时阵发胸闷痛，于某医院行PCI+支架术，术后坚持服用西药，胸闷痛发作明显减少。近2年胸闷痛的症状又时有发作。近1周阵发胸闷痛发作较频繁，于做家务时出现，每次持续5～10分钟。平日乏力，口干口臭。纳可，大便秘，口疮时作。既往有高血压病史30余年，现服降压药，血压控制可。查舌红苔薄黄，脉细。测血压120/70mmHg，心率68次/分。中医诊断：胸痹心痛病（心气阴虚、郁瘀阻脉），西医诊断：冠状动脉粥样硬化性心脏病－不稳定性心绞痛、冠状动脉介入治疗术后。立法：益气养心，理气通脉。处方：自拟通脉理气汤加减。沙参30g，麦冬15g，五味子 10g，香附 10g，香橼 10g，佛手 10g，乌药 10g，牡丹皮 10g，升麻 10g，黄芩 10g。水煎服。服药 1 周，患者仍觉气短、乏力，阵发胸闷痛，口干减轻，舌脉如前。上方易沙参为太子参，以加强补气之力。继服药 2 周，患者口疮已愈，仍口苦，大便每日均有，但欠畅。仍时觉左腋下、左胸、后背疼痛，与活动有关。因口疮已愈，魏老于前方去牡丹皮、升麻，加延胡索、橘叶各 10g，服该方 1 周后，患者来诊诉药后胸闷痛程度减轻，发作减少，效不更方，继服药 2 周，患者胸闷痛发作明显减少，诉原晨起觉胸闷，现亦减少。大便可。继服药 2 周巩固疗效。

按：该患者为冠心病、支架术后，就诊前 1 周阵发胸闷胸痛，属中医学"胸痹心痛病"范畴。患者年过七旬，五脏之气已虚，心气不足，不能帅血运行，气虚血瘀，不通则痛，故做家务时出现胸痛。再结合患者乏力，口干，大便秘，舌红苔薄黄，脉细，综合分析，辨证当为心气阴虚，郁瘀阻脉。因患者初诊时正值口疮发作，故以沙参易太子参，与麦冬、五味子取生脉饮之意以益气养阴，以香附、香橼、佛手、乌药理气以助通脉，牡丹皮、升麻、黄芩取清胃散之意，该患者大便秘结，故此处未用厚肠之黄连，而改用黄芩。此外，气为血之帅，气机郁滞则血行不利，流通不畅，不通则痛，香橼、佛手、香附与乌药四味药通过理气以助活血通脉，使气行则血行。患者服药 3 周，仍觉左腋下、左胸、后背疼，腋下乃肝经所过，故又加延胡索与橘叶。《本草纲目》载："延胡索，能行血中气滞，气中血滞，故专治一身上下诸痛。"橘叶归肝经，可疏肝行气，用于胁肋作痛。加入此二味药后，患者胸痛明显缓解，最终胸痛发作减少，晨起胸闷之情况亦得到缓解。

魏执真、戴梅、韩垚.魏执真心血管病医论医案.北京：北京科学技术出版社，2016.

三、心衰

心衰是指由于各种外邪或内伤等因素引起心阳衰微，运血无力，肾阳失助，主水无权，从而导致饮停水瘀，引起以水肿、心悸、气喘为主要表现的一种疾病。心衰重者可出现喘促甚剧，张口抬肩，不能平卧，烦躁不安，面青唇紫，冷汗淋漓，四肢厥冷，尿少水肿，脉细欲绝等脱证表现。

【病因病机】

心衰的外因有风、寒、湿、热以及疫毒之邪内舍于心，内因有情志内伤、饮食失节、劳逸失度、脏腑功能减退等。基本病机是心肾阳虚，饮停血瘀。本病病位在心，其发生发展与肾、肺、肝、脾密切相关。各种外邪或内伤等因素引起心气衰微，运血无力而致血行瘀滞，导致"血不利则为水"，引起饮邪内停；另外，心阳衰微，不能归藏温养于肾，致肾阳失助，主水无权，饮邪内停，外溢肌肤，上凌心肺，而致肿、喘、悸三者并见。在心衰的发病过程中，心气虚是基础，心阳虚是病情发展的标志，心肾阳虚是病症的重笃阶段，水饮、瘀血是其病理产物，并因之进一步加重心肾阳气互资。瘀从气虚来，水由阳虚生，血瘀气益虚，水泛阳更损，这在心衰的病机发展过程中形成了恶性

循环。（图 5-10）

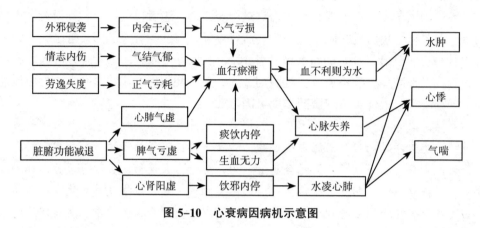

图 5-10　心衰病因病机示意图

【临床表现】

心衰主要表现为水肿、心悸、气喘、胸闷、咳嗽咳痰等。心衰重者可出现喘促甚剧，张口抬肩，不能平卧，烦躁不安，面青唇紫，冷汗淋漓，四肢厥冷，尿少水肿，脉细欲绝等脱证表现。

【诊断与鉴别诊断】

（一）诊断

1. 病程迁延缓慢，具有胸痹心痛等器质性心脏病的基础，常于劳作，或夜间平卧时，或有其他疾病时诱发或加重。

2. 平素可出现心悸、气促、胸闷、口唇发绀、水肿等症，发作时诸症加重，端坐不能平卧，下肢水肿，甚或见少尿，腹胀纳差，咳吐痰涎或咯血。

（二）鉴别诊断

心衰与哮病、肺胀鉴别见表 5-32。

表 5-32　心衰与哮病、肺胀鉴别

病名	主症	基本病机	主要病位
心衰	水肿，气喘，咳嗽咳痰，常伴心悸	心肾阳虚，饮停血瘀	心、肾
哮病	发作时喉有痰鸣，呼吸困难，甚则喘息不能平卧	痰伏于肺，壅塞气道，肺气宣降功能失常	肺
肺胀	咳逆上气，痰多，胸中憋闷如塞，喘息	久病肺虚，痰浊壅盛，肺气胀满，复感外邪	肺

【辨证论治】

心衰总属本虚标实之证，辨证首先辨别标本虚实。标实当泻，尤重活血利水；本虚宜补，尤重补心气，温肾阳。其次要辨病情轻重顺逆，一旦发现脱证之先兆，尽早益气固脱。治疗过程中应分清标本缓急，攻补兼施。（表5-33）

表5-33　心衰病辨证论治

	证型	证候表现	治法	方剂	常用药物
缓解期	心肺气虚	心悸、气短，肢倦乏力，动则加剧，神疲咳喘，舌淡或边有齿痕，脉沉细或虚数	补益心肺	养心汤（《仁斋直指方》）合补肺汤（《永类钤方》）	人参、黄芪、熟地黄、五味子、紫菀、桑白皮、柏子仁、酸枣仁、五味子等
	气阴两虚	心悸、气短、乏力、自汗或盗汗，面颧潮红，夜寐不安，口干，舌质红或淡红，苔薄白，脉细数无力	益气养阴	生脉散（《备急千金要方》）合酸枣仁汤（《金匮要略》）	人参、麦冬、五味子、酸枣仁、川芎、知母、茯苓等
	阳虚饮停	心悸，喘息不能卧，颜面及肢体浮肿，或伴有胸水、腹水，形寒肢冷，大便溏泄，舌淡胖，脉沉细无力	益气温阳蠲饮平喘	真武汤（《伤寒论》）加减	附子、茯苓、白术、白芍、生姜
	气虚血瘀	心悸气短，胸胁满闷或作痛，面色晦暗，唇青甲紫，舌质紫暗或有瘀点，脉细涩或结、代	益气活血	人参养荣汤（《太平惠民和剂局方》）合桃红四物汤（《医宗金鉴》）	人参、白术、茯苓、川芎、桃仁、红花、赤芍、当归等
加重期	血瘀水阻	心悸气短，活动后加重，下肢水肿，口唇青紫，舌紫暗，苔薄腻，脉沉涩或结、代	化瘀利水	血府逐瘀汤（《医林改错》）合五苓散（《伤寒论》）	川芎、桃仁、红花、赤芍、当归、柴胡、枳实、陈皮、茯苓、猪苓等
	阳气虚脱	心悸喘促，不能平卧，其则张口抬肩，烦躁不安，面色青灰，四肢厥冷，昏厥谵妄，舌质紫暗，脉沉细欲绝	回阳救逆益气固脱	参附汤（《医方类聚》）	人参、附子
	水饮凌心	心悸气短，咳嗽而喘，咳白痰或泡沫样痰，尿少浮肿，舌质暗，苔白滑，脉滑数	利水化饮	苓桂术甘汤（《金匮要略》）加减	茯苓、桂枝、白术、甘草

【名医学术思想及临证经验】

许心如认为心衰重要病因病机是肺虚不能通调水道，脾虚不能运化水湿，肾虚则气化不利，以致水湿停聚，泛于肌肤而成水肿；水气凌肺，肺气上逆而为咳喘；水气凌心则心悸；泛于肌肤而成水肿。其中水饮阻肺是心力衰竭最为首要的病理机制。许教授通过对心衰患者的长期临床观察，领悟中国古代文献对心衰的认识，提出了泻肺利水治疗心衰的学术思想，以《金匮要略》葶苈大枣泻肺汤合防己黄芪汤为主加减。常用的药物有生黄芪、葶苈子、桑白皮、汉防己、泽泻、赤芍等。重症心衰Ⅲ到Ⅳ级，呼吸困难，咳嗽吐白泡沫痰或带血、心率快，缺氧，高度水肿，此为肺水肿，治则首选泻肺利水。肺为水之上源，肺气壅塞，则膀胱不利，水湿泛滥，葶苈子、桑白皮辛散苦泻，性寒下降，开泻肺气，通利水道，使肺得清肃，以利于氧气交换，宗气来复而发挥肺朝会百脉以利治节的作用，辅助心血运行，故能除痰饮喘满而利水消肿，心衰得以控制；在此基础上，以黄芪补益元气以固本，补而不滞，兼有行湿之功；赤芍有活血行血功效；防己、泽泻加强利水之功。据现代药理研究，黄芪具有强心作用，能加强正常心脏的收缩，对中毒或疲劳衰弱的心脏作用更为显著，能扩张末梢血管，并有中度利尿作用；葶苈子除通过利尿以减轻心脏前负荷外，其醇提取物还有强心作用，增强心肌收缩力，减慢传导，从而减慢心率；赤芍能抑制血小板黏附，降低血液黏稠度。气虚重者加人参，气阴两虚加生脉散，血瘀水停加赤芍、水红花子，主要用于水气凌心、水饮射肺之证，以缓解标急为主，标本同治，临床取效甚捷。

郭维琴认为心衰的病机主要在于气虚血瘀，阳虚水泛，涉及心肺脾肾四脏。气虚为本，瘀血阻滞，本虚标实，水饮内停为标。基本治则是益气活血，温阳利水。基本方是黄芪 10～15g，党参 10g，益母草 10～12g，泽兰 10g，炙附片 6～10g，制半夏 10g，北五加皮 4～10g。方中以参芪益气，益母草、泽兰活血利水，附片、北五加皮温阳利水，制半夏化痰止呕。需要强调的是北五加皮的用量，应根据体重大小酌情用药，成人体重约 50kg 者，一般每剂 4g，服两天后酌情增减。另外对顽固性心衰者，心脏扩大，对洋地黄类药耐受量小者，北五加皮的用量亦小。若用量超过本人适用量，即可出现类似洋地黄类药物对心脏的毒性反应。该药有部分患者服后出现恶心呕吐，故佐制半夏。若吐甚可加用竹茹、生姜；咳嗽喘息不得卧者酌加苏子、白果、炙麻黄等药；若水肿明显，并伴咳吐稀白泡沫痰者，可酌加白术、茯苓、猪苓、车前子、苏子、白芥子等健脾利水，祛痰之品；若阳虚明显，畏寒肢冷者，可酌加菟丝子、仙茅、补骨脂温补肾阳之品，或酌加桂枝，但桂枝久服，易出现咽干口燥之象，故久服者当佐麦冬以免温燥；若有阴虚表现者则去附片，加麦冬、五味子等；若见阳脱，可用生脉、四逆合方以益气回阳救逆，并配相应的西药结合应用，以图转危为安。

翁维良认为，导致慢性心力衰竭产生的直接原因为心病日久，耗伤心气（阳），心气（阳）虚则血脉鼓动无力，血液运行不畅，停聚为瘀血，"血不利为水"，水饮内生；心主营血，心气受损，"奉心化赤"功能受损，加之"瘀血不去，新血不生"，使得诸脏腑失于濡养而虚衰。脾虚致后天气血化生乏源，不能充养五脏，则阳气阴血更虚；脾失统血，血溢脉外，加重血瘀；水谷津液运化失司，复加肺气虚，水道失于通调，痰浊、水饮内停，体内津液亏虚。病情继续发展，耗伤肾阳，肾气开阖失司，膀胱气化不利，尿少，水肿显著，阴虚进一步加重。在肝则肝血瘀滞而肿大。至疾病终末期，阳气虚脱，若不及时回阳固脱，即可发生阴阳离绝，病终不治。因此，本病病机可以从"气""血""水"立论，气（阳）虚、血瘀、水停是基本病理因素。基本病机是以心气（阳）虚为本，血瘀、水饮为标的虚实夹杂证。治疗上翁老师根据患者的实际情况，临床辨证灵活用药。如对参类药物的使用，患者病情较轻，多选用补益之力较弱的太子参、西洋参或党参、白术、黄芪、大枣等健脾益气；病情较重、年龄较大者，多选用生晒参、三七加强补益之力；阳虚甚，病情重，疾病处于终末期的患者，选用温补之力更强的红参。血瘀程度重者，加三棱、莪术、生蒲黄以行气破血，甚者则以地龙、水蛭、穿山甲等虫类药破血逐瘀。素体阴虚阳亢者，多合并天麻葛根汤加减。风湿性心脏病心力衰竭外感邪气伏留，反复发作，加鸡血藤、桑寄生、防风祛风除湿。痰湿重加半夏、瓜蒌、陈皮理气化痰。水肿甚、尿少或无尿，加葶苈子、大腹皮、冬瓜皮、玉米须、猪苓等利水消肿。久病入络，肢体麻木不仁者，加路路通、鸡血藤、络石藤以活血通络。瘀血水湿停留日久化热者，加黄芩、知母、栀子等。

【验案精选】

患者，男，67 岁，2009 年 10 月 16 日初诊。

主诉：阵发喘憋 3 年，加重 1 个月。患者发现风湿性病 15 年，心房纤颤 5 年，近 3 年来阵发喘憋、气促，多于劳累后发生，休息后可缓解。近 1 个月来因受凉加重，动则喘促，咳嗽咳痰，不能平卧，下肢微肿，尿量减少，乏力纳差。舌质偏胖，舌苔白厚，脉细滑。检查：超声心动图示：EF 41%。左心增大。西医诊断：风湿性心脏病，心房纤颤，心力衰竭；中医诊断：喘证，气虚水停证。治法：益气扶正，泻肺利水。处方：生黄芪 30g，党参 30g，葶苈子 30g，桑白皮 30g，防己 10g，茯苓皮 30g，猪苓 20g，苏子 15g，车前子 30g，水红花子 15g，杏仁 10g，川贝母 10g。7 剂，日 1 剂浓煎 100mL，每日早晚各 50mL。

分析：本患者属于气虚水停之心力衰竭，治以泻肺利水，方用心衰合剂加减：黄芪、党参补益心肺之气，葶苈子、桑白皮、防己泻肺利水，茯苓皮、猪苓、车前子健脾利水，水红花子活血利水以通血脉，苏子、杏仁、川贝母化痰止咳。

二诊：2009 年 10 月 23 日。患者喘促好转，可平卧入睡，咳嗽咳痰、下肢浮肿消失，仍纳差、乏力明显。前方去苏子、水红花子、杏仁、川贝母，加白术 15g，山药 10g，陈皮 12g，砂仁 6g，继服 14 剂。

三诊：2009 年 11 月 6 日。患者诸症悉愈，唯感疲乏，口干，予生脉口服液，每日 3 次，每次 10mL，以益气养阴。复查：超声心动图 EF 52%。左心增大。左室收缩功能较前明显改善。

按：许心如教授结合中医学经典理论和临床实践，体会到"气虚血瘀水停"为心力衰竭的重要病机。中医学认为，心主血脉，心气推动血液在血脉中运行，使"经脉流行不止，环周不休"；肺朝百脉、主治节，指全身的血液都通过经脉而聚会于肺，通过肺的呼吸，再输布到全身；而全身的血脉均统属于心，心脏的搏动是血液运行的基本动力。肺主治节，主要体现在肺主呼吸，治理调节全身的气机，辅助心脏，推动调节血液的运行，治理和调节津液的输布、运行和排泄。正是来自"肺朝百脉""肺主治节"的理论，在此基础上，许教授建立了泻肺利水、活血通脉治疗心力衰竭的观点。许心如教授认为慢性心力衰竭是各种心脏病的心脏功能减退到一定程度导致的动脉系统血液灌注不足、静脉系统产生瘀血的一种综合症候群。临床可见心悸、喘息、浮肿、尿少等症状，分属中医学"心悸""喘证""水肿"等范畴。本医案即属风湿性心脏病日久引起的心力衰竭，属中医学的喘证（气虚水停证），通过运用许心如教授泻肺利水活血通脉治疗心力衰竭的学术思想，选方合理，配伍得当，减轻了患者的临床症状，充分体现了中医药治疗心力衰竭的特色和优势。

第三节　脑系病证

一、不寐

不寐亦称失眠，是由心神失养或心神不安所致，以经常不能获得正常睡眠为特征的一类病证。

【病因病机】

正常睡眠依赖于人体的"阴平阳秘"，脏腑调和，气血充足，心神安定，卫阳能入于阴。如思虑过度，内伤心脾；或体虚阴伤，阴虚火旺；或受大惊大恐，心胆气虚；或宿食停滞化为痰热，扰动胃腑；或情志不舒，气郁化火，肝火扰神，均能使心神不安而发为本病。（图 5-11）

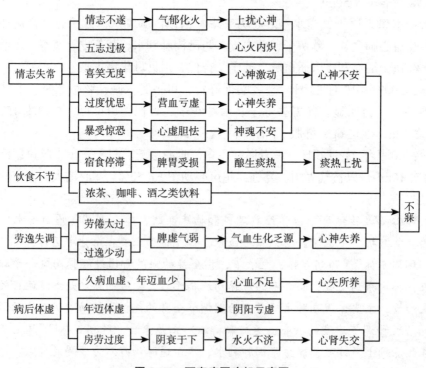

图 5-11　不寐病因病机示意图

【临床表现】

本病主要表现为睡眠时间、深度的不足，轻者入睡困难，或寐而不酣，时寐时醒，或醒后不能再寐，重则彻夜不寐。

【诊断与鉴别诊断】

（一）诊断

1. 不寐，轻者入睡困难，或寐而不酣，时寐时醒，或醒后不能再寐，重则彻夜不寐。

2. 可伴有头昏头痛、心悸健忘、心烦、神疲等。

3. 常有情志失常、饮食不节、劳倦过度及病后体虚等病史。

（二）鉴别诊断

不寐应与一时性失眠、生理性少寐、他病痛苦引起的失眠相区别（表5-34）。

表5-34　不寐的鉴别诊断

病名	发病原因及临床表现
不寐	由心神失养或心神不安所致，指单纯以失眠为主症，表现为持续的、严重的睡眠困难
一时性失眠	因一时性情志影响或生活环境改变引起的暂时性失眠，不属病态
生理性少寐	老年人少寐早醒，多属生理状态
他病痛苦引起的失眠	因其他疾病痛苦引起的失眠，应以祛除有关病因为主

【辨证论治】

治疗当以补虚泻实、调整脏腑阴阳为原则。实证泻其有余，如疏肝泻火、清化痰热、消导和中；虚证补其不足，如补益心脾、滋阴降火、益气镇惊安神。在此基础上选加安神之品。（表5-35）

表5-35　不寐辨证论治

证型	证候表现	治法	方剂	常用药物
肝火扰心证	不寐多梦，甚则彻夜不眠，急躁易怒，伴有头晕头胀，目赤耳鸣，口干而苦，便秘溲赤，舌红苔黄，脉弦而数	疏肝泻火，镇心安神	龙胆泻肝汤（《医方集解》）	龙胆草、黄芩、栀子、泽泻、车前子、当归、生地黄、柴胡、甘草
痰热扰心证	心烦不寐，胸闷脘痞，泛恶嗳气，口苦，头重，目眩，舌偏红，苔黄腻，脉滑数	清化痰热，和中安神	黄连温胆汤（《六因条辨》）	黄连、竹茹、枳实、半夏、陈皮、甘草、生姜、茯苓

续表

证型	证候表现	治法	方剂	常用药物
心脾两虚证	不寐，多梦易醒，心悸健忘，神疲食少，头晕目眩，四肢倦怠，腹胀便溏，面色少华，舌淡苔薄，脉细无力	补益心脾，养血安神	归脾汤（《济生方》）	炒白术、当归、白茯苓、黄芪、龙眼肉、远志、酸枣仁、人参、木香、炙甘草、生姜、大枣
心肾不交证	心烦不寐，入睡困难，心悸多梦，伴头晕耳鸣，腰膝酸软，潮热盗汗，五心烦热，咽干少津，男子遗精，女子月经不调，舌红少苔，脉细数	滋阴降火，交通心肾	六味地黄丸（《小儿药证直诀》）合交泰丸（《韩氏医通》）	六味地黄丸：熟地黄、山萸肉、山药、泽泻、茯苓、牡丹皮 交泰丸：黄连、肉桂
心胆气虚证	不寐，多噩梦，易于惊醒，触事易惊，终日惕惕，胆怯心悸，伴气短自汗，倦怠乏力，舌淡，脉弦细	益气镇惊，安神定志	安神定志丸（《医学心悟》）合酸枣仁汤（《金匮要略》）	安神定志丸：人参、茯苓、茯神、远志、龙齿、石菖蒲 酸枣仁汤：酸枣仁、炙甘草、知母、茯苓、川芎

【名医学术思想及临证经验】

周绍华对失眠的病因病机理解大致与历代医家认识相同：①思虑及劳累过度，伤及心脾，心脾两虚，气血不足，心神失养，而成不寐；②房劳过度，或久病之人，肾阴亏耗，不能上乘于心，因而失眠；③饮食不节，宿食停滞，脾胃受伤，聚湿成痰，郁久化热，胃不和而卧不安；④心虚胆怯，神魂不安，而致不寐。治疗上分为心阴亏虚、心脾两虚、痰热扰心、心胆气虚、心肾不交、阴虚火旺、肝气郁结诸证型论治。用药上善用花类药物，如玫瑰花、代代花、凌霄花、合欢花等味道清香、同时具有疏肝解郁作用的药物，还有石类药物，如生龙骨、生龙齿、紫石英等矿石类药物，以重镇安神、平肝潜阳。注重理气而不伤阴，用香附、玫瑰花、代代花等疏肝理气而不伤阴之药。

许心如认为不寐患者临床上多以不易入睡，睡后易醒或彻夜不眠为主要症状，并伴有多梦等。一部分患者的不寐并非由于人体脏腑存在器质性病变，而主要是由各种病因导致脏腑功能失调，其严重影响人们的生活质量。不寐的主要病机为脏腑功能阴阳失调，气血失和，致心神不安或心神失养。主要有虚实两方面，实者多为情绪易于波动、肝失条达、饮食不节、痰热上扰；虚者多为心肾不交、水火不济、劳倦过度、耗伤气血、心脾两虚。经验用药：①用柴胡、川楝子、郁金、佛手、珍珠母等以疏肝理气。②用黄连、黄芩、黄柏、大黄、厚朴、山楂、鸡内金、枳壳等以清热利湿，通腑导滞。③以四物汤为主，加首乌、菟丝子、百合、酸枣仁、柏子仁、夜交藤、地黄、山萸肉、牛膝等以养血安神，补益肝肾。

姜良铎认为失眠的主要原因为气血不足或阳不入阴，根据其提出的状态医学理论，失眠的临床状态分为：实态（肝郁气滞、心火偏亢、瘀血内阻、痰热上扰、肝阳上亢、胃肠积滞、腑气不通）；虚态（心脾两虚、心肾不交、气血不足）；虚实夹杂态（心脾两虚夹肝郁气滞、心肾不交夹痰热上扰、气血不足夹肝郁气滞等）。经验用药：①肝郁气滞选药为柴胡、黄芩、郁金、白蒺藜、生麦芽等；②肝阳上亢选药为石决明、羚羊角、珍珠母、天麻、菊花、天竺黄、生龙骨、生牡蛎等；③情绪不宁选用旋覆花、郁金、百合、灵芝、合欢皮；④心阴虚心火偏盛用麦冬、玄参、地骨皮、青蒿、鳖甲等；⑤心肾不交时既要滋阴又要填补精血，选用龟板、熟地黄、阿胶、紫河车；⑥痰热上扰用瓜蒌、浙贝母、胆南星、白术、甘松、黄连、竹茹；⑦气血不足用黄芪、当归、党参、龙眼肉、仙鹤草、功劳叶、西洋参、太子参等。

【验案精选】

王某，女，50岁，2009年3月24日初诊。

失眠1年余，入睡难，时左侧头痛，耳鸣，左臂、脚时麻，腰酸，胃胀，大便软，月经停两月，尿黄。左脉弦，舌红苔薄黄。既往有高血压病史。孔光一教授予西医诊断为失眠。中医诊断为不寐，证属肝热内扰，脾胃不和。治宜清肝安神，健脾和胃。自拟方加减。处方：丹参20g，赤芍、白芍各10g，当归10g，半夏10g，砂仁6g（后下），青皮、陈皮各6g，白术10g，茯苓15g，厚朴10g，柴胡10g，黄芩10g，郁金10g，夏枯草10g，菊花10g，天麻6g，川断10g，麦冬20g，苏子、紫苏梗各6g，莲子心6g，甘草5g，7剂，水煎服，日1剂。

二诊（2009年4月3日）：失眠、耳鸣、头痛显著减轻，纳可，大便稀，舌淡，苔薄黄，左脉弦。前方去夏枯草、苏子、紫苏梗，加龙胆草5g，远志5g，7剂，水煎服，日1剂。

三诊（2009年4月24日）：寐佳，余症除，大便日1次，脉沉，舌淡，苔薄黄。4月3日方丹参加为30g，白术加为15g。10剂，水煎服，日1剂。

按：患者平素情志不畅，肝气郁结，疏泄失常，郁而化热，肝热上扰致失眠、头痛、耳鸣；《素问·逆调论》："阳明者胃脉也，胃者，六腑之海，其气亦下行，阳明逆，不得从其道，故不得卧也。下经曰'胃不和则卧不安'，此之谓也。"肝气犯胃致胃胀，胃气不降，枢机不利，则睡卧不安。治宜清肝安神，健脾和胃。药用丹参、赤芍养血活血通脉；柴胡、郁金、白芍、青皮疏肝柔肝，解郁止痛；半夏、茯苓、白术、砂仁、陈皮、厚朴、苏子、紫苏梗调理脾胃，和中化痰；夏枯草、黄芩、菊花清肝泄热；天麻平肝通络；川断补益肝肾；麦冬、莲子心、甘草养阴安神。二诊前症明显减轻，去夏枯草、苏子、紫苏梗，加龙胆草、远志增强疏肝泄热、宁心安神之功。三诊诸症向愈，增丹参、白术用量，以加强养血健脾之功。本案脾胃同调，肝属木，脾胃属土，肝郁气滞，肝木失条达而克伐脾土，导致肝胃同病，气机升降失常则不寐，药用清肝泄热、健脾和胃之品使肝热祛，脾胃和，达到气机调畅、神安寐佳之效果。

姚乃礼，王思成，徐春波.当代名老中医典型医案集.第2辑.北京：人民卫生出版社，2014.

二、郁证

郁证是由于原本肝旺，或体质素弱，复加情志所伤引起气机郁滞，肝失疏泄，脾失健运，心失所养，脏腑阴阳气血失调而成，以心情抑郁、情绪不宁、胸部满闷、胁肋胀痛，或易怒易哭，或咽中如有异物梗塞等为主要临床表现的一类病证。

【病因病机】

郁证的病因有情志所伤和体质因素两个方面。由于情志刺激或原本肝旺、肝气易结，或体质素弱、机体的调节能力减弱，复加情志刺激，导致肝失疏泄、脾失健运、心失所养，脏腑阴阳气血失调而成郁证。（图 5-12）

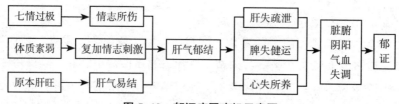

图 5-12 郁证病因病机示意图

【临床表现】

本病主要表现为心情抑郁、情绪不宁、胸部满闷、胁肋胀痛，或易怒易哭，或咽中如有异物梗塞等。

【诊断与鉴别诊断】

（一）诊断

1. 以心情抑郁，情绪不宁，胸胁胀满疼痛较为常见，或表现为易怒易哭，或咽中如有异物梗塞，吞之不下，咯之不出等特殊症状。

2. 患者大多数有忧愁、焦虑、悲哀、恐惧、愤懑等情志所伤史。常反复发作，时轻时重，并且病情的反复常与上述情志因素密切相关。

3. 多发于青中年女性。无其他病证的症状及体征。

（二）鉴别诊断

1. 郁证梅核气与虚火喉痹、噎膈鉴别 见表 5-36。

表 5-36 郁证梅核气与虚火喉痹、噎膈的鉴别诊断

病名	发病原因	主症	伴随症状
郁证梅核气	因情志抑郁，气逆痰阻于咽而起病	自觉咽部有异物感，但无咽痛及吞咽困难，其症状轻重与情绪波动有关	精神抑郁，胸部闷塞，胁肋胀满

续表

病名	发病原因	主症	伴随症状
虚火喉痹	因感冒、长期吸烟饮酒及嗜食辛辣食物等引发	咽部有异物感	咽干、咽痒、灼热，咽部症状与情绪无关，但过度辛劳或感受外邪则易加剧
噎膈	多为气、痰、瘀阻塞食管，乃有形之物阻于食道所致	以吞咽困难为主，并程度逐渐加重	日久形体消瘦，梗塞的感觉主要在胸骨后的部位，做食管检查常有异常发现

2. 郁证脏躁与癫证鉴别 见表 5-37。

表 5-37 郁证脏躁与癫证的鉴别诊断

病名	发病原因	发病年龄及性别	临床表现
郁证脏躁	与五志过极、七情内伤有关	多发于青中年或绝经期女性	缓慢起病，在精神因素的刺激下呈间歇性发作，临床表现以精神恍惚，心神不宁，多疑易惊，悲忧善哭，或时时欠伸，或手舞足蹈，骂詈喊叫等情志异常为主，在不发作时可如常人，多具有自知自控能力
癫证	亦与五志过极、七情内伤有关	多发于青壮年，无显著性别差别	以喜怒无常、沉默痴呆、语无伦次等思维、情感、感觉甚至行为的异常为主，极少自行缓解，患者缺乏自知自控能力

【辨证论治】

理气开郁、调畅气机、怡情易性是治疗郁证的基本原则。对于实证，首当理气开郁，并应根据是否兼有血瘀、化火、痰结、湿滞、食积等而分别采用活血、降火、化痰、祛湿、消食等法。虚证则应根据损及的脏腑及气血阴精亏虚的不同而补之，或养心安神，或补益心脾，或滋养肝肾。对于虚实夹杂者，又当兼顾。除药物治疗外，精神治疗对郁证有极为重要的作用。（表 5-38）

表 5-38 郁证辨证论治

证型	证候表现	治法	方剂	常用药物
肝气郁结证	精神抑郁，情绪不宁，善太息，胸部满闷，胁肋胀痛，痛无定处，脘闷嗳气，不思饮食，大便失常，或女子月经不调，舌苔薄腻，脉弦	疏肝解郁，理气畅中	柴胡疏肝散（《医学统旨》）	陈皮、柴胡、川芎、香附、枳壳、芍药、甘草
气郁化火证	性情急躁易怒，胸胁胀满，口苦而干，或头痛、目赤、耳鸣，或嘈杂吞酸，大便秘结，舌质红，苔黄，脉弦数	疏肝解郁，清肝泻火	丹栀逍遥散（《内科摘要》）	柴胡、当归、茯苓、白芍、白术、甘草、牡丹皮、栀子

续表

证型	证候表现	治法	方剂	常用药物
痰气郁结证	精神抑郁，胸部闷塞，胁肋胀满，咽中如有物梗塞，吞之不下，咯之不出，苔白腻，脉弦滑	行气开郁，化痰散结	半夏厚朴汤（《金匮要略》）	半夏、厚朴、茯苓、生姜、苏叶
心神失养证	精神恍惚，心神不宁，多疑易惊，悲忧善哭，喜怒无常，或时时欠伸，或手舞足蹈，骂詈喊叫等，舌质淡，苔薄白，脉弦细	甘润缓急，养心安神	甘麦大枣汤（《金匮要略》）	甘草、小麦、大枣
心脾两虚证	多思善疑，心悸胆怯，失眠健忘，头晕神疲，面色不华，食欲不振，舌质淡，苔薄白，脉细弱	健脾养心，补益气血	归脾汤（《济生方》）	炒白术、当归、白茯苓、黄芪、龙眼肉、远志、酸枣仁、人参、木香、炙甘草、生姜、大枣
心肾阴虚证	情绪不宁，心悸，眩晕，健忘，失眠，多梦，心烦易怒，口燥咽干，或遗精腰酸，妇女则月经不调，舌红少津，脉细数	滋养心肾	天王补心丹（《校注妇人良方》）	生地黄、人参、丹参、玄参、茯苓、远志、桔梗、五味子、当归、天冬、麦冬、柏子仁、酸枣仁

【名医学术思想及临证经验】

周绍华认为郁证的病因病机主要为情志不畅、气机郁结乃至脏腑气血阴阳不和而致病，病位虽涉及五脏，但最终均累及心神。周绍华强调从心论治，以养心安神为主，配合滋补心阴、补益心脾、交通心肾及补心胆之气为法，分别选用天王补心丹、归脾汤、酸枣仁汤合交泰丸及安神定志丸加减。注重疏肝解郁药物的运用，主张不同的证候类型选用不同的疏肝解郁药物。①阴虚证候，疏肝解郁善用花类药物，如玫瑰花、代代花、凌霄花、厚朴花、合欢花、白梅花等；②心脾两虚及心胆气虚证候，则加入性偏温的菖蒲、郁金以醒脑开窍、疏肝解郁；③血虚明显者，则加血中气药川芎以行气活血；④痰湿证候，则加苏子、厚朴以降气化痰；⑤痰热明显者，加用荷梗以清热化湿理气。此外，对临床常见的肝郁脾虚型及肝郁化火生痰、痰热上扰型，周绍华采用疏肝健脾法及清热化痰法，善用逍遥散及温胆汤加减。对于温胆汤治疗抑郁症，周绍华独到的经验，常根据不同的兼症灵活变通；肝热明显者，加用黄芩，为温胆汤；心火明显者，加用黄连为黄连温胆汤；血虚者加用当归为当归温胆汤；气虚明显者，加用党参为党参温胆汤；舌苔厚者，加用竹叶为竹叶温胆汤。

祝谌予认为郁证病因有二：①情志不畅、郁怒伤肝，致肝气郁结；②忧思不解，隐曲不舒则内伤心脾。病机责之心、肝、脾三脏功能失调；治疗大法重点抓气滞和痰湿两个环节，辅以养血安神、清热泻火、交通心肾、活血化瘀诸法。①疏肝解郁，治宜疏肝解郁，健脾安神。常用逍遥散加白蒺藜10g，首乌藤15g，酸枣仁10g，半夏10g，夏枯草10g；②和胃化痰，常用十味温胆汤加夏枯草10g，生牡蛎30g等，祝谌予嫌十味温胆汤中人参、熟地黄之甘温滋腻，有碍痰热而去之，再加菖蒲，使其和胃化痰，安神定志之力更强；③补益心脾，治宜补益心脾，养血安神，常用甘麦大枣汤加菖蒲、远志、酸枣仁、五味子等；④活血化瘀，常用血府逐瘀汤去牛膝加丹参30g，黄连6g，茺蔚子10g，菊花10g，白蒺藜10g，首乌藤15g。

张志远认为郁证发病与肝密切相关，其次涉及心、脾、肾。主要病机为：肝失疏泄、脾失健运、心失所养、肾精不固、脏腑气血阴阳失调等。其中以肝气郁结证、气郁化火证、心脾气虚证、气虚血瘀证等为代表证型。张志远调治郁证以宣、开、化、降为主，郁者发之，一般不用固涩药。根据病证的不同，采用宣畅气机、宁心开窍、祛痰化湿、重镇降逆等方法理气解郁，临床取得很好的效果。①用山楂叶、枇杷叶、藿香叶、青橘叶、薄荷叶、合欢叶、佩兰叶等，疏肝解郁、清利头目、养心安神、宣肺健脾；②用郁金、香附、半夏曲、栀子、苍术、柴胡、黄连、甘松、胆南星、丹参、川芎、芦荟、青黛、大黄、菖蒲等，以理气解郁、清热除烦、安神定志；③用夜交藤、罂粟壳、半夏等，作用于心、脾、肺三脏，攻补兼施，安神敛气；④用炙远志、灵芝菌、茯苓、石菖蒲、当归、人参、丹参、川芎、龟板胶、神曲、藏红花等，以育阴益气、活血祛瘀、镇静安神。

【验案精选】

许某，女，35岁，2009年6月25日初诊。

患者2008年车祸后出现烦躁、易怒、睡眠差、食欲缺乏、周身乏力、情绪低落，于西苑医院门诊诊为"焦虑症"。近一年中陆续在西苑医院及宣武医院服用黛力新和帕罗西汀治疗，2009年3月改用罗拉治疗。2009年5月因反酸、胃胀，经胃镜检查诊断为慢性胃炎，医生建议减少罗拉用量。6天前出现胸闷、心烦、周身乏力及纳呆。目前症见心烦、胸闷、周身乏力、纳呆、情绪低落、睡眠及二便正常。舌淡苔白，脉弦数。周绍华教授予西医诊断：抑郁症；中医诊断：郁证，证属痰热内扰。治宜清热化痰，解郁除烦，安神定志。方拟温胆汤加减。处方：柴胡10g，竹叶10g，黄芩12g，姜半夏10g，橘红10g，茯神30g，竹茹10g，胆南星10g，香附10g，厚朴10g，砂仁5g（后下），炒酸枣仁30g，炒远志6g，当归12g，生龙齿30g（先煎），紫石英30g（先煎），炙甘草10g，琥珀粉1.5g（分冲）。水煎服，日1剂，连服7剂。

二诊（2009年7月1日）：反酸、心烦均好转，仍乏力，倦怠，腹泻。舌质黯红，苔黄，脉沉细无力。自服药7剂后，目前倦怠乏力、腹泻，有脾虚症状，从其舌脉看有瘀有热，考虑肝气横逆犯胃，肝郁气滞故见瘀象，苔黄为痰热之象。治宜清热化痰，解郁除烦，安神定志，佐以和胃。方拟柴胡温胆汤合栀子豉汤加减。处方：柴胡10g，黄连10g，栀子10g，姜半夏10g，陈皮10g，茯神30g，炒白术12g，竹茹10g，淡豆豉10g，砂仁5g（后下），炒远志6g，炒酸枣仁30g，合欢皮30g，白菊花12g，龙齿30g（先下），丹参30g，炙甘草10g，琥珀粉（分冲）1.5g。继服7剂。

按：方中以半夏为君，燥湿化痰，降逆和胃，竹茹为臣，清化热痰，除烦止呕，二药相合，化痰浊，清胆热，令胆气清肃，胃气顺降，呕烦自止。陈皮、茯苓为佐。治痰当理气，气顺则痰消，佐以枳实，破气消痰，使痰随气下；陈皮健脾燥湿化痰，《本草纲目·果部》云："橘皮，苦能泄能燥，辛能散，温能和。其治百病，总是取其理气燥湿之功"；茯苓健脾渗湿，以杜生痰之源，且有宁心安神之效；使以甘草，健脾和中，调和诸药。诸药相合，化痰而不过燥，清热而不过寒，使痰热得化，胆热得清，胃气和降，共奏理气化痰、清胆和胃之效。

姚乃礼，王思成，徐春波．当代名老中医典型医案集．第 2 辑．北京：人民卫生出版社，2014.

三、头痛

头痛是指由于外感六淫或内伤杂病致使头部脉络拘急或失养，清窍不利所引起的，以自觉头痛为临床特征的一种常见病证。既可单独出现，也可见于多种疾病的过程中。

【病因病机】

头为"诸阳之会""清阳之府"，又为髓海之所在，居于人体之最高位，五脏之精血、六腑之清气皆上注于头，手足三阳经亦上会于头。若六淫之邪上犯清窍，阻遏清阳；或痰浊、瘀血痹阻经络，壅遏经气；或肝阴不足，肝阳偏亢，上扰清窍；或气虚清阳不升；或血虚头窍失养；或肾精不足，髓海空虚，均可导致头痛的发生。（图 5-13）

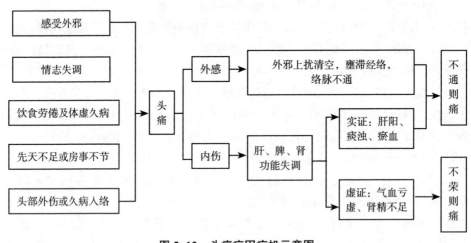

图 5-13　头痛病因病机示意图

【诊断与鉴别诊断】

（一）诊断

1.以头部疼痛为主要临床表现。头痛可发生在前额、两颞、颠顶、枕项或全头部。疼痛性质可为跳痛、刺痛、胀痛、灼痛、重痛、空痛、昏痛、隐痛等。头痛发作形式可为突然发作，或缓慢起病，或反复发作，时痛时止。疼痛的持续时间可长可短，可持续数分钟、数小时或数天、数周，甚则长期疼痛不已。

2.外感头痛者多有起居不慎，感受外邪的病史。内伤头痛者常有情绪波动、失眠、饮食不节、劳倦、房事不节、病后体虚等病史。有的有头部外伤史。

（二）鉴别诊断

真头痛与一般头痛鉴别见表5-39。

表5-39　真头痛与一般头痛鉴别

病名	主症	伴随症状
真头痛	为头痛的一种特殊重症，呈突发性剧烈头痛，持续不解，阵发加重	常伴有喷射性呕吐，肢厥，抽搐
一般头痛	头痛程度一般，可忍受，休息后可缓解，一般不阵发加重	一般不伴有喷射性呕吐，肢厥，抽搐等

【辨证论治】

头痛当辨外感头痛与内伤头痛，辨头痛之部位与相关经络，辨头痛的性质（表5-40～表5-43）。

表5-40　辨外感头痛与内伤头痛

证型		起病形式	疼痛特点
外感头痛	实证	起病较急	外邪致病，疼痛较剧，多表现为掣痛、跳痛、灼痛、胀痛、重痛，痛无休止
内伤头痛	虚证	起病缓慢	疼痛多较轻，表现为隐痛、空痛、昏痛，痛势悠悠，遇劳加重，时作时止
	实证	起病缓慢	头昏胀痛，或昏蒙重痛，或痛处固定的刺痛，常伴有肝阳、痰浊、瘀血的相应证候

表5-41　辨头痛之部位与相关经络

证型	头痛部位
太阳头痛	在头后部，下连于项
阳明头痛	在前额部及眉棱骨等处
少阳头痛	在头之两侧，并连及于耳
厥阴头痛	在颠顶部位，或连目系

表 5-42　辨头痛的性质

证型	头痛性质
风寒头痛	头痛剧烈而连项背
风热头痛	头胀而痛
风湿头痛	头痛如裹
痰湿头痛	头痛而沉重
肝火头痛	头痛呈跳痛
肝阳头痛	头痛而胀
瘀血头痛	头痛部位固定，呈刺痛
虚者头痛	头部隐痛，或空痛

表 5-43　头痛辨证论治

证型		证候表现	治法	方剂	常用药物
外感头痛	风寒头痛	头痛连及项背，常有拘急收紧感，或伴恶风畏寒，遇风尤剧，常喜裹头，口不渴，苔薄白，脉浮紧	疏风散寒止痛	川芎茶调散（《太平惠民和剂局方》）加减	川芎、荆芥、薄荷、羌活、细辛、白芷、防风、甘草
	风热头痛	头痛而胀，甚则头胀如裂，发热或恶风，面红目赤，口渴喜饮，大便不畅，或便秘，尿赤，舌尖红，苔薄黄，脉浮数	疏风清热和络	芎芷石膏汤（《医宗金鉴》）加减	川芎、白芷、石膏、菊花、藁本、羌活
	风湿头痛	头痛如裹，肢体困重，胸闷纳呆，大便或溏，舌苔白腻，脉濡	祛风胜湿通窍	羌活胜湿汤（《内外伤辨惑论》）加减	羌活、独活、防风、川芎、蔓荆子、甘草、藁本
内伤头痛	肝阳头痛	头胀痛而眩，两侧为重，心烦易怒，夜寐不宁，口苦面红，或兼胁痛，舌红苔黄，脉弦数	平肝潜阳息风	天麻钩藤饮（《中医内科杂病证治新义》）加减	天麻、钩藤、生石决明、牛膝、桑寄生、杜仲、山栀、黄芩、益母草、朱茯神、夜交藤
	血虚头痛	头痛隐隐，时时昏晕，遇劳加重，心悸失眠，面色少华，神疲乏力，舌质淡，苔薄白，脉细弱	养血滋阴，和络止痛	加味四物汤（《金匮翼》）加减	加味四物汤：白芍、当归、生地黄、川芎、蔓荆子、菊花、黄芩、甘草
	气虚头痛	头痛隐隐，时发时止，遇劳加重，纳食减少，神疲乏力，气短懒言，舌质淡，苔薄白，脉细弱	健脾益气升清	益气聪明汤（《东垣试效方》）加减	益气聪明汤：黄芪、人参、升麻、葛根、蔓荆子、芍药、黄柏、炙甘草
	痰浊头痛	头痛昏蒙，胸脘满闷，纳呆呕恶，舌苔白腻，脉滑或弦滑	健脾燥湿，化痰息风	半夏白术天麻汤（《医学心悟》）加减	半夏白术天麻汤：半夏、白术、天麻、橘红、茯苓、甘草、生姜、大枣

续表

证型		证候表现	治法	方剂	常用药物
内伤头痛	肾虚头痛	头痛且空，眩晕耳鸣，腰膝酸软，神疲乏力，滑精带下，舌红少苔，脉细无力	养阴补肾，填精生髓	大补元煎（《景岳全书》)加减	人参、炒山药、熟地黄、杜仲、枸杞子、当归、山萸肉、炙甘草
	瘀血头痛	头痛经久不愈，痛处固定不移，痛如锥刺，日轻夜重，或有头部外伤史，舌紫暗，或有瘀斑、瘀点，苔薄白，脉细或细涩	活血化瘀，通窍止痛	通窍活血汤（《医林改错》)加减	赤芍、川芎、桃仁、红花、麝香、老葱、鲜姜、大枣、酒

【名医学术思想及临证经验】

1. 董建华认为：临床上内伤头痛实证多见，常为肝胆郁热，痰湿上扰，湿热中阻和瘀血阻络虚证较少，常见为肝血不足或肝肾阴虚。实证日久，邪实正虚，可见实而夹虚证，虚证日久，瘀血痰湿内生，亦可致虚中夹实证。内伤头痛的病位主要在肝胆，进而波及脾胃和肾。本病的基本治法是祛其火热痰湿瘀血之邪，恢复其肝胆脾胃升降之职，不使邪扰清窍。董建华老师在临床上善用以下5法。

（1）泄肝清热法：用于肝胆郁热证。症见头痛剧烈，两侧跳痛，面红目赤，心烦易怒，口苦口渴，尿黄便干，舌红苔黄，脉弦数。常用药为桑叶、菊花、山栀子、黄芩、川芎、蔓荆子、薄荷、白芍、生龙骨、生牡蛎。若心烦不寐加丹参、炒酸枣仁；大便秘结加全瓜蒌、酒大黄；头晕目眩加钩藤。

（2）清热化湿法：用于湿热中阻证。症见头痛头晕，或头痛如裹，神困乏力，嗜卧欲寐，周身酸楚，食少纳呆，或恶心呕吐，口臭口苦，舌红苔黄腻，脉细或濡细。药用藿香、佩兰、苍术、茯苓、黄芩、马尾连、夏枯草、桑叶、香橼皮、佛手等。心烦不寐者加合欢皮；胁痛胁胀者加青皮、陈皮、郁金；小便不利者加泽泻、车前子。

（3）活血通络法：用于血瘀络阻证。症见头痛日久，反复发作，痛处往往偏于一侧，女性多有乳房痛胀，月经不调或痛经，舌暗或有瘀斑，脉弦细或弦涩。药用当归、赤芍、川芎、桃仁、红花、川楝子、郁金、香附等。情志抑郁、胁痛胁胀者加柴胡、白芍；食少纳呆加焦三仙、鸡内金；心烦不寐加丹参、炒酸枣仁。

（4）养血通络法：用于血虚络阻证。症见头痛日久，劳累或月经过后发作，面色无华，心悸头晕，舌淡暗或有瘀斑，脉细涩。药用当归、川芎、白芍、生地黄、熟地黄、茺蔚子、枸杞子、丹参、地龙等。心悸心烦加炒酸枣仁、生龙骨、生牡蛎；头晕目眩加菊花、蔓荆子；气短乏力加党参、黄芪；食少纳呆加鸡内金、砂仁。

（5）滋补肝肾法：用于肝肾阴虚证。症见头痛头晕，两目昏花，心烦少寐，腰酸腿软，耳鸣耳聋，口干咽干，舌红少苔，脉弦细数。药用生地黄、熟地黄、枸杞子、黑芝麻、菟丝子、白芍、山药、山萸肉、菊花、钩藤等。心悸心烦加生龙骨、生牡蛎、珍珠母；口干咽干甚者加沙参、麦冬；烦躁易怒加栀子、黄芩。

2. 田金洲治疗内伤头痛强调务必详辨头痛部位、疼痛性质、疼痛程度、发作和持续时间、发作诱因及伴发的兼症，以确定其表里寒热、阴阳虚实及脏腑经络。田教授认为风、火、痰、瘀、虚皆为致病因素，治疗不离活血化瘀、通络解痉之法。其运用川芎治疗内伤头痛，配以疏风、疏肝、清火、活血、养血之品，剂量精准，引经报使，配伍巧妙，临床每获良效。田教授用药特点：

（1）头痛用药不离川芎：川芎辛温走窜，气味芳香，入肝、胆、心包经，性善通调，能"上行头目"祛风止痛，"下行血海"活血调经，"旁通络脉"祛风除湿，通达气血，为"血中之气药"，亦是治疗头痛之要药。临证中，田教授以川芎为基本药物配以疏风、疏肝、清火、活血、养血之品，治疗不同证型的内伤头痛。

（2）川芎之妙重在剂量：田教授认为，在头痛的治疗中川芎用量宜大，此为遣方之关键，剂量不可小于24g，最大可至48g，疗程可长至3～4个月，临床观察未出现伤阴动血耗血、舌质转红之象。

3. 刘渡舟精于伤寒学说，对经方运用有独到认识，善用柴胡剂、苓桂剂类方。刘老多年临床实践，总结出治疗头痛"十二法"取得独特疗效，即：

（1）疏风散寒法：盖太阳主一身之表，足太阳膀胱经循项背，上行颠顶，若风寒外袭，邪客太阳经脉，循经上犯，故头痛作矣，症见：头痛连及项背，恶风畏寒，常喜以巾裹头。舌苔薄白，脉浮或浮紧。治宜祛风散寒，刘老常用川芎茶调散治之。方中川芎行血中之气，祛血中之风，上行头目，为风寒头痛之要药；荆芥、细辛、白芷、防风、羌活辛温散寒，疏风止痛；薄荷清头目，甘草和诸药，以清茶调服，取清茶清上而降下之性，并监制诸药之温燥、升散，使升中有降，共奏疏风邪、止头痛之功。

（2）疏散风热法：若风热之邪外袭，上扰清窍，热为阳邪，其性属火，故头痛而作，症见：头痛而胀，甚则如裂，发热或恶风，面红耳赤，口渴喜饮，大便不畅或便秘，溲赤。舌红苔黄，脉浮数。治宜疏散风热，刘老常用芎芷石膏汤加减：川芎15g，白芷9g，菊花9g，薄荷6g，连翘9g，荆芥9g，防风9g，羌活6g，黄芩9g，山栀6g，生石膏30g。

（3）祛风胜湿法：因湿为阴霾之邪，其性重浊，外感风湿，上蒙清窍，故头痛如裹，症见：头痛沉重，肢体困倦，胸闷纳呆，小便不利，大便溏薄，舌苔白腻，脉濡等。治宜祛风胜湿，刘老常用羌活胜湿汤治之。方中羌活、独活、防风祛风胜湿；蔓荆子、川芎、藁本清头目以止痛。诸药合用，共奏祛风胜湿之功。

（4）开郁理气法：正常的情志活动依赖于气机调畅，而肝能调畅气机，肝的疏泄功能正常，肝气条达舒畅，则人体的气机调畅，气血和调，人就能较好地协调自身的精神活动，表现为精神愉快，心情舒畅，思维敏捷，气和志达等。若心肝气郁，疏泄太过，郁而化火，上扰清空，则见头痛、眩晕、发胀，伴有胸满、食欲不振、太息、面色青暗，神情抑郁，舌苔薄白，脉弦或沉等。治宜疏肝解郁理气，方用逍遥散加味：柴胡15g，赤芍10g，郁金10g，香附12g，川芎10g，当归10g，枳实6g，茯苓10g，生姜12g，薄荷6g，甘草6g，白蒺藜10g，黑山栀6g。

（5）平肝潜阳法：盖肝体阴而用阳，若肝体不足，肝用有余，肝阳升动莫制，气血上逆，直冒颠顶，神明被扰，则头痛眩晕，或抽掣而痛，两侧为重，伴见心烦易怒，面红目赤，口苦胁痛，失眠多梦，舌红苔薄黄，脉弦有力等。治宜平肝潜阳，刘老常用天麻钩藤饮治之。组成：天麻 9g，钩藤 12g，石决明 18g，山栀 9g，黄芩 9g，川牛膝 12g，夜交藤 9g，朱茯神 9g，杜仲 9g，桑寄生 9g，益母草 9g。

（6）清泻肝火法：肝体阴用阳，藏阴储血，而内寄相火。这种相火，在正常生理状态下，是机体不可缺少的"少火"，"少火生气"能推动机体脏腑功能活动。在病理状态下，相火处于既伤且抑的地位，或由伤转复，以不可阻挡的势力暴发出来，此即所谓"郁极乃发"，或者由"三因"致病而引起机体内阴阳、脏腑、气血失调，并进而使相火冲激，给机体以破坏。如火性炎上，上炎则气火俱升，直犯至高之颠，则头痛，目赤或痛，颊赤，心烦，急躁易怒，口苦，或耳中作痛，脉弦而数，舌边尖红绛等。治宜轻清凉泄，刘老常用清肝泻火汤治之，组成：牡丹皮 12g，桑叶 10g，山栀子 12g，白芍 12g，荷叶 6g，钩藤 12g，夏枯草 15g，生地黄 12g，菊花 12g。方中以桑叶、菊花、钩藤、荷叶轻清辛寒宣散于上，以散上炎之火，叶天士云："辛寒清上，头目可清。"以夏枯草清泻肝火，栀子治火郁之烦，牡丹皮凉血，三药皆苦寒，可直抑火炎之势，佐以生地黄、白芍凉血养阴护肝，意在安未受邪之地。诸药配伍精妙，故收佳效。

（7）平肝息风法：肝风系指内风而言，其发生原因：一则由阳气有余所变，如叶天士所云："内风乃身中阳气变动。"二则由肝火发展而来，即王旭高所言："内风多从火出"。因肝为风木之脏，主动主升，若肝风上冒颠顶，走于头面，临床以头痛眩晕、脑鸣不寐、呕吐恶心、舌颤或歪斜、脉弦为特点，治以滋阴潜阳，平肝息风。刘老常用生地黄、玄参、石斛、石决明、珍珠母、牛膝、白芍、牡丹皮、夏枯草、白蒺藜等治之。

（8）燥湿化痰法：若饮食不节，或劳逸失度，或七情所伤，致脾失健运，聚湿生痰，痰浊中阻，清阳不升，浊阴不降，清窍失养，浊阴上蒙，故头痛作矣，症见：头痛昏蒙，胸脘痞闷，纳呆呕恶，倦怠乏力，舌苔白腻，脉滑或弦滑等。治宜燥湿化痰，降逆止痛，刘老常用半夏天麻白术汤治之。组成：半夏 10g，天麻 6g，白术 6g，陈皮 6g，茯苓 6g，甘草 3g，蔓荆子 6g，生姜 8g，大枣 3 枚。

（9）利水平冲法：心属火，上居于胸，能行阳令而制阴于下。若心阳不足，坐镇无权，不能降伏下阴，则使寒水上泛，而发为水气上冲。脾气之虚，不能制水于下，水无所制，也易上冲而为患。肾主水而有主宰水气的作用，如肾阳不足，气化无权，不能主水于下，则亦可导致水气上冲。刘老认为：水气上冲的证候，可表现为"奔豚"证，即患者自觉有气从少腹上冲至咽喉，并可有腹胀，胸闷心慌，咽喉憋闷感，短气，濒死感等，气下行则诸症皆除。亦可表现为心下逆满，气上冲胸，头目眩晕等。"逆"即水寒之气上逆，"满"即心下（胃脘）痞满，水气上冲，邪干心肺，则出现胸闷、咳嗽、喘息、心悸；上冲至咽喉，则咽喉不利，憋闷异常；上干清窍，则头痛、眩晕、耳鸣耳聋，鼻不闻香臭等。治宜温阳利水平冲，刘老以"苓桂剂"代表方苓桂术甘汤治之。本方桂枝配甘草以补心阳；桂枝配茯苓则利水、通阳、下气；茯苓配白术则利水消饮；茯苓配甘草则扶虚宁心；甘草配白术则有崇土制水、扶正祛邪之美。药只四味，变化万端，相须相使，以尽治疗之长。

（10）活血化瘀法：若头部外伤，瘀血内阻，或头痛日久，痛久入络，致瘀血内阻脑脉，故头痛剧烈，经久不愈，痛处固定不移，痛如锥刺，舌有瘀斑，脉细涩者，治宜活血化瘀，行气止痛，刘老常用通窍活血汤加减：桃仁9g，红花9g，川芎3g，赤芍3g，老葱30g，当归尾5g，牛膝9g，丹参12g，地龙9g。本方是由补阳还五汤去黄芪，加丹参、牛膝、老葱而成。

（11）益气养血法：盖脾为后天之本，脾虚则生化之源不足，气血亏虚，中气不足，清阳不升，清窍失养，故头痛隐隐，时发时止，伴见：倦怠乏力，气短懒言，口淡乏味，舌淡红苔薄白，脉大无力等，治宜补中益气升清，刘老常用补中益气汤加味：黄芪15g，党参15g，当归10g，白术10g，炙甘草15g，陈皮6g，升麻6g，柴胡12g，川芎10g，蔓荆子10g，菊花10g，少加细辛2g，姜9g，枣6枚为药引。刘老指出：本方证的辨证要点是"起疼卧安"，即起床活动时疼痛发作或加重；卧睡时，疼痛较轻或消失。

（12）补肾填精法：肾主藏精生髓，脑为髓之海，肾虚则精髓不足，髓海空虚，故头痛而空，伴见：眩晕耳鸣，健忘，腰膝酸软，遗精带下，神疲乏力，舌淡苔薄，脉沉细无力。治宜补肾填精，刘老常用大补元煎治之。组成：熟地黄15g，山药15g，山萸肉15g，枸杞子15g，当归15g，杜仲15g，菟丝子12g，党参20g，炙甘草6g。方中熟地黄、山药、枸杞子、山萸肉补肾填精；人参、当归、炙甘草益气养血；杜仲益肾壮腰，诸药合用，共奏其功。

4. 张炳厚多年来精心研究，反复验证，揣摩出一套以川芎茶调散（以下简称茶调散）类方治疗各种头痛的方法。川芎茶调散出自宋代太医局的《太平惠民和剂局方》，由川芎、荆芥、防风、羌活、细辛、白芷、薄荷、甘草共为细末，成散剂，每服6g，日2次，清茶调下。近代多作汤剂。主要功用为疏散风邪，升清泄热。适用于风邪上犯的寒热头痛。现将类方治疗头痛分述于下：

（1）祛风散寒茶调散，主治风寒头痛。主症：头痛时作，痛连项背，恶风畏寒，舌苔薄白，脉浮。方剂组成：葛根合茶调散全方。

（2）清热茶调散，主治风热头痛。主症：头痛且胀，甚则如裂，发热恶风，面红目赤，口渴欲饮，尿赤便秘，舌苔黄，脉浮数。方剂组成：桑叶、菊花、生石膏合茶调散全方。

（3）祛风胜湿茶调散，主治风湿头痛。主症：头痛如裹，肢体困重，尿少便溏，舌苔白腻，脉濡。方剂组成：薏苡仁、茯苓、葛根合茶调散全方。

（4）益气茶调散，主治气虚头痛。主症：头痛且晕，短气心悸，神疲乏力，舌苔薄白，脉沉弱。方药组成：人参、黄芪合茶调散全方。

（5）补血茶调散，主治血虚头痛。主症：头痛且晕，心悸不宁，失眠多梦，面色㿠白，舌质淡，苔薄白，脉沉细。方剂组成：白芍、当归等补血药合茶调散全方。

（6）滋肾茶调散，主治肾虚头痛。主症：头痛且空，多兼眩晕，腰酸腿软，神疲乏力，耳鸣失眠，遗精带下，舌红少苔，脉沉细。方剂组成：熟地黄等滋肾阴药合茶调散全方。如兼见形寒肢冷，尿清，脉迟，为肾阳虚头痛，可在上方基础上加附子、肉桂等温阳药。

（7）益气养阴茶调散，主治中气虚弱、肾阴亏虚头痛。主症：头痛眩晕，腰酸腿软，失眠多梦，神疲短气，舌质淡，苔薄白，脉细弱。方剂组成：党参、熟地黄等合茶调散全方。

（8）理气茶调散，主治气滞头痛。主症：头痛晕胀，情志不遂则加重，两胁胀痛，寒热往来，舌苔薄白，脉弦细。方剂组成：白芍、当归、柴胡、香附等合茶调散全方。

（9）化痰茶调散，主治痰浊头痛。主症：头痛昏蒙，胸脘满闷，呕恶痰涎，头皮麻木，舌苔白腻，脉滑或弦滑。方剂组成：天麻、茯苓等合茶调散全方。

（10）活血化瘀茶调散，主治瘀血头痛。主症：头痛经久不愈，痛有定处，刺痛或木痛，舌质暗或有瘀斑，脉沉涩。方剂组成：桃仁、红花等合茶调散全方。

【验案精选】

殷某，男，32岁，1976年7月10日初诊。

主诉：头痛3年。

3年前开始得头痛病，左侧尤甚。初起痛微，病呈阵发。最近一年发作频繁，尤以春夏为剧。此次发作已历两个月有余，痛势不减，剧烈时感抽掣，并伴恶心，饮食乏味，口苦，二便正常，舌质红，苔根黄腻，脉象弦细。西医检查：颅神经及眼底正常，无运动感觉阻碍，反射正常，无锥体束征；颅脑检查比例（1格为2cm），右侧颞部检查，中线波3.8格，出波7格；左侧颞部检查，中线波3.8格，出波7格。结论为中线波未见明显偏移。诊断：血管性头痛。屡经中西医治疗效果不显。证属瘀血头痛，久痛不止。治宜通窍活血化瘀。处方：当归10g，赤芍6g，川芎10g，桃仁6g，红花6g，生姜10g（切碎）、葱白6g（切碎）。煎法：上药用黄酒250g浸泡，煎至一酒杯，取药汁去渣，用麝香0.15g（绢布包）入药汁，再煎二三沸，取出麝香（此包麝香可作3剂药用），温服。服法：每天服药1剂，连服3天，停3天；再连服3天，再停3天。如此循环，共进12剂。

二诊：1976年8月10日。服上药12剂，头痛诸症均消。随访5年余，未见复发。

按： 清代名医王清任认为，凡头痛用他方久治无效者，服通窍活血汤有效。本案头痛三载，服用方药甚多，但均无疗效，故以王氏通窍活血汤化裁为治，药以赤芍、川芎、当归、桃仁、红花活血消瘀；生姜、葱白辛温通阳；再入麝香、黄酒辛温透窍，通络行瘀引药上行，直至颠顶。故进药仅12剂，3年沉病即告痊愈。将王氏的通窍活血汤变通化裁，治疗血管性头痛、损伤性头痛以及久治无效的偏正头风头痛，曾屡获良效。但在使用该方时，一定要取黄酒之温通，麝香之辛窜，方能使其温通经络而直达病痛所在。否则，疗效仍然是不够理想的。（董建华医案）

吴勉华，王新月.中医内科学.3版.北京：中国中医药出版社，2012.

四、眩晕

眩即眼花或眼前发黑，晕是指头晕，感觉自身或外界景物旋转，两者常兼见，故统称为"眩晕"。轻者闭目可止,重者如坐车船,旋转不定,不能站立,或伴有恶心、呕吐、汗出,甚则仆倒等症状。

【病因病机】

眩晕的病因主要有外邪、情志、饮食、体质、年龄、作息、外伤等方面,其病机不外虚实两端。虚者为气、血、精不足,髓海失养;实者为风、火、痰、瘀扰乱,清窍失宁。本病的病位在于脑窍,其病变脏腑与肝、脾、肾三脏相关。肝乃风木之脏,其性主动主升,若年高肾精亏虚,水不涵木,阴不维阳,阳亢于上,或气火暴升,上扰头目,则发为眩晕。脾为后天之本,气血生化之源,若脾胃虚弱,气血亏虚,清窍失养,或饮食不节,脾失健运,痰浊中阻,或风阳夹痰,上扰清空,均可发为眩晕。肾主骨生髓,脑为髓海,肾精亏虚,髓海失充,亦可发为眩晕。(图5-14)

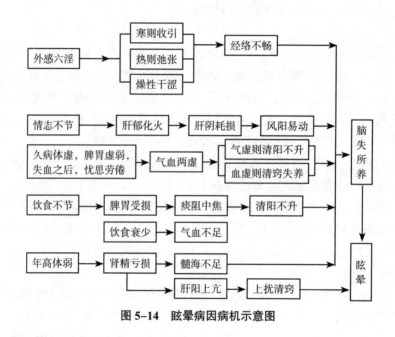

图 5-14　眩晕病因病机示意图

【诊断与鉴别诊断】

(一)诊断

1.头晕目眩,视物旋转,轻者闭目即止,重者如坐车船,甚则仆倒。
2.严重者可伴有头痛、项强、恶心呕吐、眼球震颤、耳鸣耳聋、汗出、面色苍白等表现。

(二)鉴别诊断

1.眩晕与厥证鉴别　见表5-44。

表 5-44　眩晕与厥证鉴别

病名	病因	病机	主症
眩晕	外邪、情志、饮食、体质、年龄、作息、外伤	气、血、精不足，髓海失养，风、火、痰、瘀扰乱，清窍失宁	头晕目眩，视物旋转，无昏迷不省人事表现
厥证	素体亏虚或素体气盛，因情志内伤、久病体虚、亡血失津、饮食不节等因素诱发	气机突然逆乱，升降乖戾，气血阴阳不相顺接	突然昏仆，不省人事，四肢厥冷，短时间内苏醒，醒后无后遗症

2. 眩晕与中风鉴别　见表 5-45。

表 5-45　眩晕与中风鉴别

病名	病因	病机	主症
眩晕	外邪、情志、饮食、体质、年龄、作息、外伤	气、血、精不足，髓海失养，风、火、痰、瘀扰乱，清窍失宁	头晕目眩，视物旋转，重者可仆倒，无不省人事表现
中风	气血亏虚，心、肝、肾三脏失调，复因劳逸失度、内伤积损、情志不遂、饮酒饱食或外邪侵袭等触发	机体阴阳失调，气血运行受阻，肌肤筋脉失于濡养；或阴亏于下，肝阳偏亢，阳化风动，血随气逆，夹痰夹火，横窜经遂，蒙蔽清窍	猝然昏仆，不省人事，伴有口舌歪斜，半身不遂，失语

【辨证论治】

　　眩晕病应首辨相关脏腑，病在脑窍，但与肝、脾、肾三脏功能失调密切相关。其次辨虚实，虚则责之于精血不足或气血亏虚，实则由痰湿瘀血或肝阳化风所致。治疗原则是补虚泻实，调整阴阳。虚者当补益气血，滋养肝肾，填精生髓；实者当潜阳息风，清肝泻火，化痰行瘀。（表 5-46）

表 5-46　眩晕辨证论治

证型	证候表现	治法	方剂	常用药物
肝阳上亢证	眩晕，耳鸣，头目胀痛，口苦，失眠多梦，遇烦劳郁怒而加重，甚则仆倒，颜面潮红，急躁易怒，肢麻震颤，舌红苔黄，脉弦或数	平肝潜阳，清火息风	天麻钩藤饮（《杂病证治新义》）	天麻、石决明、钩藤、牛膝、杜仲、桑寄生、黄芩、山栀、益母草、朱茯神、夜交藤
痰湿中阻证	眩晕，头重昏蒙，或伴视物旋转，胸闷恶心，呕吐痰涎，食少多寐，舌苔白腻，脉濡滑	化痰祛湿，健脾和胃	半夏白术天麻汤（《医学心悟》）	半夏、陈皮、白术、茯苓、天麻、甘草、生姜、大枣
瘀血阻窍证	眩晕，头痛，兼见健忘，失眠，心悸，精神不振，耳鸣耳聋，面唇紫暗，舌暗有瘀斑，脉涩或细涩	祛瘀生新，活血通窍	通窍活血汤（《医林改错》）	赤芍、川芎、桃仁、红花、麝香、老葱、鲜姜、大枣、酒

续表

证型	证候表现	治法	方剂	常用药物
气血亏虚证	眩晕动则加剧，劳累即发，面色白，神疲乏力，倦怠懒言，唇甲不华，发色不泽，心悸少寐，纳少腹胀，舌淡苔薄白，脉细弱	补益气血，调养心脾	归脾汤（《济生方》）	人参、黄芪、白术、茯神、龙眼肉、酸枣仁、当归、木香、生姜、大枣、远志
肾精不足证	眩晕日久不愈，精神萎靡，腰酸膝软，少寐多梦，健忘，两目干涩，视力减退；或遗精滑泄，耳鸣齿摇；或颧红咽干，五心烦热，舌红少苔，脉细数；或面色白，形寒肢冷，舌淡嫩，苔白，脉弱尺甚	滋养肝肾，益精填髓	左归丸（《景岳全书》）	熟地黄、山药、山茱萸、菟丝子、枸杞子、川牛膝、鹿角胶、龟板胶

【名医学术思想及临证经验】

孔伯华认为眩晕多由恣食肥甘厚味，或郁怒过劳，饮食不节，致伤脾胃，中气反虚，脾为湿困，聚湿成痰，蒙蔽清窍而发，加之肝家气郁、痰热上犯，其方多用桑寄生，桑寄生性味苦、甘、平，入肝、肾经，具有补肝肾、祛风湿之功效，眩晕证用之可以平降气血，豁痰息风，渗化湿浊，一举而三得。医案曾载孔老治疗一肝热上犯头部所致眩晕，桑寄生用量可至八钱。

孔老治疗眩晕共 70 方，其中 44 方用到桑寄生。

路志正认为眩晕多责之脾胃，痰浊阻滞，清阳不升；湿热中阻，上蒙清窍；脾虚湿盛，清窍失养；脾阳不足，寒饮上泛为其主要病机，治疗强调"持中央、运四旁"，治疗眩晕的特色经验归纳为"首重脾胃，燮理升降；抑木扶土，两和柔刚；因时制宜，毋伐天和；谨察标本，攻补有方"四个方面。以脾胃为中心论治眩晕，在辨证论治的基础上，广泛结合气机升降、五行生克、因时制宜、标本虚实等传统理论，认为病机关键在于"升降失常"。盖病本于虚，阴虚则阳亢，化风、生火、夹痰，上扰于清空，是为升之太过、降之不及；若阳气虚衰，鼓动无力，则五脏精华之血、六腑清阳之气不能上荣，是为升之不及、降之太过。故以"升降"二字，可统赅病机之核心。路老临证常权衡升降何者太过、何过不及，太过者抑之、不及者扶之，燮理升降，以归于衡。因时制宜，选取相应药物，以解除气候因素所兼夹的邪气。

周绍华认为风、火、痰、瘀上扰清空或精亏血少，清窍失养为眩晕基本病机。治疗眩晕遵《内经》，临证经方与时方有机结合，将眩晕分为六大证型，即肝血不足、肝阳上亢，肝肾阴虚，中气不足，肝火上炎，痰浊上蒙，阳虚水泛，治疗遵循发时治标，平时固本，辨证精确。对于肝血不足，肝阳上亢型患者采取平肝潜阳，滋养肝肾治则，方用天麻钩藤饮，认为该型患者情绪易怒，耗伤肝血，肝阴不足，阳亢无制，妄自升动，出现眩晕欲仆、肢麻震颤、筋惕肉瞤等。故单用天麻钩藤饮平肝潜阳有余，滋养肝血不足，配合选用四物汤。

　　许心如认为，痰浊中阻与气血亏虚均能导致气血运行不畅，瘀血阻络，脑失所养；情志不畅，肝郁化火，挟风上扰神明，发为眩晕。现代人素喜肥甘，少于劳作，兼以肝郁不舒者多见，所犯眩晕多有痰扰而眩、气逆头晕，故无论补虚泻实，均应以化痰降逆为主要治法，痰去则清窍得解，逆降则浊去清复。应引起重视的是，气逆虽在表象上类似实证，可见面红耳赤、烦躁不爽等症，但其本质是下虚而无根之气上浮，因此除应在上镇其冲逆，还要在下益气固本、引气下行。在治疗上"当以治虚"为主。据此，对于痰浊中阻引起的眩晕，选用具有降逆化痰、益气和胃功效的旋覆代赭汤为主方加减，疗效显著。

　　许彭龄认为眩晕多为虚证，以下焦虚为主。肾为先天之本，若先天肾精亏虚，或年老肾亏，或因房劳过度，导致肾精不足，或因久病伤及肾，肾亏髓不得生，脑为髓海，髓海不足，上下俱虚，发生眩晕。肝为木藏，肾水不足，肝失滋养，导致肝阴不足、阳失所制、肝阳上亢，则为眩晕。因此眩晕病位在脑，肝肾阴不足、肝阳上亢为其发病的病机之一，进一步发展则阴竭于下、阳亢于上，而发厥脱之证。在治疗肝阳上亢型眩晕时，采用滋养肝肾、平肝潜阳之法，临证以自拟生石决槐菊方治疗，处方用药包括生石决明、槐米、杭菊花、牛膝、熟地黄、丹参，获得较好的疗效。

【验案精选】

　　某男，46 岁，2011 年 6 月 4 日初诊。

　　患者以头晕 6 年就诊，诉易疲劳，心烦易怒，生气后头晕、头胀痛、左半身麻木、言语謇涩等症状明显，平时感胸闷、气短，胃纳可，二便正常。形体适中，面色黧黑，口唇紫暗有瘀斑。舌暗，尖红，苔薄黄，脉虚弦而滑，按之无力。

　　中医诊断：眩晕（肝经风火上僭、痰浊瘀血阻滞）。治法：清火平肝，化痰通络，佐以滋补肝肾。处方：钩藤 15g（后下），菊花 12g，金蝉花 12g，天麻 12g，竹半夏 12g，僵蚕 10g，夏枯草 10g，莲子心 8g，炒蒺藜 12g，葛根 15g，寄生 15g，炒杜仲 12g，制首乌 12g，豨莶草 20g，川牛膝、怀牛膝各 15g，珍珠母 30g（先煎），生姜 1 片为引。水煎服，21 剂。另加服牛黄清心丸，每次 1 丸，1 天 2 次。

　　二诊：2011 年 7 月 6 日。患者服药后头晕、头胀痛大减，心烦减少，左半身麻木略有好转，语言仍欠流利，其脉较前按之略感有力。风火渐息，经络仍欠通，肝肾亦不足，法当攻补兼顾。处方：钩藤 15g（后下），金蝉花 10g，天麻 12g，竹半夏 12g，僵蚕 10g，地龙 10g，炒蒺藜 12g，葛根 15g，寄生 15g，炒杜仲 12g，制首乌 12g，豨莶草 20g，川牛膝、怀牛膝各 15g，生地黄 15g，石斛 12g，女贞子 15g，竹沥汁 30mL，生姜汁 10mL，兑冲服。水煎服，21 剂。牛黄清心丸继服。

　　三诊：2011 年 8 月 20 日。患者按上方服用至今，头晕已不明显，心情较平静，胸闷气短明显减轻，麻木消失大半，语言较前流利，舌暗苔薄，脉虚象已杳，沉取较前有力。标象渐退，本虚已呈，治宜扶正为主，佐以化痰通络清热，以地黄饮子加减调理。

　　按：本案体现了治病根据标本虚实而进退，既标本兼顾又分清主次，攻补有方。首诊因其标象突出，故治标为主、扶正为次；二诊风火渐息而未清、经络不通，故攻补各半、攻略大于补；三诊后邪气渐衰而正气不足，故以补为主、以攻为辅。

杨利，路洁，路喜善，等.路志正教授治疗眩晕经验撷英.世界中西医结合杂志，2012，7（12）：1018-1021.

五、中风

中风是以猝然昏仆，不省人事，半身不遂，口舌喝斜，言语不利为主症的一类疾病，病轻者可无昏仆而仅见口舌喝斜或伴及半身不遂等症状。

【病因病机】

本病多因气血亏虚，心、肝、肾三脏失调，复因劳逸失度、内伤积损、情志不遂、饮酒饱食或外邪侵袭等触发，导致机体阴阳失调，气血运行受阻，肌肤筋脉失于濡养；或阴亏于下，肝阳偏亢，阳化风动，血随气逆，肝阳暴张，夹痰夹火，横窜经遂，蒙蔽清窍，而成上实下虚，阴阳互不维系的危重证候。

中风之发生，病机虽较复杂，但归纳起来不外虚（阴虚、气虚）、火（肝火、心火）、风（肝风、外风）、痰（风痰、湿痰）、气（气逆）、血（血瘀）六端，其中以肝肾阴虚或气血亏虚为其根本。此六端在一定条件下，相互影响，相互作用，而突然发病。（图 5-15）

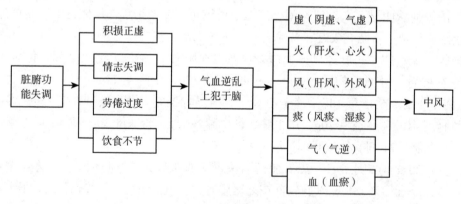

图 5-15　中风病因病机示意图

【临床表现】

猝然昏仆，不省人事，半身不遂，口舌喝斜是其主症，病轻者可无昏仆而仅见口舌喝斜及半身不遂等症状。

【诊断与鉴别诊断】

(一) 诊断依据

1. 猝然昏仆，不省人事，半身不遂，口舌㖞斜是其主症，病轻者可无昏仆而仅见口舌㖞斜及半身不遂等症状。

2. 平素即有心烦易怒、眩晕、头痛、心悸，或有长期烦劳过度、精神紧张、嗜食甘肥醇酒、形体肥胖等。每因暴怒、暴喜、过劳、排便用力、暴饮暴食、不慎跌仆等诱发。

3. 发病前多有头晕、头痛、肢体一侧麻木等先兆症状。

4. 多急性起病，好发于40岁以上人群。

(二) 鉴别诊断

1. 中风与痫证鉴别　见表 5-47。

表 5-47　中风与痫证鉴别

病名	症状
中风	猝然昏仆，不省人事，半身不遂，口舌㖞斜，言语不利
痫证	反复发作，发作时口中有叫吼声，口吐涎沫，四肢抽搐，鼻鼾，昏迷时间一般为几分钟至一两小时，可自行苏醒，苏醒后无任何后遗症。病多起自幼年

2. 中风与厥证鉴别　见表 5-48。

表 5-48　中风与厥证鉴别

病名	症状
中风	猝然昏仆，不省人事，半身不遂，口舌㖞斜，言语不利
厥证	亦可突然昏仆，重者神志不清，但为时较短，一般半天至一天，昏迷或醒后无半身不遂和口舌㖞斜等症，但血厥之实证亦有发展成中风的可能

3. 中风与痉证鉴别　见表 5-49。

表 5-49　中风与痉证鉴别

病名	主症	神昏	抽搐
中风	猝然昏仆，不省人事，半身不遂，口舌㖞斜，言语不利	中风患者多在起病时即有神昏，而后可以出现抽搐	中风患者可有抽搐，但时间短
痉证	以四肢抽搐、项背强直甚至角弓反张为主症，痉证患者无半身不遂、口舌㖞斜等症状	发病时也可伴神昏，但痉证患者之神昏多在抽搐之后	痉证患者抽搐时间长

4. 中风与口僻鉴别　见表 5-50。

表 5-50　中风与口僻鉴别

病名	主症	病机
中风	猝然昏仆，不省人事，半身不遂，口舌喎斜，言语不利	多由于气血逆乱，使风、火、痰、瘀痹阻脑脉或血溢脑脉之外
口僻	口眼歪斜，常伴口角流涎，耳后疼痛，而无半身不遂或神志障碍等表现	多因正气不足，风邪入于脉络，气血痹阻所致

【辨证论治】

中风病需辨病期、辨中经络与中脏腑、中脏腑辨闭证与脱证、辨病势顺逆（表5-51～表5-55）。

表 5-51　辨病期

急性期	发病后 2 周内，中脏腑可至 1 个月
恢复期	恢复期是指发病 2 周后或 1 个月至半年
后遗症期	后遗症期指发病半年以上

表 5-52　中经络与中脏腑

急性期	神志异常
中经络	无
中脏腑	神志昏蒙

表 5-53　中脏腑辨闭证与脱证

病名	症状	病性
闭证	乃邪闭于内，表现为突然昏仆，不省人事，牙关紧闭，口噤不开，两手握固或拘急，肢体强痉，大小便秘等	常见于中风骤起，病性以实为主
脱证	乃阳气外脱，可表现为目合口开，面色苍白，气息低微，鼻鼾息微，手撒肢软，大小便自遗，汗出肢冷，脉细微欲绝等	多由闭证恶化转变而成，病性以虚为主，病势危急，预后凶险

表 5-54　辨病势顺逆

顺证	若先中脏腑，神志逐渐转清，半身不遂未再加重或有恢复者，病由中脏腑向中经络转化，病势为顺，预后多好。若属中脏腑的重病，如神昏偏瘫症状在急性期减轻，仍属顺证
逆证	如见呃逆频频，或突然神昏，四肢抽搐不已，或背腹骤然灼热而四肢发凉甚至手足厥逆，或见戴阳证及呕血证，均属病势逆转

表 5-55 中风辨证论治

证型		证候表现	证机概要	方剂	常用药物
急性期中经络	风痰瘀阻证	头晕，头痛，手足麻木，突然发生口舌㖞斜，口角流涎，舌强言謇，半身不遂，或手足拘挛，舌苔薄白或紫暗，或有瘀斑，脉弦涩或小滑	风痰上扰，肝阳化风，痹阻经脉	半夏白术天麻汤（《医学心悟》）合桃仁红花煎（《陈素庵妇科补解》）加减	半夏白术天麻汤：半夏、白术、天麻、橘红、茯苓、甘草、生姜、大枣 桃仁红花煎：红花、当归、桃仁、香附、延胡索、赤芍、川芎、乳香、丹参、青皮、生地黄
	风阳上扰证	常感眩晕头痛，耳鸣面赤，腰腿酸软，突然发生口舌㖞斜，语言謇涩，半身不遂，苔薄黄，舌质红，脉弦细数或弦滑	肝肾阴虚，痰热内蕴，风阳上扰，经脉痹阻	镇肝息风汤（《医学衷中参西录》）或天麻钩藤饮（《中医内科杂病证治新义》）加减	镇肝息风汤：怀牛膝、生赭石、生龙骨、生牡蛎、生龟板、生白芍、玄参、天冬、川楝子、生麦芽、茵陈、甘草 天麻钩藤饮：天麻、钩藤、生石决明、牛膝、桑寄生、杜仲、山栀、黄芩、益母草、朱茯神、夜交藤
急性期中脏腑	阳闭	突然昏仆，不省人事，牙关紧闭，口噤不开，两手握固，肢体偏瘫，拘急，抽搐，兼见面红气粗，躁动不安，舌红苔黄，脉弦滑有力	肝阳暴张，气血上逆，痰火壅盛，清窍被扰	先服（或用鼻饲法）至宝丹（《太平惠民和剂局方》）或安宫牛黄丸（《温病条辨》），并用羚角钩藤汤（《通俗伤寒论》）加减	至宝丹：犀角、玳瑁、琥珀、朱砂、雄黄、龙脑、麝香、牛黄、安息香、银箔、金箔 安宫牛黄丸：牛黄、郁金、犀角、黄连、朱砂、冰片、珍珠、山栀、雄黄、黄芩、麝香、金箔 羚角钩藤汤：羚羊角、霜桑叶、川贝、鲜生地、钩藤、菊花、生白芍、生甘草、淡竹茹、茯神木
	阴闭	口噤不开，两手握固，肢体偏瘫，拘急，抽搐，兼见面白唇紫或黯，四肢不温，静而不烦，舌质暗淡，苔白腻滑，脉沉滑	痰浊偏盛，风痰上扰，内闭心神	急用苏合香丸（《太平惠民和剂局方》）温开水化开灌服（或用鼻饲法），并用涤痰汤（《济生方》）加减	苏合香丸：白术、青木香、犀角、香附、朱砂、诃子、檀香、安息香、沉香、麝香、丁香、荜茇、苏合香油、熏陆香、冰片 涤痰汤：制半夏、制南星、橘红、枳实、茯苓、人参、石菖蒲、竹茹、甘草、生姜
	脱证	突然昏仆，不省人事，面色苍白，目合口开，鼻鼾息微，手撒遗尿，汗出肢冷，舌萎缩，脉沉细微欲绝或浮大无根	元气衰微，精去神脱，阴竭阳亡	立即用大剂参附汤（《济生续方》，录自《医方类聚》）合生脉散（《医学启源》）加味	参附汤：人参、熟附子、生姜、大枣 生脉散：人参、麦冬、五味子
恢复期及后遗症期	痰瘀阻络证	口舌㖞斜，舌强语謇或失语，半身不遂，肢体麻木，舌紫暗或有瘀斑，苔滑腻，脉弦滑或涩	痰瘀互结，脉络痹阻	温胆汤（《三因极一病证方论》）合四物汤（《太平惠民和剂局方》）加减	温胆汤：半夏、陈皮、茯苓、炙甘草、竹茹、枳实、生姜、大枣 四物汤：当归、白芍药、川芎、熟地黄
	气虚血瘀证	偏枯不用，肢软无力，面色萎黄，舌质淡紫或有瘀斑，苔薄白，脉细涩或细弱	气虚血滞，脉络瘀阻	补阳还五汤（《医林改错》）加减	补阳还五汤：黄芪、当归尾、赤芍、地龙、川芎、红花、桃仁

续表

证型	证候表现	证机概要	方剂	常用药物
肝肾亏虚证	半身不遂，患肢僵硬拘挛变形，舌强不语，或偏瘫，肢体肌肉萎缩，舌红脉细，或舌淡红，脉沉细	肝肾亏虚，阴血不足，筋脉失养	左归丸（《景岳全书》）合地黄饮子（《宣明论方》）加减	左归丸：熟地黄、山药、山茱萸、菟丝子、枸杞子、川牛膝、鹿角胶、龟板胶 地黄饮子：熟干地黄、巴戟天、山茱萸、石斛、肉苁蓉、五味子、官桂、白茯苓、麦门冬、炮附子、菖蒲、远志、生姜、大枣、薄荷

【名医学术思想及临证经验】

高利多年临床经验认为，脑中风病因、病机多以痰邪为主。痰之成因，首先应为肺、脾、肾三脏功能失调，而三脏之中脾胃常因感受外寒、贪食生冷、饥饱劳碌等最易受损而失其中焦枢纽之职，致水液代谢紊乱。水聚成湿，湿聚成痰，脉道瘀阻，气机不畅，痰气互结，使血液流变性升高，血中各相关指标异常或血管内斑块形成，血行受阻而发此病。这也可能是多数脑中风患者食欲不振和排便障碍的主要病机。急性重症脑中风患者出现的急性胃黏膜损伤合并消化道出血或呃逆的成因亦可能与之有重要关系。高教授认为，多数中风病较重患者急性期除了神经系统症状、体征外，大都表现有口臭、喜饮、大便干燥等现象，诸多现象均显现出脑中风急性期有火热表现，经用痰火方治疗后，症状、体征、舌象及相应指标均有所缓和。说明脑中风各证型在急性期均以痰热为主，这与现代医学对脑中风急性期以炎性细胞浸润为主的病理表现一致，是一种病理变化的两种表现形式，显示出湿热之邪在脑中风急性期的生理病理过程中的主导地位。高利教授治疗中风病的学术特点还体现在：①中药注射液临床辨证使用，高教授认为应用中药注射剂不能仅依据药物的药理研究而摒弃中药原有的寒热温凉属性，应用中药注射剂也应像应用中药一样辨证使用，这样才能更好地发挥中药注射剂的优势，并降低其不良反应的发生率；②重视舌诊，高利教授通过长期的临床观察发现，脑血管病不同患者不同时期舌象有着不同的变化。复习中医理论有"诸内必行于诸外"；"舌内通五脏，外系经络，有病与否，均可与舌诀之；有病，则舌必见苔。病藏于中，苔显于外，确凿可凭，毫厘不爽。医家把握，首赖乎此，是不可以不辨"之论述。体会到人体脏腑、气血、津液的虚实，疾病的深浅轻重变化都能客观地反映于舌苔，舌苔随着正邪消长呈现相应的动态变化客观规律，由此进一步肯定了临床舌诊的重要性。现代医学研究亦非常重视舌苔与疾病的关系，并认为其可反映疾病的轻重和进退，其变化对某些疾病的诊断有一定的意义。

王焕禄认为，中风后遗症的发生发展与肝、肾、心、脾的功能失调有密切的关系，其致病因素多为虚、瘀、痰，其病因病理为气虚血瘀，痰湿阻络，肝肾不足。此病属于本虚（肝肾不足，气血衰少）标实（痰湿阻络，气血瘀滞），虚实夹杂之证。"年四十而阴气自半，起居衰矣"，人们在年老体弱或久病气血亏损时，可因气虚运血无力，血流不畅，脑脉瘀滞不通而引发中风，或因阴血亏虚，阴不制阳，内风动越，携痰浊、瘀血上扰清窍而突发中风。《景岳全书·非风》中说："卒倒多由昏愦，本皆内伤积损颓败而然。"因此，在治疗中风时应将扶正祛邪、攻补兼施作为指导思想，将益气活血、化痰通络、调补肝肾作为治疗原则。人的脑髓是由肾之精气所化生的。肾之精气亏虚，精不生髓，髓虚不能充脑，脑髓空虚，就可导致脑功能失调或减退，进而导致思维和语言障碍、感觉异常、肢体瘫痪、口眼㖞斜、偏身麻木、眩晕耳鸣等一系列中风的症状及体征。制首乌、熟地黄和鹿茸具有补肾阳、益精血、益精填髓、通经行络、益髓养脑的功效，龟甲、天冬具有补肝肾阴虚、滋阴潜阳、养血补心的功效，可改善因脑功能失调或减退所致的上述症状。在人体内，气盛则生血充足，气虚则可使血的化生受阻，甚至可引起血虚。肉桂、肉苁蓉、赤芍诸药具有活血通经、通脉行气、益气养血的功效，能够促进血的化生。人若出现气血亏虚，心、肝、肾三脏阴阳失调的情况，其气血的运行就会受阻，从而导致瘀血风痰阻络之证。地龙、全蝎、水蛭具有软坚散结、破血逐瘀、通络止痛、消除硬化斑块、抑制血管壁脂质的沉积、增加血管弹性、降低血黏度、抑制血栓形成的功效，能够有效地促进气血的运行。茯苓、山楂具有健胃护胃的功效，可使气血生化有源。炙甘草具有补脾和胃、调和诸药、降低虫类药物对胃部不良刺激的功效。上述诸药共用，可取得培补肾中元阴元阳、通络息风、益肾镇精及活血的功效，从而可使虚损得补，元气得复，痰瘀得除，经络得通，气血得畅，半身不遂、口眼㖞斜、语言不清诸症悉除，大脑功能得以恢复。

　　方和谦认为，中风昏迷，应当首辨"闭"与"脱"。闭证宜开，脱证宜固。此常证常法，兹不赘述。临床又有"闭"与"脱"俱见者，每由闭证不开，正气不支所致。治之则应闭脱两顾，而施以开固并行之法。我尝治多例昏迷不醒、汗多遗尿之闭脱并见患者，用参芪保元汤送服安宫牛黄丸，而转危为安。中风偏瘫，古有"左气右血"之说，而临证验之，并不确切。缘血随气行，气为血帅，血之所至，气亦并焉。故中风昏迷，一旦苏醒，或未经昏迷，初即偏瘫者，治之总宜气血两顾，疏通经络，俟气血通行，经脉流畅，而瘫痪之体，易于康复。至于用方遣药，则应首先审脉，中风病"弦"为主脉，若弦劲有力，当选滋潜育阴通络之剂，常用石决明、桑寄生、桑枝、石斛、钩藤、赤芍、白芍、白蒺藜、天麻、木瓜、牛膝、鸡血藤等；若脉见虚弦，则还应注意培本，因肝主筋，肾主骨，故培本则以补益肝肾为主，药用生地黄、熟地黄、黄精、何首乌、枸杞子、山萸肉等，仿河间地黄饮子加减。中风病弦为本脉，而要之以弦而兼缓，为脉证相应之顺脉，若但弦无缓，或沉弦细涩，或急大数疾，则均为病情严重之逆脉，非邪气旺盛，即正气虚衰，每成遗患沉病。

【验案精选】

李某，女，65岁。2004年7月20日初诊。

主诉：突发语言不利2周。

初诊：患者2周前突发语言不利，到我院就诊，被诊断为：再发脑梗死。经西医治疗好转。刻下语言不利，左上肢、右下肢运动不利，喝水发呛，大便5日未行；舌质淡红，苔薄腻；脉沉弦。诊为：中风病中经络（脑梗死）；风痰阻络证；消渴病。治以通络化痰。方药如下：天麻10g，陈皮10g，石斛10g，竹茹10g，钩藤12g，莲子心5g，菖蒲6g，白僵蚕3g，薄荷5g（后下），桑枝15g，麦冬10g，丝瓜络6g，火麻仁10g。6剂，水煎服，日1剂。

复诊：服药6剂后，现语言不利，左上肢、右下肢运动不利，饮食发呛，大便难；舌质淡红，苔薄腻；脉沉弦。前方有效，效不更方，继续通络化痰。前方加生薏苡仁15g。10剂，水煎服，日1剂。服3天停1天。

三诊：服药10剂后，现语言不利，左上肢、右下肢运动不利好转，饮食不呛，大便难，舌质淡红，苔薄腻，脉沉弦，前方有效，效不更方，继续前方15剂，水煎服，日1剂。服3天停1天。

按：患者年老体弱，多种疾病缠身，气血虚弱，脉络空虚，内风挟痰横窜脉络而发半身不遂，肢体运动障碍，语言不利；痰阻中焦，传导功能失司，腑气不通而便秘。本案为风痰卒中，病已成而后治之，非一朝一夕所能恢复，只要治疗投的，扶正祛邪，本患病复，需以时日。方老针对病因病机选方用药，方中天麻、钩藤、僵蚕平肝息风止痉；菖蒲、陈皮化湿祛痰；石斛、麦冬养阴；桑枝、瓜络、生薏苡仁通络利关节；莲子心、竹茹清心化痰除烦；火麻仁润肠通便。诸药配合化痰通络使患肢功能有所恢复。（方和谦医案）

吴勉华，王新月.中医内科学.3版.北京：中国中医药出版社，2012.

六、痴呆

痴呆是由髓减脑消或痰瘀痹阻脑络，神机失用而导致的一种神志异常疾病，以呆傻愚笨、智能低下、善忘等为主要临床表现。

【病因病机】

本病的形成以内因为主，多由于年迈体虚、七情内伤、久病耗损等原因导致气血不足、肾精亏耗，脑髓失养，或气滞、痰浊、血瘀痹阻于脑络而成。本病基本病机为髓减脑消，神机失用。与心、肝、脾、肾功能失调相关，尤其与肾虚关系密切。肾精不足或气血亏虚致髓海失充、脑脉失养，亦可由痰瘀实邪痹阻脑络，清窍失养所致。（图5-16）

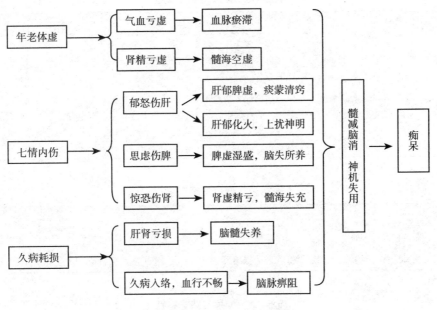

图 5-16　痴呆病因病机示意图

【临床表现】

本病以呆傻愚笨、智能低下、善忘等为主要临床表现。轻者可见神情淡漠，寡言少语，反应迟钝，善忘；重则表现为终日不语，或闭门独居，或口中喃喃，言辞颠倒，行为失常，忽笑忽哭，或不欲饮食，数日不知饥饿等。

【诊断与鉴别诊断】

(一) 诊断要点

1. 以记忆力减弱为主，表现为记忆近事及远事能力减弱，判定认知人物、物品、时间、地点能力减退，计算力和识别空间位置结构的能力减弱，理解别人语言及有条理回答问题的能力障碍等。伴性情孤僻，表情淡漠，语言重复，自私狭隘，顽固固执，或无理由地欣快，易于激动或暴怒，道德伦理缺乏，不知羞耻等。

2. 起病隐匿，发展缓慢，渐进加重，病程一般较长。

3. 患者多为老年人，常有中风、头晕、脑外伤等病史。

(二) 鉴别诊断

痴呆与其他疾病的鉴别见表 5-56 ～表 5-58。

表 5-56　痴呆与郁病鉴别

病名	性质	主症	发病人群
痴呆	是一种慢性疾病过程，病程迁延	以呆傻愚笨为主要特征，其心神失常症状不能自行缓解，伴有明显的智能、人格方面的变化	多见于老年人
虚证	多在精神因素的刺激下呈间歇性发作疾病	以心情抑郁，情绪不宁，胸胁胀闷，急躁易怒，心悸失眠，喉中如有异物等自我感觉异常为主。有自制能力，不会自伤或伤及他人	多发于青中年女性，也可见于老年人，尤其中风过后常易并发郁病

表 5-57　痴呆与癫证鉴别

病名	性质	主症	兼症
痴呆	智能活动性障碍	以神情呆滞、愚笨迟钝为主要临床表现的神志异常疾病	老年人多见
癫证	精神失常性疾患	以沉默寡言、情感淡漠、语无伦次、静而多喜为特征	成年人多见

表 5-58　痴呆与健忘鉴别

病名	主症	记忆力下降表现
痴呆	以呆傻愚笨、智能低下、善忘等为主要临床表现	不知前事或问事不知等
健忘	以记忆力减退、遇事善忘为主症的一种病证	晓其事却易忘，且健忘不伴有智能减退、神情呆钝

【辨证论治】

首辨虚实，虚以精、气、血亏虚为主，实以痰、瘀、火之邪多见；其次明晰脏腑，病位责之于脑与心、肝、肾、脾。（表 5-59～表 5-61）

表 5-59　辨虚实

病名	病机	临床表现
虚证	精、气、血亏虚	神气不足，面色失荣，形体消瘦，言行迟弱为特征
实证	痰、瘀、火之邪	因邪蒙神窍而引起的情志、性格方面或亢奋或抑制的明显改变的相应证候

表 5-60　辨脏腑

脏腑	症状
脑与肾	年老体衰、头晕目眩、记忆认知能力减退、神情呆滞、齿枯发焦、腰膝酸软、步履艰难
脑与肝肾	双目无神、筋惕肉瞤、毛甲无华
脑与脾肾	食少纳呆、气短懒言、口涎外溢、四肢不温、五更泄泻
脑与心肾	失眠多梦、五心烦热

表 5-61　痴呆辨证论治

证型	证候表现	治法	方剂	常用药物
髓海不足证	智能减退，计算力、记忆力、定向力、判断力明显减退，神情呆钝，词不达意，头晕耳鸣，懈惰思卧，齿枯发焦，腰酸骨软，步履艰难，舌瘦色淡，苔薄白，脉沉细弱	补肾填精，益髓养神	七福饮（《景岳全书》）加减	人参、熟地黄、当归、炒白术、炙甘草、酸枣仁、远志、杏仁
脾肾两虚证	表情呆滞，沉默寡言，记忆减退，失认失算，口齿含糊，词不达意，伴腰膝酸软，肌肉萎缩，食少纳呆，气短懒言，口涎外溢，或四肢不温，腹痛喜按，鸡鸣泄泻，舌质淡白，舌体胖大，苔白，或舌红，苔少或无苔，脉沉细弱	补肾健脾，益气生精	还少丹（《医方集解》）加减	熟地黄、枸杞子、山茱萸、肉苁蓉、巴戟天、小茴香、杜仲、牛膝、茯苓、山药、石菖蒲、远志、五味子、楮实子
痰浊蒙窍证	表情呆钝，智力衰退，或哭笑无常，喃喃自语，或终日无语，呆若木鸡，伴不思饮食，脘腹胀痛，痞满不适，口多涎沫，头重如裹，舌质淡，苔白腻，脉滑	健脾化浊，豁痰开窍	洗心汤（《辨证录》）加减	人参、茯神、半夏、陈皮、神曲、甘草、附子、菖蒲、生枣仁
瘀血内阻证	表情迟钝，言语不利，善忘，易惊恐，或思维异常，行为古怪，伴肌肤甲错，口干不欲饮，面色晦暗，舌质暗或有瘀点瘀斑，脉细涩	活血化瘀，开窍健脑	通窍活血汤（《医林改错》）加减	赤芍、川芎、桃仁、红枣、红花、老葱、鲜姜、麝香
心肝火旺证	急躁易怒，善忘，言行颠倒，伴眩晕头痛，面红目赤，心烦失眠，口干咽燥，口臭生疮，尿黄便秘，舌红苔黄，脉弦数	清热泻火，安神定志	黄连解毒汤（《外台秘要》）加减	黄连、黄柏、黄芩、栀子

【名医学术思想及临证经验】

傅仁杰认为老年性痴呆病位在脑，表现在心、肝、肾精亏损是其致病之本，痰浊瘀血是其直接致病因素，并初步提出老年痴呆病的 6 型分治。其中虚证 3 型：髓海不足、肝肾阴虚、脾肾两虚；实证 3 型：心肝火盛、痰浊阻窍、气滞血瘀。根据自己及各家经验进行分析探讨，形成了自己的分型用药与专方用药。虚证：髓海不足型，在益智方中加重补肝肾、填精髓的药物，组成补肾益髓汤；脾肾两虚型药用附子、干姜、白术、茯苓、泽泻、砂仁、藿香、佩兰等补益脾肾，化湿开窍，并合用益智健脑方；肝肾阴虚型合用天麻钩藤饮、镇肝息风汤加减。实证：心火亢盛型方用益智健脑方加黄连、黄芩、栀子、生地黄、当归、牡丹皮、生甘草；湿痰阻窍型用《辨证录》转呆丹加减，待痰势稍去后，再服益智健脑方；气郁血虚型治以疏肝理气，加用《石室秘录》救肝解郁汤。

谢海洲认为本病属虚实相兼，虚主要责之于脾肾亏损，实则起源于痰浊瘀毒之邪盘踞，其病位在脑，与五脏六腑相关。临证主张补虚与泻实并举，疏利三焦气机，升阳益髓，除痰化瘀，解毒散结，使脑气充盛而络脉畅达，病变得复。谢氏补肾用五子衍宗丸，或右归丸，或左归丸化裁以平衡阴阳，益精填髓，滋肾荣脑。扶脾则用辛甘温补之黄芪、白术、党参、甘草补脾益气，配以辛香气雄，味薄升散之羌活、防风、藁本、白芷、苍耳子、柴胡、升麻等祛风药 1～2 味入方，求助气升阳，促发脾肾清阳之气升腾贯注于脑，使脑得充分荣养和修复。对于痰浊阻滞，邪毒瘀阻，倡导痰浊并治，自拟四虫饮（全蝎、地龙、土鳖虫、水蛭）为基础方，视其兼证变证而辨证用药。

王永炎认为痴呆病的临床表现以虚实夹杂为主，或先实后虚，或先虚后实。虚者不外髓海不足、肝肾阴虚和脾肾不足；实者不外痰浊阻窍和瘀血内阻。髓海不足者治宜填精补髓、开窍醒神法，代表方剂为补肾益髓汤，临床常用熟地黄、山萸肉、紫河车、当归、山药、川断、远志、菖蒲等品，还可配成丸药久服。肝肾阴虚者治宜滋阴养血、补益肝肾为法，代表方剂为知柏地黄丸、转呆定智汤。常用药物为知母、黄柏、牡丹皮、熟地黄、当归、山药、山萸肉、云苓、阿胶等。肾虚为主者宜用左归饮加减，阴虚火旺明显者重用清心肝虚火的知母、黄柏、牡丹皮，同时配伍青蒿、地骨皮、黄连、鸡子黄；肝血不足明显者方用六味地黄丸加减，可加入燕首乌、鸡血藤、桑椹、阿胶等味；阴虚风动，肢体强痉者宜以滋补之品为主，配伍龙骨、牡蛎、石决明、钩藤、白蒺藜、龟板、菊花等。脾肾不足者，治宜补肾健脾、益气生精，代表方剂为还少丹、归脾汤、金匮肾气丸。常用药物为熟地黄、枸杞子、山萸肉、肉苁蓉、巴戟天、白术、云苓等品。痰浊阻窍者，治以健脾化痰、豁痰开窍法，代表方剂为洗心汤、转呆丹、指迷汤。常用药物为党参、白术、云苓、泽泻、半夏、南星、陈皮、菖蒲等。瘀血内阻者治宜活血化瘀、开窍醒脑法，代表方剂为通窍活血汤、桃红四物汤、化瘀煎。常用药物为桃仁、红花、地龙、当归、川芎、枳壳、熟地黄、木香、香附、川牛膝、赤芍等。

田金洲认为痰浊、瘀血是痴呆发展变化的重要病理因素，二者相互夹杂，相互影响，导致症状波动和疾病加速进展。根据其证候特点，平台期多见虚证，一般病情平稳，治宜健脾补肾，常用的补虚之法有滋补肝肾、填髓养脑或补肾健脾，培元生髓，处方以七福饮、六味地黄汤、还少丹等为基础方加减运用。波动期常见心肝火旺、痰瘀互阻，导致病情进展，下滑期多为痰浊蒙窍证、血瘀气滞证、心肝火旺证或毒损脑络证。此两阶段虚实夹杂，"急则治其标"，治以祛邪为主，祛邪不忘扶正，常用治法有化痰开窍、活血行气、清心平肝、解毒化浊等。处方以洗心汤、温胆汤、转呆汤、通窍活血汤、天麻钩藤饮、黄连解毒汤等为基础方加减化裁。

周德安善于把"针灸治神"的学术思想贯穿于治疗神志病当中，宜选用督、任、心、脾、足三阳经脉的穴位来治疗。百会、四神聪、神庭、本神、神门组成"四神方"，用于治疗老年痴呆、血管性痴呆的主方，并合用五脏俞加膈俞、督脉十三针以治神，次以关元、悬钟、大钟来培元填髓益智，再次以随证配穴治之。

张志真认为血管性痴呆归属于中风后遗症之一，辨证分为两大证型：一是邪毒缠结（热扰气壅、痰浊瘀血），气机不利证，一是气精失化，脑髓失养证，疾病初期以邪实为主，病程进展，以正虚居多。治疗为调补疏通，常用治法涉及益气扶阳、和血养阴、健脾补肾、充髓醒脑，交通心肾。临床病例中以气精失化、脑髓失养证型为主，常用方剂以益气聪明汤合六味地黄汤为基本方，兼夹内热者配合生石膏、知母，兼夹气滞者配伍厚朴、枳实，兼夹水湿者配合五苓散、四苓散，兼夹痰浊者配伍菖蒲、远志、南星、半夏，兼夹瘀血者配伍丹参、赤芍，失眠者常加黄连、肉桂，纳差者常用神曲、三仙，重视改善患者睡眠、饮食、情绪等基本生活状态质量，以利病情恢复。

周绍华认为痰邪是多种脑病发生、发展、预后转归的重要因素，提出"痰致脑病，脑病治痰"的学术思想。痴呆病的证型以痰热上扰，蒙闭清窍多见。治法宜以清热化痰、醒脑开窍。方药用温胆汤合菖蒲郁金汤。随症加减：口水多、痰多者加苍术、白术；困倦多寐者可加砂仁芳香化湿；情绪急躁易怒者加黄芩；动作缓慢者加杜仲、牛膝；排尿困难者加淡竹叶、车前子利尿清相火；尿失禁者加益智仁、桑螵蛸以补肾固精缩尿；舌尖红有心火之征者，用黄连以清心热。

【验案精选】

某男，70岁，2014年4月17日就诊。

患者记忆力下降3年，外伤后加重2个月，精神症状表现明显，辗转治疗，效果不佳。就诊时症见：急躁易怒，答非所问，记忆力、理解力下降，有妄想、幻觉，洗澡等需家人帮助，不欲睡觉，睡前多思虑，坐着午休，纳可，二便调。舌红绛，苔黄厚而干，脉弦数。诊为痴呆，辨证属心肝火旺、瘀热扰神。西医诊断：阿尔茨海默病（AD）伴精神症状。处方：天麻20g，钩藤30g，珍珠母30g（先煎），生龙齿30g（先煎），黄芩15g，栀子12g，莲子心12g，牡丹皮15g，丹参20g，三七粉3g（分冲），炒酸枣仁60g，柏子仁30g，生地黄30g，山茱萸30g，生甘草6g。7剂，水煎服，日1剂。

2014年4月24日二诊：睡眠好转，仍急躁易怒，仍有妄想、幻觉。舌红绛，苔黄厚干，脉弦。上方去珍珠母，加黄连12g，生石膏30g（先煎），珍珠粉0.6g（分冲）。

2014年5月8日三诊：情绪急躁、睡眠改善，较前爱说话，大便不成形，2～3次/天。舌红苔黄厚干，脉弦。上方加夜交藤30g，继服2周。随诊患者情绪、行为稳定，简单生活可自理，记忆力改善不显。遂调整治法为补肾化痰、填精益髓以治其本。

按：田金洲教授认为AD的核心病机是"肾精不足、痰浊瘀阻"。病本于肾精亏虚、髓海失养，加之久病积损，致使气血阴阳亏损，五脏失调，脑髓失用，神明不出而表现为呆傻愚笨。在AD整个病程中，患者的整体反应状态和不同阶段的主要矛盾并不相同，故提出分期分型辨治。本患者出现痴呆症状3年，外伤后病情加重，且出现精神症状。表现为急躁易怒、答非所问、妄想、幻觉，生活不能自理等一系列精神行为改变。经言"诸躁狂越，皆属于火"，结合舌脉，四诊合参，辨治属心肝火旺、瘀热扰神。治以平肝清心、活血安神，予平肝清心安神汤加减，方中天麻、钩藤、珍珠母、生龙齿清肝平肝、潜阳息风，莲子心、生甘草清心除烦，丹参、炒酸枣仁、三七粉活血养血安神，诸药配合，共奏平肝清心、活血安神之功。加黄芩、栀子、牡丹皮增强清泄肝火之用，柏子仁养血安神，方中生地黄、山茱萸补肾填精药物的运用亦体现了补肾贯穿AD治疗全程的思想。复诊时火热毒邪仍盛，故加入黄连、生石膏、珍珠粉清心泻火解毒。三诊症状逐渐平稳，风、火之象平息，治疗加强养血安神之用。后患者精神症状缓解，记忆下降为主，遂遵"缓则治其本"，予补肾化痰、填精益髓。（田金洲医案）

马洪明，高兴慧，田金洲.田金洲教授平肝清心安神法治疗阿尔茨海默病伴精神症状的临床经验.世界中医药，2016，11（8）：1556-1558.

七、痫病

痫病是一种反复发作性神志异常的疾病，以突然意识丧失，甚则仆倒，不省人事，两目上视，口吐涎沫，强直抽搐，或口中怪叫，移时苏醒，醒后一如常人为主要临床表现。本病多由先天或后天因素使脏腑功能失调，气机逆乱，元神失控所导致。

【病因病机】

痫病基本病机为气机逆乱，元神失控。病理因素涉及风、火、痰、瘀等，其中尤以痰邪作祟最为重要。本病病位在脑，与心、肝、脾、肾等脏密切相关。痫病发作期多实或实中夹虚，休止期多虚或虚中夹实。（图 5-17）

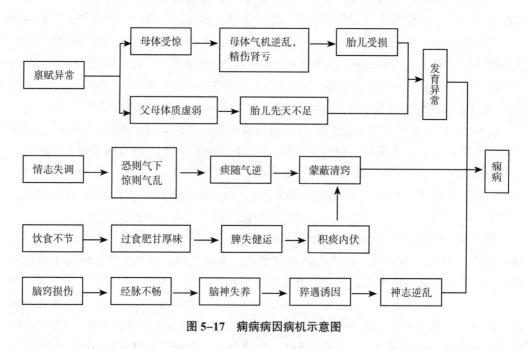

图 5-17　痫病病因病机示意图

【诊断与鉴别诊断】

（一）诊断

1.任何年龄、性别均可发病，但多在儿童期、青春期或青年期发病，多有家族史，或产伤史，或脑部外伤史，老年人可有中风史，每因惊恐、劳累、情志过极等诱发。

2.典型大发作时突然昏倒，不省人事，两目上视，四肢抽搐，口吐涎沫，或有异常叫声等，醒后如常人；小发作时仅有突然呆木无知，两眼瞪视，呼之不应，或头部下垂，面色苍白，短时间即醒，恢复正常；局限性发作可见多种形式，如口、眼、手等局部抽搐而无突然昏倒，或凝视，或语言障碍，或无意识动作等，多数在数秒至数分钟即止。

3. 发作前可有眩晕、胸闷、叹息等先兆症状，发作后常伴疲乏无力。

4. 反复发作，发无定时，发作持续时间长短不等，多数在数秒至数分钟即止，少数持续数小时以上，苏醒后对发作时情况全然不知。

（二）鉴别诊断

1. 痫病与中风、厥证鉴别 见表 5-62。

表 5-62 痫病与中风、厥证鉴别

病名	相同点	兼症
痫病		四肢抽搐，口吐涎沫，可自行苏醒
中风	均有突然仆倒、昏不知人	醒后常有半身不遂、口舌㖞斜等症
厥证		面色苍白、四肢厥冷，或见口噤、握拳

2. 痫病与痉证鉴别 见表 5-63。

表 5-63 痫病与痉证鉴别

病名	相同点	兼症
痫病	四肢抽搐	时发时止，兼有口吐涎沫、醒后如常人，多无发热
痉证		多见持续发作，伴有角弓反张，身体强直，常伴发热

【辨证论治】

发作期病急以开窍醒神定痫以治其标，休止期病缓以祛邪补虚以治其本（表 5-64）。

表 5-64 痫病辨证论治

分期	证型	证候表现	治法	方剂	常用方剂和药物
发作期	阳痫	突然昏仆，不省人事，面色潮红或紫红，口唇青紫，牙关紧闭，四肢抽搐，双目上视，口吐涎沫，移时苏醒。平素多有情绪急躁，便秘尿黄等症。舌质红，苔白腻或黄腻，脉弦数或弦滑	急以开窍醒神，继以泄热涤痰息风	黄连解毒汤（《肘后备急方》）合定痫丸（《医学心悟》）加减。先以针刺人中、十宣、合谷等穴，继之灌服汤药	黄连解毒汤：黄芩、黄连、黄柏、栀子。定痫丸：贝母、胆南星、半夏、茯苓、陈皮、天麻、全蝎、僵蚕、石菖蒲、远志、琥珀、茯神、丹参、麦冬、辰砂、甘草、竹沥、姜汁

分期	证型	证候表现	治法	方剂	常用方剂和药物
	阴痫	突然昏仆，不省人事，面色晦暗，手足清冷，双眼半开半合，抽搐时作，口吐涎沫。或仅表现为一过性呆木无知。平素多见神疲乏力，纳差便溏等症。舌质淡，苔白腻，脉多沉细或沉迟	急以开窍醒神，继以温化痰涎，顺气定痫	五生饮（《世医得效方》）合二陈汤（《太平惠民和剂局方》）加减。昏仆者急以针刺人中、十宣穴开窍醒神，继而灌服汤药	五生饮：白附子、川乌、半夏、生黑豆、南星；二陈汤：茯苓、白术、橘红、半夏、生姜、乌梅
休止期	肝火痰热证	平时急躁易怒，面红目赤，心烦失眠，咳痰不爽，口苦咽干，便秘溲黄。发作时昏仆抽搐，吐涎，或有吼叫。舌红，苔黄腻，脉弦滑而数	清肝泻火，化痰宁心	龙胆泻肝汤（《医方集解》）合涤痰汤（《奇效良方》）加减	龙胆泻肝汤：龙胆草、车前子、木通、黄芩、栀子、当归、生地黄、泽泻、柴胡、生甘草；涤痰汤：竹茹、胆南星、茯苓、橘红、枳实、石菖蒲、半夏、甘草、人参、生姜
	脾虚痰盛证	平素神疲乏力，少气懒言，纳差便溏。发作时面色晦滞或㿠白，四肢不温，蜷卧拘急，呕吐涎沫，叫声低怯。舌质淡，苔白腻，脉濡滑或弦细滑	健脾化痰	六君子汤（《医学正传》）加减	人参、茯苓、白术、炙甘草、陈皮、半夏
	肝肾阴虚证	病频发，神思恍惚，面色晦暗，头晕目眩，伴两目干涩，耳轮焦枯不泽，健忘失眠，腰膝酸软，大便干燥，舌红，苔薄白或薄黄少津，脉沉细数	滋养肝肾，填精益髓	大补元煎（《景岳全书》）加减	人参、山药、熟地黄、杜仲、当归、山茱萸、枸杞子、炙甘草
	瘀阻脑络证	平素头晕头痛，痛有定处，常伴单侧肢体抽搐，或一侧面部抽动，颜面口唇青紫，舌质暗红或有瘀斑，舌苔薄白，脉涩或弦	活血化瘀，息风通络	通窍活血汤（《医林改错》）加减	赤芍、川芎、桃仁、红花、老葱、鲜姜、红枣、麝香、黄酒

【名医学术思想及临证经验】

赵锡武将癫痫分为 6 型：①普通型：一般癫痫或用西药苯妥英钠治疗好转，而停药后又复发或不能控制或不能根治，常有发作性抽搐或伴有头痛头晕者，宜用潜阳和肝、通便祛痰法治疗，用通用方（即柴胡龙骨牡蛎汤加减）。②痰盛型（即痰痫）：发作时痰量较多，先用礞石滚痰丸早晚各服 9g，连服 2 日，以下其痰，第 3 日开始再用以上通用方。③饮盛型：平时或发作后，除有稀痰外，发病时气憋，心下逆满为其特征。先宜化饮祛痰，用小青龙汤。④久痫型：发病多年不愈或多日发作一次，如有痰或饮等症，先对症治疗。因其久病多虚，则宜缓治其本，用缓治方（即治本方）：升麻 120g，贝母、田螺盖（焙干）各60g，鲫鱼（焙干）1条，共为细末，炼蜜为丸，每丸6g，早晚各服1丸（注：此方宜久服方可获效）。⑤频发型：癫痫发作较频，甚则每日数次，常伴头痛、头晕者，宜先用风引汤加减。待症状减轻时再用通用方。如经服药，半个月以上发作1次，或停服苯妥英钠等西药而病情不加重者，改用久痫之治本方。⑥虫痫型（包囊虫引起）：治宜驱虫。头痛甚者，选用人参败毒散加雄黄或乌梅丸30g或化虫丸3g，日服2次。

印会河认为痫病属于"风"的范畴，古有"角风"之称，实即指其忽然昏倒抽搐而言。究其风之成因，则众说纷纭，有的说主火，谓风火相煽；有的说主痰，曰痰迷灵窍等。但验之临床，则均收效甚微，本人从现代科学仪器检查中的脑电图异常得出大脑中肯定会有障碍，故决定以扫除障碍为首要任务，而所谓之障碍，则主要来自两个方面，一者为瘀血凝聚，其次则为老痰凝结，属有形之痰，故治疗采取化痰软坚的方法，取"坚者削之"和"血行风自灭"旨意，化痰的主方是抵当汤，软坚的主方是消瘰丸。

王绵之认为对于癫痫病，多责之肝，责之痰，"诸风掉眩，皆属于肝"，"无痰不作眩"，儿童癫痫以脾虚痰湿为多，以半夏白术天麻汤之意出入；阴血不足，肝体失养，肝阳化风者，用生地黄、白芍、当归、石斛、白菊花养肝，以生石决明、磁石、夏枯草清肝平肝，以天麻、地龙通络息风。

余瀛鳌认为痰浊不化，心神不宁为癫痫发病的主要病机，十分强调痰在发病中的重要性，以潜镇止痫为治疗癫痫之通用法，余再辨证论治。治疗多在《普济本事方》白金丸（白矾、郁金）基础上加入豁痰开窍之品，如竹茹、菖蒲、胆南星等，镇心平肝安神药，如生牡蛎、生龙齿、生石决明、珍珠母、远志等，以及息风止痉之品，如钩藤、僵蚕、地龙等。几乎每方必用的几味药，乃是白金丸的加味方，即除白矾、郁金外，似乎每方必用生牡蛎、生龙齿（或珍珠母）等药，其中白矾与郁金的比例是1∶4。再者，先生常于汤剂之外，加琥珀末1～1.5g分冲，取其镇惊安神之功。

周绍华指出癫痫的发作形式各有不同，不可一味以痫论治，应根据其症状特点分而治之。尤其是一些特殊类型的发作如精神运动性癫痫、失神发作等。癫痫大发作从风、痰、气治疗；从心论治精神运动性癫痫；养血荣筋法治疗局灶性癫痫；辨病与辨证相结合治疗继发性癫痫。其中精神运动性癫痫以精神症状为主要表现，因此应基于"心主神明"的理论，从心论治精神运动性癫痫，治疗上选用天王补心丹加减，以养心安神、息风定痫。

周德安在治疗儿童癫痫时，认为小儿患者既有先天禀赋不足，脑髓空虚之虚，又有痰迷心窍、惊痫抽搐之实，实属虚实夹杂之疑难病证。补之恐滋腻伤脾，泻之则又有伤正之嫌，因此，在临床施治中，多采用六味、五子之类补肾填精，再加鳖甲、龟板血肉有情之品大补元阴、益肾坚骨，砂仁、鸡内金则可醒脾健胃、消食化积，缓解六味、龟鳖之滋腻，石菖蒲、郁金开窍，半夏、胆南星、炒苍术、炒白术、天竺黄健脾化痰，天麻、全蝎息风。诸药合伍，可共奏补肾填精、健脑益智、开窍化痰、解惊息风之效。服用汤剂1～2个月后又可配制成丸药继续治疗，疗效颇佳。

栗德林认为外伤后癫痫，无论外伤所致，还是脏腑失调，瘀血都是痫证重要的致病因素之一。故活血化瘀通窍为治痫基本方法，方选通窍活血汤。痰邪是痫证不可忽视的另一重要因素，逐痰开窍是栗教授治痫的又一法则，认为痰浊在上当涤豁，痰浊在内实可逐降，双管齐下，怪病方除。方选礞石滚痰丸。头部外伤多伴肢体不遂，栗教授认为是脑络受损，经脉瘀滞以及病久伤气，气虚血瘀，脉络失养，为因病致虚、因邪致虚。故益气通络息风为其另一基本法则，方用黄芪桂枝五物汤。此外，栗教授认为无论是"天地之疾风"，还是"肝虚则生风"，风邪引动易引起癫痫发作，故治痫需追风之起因，辨风之虚实，常行化痰开窍息风、豁痰开窍息风、益气行瘀息风、攻下逐瘀息风之法，以达定痫止痫之"的"。又肝风动，痫则发，故善加润肝、柔肝、养肝、活肝、疏肝、清肝、镇肝之药，相济为用，以助风息痫平。

鲁兆麟认为外伤性癫痫有其特殊性，盖外伤之后，清阳之府，被瘀血阻滞，久瘀不行，内风自生。古人云："治风先治血，血行风自灭"，即表明血瘀风自生之理。其于中医临床诊治，则另有一法，可用抵当汤加减。抵当汤一方，原为仲景治疗蓄血而设，用以治疗"大便色黑，小便反易，其人如狂者"。然其方中，水蛭、虻虫、桃仁、大黄诸品，均逐瘀破血，变通而用，治疗外伤性癫痫，使清阳之府瘀血得去，内风自息，此治本之法，再加入全蝎、僵蚕、蜈蚣、地龙诸品，解痉息风以治标，标本兼顾，故而临床取效。

徐荣谦认为小儿癫痫发作期多以邪实为主，主要与风、痰、惊、瘀等因素有关。治疗应相应使用息风、豁痰、镇静、化瘀为治疗方法。以风证为主者，治以息风止痉或镇惊止抽，常用羚角钩藤汤加减，药选羚羊角、钩藤、天麻、全蝎、蜈蚣、蕲蛇、乌梢蛇等息风药物。以惊证为主者治以镇惊安神，常用温胆汤加减，药选陈皮、半夏、甘草、枳实、竹茹、茯神、酸枣仁、远志、钩藤、朱砂、珍珠、龙骨、牡蛎、玳瑁等镇惊安神药物。以痰证为主者治以豁痰开窍或豁痰息风，常用导痰汤、礞石滚痰丸加减，药选陈皮、清半夏、茯苓、甘草、胆南星、枳实、青礞石、大黄、黄芩、沉香、鲜竹沥、天竺黄、石菖蒲等。以瘀证为主者治以活血化瘀，常用桃红四物汤或血府逐瘀汤加减，药选桃仁、红花、生地黄、川芎、赤芍、当归尾、枳壳、柴胡、牛膝等。此外，要注意使用通络药，特别是虫蛇类药，具有较强的通络功效，如果适量使用，往往会收到事半功倍的效果。同时，本着"急则用汤，缓则用丸"的原则，发作期应以口服汤药为主进行治疗。

【验案精选】

王某，男，19 岁，主因"反复抽搐 3 年"前来就诊。

患者于 2010 年 7 月头外伤脑出血之后出现全身抽搐，意识不清，双目上视，口吐白沫，当时诊断为"继发性癫痫"，未予抗癫痫药物治疗。半月前无明显诱因癫痫大发作 2 次，症状与前相同，患者及家属拒服西药。平素头昏沉，时有头痛，胸脘痞闷，心烦，精神萎靡，乏力，纳呆，睡眠正常，二便正常。舌质正常，苔黄厚，脉弦细。西医诊断：继发性癫痫。中医诊断：痫证（痰热上扰）。治法：清热化痰定搐，活血散结。

方药：温胆汤、止痉散合桃红四物汤加减。处方：胆南星 10g，法半夏 10g，橘红 10g，金礞石 30g（先煎），竹茹 10g，枳实 10g，郁金 10g，珍珠粉 3g（冲服），浙贝母 10g，红花 10g，当归 12g，琥珀粉 1.5g（冲服），全蝎 3g，蜈蚣 3 条，地龙 10g，皂角刺 5g，远志 6g，天麻 10g，莲子心 5g，茯神 30g，炙甘草 10g，石菖蒲 10g，赤芍 12g。7 剂，水煎服。

二诊：患者服药过程中无癫痫发作，精神萎靡、乏力明显好转，无头痛，头昏沉好转，胸脘痞闷好转，偶有心烦，口干，饮食正常，二便正常。舌尖红，苔薄黄，脉弦细。上方去枳实、竹茹，加白芍 20g，三棱 10g。

三诊：患者无癫痫发作，无不适主诉，舌红，苔薄黄，脉弦细。上方去皂角刺、金礞石。1 个月后复诊，患者仍未发作癫痫，停药。

按： 该病例为脑外伤后继发性癫痫。颅脑外伤引起脑出血，血溢脉外，日久转化为瘀血阻络，脉络不通，生痰生热，风痰夹瘀上扰清窍，导致癫痫发作，并伴有头昏沉、头痛，痰热中阻出现胸脘痞闷、乏力、精神萎靡、纳呆，痰热内扰心神表现为心烦。舌质正常，舌苔黄厚，脉弦细为痰热之象。因此，在清热化痰、息风定搐的基础上加用四物汤、三棱、浙贝母等养血活血散结，加莲子心清心火。全方共奏清热化痰、活血息风定搐之功，效果甚优。

鲁嵒，郭春莉.周绍华神经系统疾病临证心得.北京：北京科学技术出版社，2016.

八、颤证

颤证是指以头部或肢体摇动、颤抖为主要临床表现的一种病证。轻者仅有头摇或手足微颤，重者头部振摇大动，肢体颤动不止，甚则四肢拘急，生活不能自理。本病又称"振掉""颤振"，主要是由于年迈体虚、情志郁怒、饮食失宜、劳逸失当等各种原因导致气血不足，肝风内动，筋脉失养而发病。

【病因病机】

颤证的基本病机为肝风内动，筋脉失养。其中又有肝阳化风、痰热动风、瘀血生风、血虚生风、阴虚风动等不同病机。颤证病位在筋脉，与肝、肾、脾等脏关系密切。本病的病理性质总属本虚标实。本为气血阴阳亏虚，其中以阴津精血亏虚为主，标为风、火、痰、瘀为患。（图 5-18）

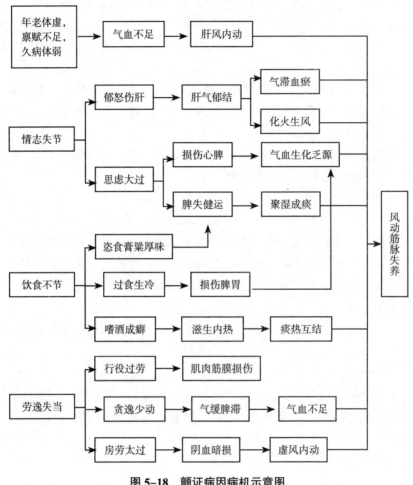

图 5-18　颤证病因病机示意图

【诊断与鉴别诊断】

（一）诊断

1. 头部及肢体颤抖、摇动，不能自制，甚者颤动不止，四肢强急。
2. 常伴动作笨拙，多发生于中老年人，一般起病隐袭，逐渐加重，不能自行缓解。

（二）鉴别诊断

颤证与瘛疭鉴别见表 5-65。

表 5-65　颤证与瘛疭鉴别

病名	性质	主症	兼症
颤证	一种慢性疾病过程	以头颈、手足不自主颤动、振摇为主症，手足颤抖动作幅度小，频率快	常伴动作笨拙，活动减少，多汗流涎，语言缓慢，神识呆滞等症状
瘛疭	多见于急性热病或某些慢性疾病急性发作	以抽搐、手足屈伸牵引为主症，抽搐多呈持续性	可有发热神昏，两目上视等症状

【辨证论治】

初期以清热、化痰、息风为主；后期以滋补肝肾、益气养血、调补阴阳为主，兼以息风通络。（表 5-66）

表 5-66　颤证辨证论治

证型	证候表现	治法	方剂	常用药物
风阳内动证	肢体颤动粗大，不能自制，紧张时加重，伴烦躁易怒，口苦咽干，眩晕、面赤，或有肢体麻木，尿赤，大便干，舌红苔黄，脉弦	镇肝息风，舒筋止颤	天麻钩藤饮（《中医内科杂病证治新义》）合镇肝息风汤（《医学衷中参西录》）加减	天麻钩藤饮：天麻、钩藤、生决明、山栀、黄芩、川牛膝、杜仲、益母草、桑寄生、夜交藤、朱茯神；镇肝息风汤：怀牛膝、生赭石、生龙骨、生牡蛎、生龟板、白芍、玄参、天冬、川楝子、生麦芽、茵陈、甘草
痰热风动证	头摇不止，肢麻震颤，重则手不能持物，头晕目眩，甚则口吐痰涎，舌体胖大，有齿痕，舌质红，舌苔黄腻，脉弦滑数	清热化痰，平肝息风	导痰汤（《严氏济生方》）合羚角钩藤汤（《通俗伤寒论》）加减	导痰汤：半夏、橘红、茯苓、枳实、南星、甘草、生姜、羚羊角；钩藤汤：羚角片、桑叶、川贝母、生地黄、钩藤、菊花、茯神木、生白芍、生甘草、竹茹
气血亏虚证	头摇肢颤，面色㿠白，表情淡漠，神疲乏力，言迟语缓，动则气短，心悸健忘，眩晕，纳呆。舌体胖大，舌质淡红，舌苔薄白，脉沉濡无力或沉细弱	益气养血，濡养筋脉	人参养荣汤（《三因极一病证方论》）加减	黄芪、当归、桂心、炙甘草、橘皮、白术、人参、白芍、熟地黄、五味子、茯苓、远志、生姜、大枣
阴虚风动证	头摇肢颤，持物不稳，步履疾趋，筋脉拘急，肌肉瞤动，伴腰膝酸软，失眠心烦，头晕耳鸣，舌质红，舌苔薄白，或红绛无苔，脉象细数	滋补肝肾，育阴息风	大定风珠（《温病条辨》）加减	白芍、阿胶、龟板、地黄、麻仁、五味子、生牡蛎、麦冬、炙甘草、鸡子黄、鳖甲
阳气虚衰证	头摇肢颤，筋脉拘挛，畏寒肢冷，四肢麻木，心悸懒言，动则气短，自汗，小便清长或自遗，大便溏，舌质淡，舌苔薄白，脉沉细无力	补肾助阳，温煦筋脉	地黄饮子（《圣济总录》）加减	熟地黄、巴戟天、山茱萸、石斛、肉苁蓉、附子、五味子、肉桂、茯苓、麦冬、菖蒲、远志、生姜、大枣

【名医学术思想及临证经验】

蒲辅周认为本病为虚损范畴。属于肝肾亏虚，心脾两虚，筋骨失养，气血不荣，故以四守丸加味治疗。方中肉苁蓉、附子、牛膝、黑豆、木瓜、虎骨胶（狗骨代）、龟板胶、桑枝补肝肾、强筋骨；参、芪、术、苓、枣仁、远志、龙眼肉、枸杞子、龙齿益气血、养心脾，合上药，则气旺血生，筋壮骨坚，虚风自息。

岳美中认为颤抖证，症见手颤动不休，平举更甚，腿痿软，走路曾跌倒，目远视模糊，头晕，后脑尤严重，舌红，无苔，脉两尺虚，左关弦细。证起受惊，惊恐伤肾，亏损，肢体筋骨眼目均失养。治以六味地黄丸滋阴补肾填精；麦冬、五味子敛肺纳肾；枸杞子、菊花滋肝明目；更以补骨脂、胡桃肉推动阴药，兼治大便溏泄。或加龙骨、巴戟天、鹿角以敛神补肾，强壮筋骨。

王绵之认为老年帕金森病者补益肝肾之阴为要，如常用生地黄、熟地黄、天冬、麦冬、玄参、生龙骨、生牡蛎、炙龟甲等，有滋阴息风之意。颤抖、抽搐常责之阴虚血少，筋脉失养，肝风内动，取吴鞠通的三甲复脉汤或大定风珠加减治疗，临床有较好疗效。

周绍华认为帕金森病所致的震颤，以本虚标实为多见。本虚为气血亏虚，肝肾不足，髓海空虚；标实为内风、寒湿、瘀血、痰热。根据临床表现，周老常应用中药结合西药治疗，标本兼治。《素问·阴阳应象大论》中言："形不足者，温之以气；精不足者，补之以味。"再者血虚者养血，有寒湿之气的加用温阳祛湿之品，有风祛风，有痰祛痰，有瘀的兼以活血。周老特别注意血虚而不养肝的问题，诸多证型以四物汤和止痉散为基础方；阴虚髓海失养者以大定风珠合止痉散加减等。

王永炎认为本病病机复杂，本虚标实，本虚为发病基础，病为难治；死血顽痰，实邪难去，标实为发病依据；虚风触动，挟瘀挟痰，内风为发病动因。治疗上，平肝息风、活血化瘀为治疗通则。平息内风，主治在肝，治以镇肝息风，养血柔肝息风，滋阴潜阳息风。应辨证论治，但无论何法，均可加入息风药物羚羊角，以平肝息风。治疗颤振病的根本在于固本培元。调理脾胃以助后天之本。滋养肝肾，育阴息风，为治疗颤振病的根本法则，应长期坚持。颤振病，病程绵延，治疗难取速效，当攻则攻，当补则补，或重攻轻补，或重补轻攻，攻补兼施。最终应归到以补为主，长期坚持治疗，缓缓图之。

周德安擅长以真武汤治疗帕金森病所致震颤。帕金森病多在中年以上发病，患者从中年到老年，体内肾精由亢盛逐渐衰减，肝肾阴亏而精血俱耗，以致筋脉失于濡养，发为"震颤"。阴损及阳，阳虚不能化气行水，水气泛滥，上犯清阳，故可见头目昏眩；阳气运化不利、不能温煦四肢，故肢冷兼四肢沉重。病属阳虚水泛，故用真武汤温阳化水。盖水之所制在脾，水之所主在肾，故欲利水当先温肾。真武汤原方是以附子大辛大热、入肾经、温肾壮阳、化气行水为主，而本法却重用白芍为君药。白芍酸苦微寒，属阴药其既能制姜附之辛燥，又能敛阳和营，固护阴液，使其温阳散水而不伤阴，并能疏肝止痛、柔筋活血、养阴利水、通利小便，以决水湿壅滞。

　　周文泉认为帕金森病的临床表现，以有"动"有"静"为主要特点，有"燥"有"湿"为其另一特点。其中，"动"是指风动的表现，包括肢体颤抖及头部颤抖、口唇颤抖、舌体颤抖等；"静"与"动"相对立，不动、少动之意，是阻滞的表现，症见表情淡漠、言语謇涩、肢体僵直、翻转身体困难、起步困难等。"燥"，可见口干舌燥、眼睛干涩、大便干燥甚至秘结；"湿"与"燥"相对立，水液较多、水湿泛滥之意，可见口角流涎、汗多（衣衫湿）、小便多频等。中医应用阴阳理论来概括其临床特点，从宏观的角度分析其发病的病机及证候特点，并以此制定相应的治疗大法。

【验案精选】

　　宁某，男，50岁，主因"右手静止性震颤伴行动迟缓2年"前来就诊。

　　患者于2年前无明显诱因下出现右手静止性震颤，继之出现右下肢静止性震颤，右侧肢体运动迟缓。目前服用吡贝地尔控释片50mg，每日2次。现症：表情呆板，右侧肢体静止性震颤，行动缓慢，腰酸腿软，明显的活动笨拙，夜间盗汗，心烦，急躁，头晕，耳鸣，失眠，多梦，口干咽干，记忆力减退，大便干燥，小便频数，舌红少苔，脉细数。西医诊断：帕金森病。中医诊断：颤病（肝肾阴虚，肝风内动）。治法：滋肝益肾，养血止颤。方药：大定风珠、四物汤合止痉散加减。龟板30g，醋鳖甲30g，穿山甲15g，生地黄20g，白芍20g，当归15g，丹参30g，阿胶10g，鹿角胶10g，牡丹皮12g，黄精30g，生黄芪30g，地龙10g，天麻10g，全蝎3g，蜈蚣3g，僵蚕10g，羌活10g，生甘草10g，首乌藤30g，合欢皮30g，杜仲12g，怀牛膝15g，沙参10g，麦冬15g。14剂，水煎服。

　　二诊：患者诉服用上药后，腰膝酸软症状好转，夜间盗汗、口干、失眠、便秘较前明显改善，仍存在肢体震颤及运动迟缓，情绪低落，易紧张，焦虑不安，胆小易惊。上方加郁金10g，远志10g，石菖蒲10g，解郁除烦、安神定志。

　　三诊：患者服用上药30剂后，诉情绪较前好转，震颤减轻，治法仍以滋补肝肾息风为主。继服上药。

　　按： 肝主筋，肾主骨、生髓，脑为髓海。患者中年男性，肝肾阴精不足，肝阳化风，可见肢体静止性震颤、行动迟缓。早在《黄帝内经》中即存在对肝风的记载，如《素问·至真要大论》曰"诸风掉眩，皆属于肝"，指出震颤之病，病位多属于肝，证属肝风。王肯堂在《证治准绳·颤振》中指出："此病壮年鲜有，中年以后乃有之，老年尤多。夫老年阴血不足，少水不能制盛火，极为难治。"此条对应本患者之临床表现略有不同，但指出阴虚致颤的机制。综上所述，本患者之证候，以肝肾阴虚为主，兼虚火上炎，阴虚风动；当以滋阴息风为主，以大定风珠合止痉散加减化裁。龟板、鳖甲滋补真阴兼以潜阳；穿山甲合止痉散息风止痉、通络止颤；四物汤养血活血，息风先行血，血行风自灭。针对本患者的病因病机用药准确，根据临证加减总计服用2个多月，症状好转。

第四节　脾胃病证

一、胃痛

胃痛又称胃脘痛，是指上腹胃脘部近心窝处发生疼痛的病证。

【病因病机】

胃痛的病因有外感时邪、情志不遂、饮食不节、脾胃素虚，其病位在胃，而与肝、脾关系密切。其基本病机是胃气阻滞，胃失和降，不通则痛；也可由禀赋不足、久病之后导致阳虚阴亏，"不荣"而痛。（图 5-19）

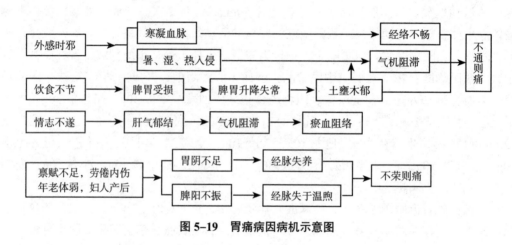

图 5-19　胃痛病因病机示意图

【诊断与鉴别诊断】

（一）诊断

1. 凡是在胃脘部近心窝处发生的疼痛即为胃痛，其疼痛性质有胀痛、隐痛、刺痛、灼痛等。

2. 常伴有嘈杂、嗳气反酸、恶心呕吐、消化不良等消化症状。

3. 发病多有明显的诱因，如受凉、情绪变化、饮食刺激、服用损胃药物等。

（二）鉴别诊断

1. 胃痛与真心痛鉴别　见表 5-67。

表 5-67　胃痛与真心痛鉴别

病名	所属脏腑	发病年龄	疼痛程度	兼症	预后
胃痛	胃	任何年龄	胃部痛，一般较轻	常伴有胃胀、烧心、嗳气	一般病较轻，预后较好
真心痛	心	老年人	胃痛连胸而痛，多为刺痛，动则加剧，痛引肩背，疼痛剧烈	伴心悸气短、汗出肢冷	病情危急，预后差

2. 胃痛与腹痛、胁痛鉴别　　见表 5-68。

表 5-68　胃痛与腹痛、胁痛鉴别

病名	疼痛部位	兼症
胃痛	心下胃脘之处	常伴有恶心、嗳气
腹痛	胃脘以下，耻骨毛际以上	伴有便秘、腹泻或尿频、尿急等症状
胁痛	胁肋部	胸闷太息、嗳气、黄疸

【辨证论治】

胃痛应辨虚实寒热，在气在血，还应辨别兼夹证。治疗以理气和胃止痛为基本原则，审证求因，辨证施治。胃痛属实者，治以祛邪为主，分别用温胃散寒、消食导滞、疏肝理气、泄热和胃、活血化瘀、清热化湿诸法；属虚者，治以扶正为主，分别用温中益气、养阴益胃之法。虚实并见者，则扶正祛邪之法兼而用之。（表 5-69）

表 5-69　胃痛辨证论治

证型	证候表现	治法	方剂	常用药物
寒邪客胃证	胃痛暴作，恶寒喜暖，得温痛减，遇寒加重，口淡不渴，或喜热饮，苔薄白，脉弦紧	温胃散寒，理气止痛	香苏散（《太平惠民和剂局方》）合良附丸（《良方集腋》）	香苏散：香附、紫苏叶、陈皮、炙甘草；良附丸：高良姜、香附
饮食伤胃证	伤食之后即出现胃脘胀满疼痛，嗳腐吞酸，或呕吐不消化食物，吐后痛减，大便秽臭不爽，舌苔厚腻，脉滑	消食导滞，和胃止痛	保和丸（《丹溪心法》）	焦山楂、炒神曲、制半夏、茯苓、陈皮、连翘、炒莱菔子
肝气犯胃证	胃脘胀痛，窜及两胁，嗳气，泛酸，纳差，善叹息，舌淡红，苔薄白或薄黄，脉弦或沉弦	疏肝解郁，理气止痛	柴胡疏肝散（《景岳全书》）	陈皮、柴胡、川芎、香附、枳壳、芍药、炙甘草
瘀血停胃证	胃脘刺痛，痛有定处而拒按，食后痛甚，或见吐血、黑便，舌质紫暗或有瘀斑，脉涩	化瘀通络，理气止痛	失笑散（《太平惠民和剂局方》）合丹参饮（《时方歌括》）	失笑散：生蒲黄、五灵脂；丹参饮：丹参、砂仁、檀香

证型	证候表现	治法	方剂	常用药物
肝胃郁热证	胃脘灼热疼痛，烦躁易怒，泛酸嘈杂，口干口苦，舌质红，苔黄，脉弦或弦数	疏肝泄热，和胃止痛	化肝煎（《景岳全书》）	青皮、陈皮、山栀子、牡丹皮、泽泻、芍药、土贝母
脾胃虚寒证	胃脘隐痛，喜暖喜按，饥时痛甚，得食痛缓，脘腹痞满，泛吐清水，食欲不振，神疲乏力，手足不温，大便溏薄，舌质淡，脉虚弱	温中健脾，和胃止痛	黄芪建中汤（《金匮要略》）	黄芪、大枣、白芍、桂枝、生姜、甘草、饴糖
胃阴亏虚证	胃脘隐隐作痛，食欲不振，饥而不欲食，口干舌燥，大便干结，舌红少津，苔少，脉细	养阴益胃，和中止痛	一贯煎（《柳州医话》）合芍药甘草汤（《伤寒论》）	一贯煎：沙参、麦冬、当归、生地黄、枸杞子、川楝子；芍药甘草汤：芍药、甘草

【名医学术思想及临证经验】

施今墨根据"太阴湿土，得阳始运，阳明燥土，得阴自安""脾宜升则健，胃宜降则和"的脾胃生理特点及"通则不痛"的中医理论，提出治疗胃痛宜通，但有通气通血之别。通气喜用正气天香散、消导宽中汤、沉香升降散等，药有木香、檀香、藿香、沉香、乌药、青皮、陈皮、厚朴、砂仁、豆蔻等；通血喜用手拈散、九气拈痛散，药有延胡索、丹参、五灵脂、乳香、没药、血竭、桃仁、红花、三七、蒲黄、郁金、三棱、莪术、香附等。

董建华认为胃痛的基本病机突出在一个"滞"字，不论寒热虚实，内有郁滞是其共同点。胃为多气多血之腑，胃痛日久，气血必受其阻，形成瘀血，因此，理气与活血是治疗胃痛的主要方法。气滞胃痛以香苏饮为基础方，药用紫苏梗、香附、陈皮、香橼、佛手等。瘀血胃痛轻者用金延香附汤，药有金铃子、延胡索、陈皮、枳壳等；重者用猬皮香虫汤，药有刺猬皮、九香虫、金铃子、延胡索、五灵脂等。

李乾构认为脾虚气滞为胃痛的根本病机，贯穿于整个胃病的始终。并将胃痛分为以下几种类型治疗，脾虚气滞胃痛常以四君子汤合香砂枳术丸加减，脾为湿困者加陈皮、半夏。治疗虚证胃痛李老喜用甘味药，如党参、白术、黄芪等。肝气犯胃胃痛喜用逍遥散、四逆散或柴胡疏肝散加减治疗，药有柴胡、香附、郁金、玫瑰花、合欢花、代代花、绿萼梅、青皮、香橼、佛手等。瘀血胃痛偏寒者用辛温，如当归、川芎、莪术、桂枝、香附等；偏热者用苦寒，如牡丹皮、丹参；气病及血者治以理气活血，如香附、莪术。虚寒胃痛喜用黄芪建中汤加减，药有黄芪、桂枝、白芍、干姜等。寒邪客胃胃痛喜用良附丸加荜茇、紫苏叶、生姜、陈皮。阴虚胃痛常以四君子汤、香砂枳术丸合益胃汤加减治疗。

田德禄认为胃痛病变脏腑关键在胃，与肝脾密切相关，其基本病机为胃气失和，气机不利。临证时应辨别胃痛与脏腑的关系，或胃家独病，或肝胃同病。肝病迁延，可以及脾，或脾脏独病，或肝脾同病、肝脾胃同病，治疗时要兼顾相关的脏腑，提出从脏腑论治胃痛。从胃治胃痛以和降为主，以香苏散为基础，食滞者，易紫苏叶为紫苏梗，加炒枳壳、焦三仙或焦四仙；湿阻用藿香、佩兰；湿热用黄芩、黄连、黄柏；热毒用连翘、蒲公英、虎杖；痰浊用川贝母、郁金；瘀血用丹参、三七、蒲黄、乌贼骨、赤芍；痰湿瘀毒用薏苡仁、莪术、白花蛇舌草；胃阴不足者，合用益胃汤化裁，并加芦根、石斛。从肝治胃痛，肝气犯胃者以疏肝理气为主，兼顾胃之和降，方用柴胡疏肝散加紫苏梗、荷梗、香橼皮；肝热犯胃者，治宜疏肝泄热和胃，方用化肝煎、大柴胡汤加减，药用柴胡、黄芩、半夏、芍药、牡丹皮、山栀、枳实、贝母、虎杖、蒲公英。从脾治胃痛，多用健脾、升阳、温中之法，健脾益气多以香砂六君子汤为主，或加黄芪、黄精以助治本，或加炒陈皮、制香附以助治标。升阳则宗东垣，以补中益气汤治之。温中之法宗仲景，轻者用黄芪建中汤，重者用大建中汤。

姚乃礼认为胃痛的发生与肝、脾、胃三脏密切相关，而肝郁是致病的重要条件，治疗胃痛应肝脾同调，将疏肝和胃之法贯穿胃病治疗始末，并在治疗过程中重视调理脾胃功能，或兼以化瘀，或兼以清火，或兼以养阴，随症加减，并强调在疏肝治疗胃痛时要"忌刚用柔"，理气慎用峻猛之剂。从肝治疗胃痛常用三法：疏肝和胃适用于肝气犯胃之胃痛，常用逍遥散加减治疗，药用柴胡、枳壳、白芍、茯苓、当归、郁金、甘草等；清肝和胃法适用于肝火犯胃之胃痛，常用化肝煎合左金丸加减，药用柴胡、枳壳、白芍、陈皮、黄连、栀子、吴茱萸、贝母、郁金、甘草等；养肝和胃法适用于肝胃阴虚之胃痛，常用一贯煎、益胃汤化裁，药用麦冬、生地黄、当归、川楝子、白芍、甘草、沙参、山药、香橼皮、佛手、鸡内金等。

【验案精选】

房某，男。

肝胃气痛，兼有脾湿脘痞，纳食不甘，舌苔垢腻，痰涎亦盛，病患已久，中西医治迄未根除，脉象弦滑而实，两关较盛，亟宜抑肝和中兼畅气机。石决明（生先煎）30g，旋覆花（布包煎）、代赭石各 12g，炒焦莱菔子（存性）18g，炒牵牛子 12g，厚朴花6g，炒枳实 9g，全瓜蒌 18g，清半夏、广陈皮、川牛膝、土炒乌药各 9g，煨广木香 3g，荆三棱、蓬莪术各 9g，沉香 1.5g（研细冲服），杏仁泥 9g，酒大黄 3g（开水泡兑），元明粉 3g（冲服），藕 30g。

按：此案着眼点在于肝胃气痛，脘痞与痰浊中阻。肝气冲逆、胃气壅滞、湿痰中阻故胃痛脘痞，腑气不行则可有便结。药选石决明、旋覆花、代赭石、三棱、莪术抑肝通络，体现了孔氏"脾胃有病必系于肝"的论点。妙在选用酒军开水浸泡兑服，取其泻火解毒，降浊止逆，消积健胃；更取小陷胸汤之瓜蒌、半夏，二陈汤之半夏、陈皮，合莱菔子、杏仁以祛胶固之痰热、湿浊。

孔嗣伯.孔伯华先生学术经验简介.中医杂志，1962（7）：1-5.

二、痞满

痞满是指以自觉心下痞塞，胸膈胀满，触之无形，按之柔软，压之无痛为主要症状的病症。

【病因病机】

痞满的病因有感受外邪、内伤饮食、情志失调、脾胃素虚，其病位在胃，而与肝、脾关系密切，基本病机是中焦气机不利，脾胃升降失职。（图5-20）

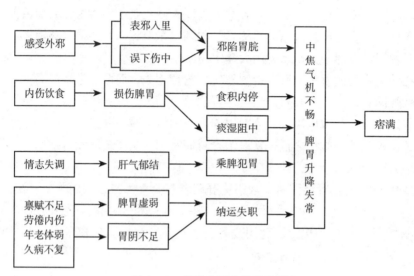

图5-20　痞满病因病机示意图

【诊断与鉴别诊断】

（一）诊断

1.以胃脘部痞胀、满闷不舒为主症，望之无胀大之形，按之柔软，触之无块，压之不痛。

2.常伴有胸膈满闷，饮食减少，得食则胀，嗳气则舒等症。

3.发病多有明显的诱因，如受凉、情绪变化、饮食刺激、服用损胃药物等。

4.多为慢性起病，时轻时重，反复发作，缠绵难愈。

（二）鉴别诊断

1.痞满与鼓胀鉴别　见表5-70。

表5-70　痞满与鼓胀鉴别

病名	临床特点	按压	外形
痞满	胃脘部痞胀、满闷不舒	柔软，触之无块，压之不痛	望之无胀大之形
鼓胀	腹部胀大如鼓，皮色苍黄，脉络显露	可有压痛	腹部胀大如鼓

2. 痞满与胃痛鉴别　见表 5-71。

表 5-71　痞满与胃痛鉴别

病名	临床特点	按压
痞满	胃脘部痞胀、满闷不舒	柔软，触之无块，压之不痛
胃痛	脘部疼痛为主	可有压痛

3. 痞满与胸痹鉴别　见表 5-72。

表 5-72　痞满与胸痹鉴别

病名	临床特点	伴随症状	部位
痞满	胃脘部痞胀、满闷不舒	饮食减少，得食则胀，嗳气则舒等	胃脘
胸痹	胸中闷痛、短气	心悸、脉结或代等症状	心胸

【辨证论治】

痞满辨证首辨虚实，治疗以调理脾胃升降、行气消痞除满为原则。实者分别施以泄热、消食、化痰、理气，虚者则重在补益脾胃，虚实并见者宜攻补兼施。治疗中应注意理气不可过用香燥，以免耗津伤液，对于虚证，尤当慎重。（表 5-73）

表 5-73　痞满辨证论治

证型	证候表现	治法	方剂	常用药物
饮食内停证	脘腹满闷，痞满不舒，按之更甚，嗳腐吞酸，恶心呕吐，不思饮食，大便不调，舌苔厚腻，脉弦滑	消食和胃，行气消痞	保和丸（《丹溪心法》）	焦山楂、炒神曲、制半夏、茯苓、陈皮、连翘、炒莱菔子
湿热阻胃证	胃脘痞满，胃中灼热，心中烦热，渴喜冷饮，身热汗出，大便干结，小便短赤，舌质红，苔黄，脉数	清热化湿，和胃消痞	泻心汤（《金匮要略》）合连朴饮（《霍乱论》）	泻心汤：大黄、黄连、黄芩；连朴饮：厚朴、川连、石菖蒲、制半夏、香豉、芦根
痰湿中阻证	胸脘痞满，恶心欲吐，头晕目眩，头重如裹，身重肢倦，或咳嗽痰多，口淡不渴，舌淡，苔白厚腻，沉滑	除湿化痰，理气和中	平胃散（《太平惠民和剂局方》）合二陈汤（《太平惠民和剂局方》）	平胃散：苍术、厚朴、陈皮、甘草、生姜、大枣；二陈汤：半夏、陈皮、茯苓、炙甘草
肝胃不和证	脘腹不舒，痞塞满闷，胸胁胀满，嗳气则舒，心烦易怒，时作太息，常因情志因素而加重，苔薄白，脉弦	疏肝解郁，和胃消痞	越鞠丸（《丹溪心法》）合枳术丸（《脾胃论》引张元素方）	越鞠丸：香附、苍术、川芎、栀子、神曲；枳术丸：枳实、白术
脾胃虚弱证	脘腹不舒，痞塞胀满，时缓时急，喜温喜按，不知饥，不欲食，体倦乏力，气短懒言，大便稀溏，舌质淡，苔白，脉沉弱	补气健脾，升清降浊	补中益气汤（《脾胃论》）	黄芪、炙甘草、人参、当归、橘皮、升麻、柴胡、白术

证型	证候表现	治法	方剂	常用药物
外寒内滞证	脘腹痞闷，不思饮食，嗳气呕恶，恶寒发热，头痛无汗，身体疼痛，大便溏薄，舌苔薄白，脉浮紧或濡	理气和中疏风散寒	香苏散（《太平惠民和剂局方》）	香附、陈皮、甘草
胃阴不足证	脘腹不舒，饥不欲食，口燥咽干，大便秘结，舌红，少苔，脉沉弱	养阴益胃，调中消痞	益胃汤（《温病条辨》）	沙参、麦冬、冰糖、细生地、玉竹

【名医学术思想及临证经验】

施今墨善用升降脾胃之法治疗痞满。胃气主降，脾气主升，胃主受纳，脾主运化，二者相互联系，一表一里，一纳一运，一升一降，维持机体消化吸收的正常功能。若脾失健运，可致胃失和降，脾胃升降失常是痞满的重要原因，治宜升降脾胃、健脾和胃。施今墨先生在组方配伍时非常注重气机升降的调理，如用陈皮伍枳实，陈皮味辛善散能升气，味苦善泄能行痰，其气温平，善于通达，故能理气调中，燥湿化痰；枳实辛散苦降，破气、消积、泻痰。陈皮升多降少，枳实降多升少，二药合用，一升一降，行气和中，消胀止痛之力增强。

董建华认为胃痞病位在胃，与肝、脾关系密切，总的病机是气机停滞，脾胃升降失常，以"滞"为重点，因此治疗强调以"通降"为法。胃气壅滞者，治以和胃理气通降；肝胃不和者，治以疏肝和胃通降；饮食停滞者，治以消食导滞通降；湿热中阻，治以清热化湿通降；实热壅滞者，治以清热泻腑通降；脾胃气虚者，治以健脾益气通降；脾胃阳虚者，治以温养脾胃通降；胃阴不足者，治以养阴益胃通降。具体运用理气通降之药既区分上焦、中焦、下焦和气滞所属脏腑，又区别药性的寒热温凉。如病在上焦，用旋覆花、广郁金、柴胡、降香；病在中焦，选用陈皮、枳壳、香橼皮、佛手；病在下焦，则选用乌药、槟榔、川楝子、小茴香等；病在肠道，则多选用木香、枳实、槟榔等；如需温而通滞，多用乌药、陈皮、木香、砂仁、紫苏梗、荜澄茄等。因胃痞多为本虚标实之证，董老治疗常先通后补，或通补兼施，使补而不滞，调气而不伤正，慎用三棱、莪术等开破之品。

危北海认为人体内在的元气是最重要的健康因素，人以胃气为本，脾胃之气宜升宜浮，"脾为之使，胃为之市"，脾主运化，胃主收纳。脾升胃降，共同完成腐熟水谷，升清降浊和化生气血。在病理上，脾胃虚弱，失其健运之力，则脾胃不能升清降浊，故饮食不化，中焦阻滞，可产生脘腹胀满、纳食不佳、嗳气早饱、大便失调等症。调理脾胃，贵在升降和合，应用"升脾降胃法"治之，常用黄芪、党参、太子参、砂仁、木香、藿香、半夏等健脾升阳，厚朴、黄连、枳实、旋覆花、煅赭石等降气和胃。脾虚胃弱明显者，脾失健运、胃失和降而产生脘腹胀满、纳呆食少、四肢疲惫的症状，治宜健脾助运、和胃降逆。宜用四君子汤、补中益气汤、黄芪建中汤等。脾虚湿困明显者，加藿香、厚朴、佩兰、豆蔻等化湿醒脾。脾胃虚寒者，应用温中散寒的方药，如附子理中汤和吴茱萸汤。

田德禄认为胃痞病位在胃，与肝、脾、肠等脏腑关系密切。其病机为中焦阻滞，气机不利，和降失职，可由邪中胃腑、肝郁犯胃、脾胃不和、腑气不通等多种原因所引起。田老在诊治胃痞时强调从胃论治，同时辨证予疏肝健脾、通腑泄热、理气化瘀等法。邪客胃腑者，治宜理气降逆、和胃散邪，方用香苏散加减，药用香附、紫苏梗、陈皮等。胃气壅滞，郁而化热者，治宜清降胃气、理气消胀，以自拟之实痞通（香附、紫苏梗、陈皮、焦三仙、连翘、炒枳实、生薏苡仁、清半夏、茯苓）治之。肝郁犯胃者，治宜舒肝解郁、理气和胃，喜用柴胡疏肝散加减；气滞化火而见烦躁易怒、口干、口苦等肝热之象者，治宜宣泄肝胃郁热，喜用化肝煎合左金丸，或小柴胡汤合实痞通清肝和胃。脾胃不和者，治宜补气健脾、升清降浊，喜用补中益气汤加味，药用黄芪、党参、柴胡、升麻、枳实等，针对胃主和降之特点在补中气的同时加用木香、枳壳、厚朴以行气助运。腑气不通者，治以通腑泄热，喜用承气汤加减。胃痞日久，渐致气滞血瘀，喜用血府逐瘀汤加减治疗，方中含四逆散疏肝理气，桃红四物养血活血化瘀，共达调气理血，清升浊降，升降有序，痞满自除。

【验案精选】

林某，男，57岁，1963年2月23日初诊。

因过食，一月来胃脘胀，吞酸嗳气，不欲食，大便稀，日十余次。曾诊为急性肠胃炎。脉寸沉细，关沉滑，尺沉迟；舌正苔白腻，边缘不齐。属胃滞，由饮食不节所致，治宜和胃消滞。处方：苍术一钱，白术一钱，厚朴二钱，陈皮二钱，炙甘草一钱，砂仁一钱半，木香五分，茯苓三分，炒枳壳一钱，焦山楂二钱，炒麦芽三钱，生姜二片。二剂，一剂二煎，共取200mL，兑红糖，分二次温服。2月25日复诊：服药后胃舒适，排气不多，大便正常。脉右沉缓，左沉细；舌正苔白腻减，边缘不齐。滞气消除，胃气渐复，治宜健中气，强脾胃，以资巩固。处方：党参二钱，茯苓二钱，白术一钱半，法半夏二钱，陈皮一钱，砂仁一钱，山药二钱，炒麦芽二钱，炒枳壳一钱，胡桃二枚，大枣二枚，生姜三片。五剂，煎服法同前。

按：饮食自倍，肠胃乃伤。先宜香砂平胃散加味消滞，后用香砂六君子丸加减，健中和胃。

中国中医研究院.蒲辅周医疗经验，北京：人民卫生出版社，2015.

三、呕吐

呕吐是指胃失和降，气逆于上，迫使胃内容物从口而出的病证。有物有声谓之呕，有物无声谓之吐，无物有声谓之干呕。临床呕吐常多兼见，难以截然分开，故统称为"呕吐"。

【病因病机】

呕吐的病因多由饮食所伤、外感时邪、情志失调、素体脾胃虚弱所致。病机主要为胃失和降，胃气上逆。（图 5-21）

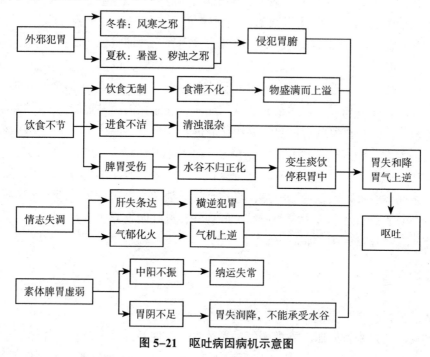

图 5-21　呕吐病因病机示意图

【诊断与鉴别诊断】

（一）诊断

1.以呕吐宿食、痰涎、水液或黄绿色液体，或干呕无物为主症，一日数次或数日一次不等，持续或反复发作，常伴有恶心、纳呆、泛酸嘈杂、胸脘痞闷等症状。

2.起病或急或缓，多由感受外邪、饮食不节（洁）、情志不遂以及闻及特殊气味等因素而诱发，或有服用药物、误食毒物史。

（二）鉴别诊断

1.呕吐与反胃鉴别　见表 5-74。

表 5-74　呕吐与反胃鉴别

病名	病机要点	症状特征	病程
反胃	脾胃虚寒，胃中无火，难于腐熟，食入不化	朝食暮吐，暮食朝吐，宿食不化，吐后转舒	起病缓慢，病情反复
呕吐	实证：邪气犯胃；虚证：胃虚失和	实证：食入即吐，或不食亦吐；虚证：呕吐多时吐时止，或干呕恶心，但多吐出当日之食物	实证：起病急；虚证：起病缓慢

2. 呕吐与呃逆鉴别　见表 5-75。

表 5-75　呕吐与呃逆鉴别

病名	病机要点	临床特点
呃逆	胃气上逆动膈	气冲喉间，呃呃连声，声短而频，不能自制
呕吐	胃失和降，胃气上逆	胃内容物从口而出

【辨证论治】

呕吐当辨别虚实，以和胃降逆止呕为基本治法，实者重在祛邪，分别施以解表、消食、化痰、理气之法，以求邪去、胃安、呕止之效。虚者重在扶正，分别施以益气、温阳、养阴之法，以求正复、胃和、呕止之功。如属虚实夹杂者，应适当兼顾治之。（表5-76）

表 5-76　呕吐辨证论治

证型	证候表现	治法	方剂	常用药物
外邪犯胃证	突然呕吐，频频泛恶，胸脘满闷，或心中懊恼，伴有恶寒发热，头身疼痛，舌苔白腻，脉濡	疏邪解表，化浊和中	藿香正气散（《太平惠民和剂局方》）	藿香、大腹皮、白芷、紫苏、茯苓、半夏曲、白术、陈皮、厚朴、桔梗、甘草
饮食停滞证	呕吐酸腐量多，或吐出带有未消化的食物，嗳气厌食，脘腹胀满，大便秘结或溏泄，舌苔厚腻，脉滑实有力	消食化滞，和胃降逆	保和丸（《丹溪心法》）	山楂、神曲、半夏、茯苓、陈皮、连翘、莱菔子
痰饮内阻证	呕吐清水痰涎，或胃部如囊裹水，脘痞满闷，纳谷不佳，头眩，心悸，或逐渐消瘦，舌苔白滑而腻，脉沉弦滑	温化痰饮，和胃降逆	小半夏汤（《金匮要略》）合苓桂术甘汤（《金匮要略》）	半夏、生姜苓桂术甘汤：茯苓、白术、陈皮、甘草
肝气犯胃证	呕吐吞酸，或干呕泛恶，脘胁胀痛，烦闷不舒，嗳气频频，每遇情志失调而发作或加重，舌边红，苔薄腻或微黄，脉弦	疏肝和胃，降逆止呕	半夏厚朴汤（《金匮要略》）合左金丸（《丹溪心法》）	半夏厚朴汤：半夏、厚朴、茯苓、生姜、紫苏叶左金丸：黄连、吴茱萸
脾胃虚寒证	饮食稍多即欲呕吐，时发时止，食入难化，胸脘痞闷，不思饮食，面色㿠白，倦怠乏力，四肢不温，口干不欲饮，大便溏薄，舌质淡，脉濡弱	温中健脾，和胃降逆	理中汤（《伤寒论》）	人参、白术、炙甘草、干姜
胃阴不足证	呕吐反复发作，或时作干呕，恶心，似饥而不能食，胃脘嘈杂，口干咽燥，舌红少津，苔少，脉多细数	滋养胃阴，降逆止呕	麦门冬汤（《金匮要略》）	麦冬、半夏、人参、甘草、粳米、大枣

【名医学术思想及临证经验】

步玉如认为脾胃为后天之本，是人体赖以生存之仓廪，脾宜升则健，胃宜降则和。脾胃的一升一降才能维持正常的生理功能。脾胃之为病，必导致升降逆乱，而出现呕吐等症状。因此对其治疗，首先应着眼于调节脾胃升降功能。他认为东垣论脾升，叶天士论胃降皆为后世临证之准则。升麻、柴胡虽能引清阳之气上升，有升阳举陷之功，但不是升脾之本法，脾不升清者因于脾阳虚之故，应该补脾阳才能帮助脾升。所谓降胃者并非只降逆气，也不是只用旋覆花、代赭石就能降胃，两者虽能治反胃气逆，但不能主降胃浊。他的经验，宜甘平或甘凉濡润以养胃阴，使津液来复使之通降而已矣。临证以鲜石斛、麦冬之类滋养胃阴，使胃降之功能自然恢复而达通降之目的。

董建华指出呕吐是由胃失和降，气逆于上所致，其病位主要在胃，与肝、胆、脾有密切的关系。本病治疗应着眼于"通降"，故和胃理气通降是治疗本病的基本治则。实证呕吐，当以祛邪为主，邪去则呕吐自止；虚证呕吐，治宜标本兼顾，正复则呕吐自愈。具体治法包括清热通腑、和胃降逆（药选黄连、黄芩、酒军、枳壳、紫苏梗、橘皮、清半夏、竹茹），芳化通降、和胃止呕（药用藿香、佩兰、苍术、厚朴、蔻仁、陈皮、清半夏、枳壳、紫苏梗），疏肝理气、和胃通降（药用柴胡、白芍、香附、枳壳、青陈皮、紫苏梗、清半夏、砂仁），清热化湿、和胃通腑（药用黄连、厚朴、黄芩、竹茹、滑石块、藿香、紫苏梗、陈皮、茯苓），苦辛通降、和胃止呕（药用黄芩、清半夏、黄连、炮姜、党参、砂仁、紫苏梗、陈皮），消食导滞、和胃降逆（药用鸡内金、炒莱菔子、焦三仙、槟榔、紫苏梗、枳壳、陈皮、清半夏、连翘），调中降逆、化痰和胃（药用旋覆花、代赭石、太子参、清半夏、茯苓、陈皮、紫苏梗、生姜），滋阴养胃、降逆止呕（药用芦根、石斛、沙参、麦冬、陈皮、紫苏梗、刀豆子、砂仁）8法。在止呕药物的运用上，要根据辨证论治原则，分为清胃止呕、和胃止呕、化湿止呕、降逆止呕、温中止呕、重镇止呕等类。而清胃止呕药亦各不相同，如黄芩治肺胃有热之呕吐，黄连治心胃有热之呕吐，竹茹治痰热中阻之呕吐，大黄治胃肠积滞之呕吐。胃寒呕吐多用伏龙肝10g，沉香1.5g；肺胃气逆用枇杷叶；暑湿呕吐用藿香、佩兰、白豆蔻等。

董德懋认为呕吐是一个症状，由胃失和降，气逆于上所引起。任何病症，有损于胃，皆可发生呕吐。呕吐病因多由外邪犯胃、饮食失调、情志不和、胃虚不降所致，因此，呕吐证治当分为以下8种类型：①外邪犯胃证，当以疏解表邪、和胃止呕为法，方以藿香正气散加减。②暑湿犯胃证，当以清暑、和胃、化浊为主，药以鲜藿香、佩兰、鲜荷叶、竹茹、扁豆花、姜炒黄连、鲜芦根、连翘为主。如呕吐剧烈，用玉枢丹1～1.5g，以辟秽化浊。③饮食停滞证，当以消食、化滞、和胃为法，方以保和丸加减。如积滞重，腹满便秘者，可加大黄导滞通便，使浊气下行，呕吐自止。④肝胃不和证，以泄肝降逆、理气和胃为法，方以左金丸合旋覆代赭汤加味。⑤脾胃气虚证，以健脾化湿为法，方以六君子汤加减。⑥胃阴不足证，以益胃生津、降逆下气为法，方用麦门冬汤加减，亦可加入石斛、天花粉、竹茹、枇杷叶等养胃生津、清热和胃之品。⑦胃寒呕吐证，以温中祛寒、补益脾胃为法，方以理中汤治疗。对虚寒较甚，腹痛下利者，可加熟附子。⑧痰饮内阻证，以温化痰饮、和胃降逆为法，方用小半夏汤加茯苓汤合苓桂术甘汤治疗。如痰蕴化热者，可用竹茹汤清热祛痰和胃。

【验案精选】

张某，男，11 岁，1991 年 2 月 28 日初诊。

患者以"呕吐 1 年"来诊。曾在当地某医院就诊，诊断为神经性呕吐，经中西医治疗无效，特来北京求医。症见纳后即吐，呈胃内容物，纳后无胃脘及其他不适感，但吐后则胃中不舒，大便干，日 1 行，精神佳，面色如常，巩膜无黄染。舌质粉，苔薄白剥脱。脉细弦。中医辨证：中焦湿困，饮食停滞，胃气上逆。治法：芳香化湿，消食化滞，和胃降逆。处方：陈皮 10g，半夏 10g，竹茹 10g，枇杷叶 10g，藿香 10g，黄连 10g，枳壳 10g，厚朴 10g，砂仁 3g，伏龙肝 60g。伏龙肝煎水澄清去土，用水煎诸药，7 剂。二诊：3 月 7 日。进药 3 剂呕吐即止，现无其他不适，纳可，大便仍干。继续服用 7 剂，痊愈回家。

按： 本例属于虚实夹杂，食进则吐多属邪实，吐后则胃脘不舒则为虚证。病程 1 年胃失所养，胃气受损则进食即吐，舌苔剥脱。方以二陈汤加减，方中陈皮、半夏、藿香、厚朴芳香燥湿行气消积，枇杷叶、竹茹清胃热养阴止呕吐，砂仁、枳壳醒脾理气和胃止痛，黄连去中焦湿热而止呕，伏龙肝温中和胃止呕。药进 3 剂呕吐即止，共服 10 剂病愈回家。

张声生，李乾构.名医重脾胃—北京中医医院名医脾胃病诊疗经验集.上海：上海科学技术出版社，2014.

四、呃逆

呃逆是指胃气上逆动膈，气逆上冲，喉间呃呃连声，声短而频，难以自制。既可单独出现，亦见于危重病的终末期。

【病因病机】

呃逆可由饮食不当、情志不遂、体虚病后等致胃失和降、气逆动膈而引发，其病位在膈，与脾、胃、肺、肝、肾等脏腑密切相关。（图 5-22）

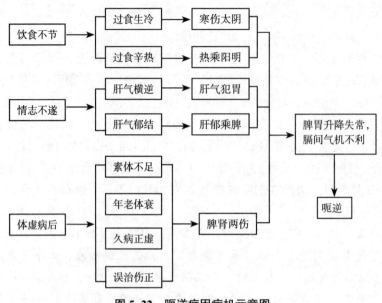

图 5-22　呃逆病因病机示意图

【诊断与鉴别诊断】

（一）诊断

1. 以气逆上冲，喉间呃呃连声，声短而频，难以自制为主要表现，呃声或高或低，或缓或急，或间断发作。
2. 常伴有胸膈痞满，胃脘不适，心悸头晕，情绪不安等症状。
3. 多有受凉、饮食不节、情志不遂等诱发因素，起病多较急。

（二）鉴别诊断

呃逆与嗳气、干呕鉴别见表 5-77。

表 5-77　呃逆与嗳气、干呕鉴别

病名	病因	病机	主症
呃逆	饮食不当、情志不遂、体虚病后	胃气上逆动膈	气冲喉间，呃呃连声，声短而频，难以自制
嗳气	饮食不当、情志不遂	胃气上逆	气出喉间，声出沉缓，餐后而作，酸腐难闻
干呕	饮食不当、情志不遂、外感风寒或暑湿	胃气上逆	咽中或脘腹不适，继而作呕，有声无物

【辨证论治】

呃逆应辨别虚、实、寒、热，治疗以理气和胃、降逆止呃为基本方法，并根据辨证

施以祛寒、清热、补虚、泻实。（表 5-78）

表 5-78　呃逆辨证论治

证型	证候表现	治法	方剂	常用药物
胃中寒冷证	呃声沉缓有力，胸膈及胃脘不适，得热则减，遇寒更甚，进食减少，喜食热饮，口淡不渴，舌苔白润，脉迟缓	温中散寒，理气止痛	丁香散（《古今医统》）	丁香、柿蒂、高良姜、炙甘草
胃火上逆证	呃声洪亮有力，冲逆而出，口臭烦渴，多喜冷饮，脘腹满闷，大便秘结，小便短赤，苔黄燥，脉滑数	清胃泄热，降逆止呃	竹叶石膏汤（《伤寒论》）	竹叶、石膏、麦冬、人参、半夏、甘草、粳米
气机郁滞证	呃逆连声，常因情志不畅而诱发或加重，胸胁满闷，脘腹胀满，嗳气纳减，肠鸣矢气，苔薄白，脉弦	顺气解郁，和胃降逆	五磨饮子（《医方集解》）	乌药、沉香、槟榔、枳实、木香
脾胃阳虚证	呃声低长无力，气不得续，泛吐清水，脘腹不舒，喜温喜按，面色㿠白，手足不温，食少乏力，大便溏薄，舌质淡，苔薄白，脉细弱	温补脾胃	理中丸（《伤寒论》）	人参、干姜、白术、甘草
胃阴不足证	呃声短促而不得续，口干咽燥，烦躁不安，不思饮食，或食后饱胀，大便干结，舌质红，苔少而干，脉细数	养胃生津，降逆止呃	益胃汤（《温病条辨》）合橘皮竹茹汤（《金匮要略》）	益胃汤：沙参、麦冬、生地黄、玉竹、冰糖 橘皮竹茹汤：橘皮、竹茹、人参、大枣、生姜、甘草

【名医学术思想及临证经验】

谢海洲认为呃逆之胃气上逆有虚实之分，实者多因胃中实火，肝气犯胃，虚者多提示正气虚极，胃气欲脱，证情偏重。临证首当辨虚实，可从患者病史长短、症状、舌脉等方面加以鉴别。治疗虚证呃逆应扶正固摄，辅以降逆止呃，避免重镇降逆之品，以免克伐胃气而加重病情。谢老临床善用张锡纯的既济汤（熟地黄、山萸肉、生山药、生龙骨、生牡蛎、茯苓、生杭芍、乌附子）合温降汤（白术、清半夏、生山药、干姜、生赭石、生杭芍、川厚朴、生姜）化裁治疗胃气虚脱之呃逆，强调重用山萸肉为主药，量可至 20g。还建议治疗虚性呃逆停药"宜缓不宜急"，以免病情复发。

步玉如认为辨治脾胃病在分清寒热燥湿、气血阴阳的前提下，需注意脾病多湿，胃病多热，脾胃病常见湿热郁阻。根据"脾湿胃热"的特点，从健脾利湿、清泄胃热、清化湿热、清化痰热四个方面辨证论治。调理脾胃气机要考虑到气血阴阳之间的互相影响，病在气分，当调气为先，病在血分，当气血兼顾，调气尤其注意"肝敷布阳和主升，肺宣发清肃主降"对脾胃气机的影响。他还指出呃逆的发生是气机上逆动膈而致，与胃、肺的关系最为密切。对肝气犯胃实证之呃逆，常用旋覆代赭汤加减，同时配伍子类药，取诸子皆降之意。如用枳实、苏子、杏仁、郁李仁、桃仁、火麻仁等诸子通腑降气，使上逆之气下行。久病脾胃虚衰之虚证呃逆，慎用重镇。

郭士魁认为治疗呃逆应分虚实，青壮年偶发者为实证，易治。久病呃逆乃重度虚象，胃气衰败，预后不佳。轻症呃逆无须治疗，并引用《证治准绳》治呃三法"呃逆用纸捻刺鼻，使喷嚏，则呃逆多止。或闭口鼻气，使之无息亦立已，或……大惊骇之亦已"。虚证呃逆乃脾胃虚弱，湿浊中阻，胃气衰败，浊气上逆为患，治宜益气健脾、和胃降逆，方选旋覆代赭汤加减；病重虚象明显，虚火上逆者，治以橘皮竹茹汤加减。实证呃逆，阳明热盛，胃火上冲而为呃者，呃声响而频，橘皮竹茹汤合大黄甘草汤加减。急性心肌梗死患者、心力衰竭患者常见呃逆，预示病重，呃逆不止又加重原发病，应先调胃气治疗呃逆。

危北海论治呃逆需辨别器质性或非器质性病变，在此基础上分虚实寒热论治，初发者清，久留者或急重病证伴发者较重，预后不良。其治疗的关键在于"和胃降逆"。在审因论治的基础上，加入降胃平呃之药。偏寒者酌加丁香、柿蒂、沉香、生姜、吴茱萸、刀豆等；偏热者，酌加枇杷叶、竹茹、黄芩、酒军等；痰湿明显者，酌加陈皮、清半夏、茯苓等；胃阴不足者，酌加沙参、麦冬、石斛、玉竹等；冲气上逆者，酌加旋覆花、代赭石、吴茱萸、黄连等；脾气下陷者，酌加人参、白术、黄精等。

【验案精选】

王某，女，57 岁，1996 年 7 月 12 日初诊。

患者呃逆 4 年，每日发作 4～5 次，发不拘时，发则呃声不断，每次持续 20～30 分钟，中西医结合未见效。近日外感，咳嗽，喘息，气短乏力，头晕口苦，便溏，痰黄，舌薄黄腻，脉虚大寸口尤甚，左关微弦，右关虚软。患者既往患有慢性支气管炎、肺气肿病史 3 年。证属气虚痰热，治以补中益气、清热化痰。处方：党参 15g，黄芪 30g，炙甘草 10g，升麻 10g，柴胡 10g，陈皮 10g，当归 10g，鱼腥草 30g，黄芩 12g，竹叶 12g。服此方两剂，病势好转，继用两剂，诸症平复，随访 1 年未见复发。

按：患者有慢性肺病病史，子盗母气，肺脾之气不足于内，胸闷、咳嗽、乏力、纳呆、短气、腹胀、呃逆、便溏等症即形诸外，本案患者以久呃不愈为主要见症。肺卫不固，时邪易客。患者久患呃逆，加以外感，按传统治法"痼疾加以卒病"，当先解其外，但本案的治疗并未固守成规，而以补中益气立法，佐以清化痰热，表里双解。对慢性病的治疗，不但要关注刻下症，更需要分析患者的体质特点，治病求本。

朱世增.近代名老中医经验集——方药中论杂病.上海：上海中医药大学出版社，2009.

五、噎膈

噎膈是指吞咽食物哽噎不顺，饮食难下，或纳而复出。噎，即噎塞，指吞咽之时哽咽不顺；膈为格拒，指饮食不下。噎虽可单独出现，有时为膈的前驱表现，但膈常由噎发展而来，故以噎膈并称。

【病因病机】

噎膈常因情志内伤、酒食不节、久病年老而致气滞、痰凝、血瘀交阻，耗伤气阴，

胃失通降而成，其病位在食管，属胃所主，并与肝、脾、肾密切相关。（图 5-23）

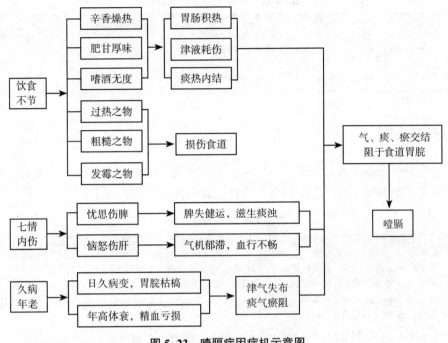

图 5-23 噎膈病因病机示意图

【诊断与鉴别诊断】

（一）诊断

1. 以吞咽食物哽噎不顺，饮食难下为主要表现。发病之初主要为吞咽食物时伴轻度梗阻感，或胸骨后发紧、烧灼、疼痛等，进食固体食物尤其明显。

2. 重症患者主要表现为持续性、进行性吞咽困难，进食流质饮食亦困难，甚则无法进食，纳而复出，呕吐痰涎，胸背部疼痛、窒闷，身体进行性消瘦。

3. 患者常有长期情志抑郁、酒食不节、年老体虚等病史。

（二）鉴别诊断

1. 噎膈与反胃鉴别 见表 5-79。

表 5-79 噎膈与反胃鉴别

病名	病因	病机	症状
噎膈	情志内伤、酒食不节、久病年老	多阴虚有热	吞咽困难，阻塞不下，旋时旋吐，徐徐吐出
反胃	酒食不节、情志失调、劳倦	多阳虚有寒	食尚能入，经久复出，朝食暮吐，暮食朝吐

2. 噎膈与梅核气鉴别 见表 5-80。

表 5-80 噎膈与梅核气鉴别

病名	病因	病机	症状
噎膈	情志内伤、酒食不节、久病年老	有形之物瘀阻食道	吞咽困难，食入即吐
梅核气	情志不遂、嗜食辛辣	无形气痰阻于咽喉	咯之不出，咽之不下

【辨证论治】

噎膈应辨别标本虚实，初期重在标实，治以理气、化痰、活血、降火为主，或兼而用之；后期本虚渐显，治以滋阴润燥，或补气温阳为主。（表 5-81）

表 5-81 噎膈辨证论治

证型	证候表现	治法	方剂	常用药物
痰气交阻证	吞咽梗阻，胸膈痞满，甚则疼痛，情志抑郁时加重，情志舒畅时减轻，嗳气呃逆，呕吐痰涎，口干咽燥，大便艰涩，舌质红，苔薄腻，脉弦滑	开郁化痰，润燥降气	启膈散（《医学心悟》）	浙贝母、茯苓、郁金、砂仁、北沙参、丹参、荷叶蒂、杵头糠
瘀血内结证	饮食难下，或虽下而复吐出，甚或呕吐物如赤豆汁，胸膈疼痛，固定不移，肌肤枯燥，形体消瘦，舌质紫暗，脉细数	滋阴养血，破血行瘀	通幽汤（《兰室秘藏》）	生地黄、熟地黄、当归、桃仁、红花、升麻、甘草
津亏热结证	食入格拒不下，入而复出，甚则水饮难进，心烦口干，胃脘灼热，大便干结如羊矢，形体消瘦，皮肤干枯，小便短赤，舌质光红，干裂少津，脉细数	滋阴养血，润燥生津	沙参麦冬汤（《温病条辨》）	沙参、麦冬、玉竹、桑叶、天花粉、扁豆、甘草
气虚阳微证	水饮不下，泛吐大量黏液白沫，面浮足肿，面色㿠白，形寒气短，精神疲惫，腹胀，舌质淡，苔白，脉细弱	温补脾肾	补气运脾汤（《统旨方》）	人参、黄芪、白术、茯苓、砂仁、陈皮、半夏、生姜、大枣、甘草

【名医学术思想及临证经验】

董德懋认为脾胃贵在"健通和畅"，并指出脾胃燥湿相济、升降相因、纳化和调是保持其健通和畅的关键条件。临床中将调理脾胃病的治法归纳为"十法"，并以"攻""补"为纲，统领脾胃病调理十法，攻法为理气、清热、祛湿、消导、通下，补法包括益气、升举、温中、养阴、固涩等。临床中以病情的寒湿虚实之轻重，数法结合，主次相兼。根据脾胃病易于复发的特点，临床治疗呃逆、呕吐、胃脘痛等疾病，常以枳术丸（枳实、白术、荷叶）加减调理善后。主张治养结合，在脾胃病的恢复过程中，注重医患配合，向患者普及摄生康复知识，提出"畅情志即疏肝健脾、调饮食以健脾和胃、适应环境加强锻炼"的脾胃病摄生调养方式，结合自身经验，提倡气功导引。

董建华认为本病的治疗，早中期多以理气活血、化痰散结为主，兼以滋阴润燥；晚期多以温补脾肾、养血滋阴为主，兼以开郁化痰。本病属本虚标实之证，初期以标实为主，虽有气结、痰阻、血瘀的不同，但均有不同程度的阴津耗伤；晚期以本虚为主，尚有津亏、血耗、阴损及阳虚等差别，治疗总以滋阴润燥、和胃通降贯穿始终。热结灼津，胃阴亏耗，有热象者，甘寒养阴，如知母、石膏、元参、生地黄等；热邪伤阴耗气，阴液不足，寒热征象不明显者，甘平养胃，如玉竹、沙参、扁豆、百合等。大便秘结是噎膈患者常见的临床症状，临床中应重视通便药的应用，其治疗阳结者清之、阴结者温之、气滞者疏导之、津亏者滋润之，恢复大肠的传导功能，有利于噎膈症状的缓解。

余桂清认为噎膈（此专指食管癌）的发病病因为本虚标实，多由年老体衰、正气渐亏，脏气衰败而生。病位在食道，以内生积损，精气（肝脾肾）亏虚为本，痰瘀蕴化浊毒为标。脾为后天之本，气血生化之源，肾为先天之本，五脏之根，脾肾功能的强弱对本病的预后和转归起关键作用，在辨证论治的基础上需时时注意顾护胃气，以培补脾肾为要。此外，痰瘀凝结、肝气郁结是噎膈的标实因素，在培补正气的同时，需要酌情联合化痰散结、活血解毒、疏肝解郁等祛邪法，以期标本同治。治疗用药方面方小而药精，提倡以平和之剂取非凡疗效。在辨证立方基础上辨病用药，如进食哽噎者，加急性子、石见穿；痰瘀浊毒壅盛者，加白花蛇舌草、半枝莲、夏枯草；胸膈闷痛者，加威灵仙、郁金；腹部伴有包块者，加橘核、荔枝核等。

卞嵩京提出噎膈的病机为"阳虚为本，痰瘀为标"。认为本病初起胃家虚寒，中阳不运，痰浊内生，日久入血，痰湿浊瘀互结而成。病久不愈，水谷不入，阴阳两竭。以温运脾阳作为噎膈的治疗大法，兼以化痰活血散结。处方常选独附丸、大半夏汤、小半夏汤、半夏茯苓汤等随证化裁，以附子、干姜、肉桂等温阳散寒，生半夏、生天南星、蝼蛄、络石藤、川贝母、鬼箭羽等化痰活血散结，尤其强调重用半夏、天南星、肉桂等，诸药专入咽喉而力能化瘀解结。

【验案精选】

李某，女，39岁，本院职工。1988年6月4日初诊。

患者4天前劳累受凉后即出现吞咽困难，鼻音重，无喉音，饮水呛咳，咽中异物感，恶心，右面颊发紧。西医神经内科诊断为球麻痹。经西药、针灸治疗无好转。吞咽困难进行性加重，饮水从鼻中出，声浊不清，神情恐慌，舌苔薄白，脉象略滑。属风寒束闭，肺胃气逆证。治以宣肺开窍，和胃降逆。处方：生麻黄10g，杏仁10g，桔梗6g，旋覆花10g（布包），生赭石30g（先下），半夏10g，苏叶6g（后下），炒苏子10g，苏梗10g，菖蒲10g，远志10g，蝉衣15g，天竺黄10g，生甘草5g，胖大海5g，炒黄芩10g，山豆根5g，3剂。二诊：1988年6月7日。说话较前略清，咽干，吞咽仍困难，饮水发呛，不咳。舌苔薄白，脉象滑细略沉。仍守前方随证出入：麻黄10g，桔梗 6g，荆芥 10g，薄荷 5g（后下），旋覆花 10g（布包），半夏 10g，生赭石 30g（先煎），苏子、苏梗各 10g，茯苓 18g，连翘 15g，羌活 9g，全蝎 9g，白僵蚕 10g，刀豆子 10g，石莲子 10g，生地黄 15g。4 剂。三诊：1988 年 6 月 11 日。吞咽较前好转，已能小口喝水，大口喝水仍呛，自觉心慌、腿软、出汗。舌苔薄白，脉沉略细。上方去薄荷，加珍珠母 30g（先煎），川断 15g。7 剂。四诊：1988 年 6 月 28 日。已能进食，吞咽已渐恢复，喝水也不发呛，但进块状食物时仍敏感，稍有咽干。已无心慌、腿软、出汗。口唇及舌前部发紧。脉沉细略滑，舌苔薄白。上方加白芷 10g，木通 6g。7 剂。1988 年 6 月 30 日，耳科检查：发声及吞咽均已好转。右声带已恢复活动，咽反射亦已恢复。五诊：1988 年 7 月 5 日。吞咽无异常，饮、食均正常。只觉咽部似有痰欲咳出。舌苔薄白，左脉沉细，右脉沉滑略细。上方去木通、刀豆子，加厚朴 10g，香附 10g。7 剂。六诊：1988 年 8 月 16 日。已停止治疗 1 个月，吞咽正常，近来阴天觉咽部发紧不适，饮水不呛。饮食正常。近来尿黄，偶有淋沥之感。舌苔薄白，脉沉细，右迟弱。上方生地黄改熟地黄 15g，加桂枝 9g。7 剂。1989 年 2 月随访，身体健康。

按：患者病情因劳累后，感受风寒而起，经耳鼻喉、神经内科专科检查未见器质性病变，对症治疗后症状仍进行性加重。风寒外袭，肺宣发肃降功能失司，"心肺有病，鼻为之不利"，故鼻音重、喉音消失，属"金实不鸣"。手太阴肺经"环循胃口"，肺失肃降，则胃气上逆，故吞咽困难，饮水呛咳。本案的治疗基于风寒闭肺这一关键病因，结合肺胃升降相因的气机运行理论，以华盖散宣肺开窍，使邪从表散；同时以旋覆代赭汤加减降逆止呕，二陈汤、三子养亲汤化裁和降肺胃。全案以上述思路，间以加入祛风通络、重镇降逆、利咽化痰之品，收到满意临床疗效，体现了治病"必先伏其所主，而先其所因"的理论指导意义，给人耳目一新之感。

焦树德．焦树德临床经验辑要．北京：中国医药科技出版社，1998：30.

六、腹痛

腹痛是指以胃脘以下、耻骨毛际以上部位发生疼痛为主要表现的病证。

【病因病机】

腹痛多由外感时邪、饮食不节、情志失调、跌仆损伤等导致气血不畅，"不通"则痛；也可由禀赋不足、久病之后脏腑虚弱导致气血不足，"不荣"则痛。（图 5-24）

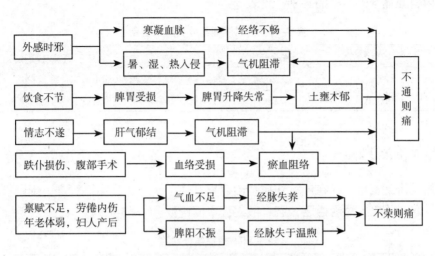

图 5-24 腹痛病因病机示意图

【诊断与鉴别诊断】

(一) 诊断

1. 以胃脘以下、耻骨毛际以上部位疼痛为主症。其疼痛性质各异，但一般不甚剧烈，按之柔软，压痛较轻，无肌紧张及反跳痛。

2. 腹痛发或加剧常与饮食、情志、受凉等因素有关。

3. 腹部平片、超声、CT、MRI 以及有关实验室检查有助于诊断及鉴别诊断。

4. 应排除外科、妇科腹痛。

(二) 鉴别诊断

1. 腹痛与胃痛鉴别 见表 5-82。

表 5-82 腹痛与胃痛鉴别

病名	疼痛部位	兼症
腹痛	胃脘以下，耻骨毛际以上	常伴有便秘、泄泻等症状
胃痛	心下胃脘之处	常伴有呕恶泛酸，嗳气嘈杂等症状

2. 腹痛与胁痛鉴别 见表 5-83。

表 5-83 腹痛与胁痛鉴别

病名	疼痛部位	兼症
腹痛	胃脘以下，耻骨毛际以上	常伴有便秘、泄泻等症状
胁痛	一侧或两侧胁肋部胀痛	常伴口苦、咽干、目眩等少阳经症状

3. 内科腹痛与外科腹痛鉴别　见表 5-84。

表 5-84　内科腹痛与外科腹痛鉴别

病名	起病方式	症状
内科腹痛	起病慢	先发热后腹痛，疼痛不剧，痛无定处，压痛不明显，腹部柔软
外科腹痛	起病急	先腹痛后发热，疼痛剧烈，痛有定处，压痛明显，伴有肌紧张和反跳痛

【辨证论治】

腹痛应辨虚实寒热，在气、在血，治疗以"通"字立法，实则泻之，虚则补之，热者寒之，寒者热之，滞者通之，瘀者散之，审因论治。（表 5-85）

表 5-85　腹痛辨证论治

证型	证候表现	治法	方剂	常用药物
寒邪内阻证	腹痛急剧，得温痛减，遇寒加重，多有受寒病史，口淡不渴，舌质淡，苔薄白，脉沉紧	温中散寒，理气止痛	正气天香散（《玉机微义》）合良附丸（《良方集腋》）加减	正气天香散：乌药、香附、陈皮、紫苏、干姜；良附丸：高良姜、香附
湿热壅滞证	腹中疼痛，按之痛甚，胀满不舒，大便秘结或黏滞不爽，口黏口渴，小便短赤，舌质红，苔黄腻，脉滑数或沉实有力	清热利湿，导滞通腑	大承气汤（《伤寒论》）加减或大柴胡汤（《伤寒论》）加减	大承气汤：大黄、芒硝、枳实、厚朴；大柴胡汤：柴胡、黄芩、大黄、枳实、半夏、白芍、大枣、生姜
饮食积滞证	腹痛胀满，多有伤食病史，疼痛拒按，厌食泛呕，嗳腐吞酸，大便泄泻或便秘，舌苔腻，脉滑实	消食导滞，行气止痛	枳实导滞丸（《内外伤辨惑论》）合保和丸（《丹溪心法》）加减	枳实导滞丸：大黄、枳实、黄芩、黄连、神曲、白术、茯苓、泽泻；保和丸：焦山楂、焦神曲、法半夏、茯苓、陈皮、连翘、炒莱菔子、炒麦芽
肝郁气滞证	腹部胀痛，攻窜两胁，痛引少腹，得嗳气、矢气后减轻，情志不舒时加重，胸闷善太息，舌质淡红，苔薄白，脉弦	疏肝解郁，理气止痛	柴胡疏肝散（《景岳全书·古方八阵》）加减	柴胡、枳壳、香附、陈皮、白芍、甘草、川芎
瘀血内停证	腹中刺痛，痛势较剧，痛处不移，拒按，腹痛迁延不愈，面色晦暗，舌质紫暗或有瘀斑，脉沉细或涩	活血化瘀，行气止痛	膈下逐瘀汤（《医林改错》）加减或少腹逐瘀汤（《医林改错》）加减或复元活血汤（《医学发明》）加减	膈下逐瘀汤：五灵脂、当归、川芎、桃仁、牡丹皮、赤芍、乌药、延胡索、香附、红花、枳壳、甘草；少腹逐瘀汤：小茴香、干姜、延胡索、没药、当归、川芎、肉桂、赤芍、蒲黄、五灵脂；复元活血汤：柴胡、瓜蒌根、当归、红花、甘草、穿山甲、大黄、桃仁

续表

证型	证候表现	治法	方剂	常用药物
中虚脏寒证	腹痛绵绵，时作时止，喜温喜按，饥饿及劳累后加重，神疲气短，怯冷肢寒，小便清长，大便稀薄，舌质淡，苔薄白，脉沉细	温中补虚，缓急止痛	小建中汤（《伤寒论》）加减 大建中汤（《金匮要略》）加减 当归四逆汤合吴茱萸生姜汤（《伤寒论》）加减	小建中汤：桂枝、生姜、饴糖、大枣、白芍、炙甘草； 大建中汤：蜀椒、干姜、党参； 当归四逆汤合吴茱萸生姜汤：当归、桂枝、白芍、细辛、通草、甘草、大枣、吴茱萸、生姜

【名医学术思想及临证经验】

董建华创立了"通降论""气血论""虚实论"的学术观点。在前人"脾宜升则健，胃宜降则和"的理论基础上，认为腹痛关键病机在于中焦气机升降失和，强调脾升胃降是中焦气机之枢纽，治疗腹痛病当以疏通气机、调畅气血、疏其壅塞、消其郁滞，使上下气机通畅则升降有序，阴阳寒热调和，腹痛自除。在临证中，通过四诊八纲，辨清气血、寒热、虚实，分别施以理气通降、理气活血、化瘀通络、降胃导滞、通腑泻热、滋阴通降、辛开苦降、疏肝理气、升清降浊、散寒通降、辛甘温阳等10余种方法达到脾升胃降，脾胃调和的目的。对于寒邪内阻的腹痛，常用良姜、乌药、香附等药物以温中止痛；对于肝气郁滞的腹痛常用紫苏梗、香附、陈皮、香橼、佛手、枳壳、槟榔、鸡内金（胃苏颗粒）等以疏肝理气止痛；对于瘀血阻络的腹痛常用玫瑰花、当归、五灵脂、蒲黄等养血活血止痛；对于中焦脏寒的腹痛常用桂枝、细辛、干姜等健脾温中补虚止痛。

鲍友麟重视胃阴与脾阳，强调治疗腹痛病时要重视气机的升降出入，根据寒热虚实辨证施治腹痛病。提出了"芳香化浊法散寒止痛""消食导滞，调理中焦法""健脾益气，调中止痛法""疏肝健脾，理气止痛法"等治疗方法。临床常用佩兰、石菖蒲、苍术、白术等芳香化浊；枳壳、厚朴、连翘等消食导滞；白术、白芍、当归、大枣等益气健脾调中；柴胡、香附、延胡索、木香等理气止痛。

赵荣莱不仅重视脾胃之阴阳，也重视脾胃的纳运升降，同时也强调脾胃与其他脏腑间的相互关系，腹痛病治疗上应先补其阳，后泻其阴，用吴茱萸丸祛寒温中益气补其阳，用消痞丸苦泻和中消痞泻其阴，补阳以升清，泻阴以降浊，则上下之气可通，上逆之气可平。赵荣莱认为脾胃的气机升降关系到整个人体气机的升降出入，脾升胃降不仅关系到腹痛病病证的本身，而且关乎其他脏腑功能活动的协调统一。因此调理脾胃气机是治疗腹痛病的关键，每用陈皮、木香、枳实、枳壳、厚朴、佛手等疏理脾胃气机。

李乾构在长期的临床经验中总结出脾胃气虚是脾胃病的根本原因，因此他提出了"健脾补气调胃"是治疗脾胃病根本大法，认为四君子汤是治疗脾虚腹痛的第一方，如虚寒偏盛则用党参，偏热者则用沙参，寒热不显者则用太子参；脾气虚弱者则用茯苓，症见偏实证或见瘀血者则用土茯苓；脾胃虚弱，大便偏软善用炒白术，脾虚明显则用土炒白术加强健脾功效，大便溏薄者用焦白术，大便秘结者用生白术等，李老临床每用四君子汤变方治疗腹痛，临床疗效颇佳。李乾构认为"百病皆由脾胃虚而生"，提出了"治脾十五法"：补气健脾法，健脾化湿法，健脾清化法，温补脾阳法，补脾升陷法，补脾摄血法，补脾生血法，健脾滋阴法，补益心脾法，健脾补肺法，健脾和胃法，调和肝脾法，温补脾肾法，健脾养肝法，健脾息风法。

杜长海在古人"治中焦如衡，非平不安""盖胃以通降为用""脾宜升则健，胃宜降则和"等理论基础上，临床治疗腹痛病，注重调脾胃升降之气机，以通为用，以降为顺，以清为道，以和为贵，病症相同有异当辨证治之。用药主张升降适宜、运补兼施、辛开苦降、寒热并调、疏肝健脾和胃，使症效、证效、病效三者有机地结合。如脾气下陷，治宜升举脾气，方中加党参、黄芪、升麻、柴胡、陈皮等；胃气上逆，治宜和胃降逆，方中加旋覆花、代赭石、法半夏、枇杷叶、紫苏梗、厚朴等。在补气养血滋阴中适当佐以运脾、消导之品；在理气导滞运化方中，又佐以补养脾胃之品，以防其耗气伤阴之弊，补中寓消，消中寓补。

【验案精选】

李某，女，53岁，玉石公社，1975年3月5日初诊。

患者3天来持续性上腹部偏左疼痛，甚则如刀割，并向腰部放射，恶心呕吐，腹胀拒按，在当地医院治疗无效。1975年3月5日住院治疗。入院检查，左上腹腹肌紧张、压痛明显，检查血淀粉酶512U/L，西医诊断急性胰腺炎。3月5日初诊：患者发病5天，症见寒热往来，体温38.5℃，左上腹持续剧烈性疼痛、拒按，并放射至腰部，口渴欲饮，饮水则吐，大便秘结，小便黄赤，脉象弦数，舌苔黄腻。病属少阳阳明，治当和解攻下，方用大柴胡汤加味。柴胡9g，黄芩18g，生白芍9g，生大黄9g（后下），元明粉9g（冲），竹茹9g，胡黄连9g，法半夏9g。2剂，水煎服，日1剂。二诊：3月8日。服药后左上腹持续性疼痛减轻，往来寒热解除，呕吐已平。少阳之气已和，阳明之结略解，原方加减治疗，注意饮食，防止反复。柴胡9g，黄芩9g，生白芍9g，炒枳实9g，生大黄9g，法半夏9g，延胡索9g，川楝子9g，生甘草9g。2剂，水煎服，日1剂。三诊：3月10日。连服和解少阳，攻下阳明之剂4剂后，左上腹剧痛基本控制，知饥思食，饮入不呕，大便一日一行。两阳已和，病渐恢复，改用和解理气法，以除余邪。柴胡6g，生白芍9g，制香附9g，法半夏9g，陈皮6g，延胡索9g，郁金6g，生甘草3g。

按：患者经化验确诊为急性胰腺炎，中医学认为，其病机为湿热邪郁，热结阳明、少阳两经，治宜外解少阳，内泻热结，俾表里双解，积热得清，则诸症自愈。

罗云坚.消化科专病临床诊治.2版.北京：人民卫生出版社，2004.

七、泄泻

泄泻是以排便次数增多，粪便稀溏，甚至泻出如水样为主症的病证，多由脾胃运化功能失职，湿邪内盛所致。泄者，泄漏之意，大便稀溏，时作时止，病势较缓；泻者，倾泻之意，大便如水倾注而直下，病势较急。故前贤以大便溏薄势缓者为泄，大便清稀如水而直下者为泻。

【病因病机】

泄泻的病因，有感受外邪，饮食所伤，情志失调，劳倦内伤，久病年老等，主要病机是脾病湿盛，脾胃运化功能失调，肠道分清泌浊、传导功能失司。（图 5-25）

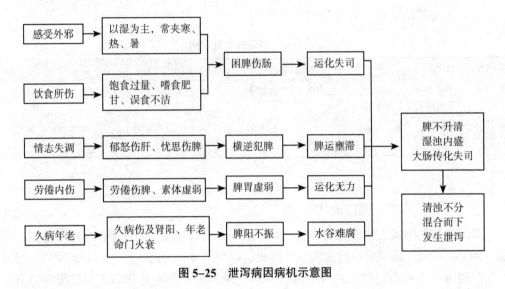

图 5-25　泄泻病因病机示意图

【诊断与鉴别诊断】

（一）诊断

1. 主要诊断依据：粪质清稀。大便次数增多，粪质清稀，甚如水样；或次数不多，粪质清稀；或泻下完谷不化。

2. 常见伴随症：常先出现腹胀腹痛，旋即而泻；腹痛常与肠鸣同时存在。

3. 主要分类：暴泻起病急，泻下急迫而量多；久泻起病缓，泻下势缓而量少，且有反复发作病史。

4. 发病因素：多与感受外邪、饮食不节、情志所伤有关。

（二）鉴别诊断

1. 泄泻与痢疾鉴别　见表 5-86。

表 5-86　泄泻与痢疾鉴别

病名	病因	病机	主症
泄泻	感受外邪，饮食所伤，情志失调，劳倦内伤，久病年老	脾虚湿盛	大便次数增多，粪质稀溏，甚则如水样，或完谷不化
痢疾	外感时邪，饮食不节（洁）	邪蕴肠腑，气血壅滞，传导失司，脉络受伤	腹痛，里急后重，大便次数增多，泻下赤白脓血便

2. 泄泻与霍乱鉴别　见表 5-87。

表 5-87　泄泻与霍乱鉴别

病名	病因	病机	主症
泄泻	感受外邪，饮食所伤，情志失调，劳倦内伤，久病年老	脾虚湿盛	大便次数增多，粪质稀溏，甚则如水样，或完谷不化
霍乱	感受时邪，饮食不慎	疫邪内犯三焦	腹痛（甚至绞痛）肠鸣，呕泻交作，黄色或米泔样粪水

【辨证论治】

泄泻的基本病机为脾虚湿盛，故其治疗原则为运脾化湿。急性暴泻应根据寒湿、湿热与暑湿的不同，分别采用温化寒湿、清化湿热和清暑祛湿之法，结合健运脾胃。慢性久泻以脾虚为主，当以健运脾气为要，佐以化湿利湿；若夹有肝郁者，宜配合抑肝扶脾；肾阳虚衰者，宜补火暖土。（表 5-88）

表 5-88　泄泻辨证论治

证型	证候表现	治法	方剂	常用药物
寒湿内盛证	泻下清稀，甚至如水样，有时如鹜溏，腹痛肠鸣，脘闷食少，或兼有恶寒发热，鼻塞头痛，肢体酸痛，舌苔薄白或白腻，脉濡缓	芳香化湿，疏表散寒	藿香正气散（《太平惠民和剂局方》）	大腹皮、白芷、紫苏、茯苓、半夏曲、白术、橘皮、厚朴、桔梗、藿香、甘草、生姜、大枣
湿热伤中证	腹痛即泻，泻下急迫，或泻而不爽，粪色黄褐而臭，烦热口渴，小便短赤，肛门灼热，舌质红，苔黄腻，脉濡数或滑数	清热利湿	葛根芩连汤（《伤寒论》）	葛根、黄芩、黄连、炙甘草
食滞肠胃证	腹痛肠鸣，泻后痛减，泻下粪便臭如败卵，夹有不消化之物，脘腹痞满，嗳腐酸臭，不思饮食，舌苔垢浊或厚腻，脉滑大	消食导滞	保和丸（《丹溪心法》）	山楂、神曲、半夏、茯苓、陈皮、连翘、莱菔子
脾胃虚弱证	大便时溏时泻，反复发作，稍有饮食不慎，大便次数即增多，夹见水谷不化，饮食减少，脘腹胀闷不舒，面色少华，肢倦乏力，舌质淡，苔白，脉细弱	健脾益气，渗湿止泻	参苓白术散（《太平惠民和剂局方》）	人参、白术、茯苓、甘草、山药、莲肉、白扁豆、砂仁、薏苡仁、桔梗、陈皮

续表

证型	证候表现	治法	方剂	常用药物
肝气乘脾证	肠鸣腹痛，腹痛即泻，泻后痛缓，每因抑郁恼怒或情绪紧张而诱发，平素多有胸胁胀闷，嗳气食少，矢气频作，舌苔薄白或薄腻，脉细弦	抑肝扶脾	痛泻要方（《景岳全书》引刘草窗方）	白术、白芍、防风、陈皮
肾阳虚衰证	每于黎明之前，脐腹作痛，继则肠鸣而泻，完谷不化，泻后则安，形寒肢冷，腹部喜暖，腰膝酸软，舌质淡，苔白，脉沉细	温肾健脾，涩肠止泻	四神丸（《内科摘要》）	肉豆蔻、补骨脂、五味子、吴茱萸

【名医学术思想及临证经验】

董建华在辨治久泻时，多采用肝脾肾同调、疏理消导、温清并用、升清降浊、润燥相济等治法。董老认为久泻多涉及脾、肝、肾三脏功能失调，而尤以脾胃功能失调为主，故治疗以健脾为主，辅以抑肝温阳之品，常用白术、山药、茯苓、白芍、陈皮、炮姜、肉桂等药。至虚之处，亦常是容邪之所，故久泻每易出现虚中夹滞；或湿热未净，或气机壅滞，或入络留瘀，或湿浊不化。此时不宜滋补止涩，以免"闭门留寇"。董老常取疏理消导一法，使"陈莝去而肠胃洁"，常用酒军、槟榔、大腹皮、枳壳、木香、焦三仙等药。久泻见形寒肢冷，腹痛遇冷加剧，便下黏液或脓血，口苦，苔黄，脉沉而有力，证属寒热错杂，董老常温清并用以治之，常用炮姜、肉桂、木香、山药、黄连、陈皮炭、白术、茯苓等。久泻与脘痞并见，是清浊相干、气机郁结所致，董老认为治疗要升降并调而有所侧重，常用柴胡、升麻、葛根、荷叶、党参、白术、陈皮、焦三仙、槟榔、木香等药。荷叶是常用之品，取其升发清阳，开胃消食，利湿止泻之功。若久泻不止而见口干舌红，苔剥脱，董老认为是脾阴虚亏之象，治疗要燥润相济，常用白术、山药、莲子肉、陈皮、石斛、沙参、五味子等药。

鲍友麟重视胃阴与脾阳，强调治疗脾胃病时要重视气机的升降出入，根据寒热虚实辨证施治脾胃病。其提出了"治泻十法"："分利止泻"，代表方胃苓汤；"芳香化浊法散寒止泻"，代表方藿香正气散；"清热祛暑，利湿止泻法"，代表方葛根芩连汤合六一散；"消食导滞，调理中焦法"，代表方加味保和丸；"健脾益气，调中止泻法"，代表方参苓白术散加减；"疏肝健脾，调和脾胃法"，常用痛泻要方加减；"温中止泻法"，代表方附子理中汤加减；"健脾和胃，调中止泻法"，代表方香砂六君子加减；"温中固肠止泻法"，代表方四神丸加减；"升提固涩法"，代表方真人养脏合固肠丸加减。

李乾构认为"健脾补气调胃"是治疗慢性疾病根本大法，泄泻多由于饮食不节或不洁，情志失调，先天禀赋不足，大病久病之后，脾胃虚弱，脾不运化水湿所致，以脾气虚为发病关键。临床常用四君子汤为主进行治疗，舌苔黄腻加黄芩、黄连，里急后重加木香、槟榔，便脓血加赤芍、白芍，腹痛加延胡索、乌药，久泻加诃子、石榴皮。

田德禄特别指出了"酒泄"的病因病机：酒，味甘苦辛、性温、有毒；入心、肝、肺、胃经；过量饮酒后，酒毒湿热内蕴，损伤肝脾，气血不和，痰浊内生，气血痰湿相互搏结，停留胃肠成饮，困遏阳气，脾胃运化失司，肠道分清泌浊、传导功能失司，发为泄泻。田老强调精神因素与泄泻的关系，认为现代职场中人们工作生活精神压力大，情志郁而化火能资助心火，壮火食气，损伤脾胃，胃肠功能紊乱，化生湿热，引起泄泻。田老指出泄泻日久，湿热久蕴而气阴已伤，也是常见的久泻的病机特点，治疗比较棘手；利湿则伤阴，而养阴又会碍湿，值得深入研究组方用药。常用治泄泻药物：茯苓、白术、薏苡仁健脾除湿止泻，防风、白芷胜湿止泻，石榴皮、五倍子涩肠止泻，三七、地榆、蒲黄治疗瘀血阻络之久泻。

危北海治疗克罗恩病，将该病归属于中医学之泄泻、腹痛、积聚等范畴。危老认为该病的主要证候为腹痛、腹泻，辨证的重点在于分清气血、辨别寒热与虚实，将本病分为湿热内蕴、脾虚泄泻、脾肾两虚、气结血瘀等证治疗。危老在治疗该病时较为重视扶正健脾和胃，培补后天，使气机条达，化源充足，再依据辨证分型，适当予以化湿、清热、活血化瘀止血等法，而达扶正祛邪的目的。危老在治疗中时刻不忘健脾固本，即使患者实象明显，也常常选用生黄芪、党参、赤石脂、伏龙肝等药。危老认为该病患者，平素易饮食不化、壅滞肠胃则积湿生热，病体更加难愈；在食积并不明显的情况下，仍使用大量助消化药物，使邪不留滞，有利于瘀毒排出，即"六腑以通为用"。危老临床行气导滞常用陈皮、木香、枳实、焦槟榔、大腹皮、酒大黄等；健胃消积常用焦三仙、谷麦芽、鸡内金等。

【验案精选】

张某，男，33 岁，1958 年 3 月 13 日初诊。

患者 4 个多月前因大渴食柿 3 个，并饮茶过骤，致患泄泻，每日 4～5 次，时有腹痛、腹胀，经服西药，便数虽减，但停药即复发，缠绵数月不愈。每晨 4～5 时，即腹鸣腹泻，纳食减少，心慌，身倦，小便稍少但不黄，腹部喜热熨。面色欠泽，言语清晰，语言尚不低微。腹部按之不痛，未见异常。舌苔微白湿润，脉象左手沉滑，右手沉细，两尺无力，右尺较甚。诊为泄泻，证属脾胃虚弱、肾阳虚衰，治宜健脾化湿、补肾助阳。处方：参苓白术散合四神丸加减。野台参 12g，茯苓 12g，白术 9g，炒山药 9g，炒薏苡仁 9g，炙甘草 6g，吴茱萸 6g，肉豆蔻 6g，五味子 5g，制附子 5g，干姜 5g，紫肉桂 3g。水煎服，3 剂。进上药后，诸症减轻，精神渐振，清晨已不泻。10 剂后，泄泻停止，体力增加，食纳旺盛，工作效率提高。共服 13 剂痊愈。

按：本案证属五更泻，因暴食生冷，饮茶过骤而伤脾胃，脾病乘肾，土来克水，则肾亦虚，肾虚下焦不固，黎明将交阳分之时则泄泻。故当以健运脾气、补火暖土为要，佐以化湿利湿。然补虚不可纯用甘温，因甘能助湿，久泻不可分利太过，恐有重伤阴液之弊。

焦树德.焦树德临床经验辑要.北京：中国医药科技出版社，2001.

八、痢疾

由于邪蕴肠腑，气血凝滞，大肠脂膜血络损伤，传导失司所致，以腹痛、里急后重、下利赤白脓血为主症的病证称为痢疾。

【病因病机】

痢疾多由外感湿热、疫毒之邪，内伤饮食，损及脾胃与肠而致。湿热、疫毒、寒湿、食积等邪气内蕴肠腑，与肠中气血相搏结，大肠传导功能失司，通降不利，气血瘀滞，导致肠络受损，腐败化为脓血而痢下赤白；气机阻滞，腑气不通，故见腹痛，里急后重。（图5-26）

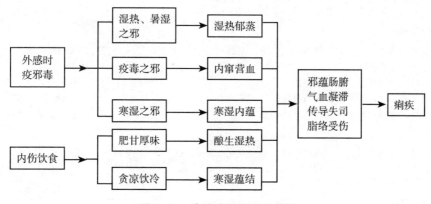

图5-26 痢疾病因病机示意图

【诊断与鉴别诊断】

（一）诊断

1.下利脓血黏液，腹痛，里急后重，大便次数增多。
2.急性痢疾起病急骤，可伴有恶寒发热；慢性痢疾则反复发作，迁延不愈。
3.常见于夏秋季节，多有饮食不洁史；或具有传染性。

（二）鉴别诊断

痢疾与泄泻鉴别 见表5-89。

表5-89 痢疾与泄泻鉴别

病名	大便特点	兼症
痢疾	大便次数增多，伴赤白脓血便	伴有腹痛、里急后重，便后不减
泄泻	大便次数增多，粪质稀溏，无赤白脓血便	腹痛多伴肠鸣，泻后痛减，少有里急后重感

【辨证论治】

痢疾应辨别寒热虚实。热痢清之，寒痢温之，寒热交错者，清温并举。初起之时，实证、热证多见，宜清热化湿解毒。久痢寒证、虚证多见，宜补虚温中，调理脾胃，兼以清肠，收涩固脱。虚实夹杂者，通涩兼施。刘河间提出的"调气则后重自除，行血则便脓自愈"调气和血之法，可用于痢疾的多个证型，赤多重用血药，白多重用气药。而在掌握扶正祛邪的辨证治疗过程中，始终应顾护胃气。（表5-90）

表5-90　痢疾辨证论治

证型	证候表现	治法	方剂	常用药物
湿热痢	腹痛，里急后重，下利赤白脓血，赤多白少，或纯下赤冻，肛门灼热，小便短赤，或发热恶寒，头痛身楚，口渴发热，舌质红，苔黄腻，脉滑数或浮数	清热化湿解毒，调气行血导滞	芍药汤（《素问病机气宜保命集》）	芍药、槟榔、大黄、黄芩、黄连、当归、官桂、甘草、木香
疫毒痢	发病急骤，壮热，痢下鲜紫脓血，腹痛剧烈，里急后重明显，口渴，头痛，烦躁，或神昏谵语，或痉厥抽搐，或面色苍白，汗冷肢厥，舌质红绛，苔黄燥，或苔黑滑润，脉滑数，或脉微欲绝	清热解毒，凉血止痢	白头翁汤（《伤寒论》）合芍药汤（《素问病机气宜保命集》）	白头翁汤：白头翁、黄连、黄柏、秦皮；芍药汤：芍药、槟榔、大黄、黄芩、黄连、当归、官桂、甘草、木香
寒湿痢	腹痛，里急后重，下利赤白黏冻，白多赤少，或纯为白冻，脘闷，头身困重，口淡，饮食乏味，舌质淡，苔白腻，脉濡缓	温化寒湿，调气和血	胃苓汤（《丹溪心法》）	甘草、茯苓、苍术、陈皮、白术、官桂、泽泻、猪苓、厚朴
阴虚痢	下利赤白黏冻，或下鲜血黏稠，脐腹灼痛，虚坐努责，心烦，口干口渴，舌质红少津，苔少或无苔，脉细数	养阴和营，清肠止痢	驻车丸（《备急千金要方》）	黄连、炮姜、当归、阿胶
虚寒痢	腹下利稀薄，带有白冻，甚则滑脱不禁，腹部隐痛，喜温喜按，食少神疲，四肢不温，腰酸怕冷，或脱肛，舌质淡，苔白滑，脉沉细而弱	温补脾肾，收涩固脱	桃花汤（《伤寒论》）合真人养脏汤（《太平惠民和剂局方》）	桃花汤：赤石脂、干姜、粳米；真人养脏汤：人参、当归、白术、肉豆蔻、肉桂、甘草、白芍药、木香、诃子、罂粟壳
休息痢	下利时发时止，迁延不愈，常因饮食不当、受凉、劳累而发，发时大便次数增多，夹有赤白黏冻，腹胀食少，倦怠嗜卧，舌质淡苔腻，脉濡软或虚数	温中清肠，调气化滞	连理汤（《秘传证治要诀类方》）	人参、白术、干姜、甘草、茯苓、黄连

【名医学术思想及临证经验】

蒲辅周认为治疗痢疾时应当结合患者患病之新久，年龄之老幼，身体之强弱，舌质之红淡，苔之厚薄，思凉思热，结合色脉，按表里、寒热、虚实、六经分别处理。其中强调各季节致病特点有所区别，夏季以暑为主，当审察暑、湿孰轻孰重，暑重者选用香薷饮或黄连香薷饮合六一散加减，湿重者选用藿香正气散合六一散加减；秋季以湿燥为主，应审察湿与燥孰轻孰重，如湿重宜于金铃子合六一散加减，偏燥者当以活人败毒散加减。此外，寒热虚实辨证亦为重点，热痢下重者，白头翁汤加减主之；寒痢者，宜桃花汤温里固脱；痢久脾虚下陷者，宜补中益气汤；久痢伤及阴血者，用连理汤加当归、白芍、阿胶；寒热错杂，虚实可见者，可选用乌梅汤。在临证治疗中，他强调"人以胃气为本"，治痢亦当先审胃气，热毒痢应用苦寒攻伐者，中病即止。

关幼波强调在使用清热利湿、导滞通下的基础上，辩证地看待"痢无补法"，他认为所谓"无补法"并非一律排除补法，而是应当正确地处理正与邪的辩证关系，合理而正确地使用下法与补法，有时需要先攻后补，有时需要攻补兼施。关老提出了"湿热积滞存，通因通用循""正虚湿热阻，先攻而后补""攻补要辨证，异病治法同"等独到见解。关老治疗急性痢疾，首重清热利湿，解毒导滞，以通为用，适当佐以调和气血之品，常以《伤寒论》白头翁汤为主加减化裁。对于慢性痢疾，其认为多为湿热不净、中阳不足、食滞不化之证，应先行清解导滞通下，待其热清滞化，再议健脾和中，调理肠胃，以善其后。

董建华在临证治疗痢疾中形成了以下学术观点：①标本虚实论。董老主张先分标本，首辨虚实。其认为痢疾诸证，实无绝实，虚非纯虚，以虚实夹杂、标本并见，本虚者多为脾气虚弱，标实者，无外湿热、寒湿、食滞、气滞、血瘀之证。②气血两调论。董老主张"初病在气，久病入血""调气则后重自除，行血则便脓自愈"。气分之病，可用调气法，根据气虚、气陷、气滞的不同采用健脾益气、升清举陷、消食导滞、化湿理气等法。病久不愈，气滞影响血行，而成瘀血之证，宜施以和血活络之法。③温清并用论。董老认为痢疾多为寒热错杂之象，且多为上热下寒。应根据寒热之轻重，恰当地选择温清两类药物，平调阴阳，勿使太过或不及。④燥润相济论。董老认为治疗痢疾时常常使用燥湿之法，久用均有伤阴之虞。所以董老主张对久泻久痢阴伤或素体阴亏者，应当配合养阴生津之品。⑤通涩结合论。董老认为"新感而实，可以通因通用""久病而虚者，可以塞因塞用"。然而大部分病例，多为实中夹虚、虚中夹滞、虚实混杂，故而应该通涩结合，使应用时机、用量、比例等都有法度。

鲍友麟主张"痢疾治法分急慢"。急性痢疾或痢疾初起，禁用汗法，不可利小便，亦没有补法，当以清热利湿、解毒理气、化滞和血为法；慢性痢疾及慢性肠炎，多在急性期治疗不彻底，以后多次反复发作转为慢性，治以补气养血、收涩固脱，方以补中加清热厚肠之药，如黄连、薏苡仁、莲子肉、乌梅炭等，有滞加焦槟榔，若以寒湿为主，可用理中汤加入煅龙骨、煅牡蛎、诃子肉之类以固肠。

赵绍琴提出"无积不作痢，治以分化""治痢当分气血，调升降""新痢当求于表，祛邪外出""久痢未必是虚，治重阴伤"等独到见解。赵老认为胃肠积滞是作痢之本、是原因；气血受伤是标、是结果。因此治疗上常常运用分化消导之品，如焦三仙、厚朴、槟榔、莱菔子。同时指出湿热蕴结，积滞留于胃肠日久，势必阻碍气机、伤及血络，治疗上应根据偏于气分或偏于血分而分别施以分化通滞、活血和络之法。对于新痢，当以芳香疏表，开其腠理，祛其暑湿，郁开热泄，痢疾无祟可作。对于久痢，赵老认为多是有形之邪未清，必须针对病情调治为要，不可泥于久病必虚之见妄投补涩之剂。

郑伟达认为痢疾为患，无论虚实寒热，肠中总有滞，滞留之邪气使肠中气血失于流畅而为是病，故在先分虚实寒热的基础上，当补则补，当泻则泻，当温则温，当寒则寒，并总以去滞、调气、和血药物进行加减。临证时结合见证、病原、气候、体质，灵活应用以下治痢六法：逆流挽舟法、通因通用法、急开支河法、升清举陷法、敛涩固脱法、温脾暖肾法。

【验案精选】

陈某，女，30岁，2008年11月1日初诊。

患者3年前出现下利黏液脓血便，诊断为"溃疡性结肠炎"。曾长时间口服柳氮磺吡啶及柳氮磺吡啶栓纳肛，病情一直未缓解，每遇病情加重时则加服激素。1周前病情加重，加服激素后未见明显好转，遂前来就诊中医。刻下证：腹泻，每日十数次，大量黏液脓血便，血色暗红，腹痛难忍，腹部喜温喜按，面黄体虚，气短乏力，口干心烦，纳差，眠可，小便调。舌淡，苔暗黄，脉细弱。西医诊断：溃疡性结肠炎。属痢疾，辨证为寒热夹杂，脾肾阳虚，血热内蕴所致。治宜寒热并用，健脾温肾止泻，化瘀止血定痛。处方：炙黄芪20g，茯苓10g，炒白术10g，补骨脂10g，芡实10g，葛根10g，仙鹤草15g，白芍20g，木香10g，三七粉6g，地榆炭10g，血余炭10g，红藤30g，炮姜8g，肉桂3g。每日1剂，浓煎，早晚饭后服用，每次100mL。服上方半个月后复诊，诸症去其大半，每日大便2～3次，仍有脓血便，但便血明显减少，腹痛明显好转，脉细弦。在原方基础上去血余炭10g，加儿茶10g。三诊已无明显腹痛腹泻，每日大便1～2次，有少量黏液，无明显脓血，面色红润，纳眠佳，舌淡红苔白，脉弦。以上方随症加减服用3个月后病情稳定，随访2年病情已愈。

按：张仲景认为，先天禀赋不足，后天失养，脾肾两虚，脾虚不统血，肾虚不摄血，血溢脉外，而致便血；肾虚失于固摄，故每日滑泄十数次之多；脾肾阳虚，则失于温煦，固有肢寒怕冷，喜温喜按；舌淡苔白，脉细弦，亦属脾肾阳虚之候。四诊合参，本病水土不足，故而予炙黄芪、茯苓、炒白术、补骨脂、芡实健脾补肾止泻。葛根升发清阳，鼓舞脾胃清阳之气上升而奏止泻止痢之效。仙鹤草与白芍是张氏治疗本病常用药对，仙鹤草既能收涩止泻止血，又能消积补虚健脾，故对血痢及久病泻痢尤宜，与白芍相配，更有止痛之效。地榆炭与血余炭则凉血收涩止血，且血余炭有利尿之功，有"利小便以实大便"之妙。红藤入大肠经，清热解毒，凉血止血。炮姜、肉桂温阳止泻。木香理气、三七活血则取丹溪之"调气则后重自除，和血则便脓自愈"寓意。本病脾肾阳虚为本，血瘀肠络，湿毒内蕴为标，重用三七活血化瘀，止血定痛。

九、便秘

便秘是指由于大肠传导失常，导致大便秘结，排便周期延长，或周期不长，但粪质干结，排出艰难，或粪质不硬，虽频有便意，但排便不畅的病证。

【病因病机】

便秘发病的原因归纳起来有饮食不节、情志失调、年老体虚、感受外邪，病机主要是热结、气滞、寒凝、气血阴阳亏虚引起肠道传导失常。（图5-27）

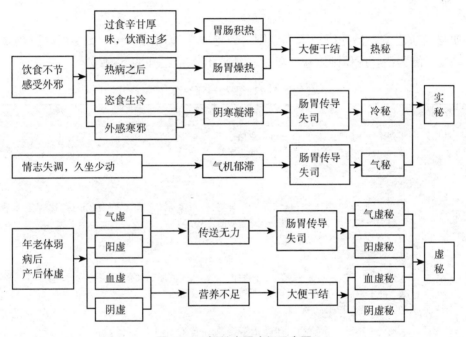

图 5-27　便秘病因病机示意图

【诊断与鉴别诊断】

（一）诊断

1.排便次数减少，排便周期延长；或粪质坚硬，便下困难；或排便无力，出而不畅。

2.常伴腹胀、腹痛、纳呆、嗳气、口臭，可有头晕、夜寐不安、心烦易怒等。

3.常与外感寒热、饮食、情志、脏腑失调、坐卧少动、年老体弱等因素有关。起病缓慢，慢性病变经过。

（二）鉴别诊断

便秘与肠结鉴别 见表 5-91。

表 5-91 便秘与肠结鉴别

病名	病机	病势	症状特征
便秘	大肠传导失常	起病缓	腹部胀满，大便干结，可有矢气及肠鸣音，或有恶心欲吐，纳食减少等
肠结	大肠通降受阻	起病急	腹部疼痛拒按，大便完全不通，无矢气及肠鸣音，严重者可吐出粪便

【辨证论治】

便秘当辨虚实，治疗以通下为原则，但绝非单纯用泻下药。实秘当以清热润肠通便、顺气导滞为治。虚秘则以益气养血、温通开结为法。（表 5-92）

表 5-92 便秘辨证论治

	证型	证候表现	治法	方剂	常用药物
实秘	热秘	大便干结，腹胀或痛，口干口臭，面红心烦，或有身热，小便短赤，舌红，苔黄燥，脉滑数	泄热导滞，润肠通便	麻子仁丸（《伤寒论》）	麻子仁、枳实、厚朴、大黄、杏仁、芍药
	气秘	大便干结，或不甚干结，欲便不得出，或便而不爽，肠鸣矢气，嗳气频作，胁腹痞满胀痛，舌苔薄腻，脉弦	顺气导滞，降逆通便	六磨汤（《世医得效方》）	槟榔、沉香、木香、乌药、大黄、枳壳
	冷秘	大便艰涩，腹痛拘急，胀满拒按，胁下偏痛，手足不温，呃逆呕吐，舌苔白腻，脉弦紧	阴寒内盛，凝滞胃肠	大黄附子汤加减（《金匮要略》）	大黄、附子、细辛
虚秘	气虚秘	大便干或不干，虽有便意，但排出困难，用力努挣则汗出短气，便后乏力，面白神疲，肢倦懒言，舌淡苔白，脉弱	补脾益肺，润肠通便	黄芪汤（《金匮翼》）	黄芪、麻子仁、白蜜、陈皮
	血虚秘	大便干结，面色无华，皮肤干燥，头晕目眩，心悸气短，健忘少寐，口唇色淡，舌淡苔少，脉细	养血滋阴，润燥通便	润肠丸（《沈氏尊生书》）加减	麻子仁、桃仁、当归、生地黄、枳壳
	阴虚秘	大便干结，形体消瘦，头晕耳鸣，两颧红赤，心烦少眠，潮热盗汗，腰膝酸软，舌红少苔，脉细数	滋阴增液，润肠通便	增液汤（《温病条辨》）加减	玄参、麦冬、生地黄
	阳虚秘	大便干或不干，排出困难，小便清长，面色㿠白，四肢不温，腹中冷痛，腰膝酸冷，舌淡苔白，脉沉迟	补肾温阳，润肠通便	济川煎（《景岳全书》）	当归、牛膝、肉苁蓉、泽泻、升麻、枳壳

【名医学术思想及临证经验】

董建华认为肠病实证多与胃有关，虚证多与脾有关，治疗肠病多从脾胃入手，调理脾胃以和升降，使燥湿适度。肝胆与脾胃升降有关，治疗中又多注重调肝。临床在其"通降论"学术思想指导下多采用理气通腑、疏肝利胆通腑、泄热通腑、消食导滞、健脾补气通腑等法治疗便秘。常用皂角子作为通大便主药，皂角子入肺与大肠经，其辛能通上下二窍，而无攻伐伤正之弊，并常加大腹皮、枳壳以助通下之功。对老年性便秘常以肉苁蓉、当归同用，每得良效。

步玉如在便秘诊治中提出了养血安神法。该法适用于脏躁便秘，脏躁便秘当属气血两亏，病本在心而病标在肠，审因论治当从益气养血立法。由于情志抑郁、思虑过度，心血暗耗，波及肝肾，气生于阴，阴血亏虚气无所生，阳虚火衰推动无力则发生便秘。用甘麦大枣汤加味（小麦、大枣、茯神、甘草、远志、酸枣仁）益气养血、补脾柔肝，心血充盛则神安，脾运则化源足，肾气充盛，肾司二便，故大便自畅，此所谓不通便而便自通。情志畅大便通，使之形成良性循环，从而从根本上治愈大便困难。

李辅仁善治老年病，认为老年便秘大多为阴亏肾虚，津液不足，气血郁滞所造成。治疗以扶正固本为基本治则；滋补润下为基本治法；活血化瘀为辅，标本同治；用药宜平和，慎用峻猛攻伐之品。常用经验方"润便灵"：当归15g，肉苁蓉30g，黑芝麻30g，麻仁10g，生首乌15g，生地黄20g，麦冬20g，玄参20g，白术10g，枳实10g，桃仁10g。

路志正认为便秘虽出自肠道，但根在脾胃，辨治重在调理脾胃升降，把握运、润、降、通几个方面，坚持运中有降，降中有通，通中有润，润中寓通的原则。临床采用健脾和胃法、健脾祛湿法、健脾益气养血法、温中健脾法、芳化湿浊法、疏肝健脾法治疗，总以调理脾胃为核心。常用生白术30g，以健脾助运通便；用姜半夏、刀豆、旋覆花、槟榔、厚朴花、木香等和胃降逆，导浊下行。

王绵之治疗便秘时注重辨便秘之起因，辨虚实寒热之征象，查痰瘀湿气之兼夹，精心立法，每获良效。王老对便秘的辨证围绕大肠气机不利这一基本病机，本着六腑以通为用的原则，立法则围绕通畅大肠气机，恢复其传导，或温而通之，或补而通之，或清而通之，并不拘于一法。王老认为五脏六腑皆可致秘，在五脏中尤重脾胃功能在便秘的发生和治疗中的作用；同时强调人是一个完整的统一体，肺、肝、肾、心的功能失常都会影响到大肠的传导，从而导致便秘的发生。临床辨治中常常执简驭繁，以虚实为纲（虚者，气血阴阳之虚；实者，热结、气滞、血瘀、痰饮、食积之实；而虚实常互为因果，演绎为虚实并见之证），以脏腑为目，明辨因机，在临床复杂的各类证候中游刃有余。

危北海认为各种便秘，不论其病因为何，皆可谓"腑气不通"，因此治疗可以采用"通腑法"，此法有峻下、清下、缓下、润下之分，其治疗原则应为针对便秘的病因病机的不同、证型的差异而辨证论治。广义的润下法可以包括健脾益气润下（常用黄芪、太子参、生白术），滋阴补肾润下（常用生地黄、何首乌、知母、当归、郁李仁、玄参、桑椹、黑芝麻、柏子仁等），宣肺肃降润下（常重用北沙参、瓜蒌仁、杏仁、苏子、火麻仁、葶苈子、麦冬、紫菀、枇杷叶、鸡血藤等）。

李乾构认为便秘一证，标在大肠，本在脾胃。各种原因致脾气虚弱，运化功能失调，气血津液亏乏，肠道失于濡润，传导失常而致便秘发生。临床所见便秘多数为虚实夹杂，虚以脾气亏虚、大肠津液不足为主，实以气滞血瘀、热结寒凝多见，治宜补气健脾，养血润燥为主，辅以调理气血，温润通便，随兼症进行加减辨证治疗。李老多用四君子汤加减治疗便秘，习惯于用玄参、生白术、茯苓、炙甘草为基本方，加火麻仁、瓜蒌宣统肺气，润肠通便；枳实、莱菔子理气宽中，调和气机。临床强调辨证辨病相结合是治疗便秘的指导思想，纠正不良习惯（包括饮食习惯、排便习惯及生活习惯）是治疗便秘的基本措施，坚持锻炼按摩是促进肠蠕动、加快排便的重要手段，水是润滑肠道、促进排便的润滑剂。

田德禄认为胃肠通降功能失调是便秘的基本病机。"六腑以通为用，以降为顺"。临床治疗不论何种病因引起的便秘，强调"通腑为第一要义"，常用苏子；通肠基本药物：炒枳实、生白术、生薏苡仁、桃仁、杏仁、焦四仙。除此之外，结合西医学对胃肠生理病理以及药理研究成果，田老非常强调胃肠动力药的使用，将具有通降作用的药物按照其功效的强弱分为3类：一线药物主要有枳实、苏梗、苏子、陈皮、焦四仙、莱菔子、旋覆花等；二线药物主要有秦艽、威灵仙；三线药物主要为黑丑、白丑。田老治疗便秘时重视脏腑气机升降。肝主疏泄，脾主升清，胃主降浊；"肺与大肠相表里"，主宣肃；肾主二便，司开阖；因此，便秘与肝脾肺肾皆密切相关。便秘治疗中应当始终不忘其主要病机是胃肠通降传导失司，有形积滞停留肠道，即使是虚证，也多虚中夹实，加之当代人生活水平高，物质丰富，营养不良者少见，单纯虚证者十无一二，因此对补益药的使用应谨慎。同时强调生活起居的规律性，按照人体生物钟规律作息，恢复胃肠生理节律，有利于便秘的改善。

【验案精选】

于某，男，1977年6月初诊。

患便秘六七年，中西医迄未停诊，竟无寸效。七年来，汤药近千剂，滋阴如麦冬、沙参、玉竹、石斛、知母有之；润下如火麻仁、郁李仁、柏子仁、桃仁以及大黄、芒硝、番泻叶有之；补剂如党参、黄芪、太子参、怀山药、肉苁蓉、狗脊、巴戟天等药备尝之矣；丸药若牛黄解毒、牛黄上清、更衣丸、槐角丸、麻仁滋脾丸；他如开塞露，甘油栓等，直似家常便饭，且常年蜜不离口。然与便秘已结不解之缘，言不胜其苦，颇为失望。诊查：脉细，舌苔薄滑，余无他象。辨证：脾胃失和，升降失调。治法：升清降浊。处方：生白术90g，生地黄60g，升麻3g。二诊：患者服上方药1剂后4小时，一阵肠鸣，矢气频转，大便豁然而下，为数年之所未有如此之快者。正所谓一剂知，二剂已。嗣后，又继服20余剂，六七年之便秘竟告痊愈。

按：便秘一症，医籍所载，名目繁多，治方亦多。然有有效亦有不效者，轻则有效，重则无效；暂用有效，久则失效，迄少应手。孟浪者，但求一时之快，猛剂以攻之，以致洞泄不止，非徒无益，而又害之。东垣所谓："治病必求其源，不可一概用牵牛、巴豆之类下之。"源者何在？在脾胃。脾胃之药，首推白术，尤须重用，始克有济。然后，分辨阴阳，佐之他药可也。或曰："便秘一症，理应以通幽润燥为正途，不见夫麻仁滋脾丸、番泻叶等已列之常规，君今重用白术，此燥脾止泻之药也，施诸便秘，岂非背道而驰，愈燥愈秘乎！"余解之曰："叶氏有言，脾宜升则健，胃主降则和，太阴得阳则健，阳明得阴则和，以脾喜刚燥，胃喜柔润，仲景存阴治在胃，东垣升阳治在脾。便干结者，阴不足以濡之。然从事滋润，而脾不运化，脾亦不能为胃行其津液，终属治标。重任白术，运化脾阳，实为治本之图。故余治便秘，概以生白术为主力，少则一二两，重则四五两，便干结者加生地黄以滋之，时或少佐升麻，乃升清降浊之意。至遇便难下而不干结，更或稀软者，其苔多呈黑灰而质滑，脉亦多细弱，则属阴结脾约，又当增加肉桂、附子、厚朴、干姜等温化之味，不必通便而便自爽。"（魏龙骧医案）

董建华，王永炎.中国现代名中医医案精华.北京：北京出版社，2002.

第五节　肝胆病证

一、胁痛

胁痛是指由于肝络失和所致以一侧或两侧胁肋部疼痛为主要表现的病证，是临床上比较多见的一种自觉症状。

【病因病机】

胁痛的病变脏腑主要在于肝胆，且与脾、胃、肾有关。其基本病机为肝络失和，因肝郁气滞、瘀血停滞、湿热蕴结所致的胁痛多属实证，是为"不通则痛"；因阴血不足、肝络失养所致的胁痛多属虚证，属"不荣则痛"。（图 5-28）

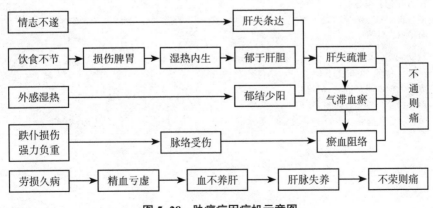

图 5-28　胁痛病因病机示意图

【诊断与鉴别诊断】

（一）诊断

1. 凡是以一侧或两侧胁肋部疼痛为主要表现的病证，即为胁痛。
2. 疼痛性质：刺痛、胀痛、隐痛、闷痛、窜痛等。
3. 兼症：胸闷、腹胀、嗳气呃逆、急躁易怒、口苦纳呆、厌食恶心等。

（二）鉴别诊断

胁痛与悬饮鉴别　见表5-93。

表5-93　胁痛与悬饮鉴别

病名	疼痛部位	性质	兼症
胁痛	一侧或两侧胁肋部疼痛	刺痛、胀痛、隐痛、闷痛、窜痛等	胸闷、腹胀、嗳气呃逆、急躁易怒、口苦纳呆、厌食恶心等
悬饮	胸胁	咳唾引痛，呼吸或转侧加重	发热

【辨证论治】

　　胁痛之治疗原则当根据"不通则痛，不荣则痛"的理论，以疏肝和络止痛为基本治则。实证之胁痛，宜用理气、活血、清利湿热之法；虚证之胁痛，宜补中寓通，采用滋阴、养血、柔肝之法。（表5-94）

表5-94　胁痛辨证论治表

证型	证候表现	治法	方剂	常用药物
肝郁气滞证	胸胁胀痛，走窜不定，甚则引及胸背肩臂，疼痛每因情志变化而增减，胸闷腹胀，嗳气频作，得嗳气而胀痛稍舒，善太息，纳少口苦，舌苔薄白，脉弦	疏肝理气，柔肝止痛	柴胡疏肝散（《景岳全书》）	柴胡、芍药、枳壳、陈皮、炙甘草、香附、川芎
肝胆湿热证	胁肋胀痛，口苦口黏，胸闷纳呆，恶心呕吐，小便黄赤，大便不爽，或兼有身热恶寒，身目发黄，舌红，苔黄腻，脉弦滑数	疏肝利胆，清热利湿	龙胆泻肝汤（《医方集解》）	龙胆草、黄芩、山栀子、泽泻、木通、车前子、当归、生地黄、柴胡、生甘草

续表

证型	证候表现	治法	方剂	常用药物
瘀血阻络证	胁肋刺痛，痛有定处，痛处拒按，入夜尤甚，胁肋下或见癥块，舌质紫暗，脉沉涩	活血祛瘀，通络止痛	血府逐瘀汤（《医林改错》）或复元活血汤（《医学发明》）	当归、生地黄、桃仁、红花、枳壳、赤芍、柴胡、甘草、桔梗、川芎、牛膝； 复元活血汤：柴胡、天花粉、当归、红花、甘草、穿山甲、酒大黄、桃仁
肝络失养证	胁肋隐痛，悠悠不休，遇劳加重，伴见口干咽燥，心中烦热，头晕目眩，舌红少苔，脉细弦而数	养阴柔肝，理气止痛	一贯煎（《柳州医话》）	沙参、麦冬、当归、生地黄、枸杞、川楝子

【名医学术思想及临证经验】

岳美中认为慢性肝炎引起胁痛的病机是脾胃升降失调，肝胆疏泄失职。治疗时常用清化开泄兼以扶正的方法，包括清热利湿化瘀法、通阳淡渗法、补血益气法。临床善用经方，如半夏泻心汤、小陷胸汤、柴胡舒肝散、大柴胡汤等，方中常用黄连配伍半夏，既辛开苦降又寒热平调，使脾胃升降有序，运化有常，不但可以改善胃肠道症状还可恢复肝功能。岳美中等以清热解毒为原则，在小陷胸汤基础上开发出新药宽胸解毒颗粒（原名肝可康颗粒），清热利湿，化痰宽中，理气活血，用于治疗慢性肝炎证属湿热内蕴所引起的胸胁隐痛。

秦伯未根据《内经》三个原则性指示"肝欲酸""肝苦急，急食甘以缓之""肝欲散，急食辛以散之，用辛补之，酸泻之"，制定出4个治疗肝病的基本法则：①补肝用酸味；②缓肝用甘味；③疏肝用辛味；④清肝用苦味。他认为胁痛是慢性肝炎主症，有虚实寒热之分，病变部位与肝和脾胃有关，治疗上应根据肝脏虚实辨证施治，以调气为重，善用疏肝法和和胃法。疏肝常用疏肝解郁汤：白芍10g，柴胡5g，丹参10g，郁金10g，枳壳5g，青皮、陈皮各5g。和胃常用白芍6g，柴胡5g，厚朴3g，清半夏6g，青皮、陈皮各5g，枳壳5g，云苓10g，砂仁2g（冲）。

关幼波认为慢性肝炎以胁痛为主的多表现为正气虚，以脾胃受害居多，治疗重视气血辨证，主张扶正治本，祛邪治标。根据患者的整体情况，调理脾、肾、肝，中州又当先，并将活血化痰法则贯穿全过程。可归纳为清热利湿、理气活血、平肝和胃、健脾利湿、疏肝健脾、滋补肝肾、温补脾肾、补气养血八法。关幼波认为慢性肝炎最易损伤肝脾肾三脏，多见肝郁脾虚、肝肾不足和肝胆湿热未清等证型，拟定两种丸药，供临床使用：①健脾疏肝丸：党参12g，山药12g，炒薏苡仁12g，陈皮10g，草豆蔻6g，当归10g，白芍12g，柴胡10g，郁金10g。临床多用于肝炎恢复期，肝功能已恢复正常，消化功能未完全恢复者。②滋补肝肾丸：北沙参12g，麦冬12g，当归10g，五味子10g，何首乌15g，熟地黄10g，女贞子15g，川断15g，陈皮10g，旱莲草15g，浮小麦15g。临床多用于肝炎恢复期，肝功能已恢复正常，见有体虚，神经衰弱者。

祝谌予治疗慢性肝病引起的胁痛强调辨证为主结合西医辨病分型，从整体调整肝、脾、肾功能，推崇活血化瘀。其中慢性肝炎伴见胁痛治以疏肝健脾和营，清利湿热解毒，常用逍遥散加味。肝脾肿大伴见胁痛须辨明在气在血，在气者治以疏肝解郁，理气止痛，常用柴胡疏肝散加桔梗、杏仁、薤白、川楝子、泽兰叶；在血者治以活血消癥，行气止痛，常用膈下逐瘀汤加丹参、茜草、生牡蛎。

刘渡舟认为临床以肝炎所致胁痛最为常见，其病机是"湿热夹毒"凝滞肝脏气血，肝胆疏泄不利。诊治时，应首先辨出阴阳气血发病阶段，根据不同阶段总结出肝炎胁痛十法：疏肝解郁法，疏肝清热利湿法，清利湿热、活血通络法，疏肝理脾、活血通络法，滋阴清热、软坚消痞法，辛开苦降、活血消癥法，活血消癥、寒热同调法，清肝温脾法，养阴柔肝法，温肝益气法。治疗时善用柴胡类方剂，自拟柴胡解毒汤（柴胡、黄芩、茵陈、土茯苓、凤尾草、蚤休、炙甘草、土元、茜草）、三草柴胡解毒汤（柴胡、黄芩、茵陈、土茯苓、凤尾草、蚤休、炙甘草、土元、茜草、金钱草、垂盆草、白花蛇舌草）、三石柴胡解毒汤（柴胡、黄芩、茵陈、土茯苓、凤尾草、蚤休、炙甘草、土元、茜草、滑石、寒水石、生石膏、竹叶、双花）、柴胡活络汤（柴胡、黄芩、茵陈、土茯苓、凤尾草、蚤休、炙甘草、土元、当归、白芍、茜草、泽兰、红花、海螵蛸）、柴胡止痛汤（柴胡、延胡、川楝子、当归、白芍、刘寄奴、土元、茜草、皂角刺、片姜黄、海螵蛸、枳壳、紫菀）、柴胡鳖甲汤（柴胡、鳖甲、牡蛎、土元、茜草、沙参、麦冬、玉竹、生地黄、白芍）。

赵绍琴认为慢性肝炎引起的胁痛与肝经郁热有关，用药重在调畅气机，泄化肝胆蕴热，方以升降散加减。对于肝炎晚期和肝硬化早期引起的胁痛，赵绍琴采用行郁活血，软坚散结法，在升降散基础上加味制定出软肝缩脾方（柴胡 6g，黄芩 10g，蝉蜕 6g，白僵蚕 10g，片姜黄 6g，水红花子 10g，炙鳖甲 20g，生牡蛎 20g，生大黄 1g，焦三仙 10g）。赵绍琴将胁痛见形肥、痰多、脉弦滑有力、苔垢厚四证者定为痰浊阻络，可用五子涤痰汤（苏子、莱菔子、白芥子、冬瓜子、皂角子）。对于治疗胆囊炎引起的胁痛，赵绍琴常用清胆热、调气机、攻下利胆的方法，方以大柴胡汤加减。

王鸿士认为胁痛是慢性肝炎的主要症状之一，其外因是湿热毒邪，内因是正气虚，治疗时重视脏腑气血辨证，扶正为主兼以祛邪，扶正主要是指调补肝、脾、肾三脏和气血两个方面，祛邪主要是祛除湿热之毒。诊疗时应详辨疼痛性质，对胁肋窜痛以气郁为主者，治宜疏肝理气，用柴胡疏肝散加减；有瘀血者多见刺痛，而且痛而不移，治宜活血化瘀，用复元活血汤、膈下逐瘀汤加减；属于痰饮作痛者，必辘辘有声，以二陈汤加白芥子主之；肝虚作痛，胁痛喜按，遇劳加重为阴虚血燥，肝脉失养所致，治宜滋补肝肾之阴或养血柔肝，用滑氏补肝散加减；肝实作痛，痛引少腹，治宜龙荟丸。

颜正华认为治胁痛当疏肝利胆为主，重视疏肝法，常用实脾疏肝法、养血柔肝法、活血疏肝法、疏肝清肺法。常用的疏肝药物包括白蒺藜、香附、薄荷、青皮、郁金、佛手、香橼、川楝子、绿萼梅等。

施奠邦认为胁痛是病毒性肝炎的常见症状，"湿热"或"疫毒"是其主要病因，治疗方面主张以扶正祛邪为主，善用补益脾肾与清热利湿解毒相结合的方法，并且重视调养气血与活血法的应用，具体分为 4 个证型：①肝郁脾虚：治应疏肝健脾，和血调气，逍遥散加味。②肝郁血瘀：拟用疏肝活血软坚法。常用药物：柴胡、生地黄、赤芍、当归、川芎、红花、郁金、丹参、莪术、鳖甲、黄芪、甘草、鸡血藤、牡蛎。③肝肾阴虚：治以滋肾养肝清热，荄龙汤加减。④脾肾阳虚：治以健脾益肾法，培肾元煎加减。

关茂会治疗慢性肝病见胁痛者本着有邪必祛，正虚必扶的原则，从扶正祛邪两方面入手，治疗肝脾肾同时重视活血化瘀。可归纳为：①益气健脾固肾法；②疏肝理气养阴法；③清热解毒利湿法；④活血化瘀七法：解毒活血法、滋阴活血法、益气活血法、助阳活血法、软坚活血法、理气活血法、利水活血法。方中常用黄芪、党参、白术、茯苓等健脾益气药配伍仙茅、淫羊藿、巴戟天、肉苁蓉、菟丝子等温阳固肾药调节免疫系统；喜用柴胡、郁金、枳壳、香附、延胡索、佛手、川楝子、青皮、陈皮等调畅肝郁之药并配伍白芍、枸杞子、女贞子、五味子等柔养肝阴之药保肝降酶；方中常将清热解毒药与利湿药联合使用，如金银花、野菊花、紫花地丁、蒲公英、白英、紫草、龙葵、虎杖、蛇莓、重楼、贯中、栀子、鸡骨草、白花蛇舌草配伍茵陈、薏苡仁、茯苓、泽泻、金钱草、垂盆草等祛除毒邪。

危北海治疗肝病以甘缓、辛散、酸泻为总则，提出治肝八法：疏肝和泄肝法，滋肝柔肝法，平肝镇肝法，清肝凉肝泻肝法，升降脾胃、培养中宫法，滋水涵木法，清金制木法，肝实泻子法。其用药特点是刚柔相济，治肝风宜潜宜镇。具体到胁痛而言，其中肝郁胁痛，治以疏肝和泄肝法，常用逍遥散、小柴胡汤、金铃子散、柴胡疏肝散等。慢性肝炎引起的胁痛，以正气虚为主要矛盾，临床多见肝肾阴虚证和血虚证，治以滋阴养血柔肝法。常用药如当归、白芍、生地黄、枸杞子、旱莲草、沙参、首乌、黄精、羊肝、阿胶、龟板、人参等。肝经火热引起的胁痛治以清散肝火法、清金制木法、清肝泻胃法，常用柴胡清肝散、升阳散火汤、泻白散、泻青丸或清肝凉胃饮。

余瀛鳌认为肝胆疾病引起的胁痛与机体正气不足邪气盛有关，治疗时偏重于肝肾同治，滋水涵木同时稍加疏泄之品，方以滋水清肝饮加减。另外，余瀛鳌喜用"三鸡"，即鸡内金、鸡血藤、鸡骨草，在改善西医检查异常指标同时顾护脾胃、促进消化，治肝又护肝。

钱英认为胁痛多见于慢性病毒性肝病，总病机是"湿热瘀毒羁未尽，肝瘀脾肾气血虚"，根据肝体阴而用阳的特点提出体用同调作为治疗大法，即在"体用同病"之时，不仅要补益肝阴和肝血，还应加强肝阳和肝气的功能。临证处方多用益气、养阴、和血、通络、解毒、利湿、清热等多种复合治法。滋养肝阴常用一贯煎作为基本方；补肝气善于重用生黄芪；温肝阳常用菟丝子、沙苑子；补肝阴首选槲寄生、山茱萸；肝血不足则选当归、白芍、鸡血藤、三七等补血行血之品；祛邪常用叶下珠、苦参、白花蛇舌草。

【验案精选】

弓某，男，35 岁，1974 年 3 月 21 日初诊。

病史：1966 年 12 月开始曾因感冒，右胁下有压迫感，全身乏力，经医院检查谷丙转氨酶 300U/L，麝浊 8U，麝絮（++）。诊断为急性病毒性无黄疸型肝炎。未能及时休息，症状逐渐加重，全身乏力，腹鸣，大便稀如水泻，出虚汗。曾服中药，注射胎盘球蛋白、肝宁、肝泰乐、维生素 B_{12}。曾服过紫参、糯米草、野芹菜、胎盘等，症状稍减，但肝功能始终未能恢复正常。1969 年以后出现胁痛、眼干、尿黄，肝功能持续 7 年未恢复正常，1974 年 3 月 21 日来我院肝病组门诊，当时肝功能检查：谷丙转氨酶 466U/L，麝浊正常，除自感疲乏外，其他无明显不适。舌象：舌苔正常。脉象：沉弦。西医诊断：慢性肝炎。中医辨证：肝肾阴虚，气血两亏。治法：补气养血，滋补肝肾。方药：降酶粉（五味子 120g，丹参 30g，共研细末），每服 3g，日服 2 次。治疗经过：上方服 25 天后，复查肝功能：谷丙转氨酶正常，麝浊 13.3U，麝絮（++），体力渐好。1974 年 4 月 16 日，自感两胁痛，眼干背酸均减，大便溏，尿黄，舌苔白，脉沉弦。证属肝肾阴虚，气血不足，脾虚湿困，法宜补肝肾，益气养血，健脾化湿。方药如下：生黄芪 15g，北沙参 15g，桑寄生 12g，生地黄 12g，生甘草 10g，白芍 15g，当归 10g，焦白术 10g，川续断 10g，泽兰 15g，藿香 10g，紫苏梗 10g。另：河车大造丸 20 丸，中午服 1 丸。降酶粉，每次 3g，早晚各 1 次。1974 年 5 月 14 日，症状同前，上方去北沙参，桑寄生，生地黄，紫苏梗，加党参 12g，醋柴胡 10g，小蓟 15g，补骨脂 12g。6 月 13 日复查肝功能：谷丙转氨酶正常，麝浊、麝絮正常，曾自动停药一阶段，但症状又复出现，自觉眼干，口中生溃疡，背酸。肝功能化验：谷丙转氨酶正常，麝浊 12U，麝絮（++），舌光无苔，脉沉弱，方药如下：仙茅 15g，淫羊藿 15g，山药 15g，党参 12g，生石斛 30g，小蓟 15g，生黄芪 15g，补骨脂 12g，生甘草 10g，白芍 15g，焦白术 10g，当归 10g，泽兰 15g，川续断 10g。继服乌鸡白凤丸、降酶粉。服药 3 个多月后，感觉无异常，复查肝功能正常。1976 年停药观察，无明显自觉症状，肝功能化验正常，随访 1 年 8 个月，未见复发。

按：患者病程已 7 年，以胁痛、眼干、尿黄为主症，肝功能持续异常，过去治疗，均以清热利湿解毒为主。关幼波接诊后详察其证候特点，所苦无几，舌苔正常，而脉见沉弦，唯有谷丙转氨酶增高，辨证属于肝肾阴虚，气血两亏。从整体情况来看患者是"因病而虚"，所以药用降酶粉滋补肝肾，养血活血，功专扶正。服药后谷丙转氨酶恢复正常，而症状仍在，麝浊仍属异常，除原有症状外又出现苔白，便溏，说明肝病日久必当碍脾，脾运失健，湿邪难化，以致脾虚显现。因此在治疗法则上不但要气血、肝肾兼顾，而中州脾胃功能的调整必当优先考虑，所以加用焦白术、藿香健脾芳化，紫苏梗行气和胃，其他诸药仍以补肝肾益气血而治其本。由于肝肾阴虚，虚火上炎，则见口内生溃疡，查其脉沉弱，舌光无苔，绝非胃家实火所致，仍应治本为要。方中仙茅、淫羊藿、补骨脂、川续断阴阳双补，阳中求阴，阴中求阳，党参、山药助焦白术健脾益气，重在调补脾肾之本，而且突出中州当先之要。当归、白芍、泽兰养血柔肝，活血疏郁，

疗效始得巩固，从本例的治疗可以清楚地看出关幼波治疗慢性肝炎抓实质而治本的基本观点。（关幼波医案）

北京中医医院.关幼波临床经验选.北京：人民卫生出版社，1979.

二、黄疸

黄疸是以目黄，身黄，小便黄为临床表现的一种病证，其中目睛黄染尤为本病的特征。

【病因病机】

黄疸的病理因素有湿邪、热邪、寒邪、疫毒、气滞、瘀血6种，其中关键因素是湿邪，由于发病因素及体质的不同，可发为阳黄、急黄、阴黄，三者在一定条件下可以互相转化。阳黄病程短，消退易；阴黄病程长，消退难；急黄病情危重，可危及生命。黄疸日久不愈，可进一步发展为癥积、鼓胀。（图5-29）

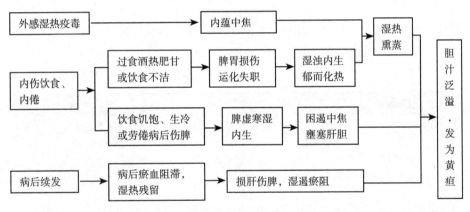

图 5-29　黄疸病因病机示意图

【诊断与鉴别诊断】

（一）诊断

1. 目黄，肤黄，小便黄，其中目睛黄染为重要特征。
2. 常伴食欲减退，恶心呕吐，胁痛腹胀等症状。
3. 常有外感湿热疫毒，内伤酒食不节，或有胁痛，癥积病史。

（二）鉴别诊断

1. 黄疸与萎黄鉴别　见表5-95。

表 5-95　黄疸与萎黄鉴别

病名	病因	病机	主症
黄疸	感受外邪，饮食劳倦，病后	湿滞脾胃，肝胆失疏，胆汁外溢	身黄，目黄，小便黄
萎黄	饥饱劳倦，食滞虫积，病后失血	脾胃虚弱，气血不足，肌肤失养	肌肤萎黄不泽，目睛及小便不黄

2. 阳黄、急黄与阴黄鉴别　见表 5-96。

表 5-96　阳黄、急黄与阴黄鉴别

病名	黄疸色泽	病史（病程）	症状
阳黄	黄色鲜明	发病急，病程短	常伴身热，口干口苦，舌苔黄腻，脉弦数
急黄	疸色如金	病势急骤，为阳黄之重症	常伴神昏，发斑，出血
阴黄	黄色晦暗	发病缓，病程长	常伴纳少，乏力，舌淡，脉沉迟

【辨证论治】

以阴阳为纲，首先辨阳黄、急黄与阴黄。其次，阳黄应辨湿热偏胜，阴黄应辨虚实不同。治疗方法为化湿邪，利小便。（表 5-97）

表 5-97　黄疸辨证论治

性质	证型	证候表现	治法	方剂	常用药物
阳黄	热重于湿证	身目俱黄，黄色鲜明。发热口渴，口干而苦，恶心呕吐，或见心中懊恼，腹部胀闷，小便短少黄赤，大便秘结，舌苔黄腻，脉象弦数	清热通腑，利湿退黄	茵陈蒿汤（《伤寒论》）加减	茵陈、大黄、栀子
	湿重于热证	身目俱黄，黄色不及前者鲜明，头重身困，脘腹痞满，食欲减退，恶心呕吐，大便或溏垢，舌苔厚腻微黄，脉象濡数或濡缓	利湿化浊运脾，佐以清热	茵陈五苓散（《金匮要略》）合甘露消毒丹（《医效秘传》）加减	茵陈五苓散：茵陈、桂枝、茯苓、白术、泽泻、猪苓； 甘露消毒丹：滑石、茵陈、黄芩、石菖蒲、川贝母、木通、藿香、射干、连翘、薄荷、白蔻仁
	胆腑郁热证	身目发黄，黄色鲜明，上腹、右胁胀闷疼痛，身热不退，或寒热往来，口苦咽干，呕吐，尿黄赤，大便秘，舌红苔黄，脉弦滑数	疏肝泄热，利胆退黄	大柴胡汤（《伤寒论》）	大黄、枳实、黄芩、半夏、白芍、生姜、大枣、柴胡
	疫毒炽盛证（急黄）	发病急骤，黄疸迅速加深，疸色如金，高热口渴，神昏谵语，烦躁抽搐，甚至衄血，便血，皮肤瘙痒，或见皮肤瘀斑，舌质红绛，苔黄而燥，脉弦滑或数	清热解毒，凉血开窍	《千金》犀角散（《备急千金要方》）	犀角（水牛角代）、山栀、茵陈、升麻、黄连

续表

性质	证型	证候表现	治法	方剂	常用药物
阴黄	寒湿阻遏证	身目俱黄，黄色晦暗，或如烟熏，脘腹痞胀，纳谷减少，大便不实，口淡不渴，舌淡苔腻，脉濡缓或沉迟	温中化湿，健脾和胃	茵陈术附汤（《医学心悟》）	茵陈、白术、附子、干姜、炙甘草、肉桂
	脾虚湿滞证	身目淡黄，甚至晦暗不泽，肢软乏力，心悸气短。舌质淡苔薄，脉濡细	健脾养血，利湿退黄	黄芪建中汤（《金匮要略》）	黄芪、桂枝、白芍、大枣、生姜、甘草、饴糖
黄疸消退后的调治	湿热留恋证	脘痞腹胀，胁肋隐痛，饮食减少，口中干苦，小便黄赤，苔腻，脉濡数	清热利湿	茵陈四苓散（《杏苑生春》）加减	茵陈、茯苓、猪苓、泽泻、白术、栀子
	肝脾不调证	胁肋隐痛不适，脘腹痞闷，肢倦乏力，饮食欠香，大便不调，舌苔薄白，脉来细弦	调和肝脾，理气助运	柴胡疏肝散（《证治准绳》）或归芍六君子汤（《笔花医镜》）	柴胡、白芍、川芎、陈皮、枳壳、炙甘草、香附
	气滞血瘀证	胁下结块，隐痛刺痛不适，面颈部见有赤丝红纹，舌有紫斑或紫点，脉涩	疏肝理气，活血化瘀	逍遥丸（《太平惠民和剂局方》）合鳖甲煎丸（《金匮要略》）	逍遥丸：柴胡、白术、白芍、当归、茯苓、生甘草、薄荷、煨姜；鳖甲煎丸：鳖甲、黄芩、蜂房等

【名医学术思想及临证经验】

关幼波认为黄疸系湿热入于血分，痰湿瘀阻血脉，胆汁外溢而发病；治疗应分虚实，早期以活血解毒化瘀，后期以扶正祛邪为原则，并总结出"治黄必治血，血行黄易却；治黄需解毒，解毒黄易除；治黄要治痰，痰化黄易散"的治疗原则。临床上治疗阳黄常用茵陈、藿香、杏仁、橘红、赤芍、泽兰、川黄连、酒黄芩、六一散、车前草等；治疗阴黄多用茵陈、桂枝、茯苓、生黄芪、党参、干姜、苍术、白术、赤芍、白芍等。

钱英认为，慢性重型肝炎合并黄疸大多病史较长，往往寒热错杂，虚实夹杂，病机多瘀、多虚，且多兼有脾肾阳虚，故应重视人体正气，应将扶正祛邪原则贯穿始终。此外，对于"非阴非阳"的"介黄"（介于阴黄与阳黄之间不好分类者称为"介黄"），钱老提出"化湿，通络"的治疗原则，临床多用草豆蔻、陈皮、木香、砂仁等；如见小便黄、大便黏滞不爽等症时，则当通利二便，常用泽泻、车前子、车前草、大黄、熟大黄等。

汪承柏创用"凉血活血重用赤芍"法治疗重度黄疸，后又创用行气破血法治疗难治性黄疸。且推崇重剂起沉疴，治黄方中，在精妙配伍的基础上，大剂量使用赤芍、三棱、莪术、桃仁、红花，药专力宏，针对性强。

王鸿士认为，清肝利胆是退黄利胆治疗的大法，临床上常用茵陈蒿汤加减。在治疗黄疸时除了清热利湿外，还应注重两个关键：一是通腑泄热，二是活血化瘀。对于慢性肝炎的退黄治疗，应将祛邪解毒，扶正补虚，调理气血三结合。对于急性黄疸型肝炎的治疗，王鸿士认为：一、急性黄疸型肝炎基本病机是湿热内蕴，气机不畅，故清利湿热是治疗急性黄疸型肝炎的首务，重用茵陈可取得较好的效果，最大量常用到120g。二、黄疸多有热毒蕴于血分，血行不畅是急性黄疸型肝炎常见的病理表现。故主张退黄时一定要加活血药，以加速退黄。常用的活血药有当归、赤芍、白芍、泽兰、牡丹皮等。三、瘀毒内蕴是急性黄疸型肝炎的另一特点，故需解毒治疗。解毒药又分为清热解毒、凉血活血解毒、化痰活络解毒等。如黄疸退而肝功能（指谷丙转氨酶）不好者，可加用清热解毒药，如蒲公英、紫花地丁、板蓝根、石见穿等；急性黄疸型肝炎初期肝大、脾大者，多为毒热瘀血所致，可选用凉血活血解毒药，如郁金、丹参、草河车、鲜白茅根等；后期肝大、脾大（指急性期后开始向慢性迁延发展）者，多为湿热郁久化痰，瘀血阻络所致，当化痰活络解毒，可选用杏仁、橘红、土贝母、土茯苓等治疗。

陈增潭认为，利湿清热为治疗瘀胆型肝炎之大法，临床上需注意与以下原则相结合：①凉血活血解毒法，针对毒热郁滞者，需要清热解毒，活血化瘀，药物如牡丹皮、茅根、赤芍、红花、桃仁、大黄、水红花子等。②祛湿化痰法，针对湿浊痰凝者，需要祛湿化痰，如用苍术、厚朴、陈皮、半夏、贝母、山慈菇等。③温运阳气法，针对阴寒胶凝太甚，阳气衰微者，则需配伍温运阳气之品，如制附片、桂枝、干姜等；或用黄芪以助气宣卫，或用葛根、升麻以升发阳气；或用人参、白术、党参以健脾补气。④疏肝解郁法，针对肝气郁滞不舒者，可配以柴胡、郁金、青皮等疏肝解郁之品。

赵绍琴提出了"黄疸七法"。阳黄治疗有三法：①宣阳化湿，兼以泄热，适用于外感时热，表气闭遏证，用麻黄连翘赤小豆汤加减治疗，麻黄3g，桂枝6g，防风6g，荆芥穗10g（炒），杏仁10g，黄芩12g，虎杖30g，泽兰12g。②风胜湿，苦泄热，佐以淡渗，治疗湿重于热，黄疸明显者，宗茵陈五苓散加减，茵陈30g，泽兰12g，桂枝6g，防风6g，苍术12g，泽泻12g，茯苓12g。③苦寒清泄，少佐芳化。治疗热重于湿者，宗茵陈蒿汤加减治疗，茵陈24g，虎杖30g，山栀子6g，防风6g，荆芥穗炭6g，黄柏6g，大黄3g（后下）。阴黄治疗有四法：①温寒健脾，化湿退黄，治疗体弱下元不足，脾肾虚寒，湿郁发黄，苔白滑，脉沉迟。处方：桂枝10g，苍术、白术各10g，半夏12g，陈皮6g，干姜3g，淡附片3g（先煎），淡吴茱萸3g，苏木9g。②温寒化湿，益气补正，以退阴黄。处方：附子10g（先煎），干姜3g，党参10g，白术15g，茯苓15g，肉桂3g，黄芪12g，炙甘草12g。③养血柔肝以缓胁痛，调和气血退其阴黄，适用于体质薄弱，肝血不足，血虚经脉失养，过劳则胁间作痛，绵绵不绝，性情急躁，脉象细弦者。处方：柴胡6g，当归10g，白芍15g，茯苓12g，白术10g，香附10g，绿萼梅10g，阿胶珠10g。④咸寒以柔肝，活血以祛瘀，扶脾以除满，治疗肝脾肿大，日渐硬化，面色黑浊，大便干结，脉象细弦，处方：柴胡6g，炙鳖甲12g（先煎），苏木6g，蛴螬3g，当归6g，冬瓜皮30g，茯苓15g，赤芍、白芍各12g，生薏苡仁60g（先煎）。

【验案精选】

张某，女，35岁，1978年5月9日初诊。

主诉：身目发黄半个月。现病史：患者半月来疲乏无力，身面发黄，尿黄如茶，恶心纳呆，腹胀，周身刺痒。舌苔白腻根黄，脉弦滑。既往史：无特殊。化验：黄疸指数90U，胆红素153.9μmol/L，谷丙转氨酶1060U，麝浊12U，麝絮（++++）。西医诊断：急性黄疸型肝炎。中医诊断：黄疸（湿热中阻，瘀热发黄）。治法：清热利湿，芳香活血。处方：茵陈60g，蒲公英30g，酒芩10g，藿香10g，佩兰10g，泽兰15g，赤芍15g，小蓟15g，杏仁15g，橘红10g，香附10g，金银花30g，马尾连6g，六一散12g（布包），车前子12g（布包）。二诊：1978年5月19日。纳食增加，黄疸渐退，疲乏无力好转，复查肝功：谷丙转氨酶450U，其他均正常。原方改茵陈30g，蒲公英15g。继服14剂，GPT恢复正常，诸症皆除。

按：本例属湿热中阻，瘀热发黄。因其发病急，黄色鲜明，故为阳黄。患者除有一般湿热中阻的恶心、纳呆、腹胀症状外，无发热、便干等症，病位偏于中上二焦，故用藿香、佩兰、杏仁芳香化湿，开宣中上二焦；因其黄疸较重，所以重用茵陈清热利湿；用杏仁、橘红以化痰；蒲公英、小蓟、金银花清热解毒；酒芩、马尾连清热燥湿；香附疏理肝气；用车前子、六一散利小便，使湿热之邪下利而有出路；再用泽兰、赤芍行气治血，加速黄疸的消退。（关幼波医案）

关幼波.关幼波论肝病.上海：上海中医药大学出版社，2008.

三、肝积（肝硬化）

肝积（肝硬化）是由情志饮食所伤、体虚感染虫毒或疫毒，以及黄疸、胁痛等迁延不愈导致肝络瘀滞不通，肝体失却柔润，疏泄失职，以右胁痛，或胁下肿块，腹胀纳少及肝瘀证候为主要表现的积聚类疾病。其病位在肝、脾、肾，病机特点是肝脾肾功能受损，正气亏虚，脏腑失和，痰瘀内阻，气血代谢失常。

【病因病机】

肝积的发生，多因情志失调，饮食所伤，外邪侵袭，以及病后体虚，或黄疸、疟疾等经久不愈，且常交错夹杂，混合致病，以致肝脾受损，脏腑失和，气机阻滞，瘀血内结，或兼痰湿凝滞，而成肝积。（图5-30）

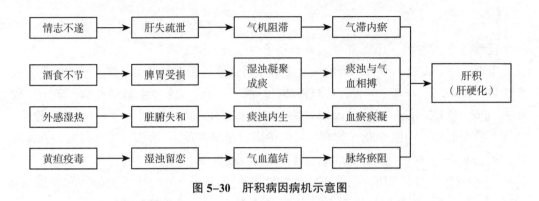

图 5-30　肝积病因病机示意图

【诊断与鉴别诊断】

（一）诊断要点

1. 胁下结块，触之有形，固定不移，或胀或痛为本病的主要症状。
2. 常伴乏力、纳差、尿少及齿衄、鼻衄、皮肤紫斑等出血现象，可见面色萎黄、黄疸、肝掌、蜘蛛痣。
3. 本病常有酒食不节、情志内伤、虫毒感染或黄疸、胁痛、癥积等病史。

（二）鉴别诊断

肝积与痞满：两者均可因七情失和、情志抑郁而致气滞痰阻，且均可出现胀满之症，但痞满以自觉脘腹部痞塞胀满，而外无形证可见，更无包块可及，其病变部位主要在胃；而肝积除胀满外，还有扪之有物可及，固定不移，痛有定处之特征，其病变部位重在肝脾。

肝积与鼓胀：肝积与鼓胀均有七情抑郁、酒食所伤而致气滞血瘀的相同病机，其病变部位可同在肝脾，皆有胀满、疼痛、包块等临床表现，但鼓胀以肚腹胀大、脉络暴露为临床特征，其病机变化是有水饮内停。因而腹中有无水液停聚是肝积与鼓胀鉴别之关键所在。

【辨证论治】

（一）治疗原则

肝积病在血分，重在活血，以活血化瘀、软坚散结为基本治则。要注意依据病情发展、病机演变，区分不同阶段，适度调整攻补的策略。肝积证初期属邪实，应予消散；中期邪实正虚，予攻补兼施；后期以正虚为主，应予扶正消积。

（二）分证论治

肝积的辨证论治见表 5-98。

表 5-98　肝积辨证论治

性质	证候表现	治法	方剂	常用药物
气滞血阻证	腹部积块质软不坚，固定不移，胀痛并见，舌暗，苔薄，脉弦	理气活血，消积散瘀	柴胡疏肝散合失笑散加减	柴胡、陈皮、川芎、香附行气疏肝；丹参、延胡索、蒲黄、五灵脂活血散瘀
瘀血内结证	腹部积块渐大，质地较硬，固定不移，隐痛或刺痛，纳谷减少，体倦乏力，面黯消瘦，时有寒热，女子或见月事不下，舌质紫暗或有瘀点瘀斑，脉细涩	祛瘀软坚，兼调脾胃	膈下逐瘀汤加减	香附、乌药、枳壳、陈皮疏肝理气宽中；当归、川芎、桃仁、红花活血祛瘀止痛；三棱、莪术活血软坚消积；人参、白术、炙甘草健脾扶正
正虚瘀结证	久病体弱，积块坚硬，隐痛或剧痛，饮食大减，消瘦形脱，神倦乏力，面色萎黄或黧黑，甚则面肢浮肿，或有出血，舌质淡紫，舌光无苔，脉细数或弦细	补益气血，化瘀消积	八珍汤合化积丸加减	人参、白术、茯苓、甘草健脾益气；当归、白芍、地黄、川芎养阴补血；三棱、莪术、阿魏、瓦楞子、五灵脂活血化瘀消癥；香附、槟榔行气活血
肝肾阴虚证	腰痛或腰酸腿软，眼干涩，五心烦热或低热，耳鸣、耳聋，头晕、眼花，胁肋隐痛，劳累加重，口干咽燥，小便短赤，大便干结，舌红少苔，脉细或细数	滋养肝肾，活血化瘀	一贯煎合膈下逐瘀汤加减	沙参、麦冬、当归、生地黄、枸杞子、川楝子、赤芍、川芎、桃仁、红花、香附、枳壳、丹参、五灵脂

【名医学术思想及临证经验】

刘渡舟认为，引发肝硬化的主要病因为湿热毒邪，湿热毒邪在一定条件下，如情志内伤或劳倦太过，或饮食所伤等，侵犯肝脏及其所连属的脏腑与经脉，首先导致肝脏气机的条达失畅，疏泄不利出现气郁的病变。继而气病及血，由经到络，血脉瘀阻，络脉涩滞，导致经络瘀阻的病变，从而导致肝硬化的发生。在其发生、发展过程中，湿热毒邪不解，每易伤阴动血，从而挟有阴血方面的病理变化产生，刘渡舟认为辨气血是治疗肝硬化的关键，治宜疏肝活血通络，兼以清利湿热毒邪，方用自创的柴胡活络汤。药用柴胡、黄芩、茵陈、凤尾草、土茯苓、草河车、炙甘草、当归、白芍、泽兰、红花、土鳖虫、茜草、海螵蛸等，本方具有开郁清热、利湿解毒、补血养血、活络行血的功用。对于肝炎后肝硬化，刘老常用经方为：柴胡桂枝干姜汤、柴胡桂枝加味汤、鳖甲煎丸、四逆散、旋覆花汤等，若病情日久，发展至肝硬化腹水，刘老则常用桂枝去芍药加麻辛附子汤、柴胡桂枝干姜汤、理中汤、真武汤等经方治疗。同时，拓展了经方及其类方的临床应用，在柴胡剂基础上创制出柴胡活络汤、柴胡鳖甲汤、养阴活血利水汤、消胀除湿汤、白玉消胀汤等经验方，对肝硬化、肝硬化腹水等有显著疗效。

关幼波认为，肝积与痰瘀密切相关，"痰瘀"既是病理产物，又是致病因素，痰浊阻络，导致血行不畅而形成瘀血；血瘀日久亦可化为痰水。痰与瘀互为因果，相互转化，痰瘀互结，胶固不化，造成人体脏腑功能的进一步失调，使病情错综复杂，险象环生，形成了"顽疾""怪症"。治疗上关老认为，活血化痰的治疗法则一定要贯彻于治疗的全过程。对于治痰治瘀的法则，关老精辟地总结如下：见痰休治痰，辨证求根源；治痰必治气，气顺则痰消；治痰要治血，血活则痰化；怪病责之痰，施治法多端；见瘀休治瘀，辨证求根据；治瘀要治气，气畅瘀也祛；治瘀必化痰，痰化血亦治；急则治其标，固本更重要。其治疗肝积的基本方：旋覆花、生赭石、杏仁、橘红、赤芍、丹参、白芍、泽兰、香附、藕节、小蓟。随症加减：胁痛加醋柴胡、川楝子、延胡索；纳呆加炒莱菔子、焦三仙；肝脾肿大加鳖甲、生牡蛎、鸡内金；便溏加山药、诃子肉；腹胀加厚朴；脾虚气弱加党参、生芪；体胖湿盛加炒苍术、炒白术、茯苓、生薏苡仁。

王鸿士认为肝积病多为慢性肝病的晚期，由于湿热久羁，肝阴耗伤或脾胃虚弱，肝失所养，导致肝肾阴虚，或阴虚内热、心肾不交等，或患者素体肾水不足，湿热之邪易于乘虚入于下焦，劫烁肾阴，临床表现为劳则胁疼、心烦口干、多梦失眠、眩晕耳鸣、心悸气馁、腰背酸楚、肝掌、蜘蛛痣等症状和体征。治疗多主张滋补肝肾、疏肝健脾、调整气血。滋补肝肾多选用女贞子、首乌、枸杞子、桑椹、五味子等，在清湿热的同时加入咸寒之品兼补肝肾之阴，使邪热不易侵犯下焦，也是"务先安未受邪之地"之意。王鸿士认为，脾胃为后天之本，生化气血之源。肝积病湿热缠绵，饮食伤胃，劳倦伤脾致使脾胃损伤，脾胃虚弱可导致五脏精气亏损。同时肝气横逆，郁而化火也能影响脾胃运化以致脾失健运，胃失和降，常见肝热刑脾及肝胃不和等症状，常出现膨闷胀满、两胁作痛、食欲不振、纳食不消、恶心嗳气、善怒郁闷、腹胀泄泻等症状，王老常以疏肝理气配合祛湿健胃药物治疗。常用祛湿健胃药物有藿香、佩兰、苍术、川朴、蔻仁、砂仁、焦三仙、云苓、木香、谷稻芽等。肝虚脾弱引起消化吸收功能减退，进而造成营养代谢功能紊乱或低下，患者表现为神疲倦怠，气短懒言，面㿠少华，消瘦贫血，皮肤干燥，或有浮肿，纳少胃呆，舌淡脉象细弱，血浆蛋白低下及比例倒置等气血两虚症状，治以补气健脾养血为法，诸症改善，血浆蛋白可见增加并可改变白蛋白、球蛋白比例倒置现象。主要药物如生黄芪、党参、焦白术、当归、阿胶、紫河车、女贞子、首乌等。王鸿士认为肝积病，如出现肝脾肿大，腹壁静脉曲张，食道静脉曲张等配以活血化瘀软坚，补气健脾的药物，有助于食道静脉曲张的减轻或消失。对肝脾也有一定程度的回缩作用。

陈增潭认为慢性肝炎患者血热伤阴，阴血亏损，以致肝体失养，日久枯萎变硬，而导致肝积病的发生，因此在治疗上注重扶正补虚，主张运用补气养血、健运脾胃、补肾滋阴、滋肾柔肝等方法。主张以平补、淡补为宜，常选用黄芪、人参等补气药配决明子、白茅根，党参、白术等补脾药配山楂、蔻仁，菟丝子、枸杞子、巴戟天、淫羊藿等补肾药配泽泻、牡丹皮、车前子，当归、白芍、阿胶等补血药配泽兰、水红花子，地黄、天冬、麦冬、沙参等滋阴药配陈皮、炒谷芽和炒麦芽等，使补气而不壅郁，补脾而不呆滞，补肾而不动火，补血而不助瘀，补阴而不滋腻。在扶正诸法中，重在滋肾柔肝，临证时滋阴血、补肝肾选药以酸甘寒为佳，如白芍、黄精、何首乌、枸杞子、酸枣仁等。

【验案精选】

张某，男，53岁，干部。

患者以"脘闷腹胀伴两胁不适半年，加重1个月"来诊。患者既往有慢乙肝病史20余年，未经系统治疗，与他人生气后，感脘堵腹胀、两胁不适、食欲不振、便溏乏力、时而低热。外院检查：血常规 WBC 4.350×10⁹/L，PLT 4.1×10⁹/L；肝功能检查 ALT 396U/L，AST 178U/L；肝脏 B 超示脾厚 5.6cm，肝脏回声粗糙，伴多发肝硬化结节，边缘不整。近1个月来，患者恶心、纳差、明显消瘦，乏力，尿色如茶，大便泄泻，黄疸，皮肤瘀斑较多，下肢尤甚。就诊时症见：疲乏无力，腰痛腿软，脘胁痛，腹胀便溏，小便黄而少，齿衄，时有皮下瘀斑，夜寐不实。实验室检查：ALT 810U/L，AST 265U/L，Tb 84μmol/L，Db 46μmol/L，HBsAg（＋），HBeAg（＋），HBcAb（＋）。西医诊断：慢性乙型病毒型肝炎，肝硬化。中医诊断：肝积（肝肾不足，气滞血瘀，湿热余邪未尽）。治则立法：育阴软坚，活血化瘀，佐以理脾祛湿。方药：女贞子 20g，枸杞子 20g，鳖甲 15g，红花 10g，三棱 10g，马鞭草 15g，党参 20g，炒白术 15g，黄精 15g，鸡血藤 20g，桑寄生 20g，狗脊 15g，川断 20g，刘寄奴 15g。服上方2周后上述症状均有所减轻，纳食明显好转，但有腰痛腿软，上方去红花、三棱、刘寄奴，加木瓜 15g，炒杜仲 15g。两个月后复查肝功能：ALT 126.4U/L，AST 78.5U/L，Tb 24.3μmol/L，Db 16.3μmol/L。仍有齿衄、皮下瘀斑，加茵陈 20g，板蓝根 15g，牡丹皮 15g，丹参 15g，泽兰 20g，水红花子 15g 等，该方将息治疗2年，疲乏无力，腰痛腿软，脘胁痛，腹胀便溏等症状均明显改善。

按： 慢性肝病，脾虚湿胜，久郁生热化毒，瘀血内阻，湿热疫毒之邪久羁，乘虚入于下焦，肝肾之阴耗伤，肝失所养，而致肝肾阴虚，治疗当以育阴软坚，活血化瘀为主，佐以理脾祛湿之法，方中女贞子、枸杞子、黄精、川断、刘寄奴、桑寄生、鳖甲滋养肝肾、育阴软坚，以治肝肾阴虚之本，红花、三棱、鸡血藤活血化瘀以治其标，党参、炒白术健脾祛湿以绝痰湿生成之源，诸药合用以达育阴软坚，活血化瘀之功，本方标本兼治，而以治本为主。（王鸿士医案）

四、鼓胀

鼓胀，因其腹部膨胀如鼓，故得其名，病机为肝、脾、肾三脏受损，气、血、水相互搏结，停于腹内而成，临床以腹部胀大如鼓、皮色苍黄、腹壁脉络暴露为主要临床表现，或胁下或腹部痞块，四肢枯瘦等表现的病证。

【病因病机】

本病多由黄疸、胁痛、积聚迁延日久而成，晚期可见出血、神昏等变症，甚至危及生命。（图 5-31）

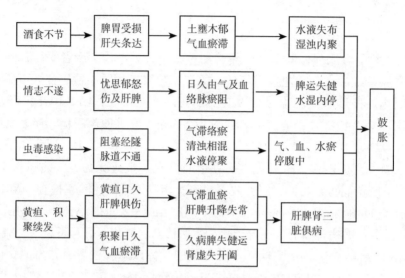

图 5-31　鼓胀病因病机示意图

【诊断与鉴别诊断】

（一）诊断

1. 初则脘腹作胀，食后尤甚，继则腹部渐大，可见面色萎黄、乏力、纳呆等症，日久则腹部胀满高于胸部，重者腹壁青筋暴露，脐心突出，四肢消瘦，或伴下肢浮肿。常有小便不利，牙龈出血、皮肤紫癜等出血倾向。

2. 胁下或腹部积块，腹部有振水音，黄疸，手掌赤痕，面、颈、胸、臂可见蛛纹丝缕。

3. 多有黄疸、胁痛、积聚病史。常与酒食不节、情志内伤、虫毒感染有关。

（二）鉴别诊断

1. 辨本虚与标实　本病主症虽然都以腹大如鼓、胀满不适为主，但临床表现尚有差异，临证时应注意辨别标实与本虚的主次（表 5-99，表 5-100）。

表 5-99　辨标实

性质	名称	主要症状	兼次症
气滞	气鼓	腹部膨隆，脐突皮光，嗳气或矢气则舒，腹部按之空空然，叩之如鼓	常有两胁胀满，善太息，嗳气，或得矢气后腹胀稍缓，口苦脉弦

续表

性质	名称	主要症状	兼次症
血瘀	血鼓	胀病日久，腹部胀满，青筋暴露，内有癥积，按之胀满疼痛，而颈胸部可见赤丝血缕	常有四肢消瘦，腹壁脉络显露，胁下或腹部痞块，面色黧黑，面颊、胸臂血痣或血缕，肌肤甲错不润，手掌赤痕，唇及爪甲色黯，舌边尖瘀点、瘀斑
水停	水鼓	腹部胀大，状如蛙腹，按之如囊裹水	常有腹胀之形如囊裹水，或腹中有振水音，周身困乏无力，溲少便溏，或有下肢浮肿

表 5–100 辨本虚

性质	兼次症
脾气虚	常有面色萎黄，神疲乏力，纳少不馨，舌淡，脉缓
气阴两虚	除脾气虚症外，还可见口干不欲饮，知饥而不能纳，形体消瘦，五心烦热，舌红体瘦而少津
脾阳虚	常有面色苍黄，畏寒肢冷，大便溏薄，舌淡体胖，脉沉细无力
脾肾阳虚	除有脾阳虚症外，还可见腰膝冷痛，男子阴囊湿冷，阳痿早泄，女子月经期短，量少色淡
肝肾阴虚	常有头晕耳鸣，腰膝酸软，心烦少寐，颧赤烘热，齿鼻衄血，舌红少苔，脉弦细而数

2. 鼓胀与水肿鉴别 见表 5–101。

表 5–101 鼓胀与水肿鉴别

病名	病因病机	症状	体征
鼓胀	肝、脾、肾受损，气、血、水互结于腹中	以腹部胀大为主，肢肿不甚明显。晚期可出现肢体浮肿	每兼见面色青晦，面颈部有血痣赤缕，胁下癥积坚硬，腹皮青筋显露等
水肿	肺、脾、肾功能失调，水湿泛溢肌肤	浮肿多从眼睑开始，继则延及头面及肢体，或下肢先肿，后及全身	每兼见面色㿠白、腰酸倦怠等，水肿较甚者亦可伴见腹水

3. 气臌、水臌与血臌鉴别 见表 5–102。

表 5–102 气臌、水臌与血臌鉴别

病名	病因病机	症状体征	其他
气臌	肝郁气滞	腹部膨隆，嗳气或矢气则舒，腹部按之空空然，叩之如鼓	临床上气、血、水三者常相兼为患，但各有侧重，掌握上述特点，有助于辨证
水臌	阳气不振，水湿内停	腹部胀满膨大，或状如蛙腹，按之如囊裹水，常伴下肢浮肿	
血臌	肝脾血瘀水停	脘腹坚满，青筋显露，腹内积块痛如针刺，面颈部赤丝血缕	

【辨证论治】

鼓胀为本虚标实之证：标实有气滞、血瘀、水停的侧重；本虚有脾气虚、气阴两

虚、脾阳虚、脾肾两虚、肝肾阴虚的不同。（表 5-103）

表 5-103　鼓胀辨证论治

证型	证候表现	治法	方剂	常用药物
气滞湿阻证	腹胀按之不坚，胁下胀满或疼痛，饮食减少，食后胀甚，得嗳气、矢气稍减，小便短少，舌苔薄白腻，脉弦	疏肝理气，运脾利湿	柴胡疏肝散（《景岳全书》）合胃苓汤《丹溪心法》加减	柴胡、香附、郁金、青皮疏肝理气；川芎、白芍养血和血；苍术、厚朴、陈皮运脾化湿消胀；茯苓、猪苓利水渗湿
寒水困脾证	腹大胀满，按之如囊裹水，甚则颜面微浮，下肢浮肿，脘腹痞胀，得热则舒，周身困倦，怯寒懒动，小便短少，大便溏薄，舌苔白腻，脉弦迟	温中健脾，行气利水	实脾饮加减（《济生方》）	白术、苍术、附子、干姜振奋脾阳，温化水湿；厚朴、木香、草果、陈皮行气健脾除湿；连皮茯苓、泽泻利水渗湿
水热蕴结证	腹大坚满，脘腹胀急，烦热口苦，渴不欲饮，或有面目、皮肤发黄，小便赤涩，大便秘结或溏垢，舌边尖红，苔黄腻或兼灰黑，脉象弦数	清热利湿，攻下逐水	中满分消丸（《兰室秘藏》）合茵陈蒿汤（《伤寒论》）加减	茵陈、金钱草、山栀、黄柏清化湿热；苍术、厚朴、砂仁行气健脾化湿；大黄、猪苓、泽泻、车前子、滑石分利二便
瘀结水留证	脘腹坚满，青筋显露，胁下癥结，痛如针刺，面色晦暗黧黑，或见赤丝血缕，面、颈、胸、臂出现血痣或蟹爪纹，口干不欲饮水，或见大便色黑，舌质紫黯或有紫斑，脉细涩	活血化瘀，行气利水	调营饮（《证治准绳》）加减	当归、赤芍、桃仁、三棱、莪术、鳖甲化瘀散结；大腹皮行气消胀；马鞭草、益母草、泽兰、泽泻、赤茯苓化瘀利水
阳虚水盛证	腹大胀满，形似蛙腹，朝宽暮急，面色苍黄，或呈㿠白，脘闷纳呆，神倦怯寒，肢冷浮肿，小便短少不利，舌体胖，边有齿痕，质紫，苔白滑，脉沉细无力	温补脾肾，化气利水	附子理苓汤（《内经拾遗》卷二）或济生肾气丸（《严氏济生方》）加减	附子、干姜、人参、白术、鹿角片、胡芦巴温补脾肾；茯苓、泽泻、陈葫芦、车前子利水消胀
阴虚水停证	腹大胀满，形体消瘦，或见青筋暴露，面色晦滞，唇紫，口干而躁烦失眠，时或鼻衄，牙龈出血，小便短少，舌质红绛少津，苔少或光剥，脉弦细数。证机概要：肝肾阴虚，津液失布，水湿内停	滋肾柔肝，养阴利水	六味地黄丸（《小儿药证直诀》）合一贯煎（《续名医类案》）加减	沙参、麦冬、生地黄、山萸肉、枸杞子、楮实子滋养肾阴；猪苓、茯苓、泽泻、玉米须淡渗利湿
鼓胀出血证	腹大胀满伴出血。轻者呕吐物中夹有鲜血或血块，或大便色黑。重者吐血盈碗盈盆，或大便暗红而溏薄。伴口干口苦，胃脘灼热，肠鸣腹胀，或心悸气短，汗出肢冷。舌质红，苔黄，或舌淡	泄热宁络，凉血止血，益气固脱	泻心汤（《金匮要略》）或白及三七粉	大黄、黄芩、黄连清胃泻火，凉血止血；白及粉、三七粉止血、散瘀
鼓胀神昏证	腹大胀满伴神昏。先见烦躁不宁，逐渐嗜睡，终致昏迷。或先语无伦次，逐渐嗜睡，终致昏迷。脘闷纳呆，恶心呕吐，大便不通。舌质红、苔黄腻，或舌淡红、苔白腻	醒神开窍	局方至宝丹、苏合香丸（《太平惠民和剂局方》）合菖蒲郁金汤（《温病全书》）	局方至宝丹、苏合香丸、菖蒲郁金汤研化，吞服或鼻饲

【名医学术思想及临证经验】

关幼波认为鼓胀的发生由于慢性肝炎长期反复不愈，本身调养失宜及治疗延误所致。本病初发之时，多因湿热毒邪加之情志郁结，殃及脾胃，脾失健运，日久则水湿停留，积蓄腹中。湿伤脾阳耗气，热灼阴血耗津，湿热久羁，以致肝肾阴亏虚火内耗；脾阳不振，湿留不化日久则蕴热。湿热与虚热相合日渐伤正，终致气血两虚，气虚则血行滞缓，气血运行不畅，则津液不能疏布，日复一日，著而不去，聚于腹中。脾失健运，湿困日久而热蒸生痰，入于肝经，阻于血络，形成瘀血，痰瘀交阻反又影响肝脾运化，造成后天生化无源。新血不生，恶血不去，三焦阻塞，决渎无权，终成肝硬化腹水。关幼波认为，本病有痰血瘀阻，腹水等邪实的一面，又有肝脾肾虚损、气血大亏的一面。虚中夹实，实中夹虚，虚实夹杂。其正虚为本，邪实为标。因此，在治疗上以扶正为本，逐水为标，以扶正为常法，逐水为权变。水的代谢，因"其源在脾"，故要在中焦上下功夫。气为血帅，气旺血生，气帅血行，恶血久蓄，正气大伤，血失其帅，焉能自行？如不补气扶正，健脾化痰，而单纯寄于活血利水药物，则会往返徒劳，难以收效。活血首先要照顾到气，治气要考虑到血，气血不能分割，故当先以补气养血，健脾化痰，而以平和之品行血利水，再加以软坚柔肝之味就比较全面。治疗中切忌以"舟车丸"等逐水之法，扬汤止沸，徒伤其正；勿以三棱、莪术、水蛭、虻虫等破瘀攻伐之品，见水不治水，见血不治血，气旺中州运，无形胜有形。

王鸿士根据古代对类似症状的看法，结合他自己的临床体会认为，早期肝硬化与祖国医学记载的"积聚""癥瘕"极为相似，晚期肝硬化腹水则属于祖国医学的"鼓胀""单腹胀""蜘蛛蛊"等范畴，认为本病主要以感受湿热为致病因素，由于外感湿热之邪未清，日益胶固缠绵日久，加之饥饱失常，过食肥甘生冷或饮酒过度等最终损伤脾胃进而湿热相生，内外相应，湿热郁久不去，从而影响脾阳的运化和气机的运行，脾失运化则水湿停聚形成鼓胀。肝硬化发病机理虽然复杂，但不论在疾病早期出现肝脾肿大或晚期形成腹水，其病因病机的要害皆在郁结。

王鸿士善以郁证理论辨治肝病，强调"郁乃痹，宣乃通"是以朱丹溪"气血冲和，万病不生，一有怫郁，诸病生焉"为根基，认为本病多见四种类型：①湿热中阻型，病程较短，湿热内盛有黄疸或无黄疸，腹胀膨隆，两胁胀满，纳食不消，午后胀甚，小便短赤。肝大或肝脾肿大，腹水征阳性。脉象弦滑，舌苔白腻或黄。肝功能试验异常，尤其血清转氨酶持续不降，喜用茵陈清热利湿，茯苓、猪苓、车前子健脾祛湿，辅佐茵陈加强利湿之功。木通、防己通利小便，香附、川朴疏肝理气，郁金、青陈皮理气活血，腹皮子理气消胀。②气滞血瘀型，四肢消瘦，腹满而胀，脘胁胀满，小溲短赤。腹壁青筋暴露，肝脾肿大，腹水征阳性。脉象弦滑按之无力，舌苔薄白，质紫暗。肝功能异常较为明显，喜用黄芪补气养血，在补气的基础上，配合云苓、猪苓、泽泻、防己等健脾利湿祛水之药，冲天草（又名鲜水葱）通利小便消肿，陈葫芦利水消肿专治腹水，红花、三棱活血化瘀，使之气血调和，活血而不伤血，气血舒畅则水湿畅行，佐以桂枝温阳利水，青陈皮理气疏肝，气滞血瘀明显者可加穿山甲、莪术等。③阴虚血热型，肢体倦怠，口渴思冷饮，手足心热伴有低热或高热，午后较重，心烦失眠，小溲短赤，腹部胀大，腹水征阳性，肝脾肿大，有明显肝掌，蜘蛛痣或蟹爪纹。脉濡或沉细弦稍数，舌边尖赤苔腻。肝功能异常，蛋白倒置，喜用芦根、生石膏清热生津，黄芪益气，穿山甲、鳖甲、龟板滋阴清热，软坚散结，王不留行、牡丹皮通络活血，青蒿、地骨皮以清阴分虚热，佐以茯苓、车前子、猪苓、泽泻、通草，健脾利湿。阴虚血热常耗气伤津，有黄疸者可加栀子、川黄柏、茵陈、天花粉；阴液不足者可加沙参、麦冬、生地黄；血虚者可加阿胶、当归等。④水气犯肺型，腹胀臌隆，喘息不得平卧，咳嗽气短，心慌心悸，下肢浮肿或不肿，小溲短赤，有明显腹水征及胸水征。脉弦滑稍数，沉取无力，舌苔白腻。肝功能异常，血浆蛋白低下 A/G 倒置明显，喜用麻黄、杏仁、炒葶苈子宣肺降气，以开水之上源，通利以达气机，防己、云苓、冬瓜皮子、腹皮子健脾利湿，消胀以利小便，青皮、木香、木瓜理气疏肝，桂枝通阳利水，生芪、党参益气健脾，补气促进血液畅行，血行则水行。脾肾阳虚者先以上方治疗后，可加用炮姜、补骨脂、肉桂温补脾肾。四型在本病的不同发展阶段，可因邪实正虚的变化而相互演变，故临床上常各型兼见。

钱英在鼓胀治疗中灵活运用"乙癸同源，肝肾同治"的法则主张"需兼顾肝肾两虚，治疗以柔肝固肾""见肝之病，知肝传脾，当先实脾"，但这只是其常，多用于肝实脾虚证。临床上肝实脾虚进一步恶化，肝由实转虚，久病必伤及肾，出现更加复杂的肝肾阴阳俱虚，湿热痰瘀互结。善用经方一贯煎为主合鳖甲煎丸加减为辅。钱英认为"肝的阴阳以肾为根，所以见肝之病，其源在肾，亟当固肾"。钱英提出"肝硬化晚期，虽有腹水，也不可见水治水，强行利水，以免伤阴损肾，需兼顾肝肾两虚，治疗以柔肝固肾，使肾气充足，以助膀胱气化，腹水减退，最终才能取得临床实效。"

刘渡舟精于肝胆病的辨证治疗，善用柴胡剂类方，尤其对治疗肝硬化腹水（鼓胀）提出"十法"：①消胀除湿，活血利水：盖水血同源，血可化水，水可化血。肝硬化腹水发展过程中，水血互结而成瘀，由于血瘀气阻，导致水湿内聚，而小便不利，腹胀满青筋暴起，喜用红花、茜草、香橼、佛手、远志、路路通、木瓜、通草、延胡索、郁金、薏苡仁、丝瓜络、蛴螬等，用量宜轻不宜重，以平调气血而收功。②温阳行气，活血利水：由于心阳不足，肾阳微弱，阳虚不能温化，阴寒水饮凝聚，搏结于胸腹，气聚水停血瘀，故下肢浮肿，善用经方桂枝去芍药加麻黄细辛附子汤。③滋阴清热，活血利水：若营阴受损，阴虚内热，脾脏转输失常，运迟则水湿蕴郁，肝脾两伤，统藏失职，脾虚水停，故腹大胀满，喜用生地黄、何首乌、玉竹滋补肝肾之阴，赤芍、牡丹皮活血凉血，龙胆清利肝胆湿热，鸡内金软坚散结，白茅根清热利尿。④清肝温脾：肝硬化腹水（鼓胀）部分是由病毒性肝炎等慢性肝胆疾患转化而来，由于长期服用苦寒清利肝胆之药，往往造成脾气虚寒，加之肝硬化腹水水湿之邪充斥，损伤中阳，所以出现脾寒之证在所难免。此时脾寒虽存，然肝胆余热犹未尽，善用经方柴胡桂枝干姜汤。⑤温脾散寒，化湿利水：若水湿内蓄，从寒而化，以致寒湿停聚，阻滞中阳，水蓄不行，故腹大胀满，按之如囊裹水，善用经方实脾饮方，在温补脾肾化湿利水的基础上，加用理气导滞之品，使气行则湿自化。⑥补益中气：因脾为阴中之至阴，非阴中之阳不升。肝气升发，脾气相随，脾气升清，则浊自得降。今肝病（鼓胀）其气不升，病久脾虚下陷，清浊逆乱。

刘老常用补中益气汤，若小便不利，可加茯苓、猪苓、桂枝，如果大便下利为甚，可加干姜、（煨）豆蔻，总之以补为泻，以升为降，可连续服用，30～40剂亦不为多。⑦温中健脾：肝硬化腹水（鼓胀），若见腹胀居中，大便泄泻加重，每日2～4次，且泻后腹胀不减，时或腹痛者，为太阴脾气虚寒至甚，理中汤治之，里寒盛者，可在服用汤药半小时后，啜热粥一大碗，并裹被保温。本方服至腹中热时，其效立至。尿少加茯苓、桂枝；腹胀泄甚加附片、豆蔻；巩膜黄染者，加茵陈。⑧温补肾阳，化气利水：若肾阳不足，阳气不能敷布于内外，水津温运气化失职，寒水停聚，水湿下注则见腹大胀满，入夜尤甚，下肢浮肿等。常用真武汤以温阳利水，如果肾气不足，气化不行，亦可用济生肾气丸。正气大虚者，可暂时以扶正为主，保元汤可以选用。水邪较甚，腹满胀急者，亦不妨暂时用西药安体舒通等利尿药做"冲击治疗"，是为急者治标之法。⑨攻补兼施，通气助疏，活血利水：若腹水病程较长，虚实夹杂，虚多实少，病者胀急，不宜缓补；但又不可峻攻，否则正气不支，此时治疗颇为棘手。刘渡舟自拟"白玉消胀汤"，专用于肿胀大证，投补药无效，而又不能峻攻之时：茯苓、玉米须、白茅根、抽葫芦、冬瓜皮、大腹皮、益母草、车前草、土鳖虫、茜草、川楝子、延胡索、紫菀、枳壳，本方通调气机，理血活络，上利肺气以行治节，下开水腑而畅三焦，虽有去水之力，然无伤正之弊，施用于用补不应者。⑩峻下通利，攻水消胀法：鼓胀实证者，多是由于湿热积滞，肝胆疏泄不利，水气结聚于内所致，常用桂枝汤减去甘草合消水丹，消水丹辛香温开，利气导滞，攻逐三焦之水邪，然利之过猛，恐劫伐脾肾元气，故又合桂枝汤，用桂枝护其阳，芍药护其阴，生姜健胃以防呕吐，大枣以监甘遂之峻下，又能预防脾气、胃液之创伤，具有"十枣汤"之意，去甘草者，以甘草与甘遂相反之故也。

【验案精选】

郑某，男，33岁，1958年9月28日初诊。

症见口唇干燥、思饮、厌油腻、纳差、心烦急躁、上腹不适、全身胀甚，有时体温在38℃左右，大便正常、小溲短赤、舌苔黄厚，脉弦滑数。查体：发育中等，营养稍差，体质较弱，全身黄疸明显，心（－），两肺下野叩诊稍浊，腹部膨隆，腹围88cm，有明显腹水征，肝脾未触及，腰部及足踝部有指凹性水肿。化验检查：黄疸指数80U，胆红素定量6.25%，范登白直接阳性，麝浊20U，高田反应（＋），白球蛋白比3.54/2.55。西医诊断：肝硬化腹水。中医诊断：鼓胀。辨证：肝胆湿热，热重于湿，水湿泛滥。治法：清热利湿，活血化痰，理气利水。处方：茵陈90g（另煎兑服），马尾连5g，牡丹皮12g，蒲公英10g，黄芩30g，通草3g，木通10g，瞿麦10g，海金沙10g，泽泻10g，杏仁10g，橘红10g，大腹皮15g，薄荷5g，鸡内金10g，当归10g，赤芍15g，白芍15g，泽兰15g。治疗经过：以上方为主，后随病情变化而略有加减，在发热阶段，并用局方至宝丹每日1丸，分2次吞服。按此方调治半年余，患者于1959年5月23日临床痊愈出院，出院时患者除食量少于平日外，已无其他不适，睡眠、二便正常。腹围73.5cm，黄疸消退，腹部平坦，腹水及肢体浮肿消退，肝功能恢复正常。后转门诊继续巩固治疗。

按：本例腹水患者为湿热内蕴，热重于湿。方中茵陈、黄芩、马尾连、蒲公英、通草、木通、瞿麦、海金沙、泽泻、大腹皮清利三焦湿热，解毒退黄，利水消肿，其中重用茵陈至90g，并配以泽兰、牡丹皮、赤芍，因患者湿热之邪已深伏血分，故用凉血活血药才可加速退黄作用；杏仁、橘红、柴胡理气解郁化痰；薄荷轻清宣散，开郁透邪，患者热郁在里，仿逍遥散之意，与当归、白芍、柴胡相配养血柔肝，气血双调。肝硬化患者已有内虚，如不加调理之品亦难取效，方中用鸡内金不仅在于消积化瘀，且有健脾开胃作用，其意亦在于此。本方虽无大量利水之品，但抓住湿热蕴于肝胆，热入血分，采取清热利湿，活血化痰，理气利水之法，腹水消退，肝功能恢复，而病得恢复。（关幼波医案）

赵伯智．关幼波肝病杂病论．北京：世界图书出版公司北京分公司，1994.

第六节　肾系病证

一、水肿

水肿是指肺脾肾功能失调，三焦气化不利，水液内停，泛溢于肌肤，表现以眼睑、颜面、四肢、腹背，甚至全身浮肿，或伴胸水、腹水为特征的病证。

【病因病机】

水肿的病因主要包括体质因素、风邪袭表、疮毒内犯、饮食不节、久病劳倦等。基本病机为肺失通调、脾失转输、肾失开阖、三焦气化不利。（图5-32）

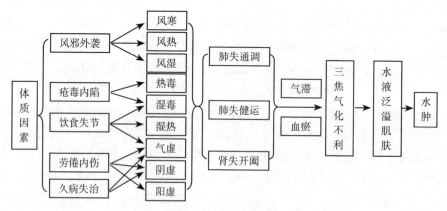

图5-32　水肿病因病机示意图

【诊断与鉴别诊断】

（一）诊断

1.起病前可有恶寒发热，咽喉疼痛，或有疮毒，或有消渴病、痹证、斑毒等病史。

2.临床特点：轻者可仅见下肢足踝水肿或者是眼睑浮肿，重者可见全身皆肿，甚至腹大胀满，气喘不能平卧。一旦出现神昏谵语、恶心呕吐、口中尿味、尿少或无尿等症状即为水肿危象。

3.尿常规、尿沉渣、24小时尿蛋白定量、血生化（肝肾功能、血脂、电解质、心肌酶）、免疫学检查、肾穿刺以及心电图、超声心动检查等，有助于诊断。

（二）鉴别诊断

1.水肿与鼓胀鉴别 见表5-104。

表5-104 水肿与鼓胀鉴别

病名	基本病机	主症	病史
水肿	肺、脾、肾三脏功能失调，三焦气化不利，水液内停外溢肌肤	头面或下肢先肿，继及全身，面色㿠白，腹壁无青筋暴露	多外感风邪、疮毒内陷，或继发于斑毒、消渴病等
鼓胀	肝、脾、肾三脏功能失调，气滞、血瘀、水裹，水液停聚于腹中	水液泛溢于肌肤，单腹胀大，后期可伴肢体浮肿，面色苍黄，腹壁青筋暴起	多继发于黄疸、胁痛、积聚等病证

2.阳水与阴水鉴别 见表5-105。

表5-105 阳水与阴水鉴别

病名	病因	病势	主症	证候	转化
阳水	外感风邪，疮毒内陷，或湿热蕴结	发病较急，病程短	先见于面部，自上而下继而全身，肿处皮肤绷急、光亮，按之凹陷即起	多表证、实证	阳水迁延不愈，耗损正气可以转化为阴水
阴水	饮食劳倦，或年老体弱，脾肾亏虚	发病较缓，病程较长	先见于足踝，自下而上继而全身，肿处松弛，按之凹陷不易恢复，甚则按之如泥	多虚证，或虚实夹杂	阴水复感外邪可出现阳水的证候

3.风水、肾水与心水鉴别 见表5-106。

表5-106 风水、肾水与心水鉴别

病名	病因病机	中心病位	主症
风水	外感风热或热毒内陷，邪毒瘀滞伤肾，肺肾同病	肾	眼睑、颜面浮肿，继而周身水肿，尿血，尿多浊沫，甚至尿少者，可伴有发热、咽痛，或皮肤疮毒未尽等
肾水	脾肾不足，肾气不固，水湿不化，水液内停	肾	周身水肿，按之如泥，或伴有腹满、食少、乏力、腰酸腰痛、尿多浊沫，严重者可见尿少等
心水	心肾气虚以致阳虚，水气不化，血瘀水停所致	心	颜面虚浮，双下肢水肿，伴有心痛、心悸，胸闷气短，甚者咳逆倚息不得平卧等，一般无血尿以及尿多浊沫

【辨证论治】

本病的基本治疗原则是发汗、利尿、泻下逐水，即淡渗利水、宣肺利水、攻泻逐

水。急则治标，缓则治本，针对病机，强调补气、祛风、解毒、行气、活血五法。(表5-107)

表5-107　水肿辨证论治

	证型	证候表现	治法	方剂	常用药物
阳水	风水泛滥证	眼睑浮肿，继则四肢及全身皆肿，来势急骤，可兼见恶寒、发热、肢节酸重，小便不利，尿色赤。偏于风热者，伴见咽喉红肿疼痛，咽干口渴，或咳嗽痰黄，舌质红，脉浮滑或数；偏于风寒者，鼻塞流涕，咽痒不渴，或咳喘痰白，舌苔薄白，脉浮紧	疏风散邪，宣肺行水	越婢加术汤(《金匮要略》)	麻黄、石膏、生姜、大枣、甘草
	湿毒浸淫证	颜面眼睑浮肿，延及周身，小便不利，身发疮痍，甚者肌肤溃烂。可兼见恶风发热，尿少，小便色赤。舌质红，苔薄黄，脉浮数或滑数	宣肺解毒，利湿消肿	麻黄连翘赤小豆汤(《伤寒论》)	麻黄、连翘、杏仁、赤小豆、大枣、梓根白皮、生姜、甘草
	水湿浸渍证	全身水肿，按之没指，小便短少，起病缓慢，病程较长。兼见身体困重，胸闷腹胀，纳呆，恶心。舌苔白腻，脉沉或缓	健脾化湿，通阳利水	五苓散(《伤寒论》)合五皮饮(《华氏中藏经》)	五苓散：茯苓、猪苓、白术、桂枝、泽泻；五皮饮：陈皮、茯苓皮、生姜皮、桑白皮、大腹皮
	湿热壅盛证	遍体浮肿，皮肤绷紧光亮。兼见胸脘痞闷，烦热口渴，小便短赤，或大便干结。舌红，苔黄腻，脉沉滑数	分利湿热	疏凿饮子(《重订严氏济生方》)	槟榔、大腹皮、茯苓皮、椒目、赤小豆、秦艽、羌活、泽泻、生姜
阴水	脾阳虚弱证	身肿，腰以下为甚，按之凹陷不起，小便短少，面色萎黄，纳少便溏。兼见神倦肢冷，脘腹胀闷。舌质淡，苔白腻或白滑，脉沉缓或沉弱	温运脾阳，利水渗湿	实脾饮(《济生方》)	干姜、附子、白术、茯苓、炙甘草、厚朴、大腹皮、草果仁、木香、木瓜
	肾阳衰微证	面浮身肿，腰以下尤甚，按之凹陷不起，尿量减少，心悸、气促，腰部冷痛酸重。兼见腰膝酸冷，手足厥冷，怯寒神疲，颜面色白或灰滞。舌质淡，舌体胖，苔白，脉沉细或沉迟无力	温肾助阳，化气行水	济生肾气丸(《严氏济生方》)合真武汤	熟地黄、山茱萸、牡丹皮、山药、茯苓、泽泻、肉桂、附子、牛膝、车前子

【名医学术思想及临证经验】

姚正平以命门-三焦气化学说指导肾炎水肿的治疗颇有创见。他认为命门之火是三焦气化的原动力，命门火衰，三焦之气不化，进而引起水液代谢障碍，从而形成痰、饮、湿、肿、臌、胀等多种病证，肾炎水肿只是其中之一。此外，他还非常强调脏腑功能失调以及人体阴阳气血失调在肾炎各个发病阶段中的意义。他在治疗慢性肾炎时，常用麻黄、附子二味，根据病情不同，可选用越婢加术汤、大小青龙汤、麻附细辛汤、麻杏甘石汤、麻黄连翘赤小豆汤、麻黄汤等。

时振声对于顽固性肾病综合征的水肿长期不消者强调审证求因，注重调理气、血、水三者之间的关系。他根据临床经验总结出治肾十三法，即疏风宣肺、健脾益气、健脾固肾、温补脾肾、滋养肾阴、气阴双补、阴阳双补、清热解毒、活血化瘀、通利三焦、渗利水湿、祛风胜湿、攻泻逐水。在临床过程中灵活运用，或一法单用，或数法合用，对急慢性肾炎、肾病综合征在辨证论治中提高疗效有极大裨益，亦为世人所重视，称为"时氏治肾十三法"的命题。临床常用导水茯苓汤加味治疗水肿，体现了宣通三焦、行气利水的精神。

吕仁和认为，慢性肾炎的病因为在各种原因导致肾元亏虚的基础上，感受虚邪贼风所致。病位在肾，涉及肝脾等脏器；病变为肾体受损，肾用失司。后期因肾元虚损，使气血亏耗，浊毒内停。慢性肾炎前期主症为肝肾阴虚证者，治以补益肝肾、益气养阴，方用六味地黄丸、四君子汤合二至丸等加减。慢性肾炎后期主症为气血阴虚，浊毒内停证，治以益气养血、滋阴降浊，药用六味地黄丸、八珍汤、调胃承气汤加减。并注重药食结合治疗。

戴希文认为慢性肾炎的病机为气虚血瘀兼湿热内蕴，制定的具体治疗法则为健脾益气、活血化瘀兼清热利湿解毒。戴教授强调"风寒暑火热皆能化湿，皆能夹湿"，且湿邪为恶，伤人隐匿而缓慢，常易被临床忽略，湿邪可分为本气、化气、合邪、分邪，在肾病的过程中，辨湿之轻重尤为重要。临床常选用祛湿与健脾益气、清热解毒、淡渗活血相结合，祛湿而不伤正，或从肺宣，或从脾渗，或从下利对症用药，各有侧重。临床常用玉屏风散加川芎、丹参、连翘、白花蛇舌草等。

张炳厚治疗肾病时以补肾为要，自创补肾八法：缓补法、峻补法、清补法、温补法、通补法、涩补法、双补法、间接补法。他认为：水肿之为病，以肾为本，以肺为标，以脾为制水之脏，对于肾阴亏虚的水肿，治以滋补肾阴，利水渗湿，用大补阴丸为主方，配以淡渗利湿之品，效若桴鼓，比单用利水消肿法而效佳，所谓治病必求其本。他将石韦、土茯苓、土大黄三药加入地龟汤中演变为加味地龟汤，为张教授治疗慢性肾脏病的基础方。

聂莉芳对难治性肾病综合征水肿脾胃症状突出患者采用调理脾胃法治疗，临证时主张能中不西、先中后西，先治水肿、后治蛋白尿和分阶段论治。从降逆止呕、升清止泻、兼顾协调气血与摄精、配合食疗以及强调守方等方面论治。聂教授认为，对于水肿出现脾胃症状，临床上不可仅着眼于水肿，应及时救治脾胃，斡旋中州，常用参苓白术散、香砂六君子汤等方；在脾胃功能复常之后，参芪地黄汤加用血肉有情之品以填补精血，使患者病情趋向稳定。

【验案精选】

洪某，男，43岁，1997年2月初诊。

患慢性肾炎 10 年，反复出现蛋白尿。初诊：腰酸痛乏力，双下肢时肿胀，纳寐尚可，二便调。舌淡暗，苔白，脉沉弱。尿常规：PRO（＋），LEU 25/μL。证属脾肾气阳两虚，用益气健脾，补肾利水为法。处方：黄芪 30g，淫羊藿 15g，金樱子 10g，芡实 10g，猪苓 30g，炒白术 10g，炒山楂 10g，川芎 10g，石韦 15g。每日 1 剂，水煎服。复诊：服药 3 周，PRO（＋），双下肢肿消，感腰酸乏力、下肢胀。于上方去石韦、川芎、炒山楂，加狗脊 10g，续断 10g，牛膝 10g。21 剂，每日 1 剂，水煎服。复诊：连服 3 周，尿常规（－）。守方继服 2 个月，尿常规持续阴性，症状消失。

按：慢性肾炎是临床难治病，由于缺少有效治疗手段，患者肾功能损害常常会不断加重，导致慢性肾衰尿毒症。中医药治疗慢性肾炎蛋白尿、血尿方面，尤其是在延缓慢性肾炎肾功能进展方面，具有较大优势。临床上应用益气固本、活血化瘀、清热解毒、祛风除湿、软坚散结等治法，配伍得宜，常可取得良好疗效。此案患者患慢性肾炎 10 年，以蛋白尿为突出表现，症状表现为腰酸疼痛、疲乏少力、下肢浮肿、舌暗、苔白、脉沉弱，是肾气虚，精微不固，同时存在瘀滞、水湿内停的病机，所以吕仁和教授针对性选用了益气健脾补肾、固肾和清利水湿、活血化瘀之剂，服药 3 周，即见成效。复诊用药，则是针对腰酸痛症状，选用了狗脊、续断、牛膝等补肾强腰之药，对减轻患者痛苦，提高患者治疗依从性，皆具有重要意义。为医者，绝不能"头痛治头，脚痛治脚"，低估对症治疗的临床意义。

赵进喜，肖永华.吕仁和临床经验集.第一辑.北京：人民军医出版社，2009.

二、淋证

淋证是肾虚、膀胱湿热，气化不利所导致的以小便频急，淋沥不尽，尿道涩痛，或伴有小腹拘急，痛引腰腹为主症的病证。

【病因病机】

淋证发病与体质因素、饮食失节，情志失调，烦劳过度，年老体弱，或久病正虚等相关。外阴不洁，湿热秽浊之邪上犯膀胱，为常见病因。（图 5-33）

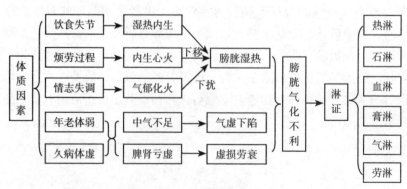

图 5-33　淋证病因病机示意图

【诊断与鉴别诊断】

（一）诊断

1.临床表现：以小便频急、淋沥涩痛，或伴有小腹拘急、腰部酸痛为主症。热淋、气淋、血淋、石淋、膏淋、劳淋各有特点。久淋不已，可伴有低热、腰痛、小腹坠胀、疲乏无力等。

2.发病特点：淋证发病常以劳累、工作紧张、情绪波动、饮食失节为诱因。女性患者较男性患者多见。病久脾肾受伤，病情可以迁延不愈，反复发作。

3.尿常规检查、尿细菌培养以及泌尿系统B超、X线腹部摄片、膀胱镜等检查，有利于诊断与鉴别诊断。

（二）鉴别诊断

1.淋证与癃闭鉴别 见表5-108。

表5-108 淋证与癃闭鉴别

病名	基本病机	主症
淋证	肾虚、湿热下注，膀胱气化不利	尿频、尿急，常伴有排尿灼热、疼痛，小便每日总量正常
癃闭	膀胱气化不利，尿液潴留	排尿困难，小便量少，甚至点滴全无，每日总尿量减少，一般无排尿疼痛

2.血淋与尿血鉴别 见表5-109。

表5-109 血淋与尿血鉴别

病名	相同点	不同点
血淋	尿色红赤，甚至尿出鲜血	常有小便热涩疼痛，尿频
尿血		多无疼痛，或仅有轻微的尿道不舒

【辨证论治】

本病的基本治则是实则清利，虚则补益。（表5-110）

表5-110 淋证辨证论治

证型	证候表现	治法	方剂	常用药物
热淋	小便短数，灼热刺痛，溺色黄赤，少腹拘急胀痛，腰痛，寒热起伏，口苦，呕恶，大便秘结。舌质红，苔黄腻，脉滑数	清热利湿通淋	八正散（《太平惠民和剂局方》）	车前子、瞿麦、萹蓄、滑石、栀子、甘草、木通、大黄、灯心草

续表

证型	证候表现		治法	方剂	常用药物
石淋	实证	尿中夹有砂石，小便艰涩，或排尿时突然中断，窘迫疼痛，少腹拘急，或腰腹绞痛难忍，或尿中带血，声高有力，大便不爽，舌质红，苔薄黄，脉弦或带数	清热利湿通淋排石	石韦散（《证治汇补》）	石韦、滑石、冬葵子、瞿麦、车前子
	虚证	面色少华，精神委顿，少气乏力，或腰酸痛，手足心热，舌质淡边有齿印，或舌质红，少苔，脉细弱，或细数	补气养血或滋阴补肾	八珍汤（《正体类要》）或六味地黄丸（《小儿药证直诀》）	八珍汤：当归、川芎、熟地黄、白芍、人参、白术、茯苓、甘草；六味地黄丸：熟地黄、山茱萸、山药、茯苓、牡丹皮、泽泻
气淋	实证	小便涩滞，淋沥不宣，少腹满痛，舌边苔有白沫，脉沉弦	利气疏导	沉香散（《太平圣惠方》）	沉香、石韦、滑石、当归、瞿麦、白术、甘草、冬葵子、赤芍、王不留行
	虚证	尿有余沥，少腹坠胀，颜面色白，舌质淡，苔薄白，脉细而无力	补中益气	补中益气汤（《脾胃论》）	补中益气汤：黄芪、党参、白术、陈皮、当归、升麻、柴胡、生姜、大枣、炙甘草
血淋	实证	小便热涩刺痛，尿色深红，或夹有血块，疼痛胀满，心烦失眠，或口舌生疮，舌尖红，苔黄，脉滑数	清热通淋凉血止血	小蓟饮子（《济生方》）	生地黄、小蓟、滑石、木通、蒲黄、藕节、竹叶、当归、山栀、甘草
	虚证	尿色淡红，排尿涩痛不甚，腰酸膝软，咽干烦热，神疲乏力，舌质淡红，苔薄黄或少苔，脉细数	滋阴清热补虚止血	知柏地黄丸（《医宗金鉴》）	知柏地黄丸：知母、黄柏、熟地黄、山茱萸、山药、牡丹皮、茯苓、泽泻
膏淋	实证	小便混浊如米泔水，如絮状，上有浮油如脂，或夹凝块，或混有血液，尿道热涩疼痛，舌质红，苔黄腻，脉濡数	清热利湿分清泄浊	程氏萆薢分清饮（《医学心悟》）	萆薢、车前子、茯苓、莲子心、菖蒲、黄柏、丹参、白术
	虚证	病久不已，反复发作，淋出如脂，涩痛较轻，形体消瘦，神疲乏力，腰酸膝软，舌质淡，舌苔腻，脉细弱	补虚固摄	膏淋汤（《医学衷中参西录》）	生山药、芡实、生龙骨、生牡蛎、生地黄、党参、生杭芍
劳淋		小便淋沥不已，时作时止，遇劳即发，排尿涩痛较轻，腰酸膝软，神疲乏力，舌质淡，脉虚弱	健脾益肾	无比山药丸（《太平惠民和剂局方》）	山药、茯苓、泽泻、熟地黄、山茱萸、巴戟天、菟丝子、杜仲、牛膝、五味子、肉苁蓉、赤石脂

【名医学术思想及临证经验】

赵绍琴临床使用风药得心应手，他认为肾病起病于外邪入侵，以风邪为首，故当祛风、疏风以胜湿：肾病湿重，而湿邪难祛。祛湿当首选疏风胜湿法，所谓"湿胜者，助风以平之，因曲而为之直也"，疏风以透热于外。叶天士云："若从风热陷入者，当散风于热外。"慢性肾病用疏风方法以透热外出，是对叶天士"透热转气"法临床运用的发展，是赵绍琴教授对温病学和慢性肾病治疗的一大贡献。特别是下焦肝肾之病如各种肾病的用药，除用凉血化瘀外，必用风药。凉血化瘀用丹参、茜草、地榆、赤芍、槐花等；疏风胜湿、疏调三焦用荆芥、防风、紫苏叶、白芷、独活等风药，透邪外出。内伤杂病中的水肿、关格、腰痛、淋证、遗尿、尿血、尿浊、痹证等病证，他都酌加风药。如淋证：由泌尿系感染或慢性肾盂肾炎引起的用前胡、紫苏叶、防风、荆芥炭、独活、白芷等胜湿开郁、调畅气机、利尿通淋。疏风以祛外来之邪。

时振声治疗肾盂肾炎强调辨虚实，他认为急性肾盂肾炎初起多属实证，慢性肾盂肾炎急性发作多为虚中夹实，慢性期则可以是虚证，或虚实夹杂证。实证可根据辨证选用蒿芩清胆汤、三仁汤、大柴胡汤、八正散、龙胆泻肝汤、小蓟饮子等；心火下移而血尿者，可用导赤清心汤（鲜生地、麦冬、玄参、沙参、牡丹皮、竹叶、莲子心、茯苓、益元散、灯心草、通草）。虚证，肝肾阴虚者，用六味地黄丸合二至丸；肺脾气虚者，可用补中益气汤、保元汤；气阴两虚者，可用参芪地黄汤、大补元煎；肾阳不足者，可用金匮肾气丸。

吕仁和认为慢性泌尿系感染从中医辨证角度来看，本病反复发作，常导致患者心情抑郁，血脉不活，可以直接影响冲、任、督、带和脾、肾、肝、胆与膀胱经络的通畅，所以多见腰背酸痛、胸胁腹痛、全身不适、心烦急躁、面色少华、目眩发暗、头痛、失眠等经络阻滞、气滞血瘀的症状。因此，通经活络、行气活血为吕仁和教授治疗该病常用先行之法。临床上常常选用狗脊、川续断、牛膝、杜仲等药疏通冲、任、督、带、肾与膀胱等经脉以通经活络。

张炳厚认为淋证的病位在肾与膀胱，且与肝脾有关。其病机主要是肾虚、膀胱湿热、气化失司。肾与膀胱相表里，肾气的盛衰，直接影响膀胱的气化与开阖。淋证日久不愈，热伤阴，湿伤阳，易致肾虚；肾虚日久，湿热秽浊邪毒容易侵入膀胱，引起淋证的反复发作。因此，肾虚与膀胱湿热在淋证的发生、发展及病机转化中具有重要的意义。因此治淋时单纯清利下焦，往往效果不佳。如与补肾、健脾之法兼施，常选用大补阴丸加味，效果显著。

聂莉芳认为尿道综合征属于中医学"淋证"范畴，中医药治疗本病有一定的优势，指出尿道综合征病因病机常与心、肝两脏有关，心经有热、下移小肠，或肝气郁结、郁而化热，均可导致本病的发生，尤与后者关系密切。临床治疗本病在中医辨证论治的基础上选用古方导赤散加味而拟成加味导赤汤，同时适当采用柔肝疏肝法，常能取得良好的效果。处方药物组成：淡竹叶、生地黄、通草、生甘草梢、柴胡、黄芩、白芍、石韦、车前草、川怀牛膝。全方具有清心肝郁热，利水通淋之功效。临证加减：尿赤者加小蓟、炒栀子；见小腹胀满加乌药、广木香；伴有咽痛者加金银花；兼见乏力等气虚证者加太子参、生黄芪；若大便秘结加制大黄。本方虽名为"加味导赤汤"，实际是融合了导赤散、小柴胡汤及四逆散三张经方，集中体现了从心、肝两脏治疗淋证的思路，可通治诸淋。

【验案精选】

刘某，女，48 岁，2003 年 7 月 14 日初诊。

糖尿病病史 10 余年，尿路感染反复发作史 8 年。刻下症：腰腿酸痛，心烦失眠，口干喜冷，尿频、尿急、尿痛，阴部瘙痒难忍，大便黏腻不爽，腹胀。情绪抑郁，悲观失望。舌质黯红，苔黄厚腻，脉弦滑数。应用抗生素治疗，尿液检查正常。服用降压药和降糖药，血压、血糖控制尚好。西医诊断：糖尿病并发尿路感染，高血压病。中医辨证：气滞血瘀，经络阻滞，湿热不解。治法：通经活络，行气活血，清热化湿。处方：狗脊、川续断、川牛膝、杜仲、柴胡、赤芍、白芍各 10g，香附 6g，乌药 6g，鱼腥草 30g，连翘 30g，大腹皮 10g，生甘草 6g。7 剂，每日 1 剂，水煎分早晚温服。因患者同时伴有阴痒，用外洗方：五倍子 30g，蛇床子 30g，地肤子 30g，白鲜皮 30g，刺蒺藜 20g，苦参 30g。7 剂，每日 1 剂，装布袋内，煮沸，放温时洗敷，每次 15～20 分钟，每日 3 次。2003 年 7 月 22 日复诊：经以上内服加外洗治疗，自觉尿频、尿急、尿痛减轻，阴部瘙痒解除，腰腿酸痛好转，已能入睡，仍觉尿路不适，五心烦热，颈腰时痛，腹胀不解，大便黏滞，舌红苔黄，脉数。2003 年 7 月 14 日方去杜仲、大腹皮，加用盐知母 10g，盐黄柏 10g，地骨皮 30g，猪苓 30g，白花蛇舌草 30g，栀子 10g，黄芩 10g，14 剂，每日 1 剂，水煎分 2 次服。2003 年 8 月 17 日三诊：诸症减轻，排尿欠畅，尿色较深，大便转干，脘腹胀满，手足心热，二诊方加枳壳 10g，生大黄 10g（后下），7 剂，每日 1 剂，水煎分 2 次服。2003 年 8 月 24 日四诊：脘腹胀满，全身略觉酸痛，睡眠不实，值经期，月经量多有块，舌质黯红，苔黄厚腻，脉弦滑数。初诊方加：炒蒲黄、五灵脂各 10g。7 剂，每日 1 剂，水煎分 2 次服。2003 年 9 月 3 日五诊：腹胀，泛酸，睡眠仍差，尿路不适，嗳气频作，尿液检查阴性。用一诊方加瓦楞子 30g，吴茱萸 3g，黄连 6g。14 剂，每日 1 剂，水煎分 2 次服。2003 年 9 月 14 日六诊：劳累时腰酸腿痛，已 2 个月未用抗生素，尿频、尿急、尿痛等症未发，尿液检查阴性，其他症状消失，心情好转，已能正常工作生活。仍用一诊方 14 剂，水煎分 4 份，分 2 日早晚服，以巩固疗效。

按：该案系典型的糖尿病并发慢性尿路感染患者，患者心情抑郁，血脉不活，出现一系列经络阻滞、气滞血瘀的症状。因此，先用通经活络、行气活血之法，根据其他兼夹证，随症加减，取得较好疗效。

杜丽荣.吕仁和教授治疗糖尿病并发慢性尿路感染的经验.河北中医，2007，29（6）：488-489.

三、癃闭

癃闭是以小便量少，排尿困难，甚则小便闭塞不通为主症的一种病证。其中小便不畅，点滴而短少，病势较缓者称为癃；小便闭塞，点滴不通，病势较急者称为闭。由于两者均属排尿困难，小便不通的病证，故多合称为癃闭。

【病因病机】

癃闭主要是由于感受湿热或温热毒邪、饮食不节、情志失调、尿路阻塞及体虚久病导致肾与膀胱气化功能失调所致。病理因素有湿热、热毒、气滞、瘀血。病位在肾与膀胱，与肺、脾、肝密切相关。病理性质有虚实之分。膀胱湿热、肺热壅盛、肝郁气滞、浊瘀阻塞，膀胱气化不利者为实证。脾气不升、肾阳衰惫，膀胱气化无力者为虚证。但虚实之间，常互相关联，或彼此兼夹。如肝郁气滞可化火伤阴；湿热久恋不愈，易灼伤肾阴；肺热壅盛损津耗液严重，病性由实转虚；脾肾虚衰无力推动气血运行而兼夹气滞血瘀，而见虚实夹杂之证。

若癃闭迁延日久，病情进展，正气衰惫，邪气壅盛，则变证丛生。尿闭不通，水气内停，上凌心肺，并发喘证、心悸之重症；脾肾衰败，气化不利，湿浊内壅，闭阻三焦，则可导致关格之危症；尿闭不通，尿毒壅盛，内陷心包，则见神识昏厥之险症。诚如明·张景岳《景岳全书·癃闭》所言："小水不通是为癃闭，此最危最急症也。水道不通，则上侵脾胃而为胀，外侵肌肉而为肿，泛及中焦则为呕，再及上焦则为喘。数日不通，则奔迫难堪，必致危殆。"（图 5-34）

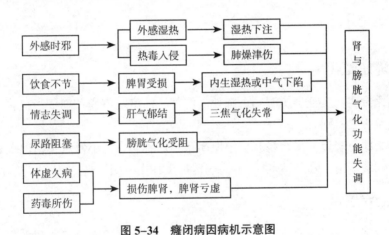

图 5-34　癃闭病因病机示意图

【诊断与鉴别诊断】

（一）诊断

1.临床表现为小便量少，排尿困难，甚或小便闭塞不通。其中小便不畅，点滴而短少为癃；小便闭塞，点滴不通为闭。

2.可伴有少腹胀急疼痛，但无尿道疼痛感。

3.多见于老年男性、产后妇女及腹部手术后患者。

4.有外感病史，或既往有水肿、淋证、消渴等病史。

（二）鉴别诊断

1. 癃闭与淋证鉴别　见表 5–111。

表 5–111　癃闭与淋证鉴别

病名	排尿感	每日尿量
癃闭	无尿道刺痛	少于正常，甚或无尿排出
淋证	小便频数短涩，滴沥刺痛	正常

2. 癃闭与水肿鉴别　见表 5–112。

表 5–112　癃闭与水肿鉴别

病名	主证	兼证
癃闭	头面、眼睑、四肢浮肿	胸、腹水，无水蓄膀胱之证候
水肿	小便量少，排尿困难，或点滴而出	小腹胀满膨隆，伴或不伴有浮肿

【辨证论治】

（一）辨证要点

1. 辨病之虚实　实证当辨湿热、肺热、肝郁、浊瘀之偏盛；虚证当辨脾、肾虚衰之不同，阴阳亏虚之差别。

2. 辨病之缓急轻重　水蓄膀胱，小便闭塞不通者病急；小便量少，但点滴能出，无水蓄膀胱者病缓。由"癃"转"闭"，为病情加重；由"闭"转"癃"，为病情减轻。

（二）治疗原则

1. 主要原则　癃闭的治疗，遵循"腑病以通为用"的原则，但通利之法，又因证候虚实之不同而异。实证者宜清邪热、利气机、散瘀结，虚证者宜补脾肾、助气化，不可不经辨证，滥用通利小便之法。对水蓄膀胱之急症，应同时配合针灸、导尿、热敷、取嚏等法急通小便。

2. 临证备要

（1）急则治标，缓则治本：癃闭为临床最为急重的病证之一。水蓄膀胱，欲排不能，小腹胀痛难忍，甚是急迫；小便不通，水毒蓄于内，喘证、心悸、关格、神识昏厥等危重变证相继而生。因此，癃闭的治疗，必须急则治标，缓则治本。

对水蓄膀胱之证，内服药缓不济急，可急用导尿、针灸、少腹及会阴部热敷等法，急通小便。①取嚏法：打喷嚏能开肺气，通下焦之气。其方法是用消毒棉签，向鼻中取嚏；也有用皂角末 0.3 ～ 0.6g，吹鼻取嚏。②外敷法：独头蒜头 1 个，栀子 3 枚，盐少许，捣烂，摊纸贴脐部。也可用食盐 250g，炒热，布包熨脐腹，冷后再炒热敷之。

③流水诱导法：使患者听到水声，即可有尿意，而随之排出小便。此法适用于情志失调所引起的尿闭。④针灸：实证泻秩边、阴陵泉、三阴交、中极、膀胱俞等穴；虚证补秩边、关元、脾俞、三焦俞、肾俞等穴。⑤导尿法：小腹胀满特甚者，当用导尿法，以缓其急。

对膀胱无尿之证，可用中药灌肠方［生大黄30g（后下），生牡蛎30g（先煎），六月雪30g，丹参30g，浓煎约120mL］，高位保留灌肠，约2小时后，用300～500mL清水，清洁灌肠，每日1次，10日为一疗程。本法只能治其标证，病情缓解后，应立即针对不同病因，或排石，或祛瘀，或疏肝，或温补脾肾，缓图其本，防止其旧病复发。

（2）下病上治，欲降先升：中医认为小便的排泄，除与肾的气化有关外，尚与肺的通调、脾的转输有关。当急性尿潴留，小便涓滴不下时，可在原方基础上稍加开宣肺气、升提中气之桔梗、杏仁、紫菀、升麻、柴胡等，此为下病上治，提壶揭盖，升清降浊之法。除了内服药外，应用取嚏法也是取其旨意。

（三）分证论治

癃闭的辨证论治见表5-113。

表5-113　癃闭辨证论治

性质	证候表现	治法	方剂	常用药物
膀胱湿热证	小便点滴不通，或量极少而短赤灼热，小腹胀满，口苦口黏，或口渴不欲饮，或大便不畅，舌质红，苔黄腻，脉数	清利湿热，通利小便	八正散（《太平惠民和剂局方》）	车前子、瞿麦、萹蓄、滑石、山栀子仁、甘草、木通、大黄
肺热壅盛证	小便不畅或点滴不通，咽干，烦渴欲饮，呼吸急促，或有咳嗽，舌红，苔薄黄，脉数	清泄肺热，通利水道	清肺饮（《证治汇补》）	茯苓、黄芩、桑白皮、麦冬、车前子、山栀、木通、泽泻
肝郁气滞证	小便不通或通而不爽，情志抑郁，或多烦善怒，胁腹胀满，舌红，苔薄黄，脉弦	疏利气机，通利小便	沉香散（《金匮翼》）	沉香、石苇、滑石、当归、橘皮、白芍、冬葵子、甘草、王不留行
浊瘀阻塞证	小便点滴而下，或尿如细线，甚则阻塞不通，小腹胀满疼痛，舌紫暗，或有瘀点，脉涩	行瘀散结，通利水道	代抵当丸（《证治准绳》）	当归尾、山甲片、桃仁、生地黄、大黄、芒硝、肉桂
中气不足证	小腹坠胀，时欲小便而不得出，或量少而不畅，神疲乏力，食欲不振，气短声低，舌质淡，苔薄，脉细弱	升清降浊，化气行水	补中益气汤（《脾胃论》）合春泽汤（《医方集解》）	补中益气汤：人参、黄芪、白术、甘草、当归、陈皮、升麻、柴胡；春泽汤：白术、桂枝、猪苓、泽泻、茯苓、人参
肾阳衰惫证	小便不通或点滴不爽，排出无力，面色㿠白，神气怯弱，畏寒肢冷，腰膝酸软无力，舌淡胖，苔薄白，脉沉细或弱	温补肾阳，化气利水	济生肾气丸（《济生方》）	熟地黄、山药、山茱萸、牡丹皮、茯苓、炮附子、桂枝、川牛膝、车前子

续表

性质	证候表现	治法	方剂	常用药物
肾阴亏耗证	小便量少或全无，口咽干燥，腰膝酸软，烦躁不安，潮热盗汗，头昏耳鸣，舌绛红，少苔，脉细数	滋补肾阴，育阴利水	六味地黄丸（《小儿药证直诀》）合猪苓汤（《伤寒论》）	六味地黄丸：熟地黄、山药、山萸肉、泽泻、茯苓、牡丹皮；猪苓汤：猪苓、茯苓、泽泻、阿胶、滑石

【名医学术思想及临证经验】

施汉章运用补中益气、温肾化瘀、清利散结三法，辨治本病，疗效显著。①补中益气法：施汉章教授治疗本症用补中益气汤为主，补气升阳，疏通三焦，使清浊各行其道；再佐以熟地黄、山药、泽泻、茯苓、补骨脂等，补脾益肾利尿并施，每获良效。②温肾化瘀法：年老之人，肾阳不足，脉络瘀阻，是老年阳虚血瘀癃闭的主要病机。施汉章教授用温肾化瘀法治疗本病疗效显著。常用药物：补骨脂、益智仁、巴戟天、菟丝子、肉桂、黄芪、益母草、王不留行、皂角刺、海藻、生牡蛎等。其中补骨脂、益智仁、巴戟天、菟丝子、黄芪、肉桂温肾益元化气；益母草、王不留行、皂角刺活血化瘀，下血消肿；海藻、生牡蛎软坚散结以利水道。③清利散结法：因老年人生理功能衰退，体内的代谢产物，如湿邪、痰饮及各种毒素，不能及时排出体外，壅结下焦，瘀阻脉络；或以败精、瘀血阻塞水道，导致膀胱气化不利，而成癃闭。日久则湿热毒邪与痰饮瘀血互结，是本病的又一病理特点。施汉章教授根据实证宜清湿热、散瘀结的治疗原则，创立清热利湿、活血散结之法。常用药物：龙葵、土茯苓、当归、浙贝母、苦参、生牡蛎、莪术、穿山甲、桔梗、川牛膝、泽泻、泽兰、琥珀等。其中龙葵、土茯苓、苦参、泽泻清热利湿解毒；当归、莪术、穿山甲、泽兰活血破瘀；浙贝母、生牡蛎化瘀软坚散结；桔梗宣肺气，调升降，提壶揭盖；穿山甲、琥珀宣通脏腑，通关启闭；川牛膝引药直达病所。诸药合用，共奏清热利湿解毒、活血破瘀散结、通关启闭之功。

张炳厚认为肾为先天之本，内含真阴真阳，所以慢性肾病以虚证居多，治疗以"补法"为主，总的治疗原则为"培其不足，不可伐其有余"，倡导"培补真阴、育阴涵阳、阴中求阳"的治疗大法，尤重滋补肾阴法，总结了"补肾八法"，分别为缓补法、峻补法、清补法、温补法、通补法、涩补法、阴阳双补法、间接补法。独创"顺其性即为补，补其正即为顺"的治疗原则，灵活运用于慢性肾脏病治疗领域，并自拟"地龟汤"类方、"加减地龟汤"类方治疗各种慢性肾病，包括：慢性肾炎、肾病综合征、慢性肾功能衰竭、各种继发性肾脏病及慢性泌尿系感染，取得良好疗效。如自拟清补地龟汤：方剂组成：熟地黄、龟板、黄芪、当归、泽泻，加黄柏、知母。主治：肾虚火旺，下焦湿热所造成的潮热、自汗、癃闭、淋浊、咳嗽、咳血等，也适宜于慢性肾炎、肾衰、泌尿系感染等病。

吕仁和治疗癃闭，重视调理气机，疏肝理气治法。常用四逆散加味，药用柴胡、赤白芍、枳壳或枳实、猪苓或茯苓、泽泻或泽兰、金钱草、石韦、三棱、莪术等；大便干者，则加大黄、生地黄、玄参、天花粉增液行舟；湿热下注、腰膝酸困者，则用四妙丸加味方；苍白术、黄柏、薏苡仁、牛膝、黄连、大黄、石韦等，有时也用滋肾通关丸，知母、黄柏配小剂量肉桂，有通阳化气利小便之功用。

【验案精选】

黄某，女，72岁，2009年11月13日初诊。

主因体检发现肾盂积液5个月。患者2009年6月体检发现左肾积水，无明显不适，9月24日于外院查腹部B超显示：左肾积水（大量）伴左侧输尿管扩张，9月28日泌尿系MRI提示：神经源性膀胱。同时发现血糖升高，于外院诊断为2型糖尿病、神经源性膀胱。2009年年底查膀胱残余尿B超显示：排尿后残余尿约841mL，左肾盂轻度积水。建议膀胱造瘘留置导尿，减轻肾脏负担。患者拒绝造瘘为求中医诊治，求治于吕仁和教授。刻下症见：小腹胀满，饭后尤甚，排尿困难，白天小便量少，夜尿频多，无腰酸、腰痛，情绪急躁，咽痒，汗出，纳可，眠差，大便每日一行，双下肢轻度水肿。舌红，苔薄黄腻，脉细数。既往有风湿性心脏病、高血压病、甲状腺功能减退、房颤。辅助检查：血肌酐（Scr）90μmol/L，尿素氮（BUN）7.1mmol/L，尿酸（UA）475μmol/L。中医诊断：消渴病癃闭（早期）。辨证为湿热下注，气机郁滞，肝脾肾虚。治法：清利湿热、兼补脾肾。方以八正散加减。处方如下：石韦30g，瞿麦10g，萹蓄10g，川牛膝30g，木瓜10g，荔枝核10g，橘核10g，狗脊10g，川续断10g，连翘30g，郁金10g，木蝴蝶10g，生甘草10g。14剂，水煎服。2009年11月24日二诊。患者白天小便量少，夜尿频多，残余尿为823mL。考虑存在脾肾气虚兼有血瘀，处方调整如下：川牛膝30g，狗脊10g，川续断10g，柴胡10g，荔枝核10g，橘核10g，刺猬皮10g，穿山甲10g，木蝴蝶10g，甘草10g，石韦30g，太子参30g，白芍30g。14剂，水煎服。2009年12月8日三诊。患者尿量少，小便不畅，残余尿为585mL。于11月24日方中加冬葵子20g，夏枯草10g，瞿麦10g，鬼箭羽20g，萹蓄10g，7剂，水煎服。2009年12月14日四诊。患者小便不利较前改善，情绪紧张时加重，于12月8日方中加生黄芪30g，柴胡10g，白术10g，14剂，水煎服。2010年2月1日五诊。患者小便量少，排尿不畅，每天800～1000mL，乏力，口干口苦，无腹胀及双下肢水肿，纳可，眠差，大便3～4日一行。舌暗红，苔黄，脉沉细。考虑为消渴病癃闭（中期），中气下陷、脾肾两虚。处方以补中益气汤加减。处方：生黄芪30g，白术15g，陈皮10g，升麻10g，柴胡10g，太子参30g，当归10g，香附10g，乌药10g，荔枝核10g，橘核10g，石韦30g，知母10g，黄柏10g，牡丹皮30g，刺猬皮10g，赤芍30g，蜈蚣5g。14剂，水煎服。2010年2月25日六诊。患者复查膀胱残余尿B超显示209mL，处方将2月1日方去荔枝核、橘核、刺猬皮、蜈蚣，7剂，水煎服。后以补中益气汤加减治疗多年，残余尿波动在100～300mL。至2016年3月24日，复查膀胱残余尿B超显示386mL。Scr 73.1μmol/L，BUN 6.17mmol/L，UA 344μmol/L。患者病情保持平稳。

按：吕教授认为消渴病癃闭发病除了与膀胱湿热阻滞、气机不利有关外，尚与肝、脾、肾、三焦功能相关，随着病情进展，逐渐由邪气盛转为正气虚损，可表现为脾虚气陷、肾阴亏损，最终可出现脾肾阳虚、肾元受损、气化无权，导致肾衰。邪气盛、标实证为主时，应先祛邪治标，但应注意固护根本、养护脾肾；病程日久，年迈体虚，则易转变为正气不足，应健脾补肾，兼以理气清热、利湿祛邪；气虚不运、阴虚血滞、湿热阻滞，日久则累及络脉，导致血瘀，故而还应活血通络。所以，一诊时予清利湿热，兼补脾肾，方以八正散加减。二诊时加刺猬皮温肾解郁，加穿山甲通经活络。穿山甲为通经要药。《本草纲目》云："穿山甲入厥阴、阳明经……盖此物穴山而居，寓水而食，出阴入阳，能窜经络，达于病所故也。"三诊时更加鬼箭羽以破血通经，加夏枯草以清热散结，加冬葵子以利尿通淋。四诊时因患者年老体虚加黄芪、白术以助补气之力。五诊时考虑患者虽诊断不久，但显示已有中晚期疾病表现，实为中期，遂改用补中益气汤加减，补中益气汤本为李东垣治疗中气不足、阴火内生之证之方，吕教授师其法而不泥其方，认为癃闭除了补肾之外，尚需重视补益中气，以助"脾气散精"使水道得通，水液下输膀胱，气化而出。并用香附、乌药以理气除胀，用荔枝核、橘核以行气散结，用知母、黄柏以清余热，用牡丹皮、赤芍以凉血活血，兼防化燥伤阴，用蜈蚣以通经达络，诸药并用，虚实兼治，标本通调，方使病情平稳，取得了较好的疗效。

王世东，肖永华，傅强，等.吕仁和教授辨治糖尿病神经源性膀胱经验.现代中医临床，2016，3（23）：4-8.

四、关格

关格是指由于脾肾阴阳衰惫，气化不利，湿浊毒邪犯胃而致的以小便不通与呕吐并见为临床特征的一种危重病证。本病多由水肿、癃闭、淋证等病证发展而来。

【病因病机】

水肿、癃闭、淋证等病证，在反复感邪、饮食劳倦等因素作用下，或失治误治，使其反复发作，迁延不愈，以致脾肾阴阳衰惫，气化不行，湿浊毒邪内蕴，气不化水，肾关不开，则小便不通；湿浊毒邪上逆犯胃，则呕吐，遂发为关格。脾肾阴阳衰惫是本，湿浊毒邪内蕴是标，故本病病理表现为本虚标实，寒热错杂，病位以肾为主，肾、脾、胃、心、肝、肺同病。肾病及肝，肝肾阴虚，虚风内动，可致手足搐搦，甚至抽搐；肾病及心，邪陷心包，可致胸闷心悸，或心前区痛，甚则神志昏迷；肾病及肺，可致咳喘，胸闷，气短难续，不能平卧。由于标实与本虚之间可以互相影响，使病情不断恶化，因而最终可因正不胜邪，发生内闭外脱，阴竭阳亡的极危之候。（图5-35）

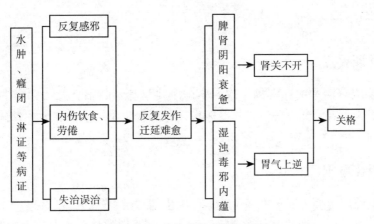

图 5-35　关格病因病机示意图

【诊断与鉴别诊断】

（一）诊断

1. 具有小便不通和呕吐并见的临床特征。
2. 有水肿、淋证、癃闭等肾病病史。

（二）鉴别诊断

1. 关格与癃闭鉴别　见表 5-114。

表 5-114　关格与癃闭鉴别

病名	共同点	不同点
关格	小便不通	伴呕吐
癃闭		不伴呕吐

2. 关格与走哺鉴别　见表 5-115。

表 5-115　关格与走哺鉴别

病名	病机	病位	主证
关格	脾肾阴阳衰惫为本，湿浊毒邪内蕴为标，属本虚标实之病证	肾	先有小便不通，而后出现呕吐
走哺	下焦实热	肠	先有大便不通，而后出现呕吐，常伴有腹痛，最后出现小便不通

【辨证论治】

(一) 辨证要点

本病主要应分清本虚标实的主次，本虚主要是脾肾阴阳衰惫，标实主要是湿浊毒邪。若以本虚为主者，又应分清是脾肾阳虚还是肝肾阴虚；以标实为主者，应区分寒湿与湿热的不同。

(二) 治疗原则

关格的治疗应遵循《证治准绳·关格》提出的"治主当缓，治客当急"的原则。所谓主，是指关格之本，即脾肾阴阳衰惫。治主当缓，也就是治疗关格之脾肾阴阳衰惫，应坚持长期调理，缓缓调补脾肾之阴阳。所谓客，是指关格之标，即湿浊毒邪。治客当急，也就是对于关格的湿浊毒邪，要尽快祛除。祛浊分化浊和降浊，湿热浊邪，当清热化浊；寒湿浊邪，当温阳散寒化浊；湿浊毒邪上犯中上二焦者，则宜降浊，使其从大便降泄而去。

(三) 分证论治

关格的辨证论治见表5-116。

表5-116　关格辨证论治

证型	证候表现	治法	方剂	常用方剂和药物
脾肾亏虚，湿热内蕴	小便量极少，其色黄赤，腰酸膝软，倦怠乏力，不思饮食，晨起恶心，偶有呕吐，头痛少寐，苔薄黄腻而干燥，脉细数或濡数	健脾益肾，清热化浊	无比山药丸（《太平惠民和剂局方》）合黄连温胆汤（《千金方》）	无比山药丸：山药、茯苓、泽泻、熟地黄、山茱萸、巴戟天、菟丝子、杜仲、牛膝、五味子、肉苁蓉；黄连温胆汤：半夏、陈皮、枳实、竹茹、黄连、赤石脂
脾肾阳虚，寒浊上犯	小便不通，或尿量极少而色清，面色苍白或晦滞，畏寒怕冷，下肢欠温，泄泻或大便稀溏，呕吐清水，苔白滑，脉沉细	温补脾肾，化湿降浊	温脾汤（《备急千金要方》）合吴茱萸汤（《伤寒论》）	温脾汤：附子、干姜、人参、甘草、大枣、大黄；吴茱萸汤：吴茱萸、生姜、人参、大枣
肝肾阴虚，肝风内动	小便量极少，呕恶频作，面部烘热，牙宣鼻衄，头晕头痛，目眩，手足搐搦，或抽筋，舌暗红有裂纹，苔黄腻或焦黑而干，脉弦细数	滋补肝肾，平肝息风	六味地黄丸（《小儿药证直诀》）合羚羊钩藤汤（《通俗伤寒论》）	六味地黄丸：熟地黄、山茱萸、山药、茯苓、泽泻、牡丹皮；羚羊钩藤汤：羚羊角、钩藤、桑叶、菊花、白芍、生地黄、贝母、竹茹、茯神、生甘草
肾病及心，邪陷心包	小便量极少，甚至无尿，胸闷，心悸或心前区疼痛，神识昏蒙，循衣摸床，或神昏谵语，恶心呕吐，面白唇暗，四肢欠温，痰涎壅盛，苔白腻，脉沉缓	豁痰降浊，辛温开窍	涤痰汤（《济生方》）合苏合香丸（《太平惠民和剂局方》）	涤痰汤：半夏、陈皮、茯苓、竹茹、生姜、菖蒲、制南星、枳实、人参、甘草；苏合香丸：麝香、安息香、丁香、青木香、白檀香、沉香、香附、荜茇、诃子、朱砂、白术、犀角、苏合香油、冰片、乳香

附：其他疗法

治疗关格病尚可应用灌肠疗法，常用的灌肠方药有以下两种。

1.降浊灌肠方：生大黄、生牡蛎、六月雪各 30g，浓煎 120mL，高位保留灌肠，2～3 小时后，应用 300～500mL 清水清洁灌肠，每日 1 次，连续 10 日为 1 个疗程。休息 5 日后，可继续下一个疗程。

2.降氮汤：大黄 30g，桂枝 30g，煎成 200mL，保留灌肠。

【名医学术思想及临证经验】

时振声认为关格属本虚标实、虚实夹杂之证，病机关键系肾的分清泌浊功能失调，正气虚损为发病的主因。治疗慢性肾衰分为四型。脾肾气（阳）虚型，治以补益脾肾，方用补中益气汤、保元汤、真武汤加人参、黄芪、肉桂；气阴两虚型，治以益气养阴，方用参芪麦味地黄汤、大补元煎加减；肝肾阴虚型，治以滋养肝肾，方用杞菊地黄汤；阴阳两虚型，治以阴阳两补，方用金匮肾气丸、地黄饮子、济生肾气丸。

聂莉芳认为关格的病因有主因与诱因之分：主因多系脾肾虚损，诱因则责之外邪与过劳。病机为正虚邪实，"因虚致实"为其特点。正虚之中有气、血、阴、阳亏虚之不同，以气阴两虚者最为多见；邪实有外邪、水停、湿浊、瘀血、风动、蕴痰、肠胃燥结等诸种。基本诊治理念：①善抓主症，辨证灵活；②为区分标本缓急，聂莉芳教授将本病分为虚损期和关格期进行治疗；③虚损期注意益气养阴，关格期突出调理脾胃、通腑降浊；④重视顾护正气。其经验总结：①辨证规律：气阴两虚证，以神疲乏力、心悸、腰膝酸软、手足心热等为主症；脾胃虚弱证，以纳差、神疲乏力等为主症；湿热中阻证，以纳差、口苦等为主症；肝肾阴虚证，以头晕等为主症。同时强调四诊合参。②治则治法：急则治其标，缓则治其本，标实突出者，以攻邪为先；疾病缓解期，以扶正固本为主，兼顾祛邪，补虚不忘泻实。③遣方用药规律：第一，分期论治，重视脾肾，补肾以六味地黄汤灵活化裁，调理脾胃则常用香砂六君子汤、黄连温胆汤及参苓白术散等，同时注意通腑泄浊，使邪有出路。用药方面如偏于气虚者，以党参易太子参，生黄芪可加量；气虚重者，可加人参；偏于阴虚者，可将生地黄加量，太子参和黄芪减量；气阴两虚并重者，可加西洋参；气阴两虚偏于脾肾者，表现为纳差或伴便溏者，加白术、砂仁、陈皮、鸡内金等健脾理气，消食健胃之品；偏于心肾者，表现为心悸、气短者，加五味子补肾宁心，或合用生脉饮；偏于肺肾者，表现为病久喘咳，痰少而黏，加黄芩、鱼腥草、浙贝母、瓜蒌皮、杏仁、苏子等清肺化痰、止咳平喘之品，亦可用生脉饮；偏于肝肾者，若亢阳上扰，见头晕者，如天麻、杭菊花、生石决明等平肝潜阳之品；若眼干明显者，加杭菊花谷精草、枸杞子等清肝养肝明目之品。第二，五脏相关，兼顾心、肝、肺，以达整体调治之目的；第三，抓主症、辨证选方，并随症加减。第四，用药平和，注重实效。第五，补中寓通，补而不滞。

张炳厚认为关格病机非常复杂，可用虚实两方面来概括。其虚包括气、血、阴、阳诸方面，实则有外邪、蓄水、痰湿、瘀血、内风等。其所病，除肾本身外，还可涉及脾、胃、心、肺、肝等诸多脏腑。张老师认为其与脾胃关系最为密切。并自拟地龟汤类方，适应"补肾八法"，临床随症加减治疗，取得了满意效果。地龟汤类方基础方组成：熟地黄、龟板、黄芪、当归、泽泻。所拟类方均以熟地黄为君药。熟地黄补肾阴，生肾血，为治肾之要药。龟板补肾阴，敛虚火潜阳，补火以滋阴，滋阴力最强，为臣药。当归补血活血，为血病常用之要药，也是血中之气药，基础方中常用全当归，既能补血又能活血，彻上彻下，可攻可补，亦为臣药。黄芪益气升阳，扶阳行阳以实表，为佐使药。泽泻利水道清湿热，能补肾为佐药，熟地黄得阴气最全，龟板得阴气最厚，此二药相辅，则既治标又治本。当归补阴血以助地黄生精血之力，黄芪辅地黄补精又益气。黄芪伍熟地黄大补气精，为君药，黄芪配当归为旺气生血，即当归补血汤之意，黄芪又能助阳通阳，使本方活而不滞。泽泻安五脏，伍地黄增强补肾之功，并佐地黄补而不腻，清相火而利尿，取其通也，全方共奏补肾阴，生精水，益气通阳之功。临证加减，适宜补肾八法。

【验案精选】

张某，男，36岁，2009年7月2日初诊。

患者2年前因感冒后出现尿中泡沫多，尿色发红，外院查尿常规：蛋白（++），红细胞15/HP；血生化：尿素氮7.22mmol/L，肌酐151μmol/L，尿酸570μmol/L，伴有高血压。现症：腰酸痛，尿中泡沫多，夜半咽干，手足心热，易疲乏，时有鼻衄，纳食正常，大便稀溏，日一行，无水肿，舌苔薄黄，脉细滑。实验室检查：肾功中尿素氮7.5mmol/L，肌酐150μmol/L，尿酸536μmol/L。尿常规：PRO（++），BLD（++）。中医诊断：关格（脾肾两虚，兼有湿热，膀胱气化失常）。治法：健脾补肾，清利膀胱。处以四君地龟汤加减：大熟地20g，大生地20g，败龟板30g，怀山药20g，石韦50g，土茯苓30g，土大黄20g，炙黄芪40g，建泽泻40g，炒白术20g，潞党参30g，补骨脂30g，云茯苓30g，白茅根30g，败酱草30g，炙甘草15g。14剂。二诊（2009年7月16日）：服药后患者尿中泡沫有所减轻，无明显酸腰腰痛，无水肿，鼻衄好转，口干口渴，大便调，纳食可，夜尿1~2次，偶有足跟痛，舌脉同前。方药：上方减云茯苓；加川萆薢15g，改补骨脂为20g。三诊（2009年7月30日）：服药后患者尿中仍有泡沫，无下肢水肿，无腰痛，劳累后足跟痛，夜半咽干，喜热饮，大便干，日1~2次，纳食正常，舌苔薄白中厚，脉沉细数。实验室检查：肾功中尿素氮7.0mmol/L，肌酐127μmol/L，尿酸621μmol/L。尿常规：PRO（++），BLD（+）。方药：前方减炒白术、败酱草、白茅根，加生杜仲30g，煅牡蛎30g，益智仁15g加强固涩之功，以减少蛋白尿。四诊（2009年8月27日）：患者尿中泡沫减少，乏力，夜半咽干减轻，纳食、大便正常。舌苔薄白，脉沉细。实验室检查：肾功中尿素氮9.0mmol/L，肌酐114μmol/L，尿酸590μmol/L。尿常规：PRO（+）。继予前方加减治疗，随访至今，肾功能正常，24小时尿蛋白定量<0.5g。

按：关格多系正虚邪实所致，关格指脏腑虚损，以脾肾亏虚，特别是肾虚为主；邪实既包括湿、浊、热、毒、瘀血等病理产物损伤肾络，也包括外感风寒热湿邪诱发或加重，肾络受邪，失于封藏，加之脾虚不能统摄为本，精微外泄。关格病程较长，缠绵难愈，根据中医理论，久病入络，久病必瘀，故往往存在肾络瘀滞。在治疗关格时除应注重补肾外，还应重视湿热、血瘀、风邪等标实的干扰，这些标实证就相当于关格的各种诱发或加重因素，所以，张炳厚教授治疗关格时，在补肾的基础上，一定要兼顾清热利湿、祛风、活血化瘀。肾为水火之脏，内育真阴真阳，为先天之本。肾的精气可分为肾阴、肾阳两方面，二者相互依存、相互制约，维持人体的动态平衡。肾虚可分为肾阴虚和肾阳虚两大类，补肾法在中医治疗中占有极其重要的地位。张炳厚教授重视补肾，尤重滋补肾阴，认为肾病多存在肾之阴阳两虚，不过轻重不同而已，主张"善补阴者必阳中求阴，则阴得阳生而源泉不绝；善补阳者必于阴中求阳，则阳得阴助而生化无穷"。阴虚为主者，治以滋补肾阴；阳虚为主者，在滋阴的基础上酌加补阳之药，认为补肾皆以熟地黄为君药，在治疗上，提出补肾八法，并自创补肾地龟汤类方加减治疗各种肾病，效果明显。地龟汤基础方组成：熟地黄、龟板、黄芪、当归、泽泻。方中以熟地黄为君药补肾阴，生肾血，得阴气最全；龟板补肾阴，敛虚火潜阳，得阴气最厚，滋阴力最强，为臣药；二者相辅相成。当归补血活血，为血中之气药，也是血病之要药，常用全当归，既能补血又能活血，可攻可补，亦为臣药；黄芪益气升阳行阳以实表，泽泻利水道清湿热，二者共为佐药。当归补阴血可助熟地黄生精血之力，黄芪伍熟地黄能大补气精，黄芪配当归为旺气生血，即当归补血汤之意，黄芪又能助阳通阳，使全方活而不滞。泽泻安五脏，伍地黄增强补肾之功，佐地黄补而不腻，清相火而利尿，取其通也，全方共奏补肾阴，生精水，益气通阳之功。在治疗各种慢性肾病时，均加入大剂量土茯苓甘淡渗利、解毒化湿，土大黄清热解毒、凉血，石韦利水通淋、泄热。蛋白尿明显者多加覆盆子、菟丝子、建莲须、山萸肉等益肾固精。

张炳厚，张胜容，赵文景.张炳厚疑难怪病验案实录.北京：北京科学技术出版社，2016.

五、阳痿

阳痿是指因肾虚，或兼心脾两虚，或夹气郁、湿热、血瘀引起宗筋失用所致的青壮年男子性交时多次阴茎不能勃起或举而不坚，不能完成房事，以致严重影响正常性生活为主症的病证。

【病因病机】

阳痿的病因，包括体质因素、房劳、情志、饮食失节以及久病等多个方面。基本病机为肝、肾、心、脾受损，气血阴阳亏虚，阴络失荣；或肝郁湿阻，气滞血瘀，导致宗筋不用而成。病位在宗筋，病变脏腑以肾为中心，涉及肝、心、脾多脏。（图5-36）

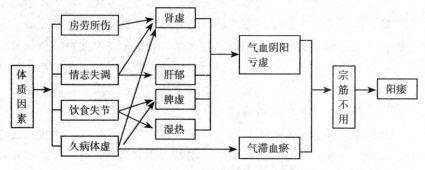

图 5-36　阳痿病因病机示意图

【诊断与鉴别诊断】

（一）诊断

1.临床表现：成年男子性交时，阴茎痿而不举，或举而不坚，或坚而不久，无法进行正常性生活。但须除外阴茎发育不良引起的性交不能。常可伴有神疲乏力，腰酸膝软，畏寒肢冷，夜寐不安，精神苦闷，胆怯多疑，或小便不畅，滴沥不尽等症。

2.本病常有房劳过度，手淫频繁，久病体弱，或有消渴、惊悸、郁病等病史。

（二）鉴别诊断

阳痿与早泄的鉴别见表 5-117。

表 5-117　阳痿与早泄鉴别

病名	基本病机	主症	转化
阳痿	肝、肾、心、脾受损，气血阴阳亏虚，阴络失荣；或肝郁湿阻，气滞血瘀，导致宗筋不用	性交时阴茎不能勃起或举而不坚	二者可并存
早泄	肾失封藏，精关不固	在性交之始，阴茎虽能勃起，但随即过早排精，排精之后因阴茎痿软遂不能进行正常的性交	日久可转为阳痿

【辨证论治】

阳痿虚证属于肾虚者，治以补肾填精；心脾两虚者，治以补益心脾。阳痿实证属于气郁者，治以疏肝解郁；久病血瘀者，治以活血祛瘀；湿热下注者，治以清热祛湿。（表 5-118）

表 5-118 阳痿辨证论治

证型	证候表现	治法	方剂	常用药物
肾虚精亏	阳痿阴冷，精液清冷，性欲淡漠，头晕耳鸣，精神疲惫，腰膝酸冷，短气乏力，舌淡暗，体胖大有齿痕，脉沉细尺弱	滋阴壮阳，补肾填精	左归丸（《景岳全书》）或赞育丹（《景岳全书》）	左归丸：枸杞子、山茱萸、山药、菟丝子、鹿角胶、龟板胶、熟地黄、牛膝；赞育丹：熟地黄、白术、当归、枸杞子、杜仲、仙茅、巴戟天、山萸肉、淫羊藿、肉苁蓉、韭菜子、蛇床子、炮附子、肉桂
心脾两虚	阳痿不举，神疲乏力，气短懒言，头晕心悸，失眠健忘，胃纳不佳，面色无华，舌淡苔薄，脉细弱	补益心脾、活血强筋	妙香散（《太平惠民和剂局方》）、归脾汤（《济生方》）	妙香散：麝香、木香、山药、茯神、茯苓、黄芪、远志、人参、桔梗、甘草、朱砂；归脾汤：党参、白术、甘草、黄芪、当归、龙眼肉、酸枣仁、远志、茯神、木香
肝郁气滞	阳痿不举，情志抑郁，烦躁易怒太息，舌暗，舌苔边有浊沫，脉弦	疏肝理气、活血强筋	四逆散（《伤寒论》）	甘草、枳实、柴胡、芍药
湿热下注	阳痿不举，阴囊潮湿，会阴部灼热、瘙痒，腰膝酸困沉重，大便不爽，小便黄赤，舌苔黄腻，脉象滑数，或濡数	清热除湿、活血强筋	四妙丸（《成方便读》）、龙胆泻肝汤（《医方集解》）化裁	四妙丸：苍术、黄柏、牛膝、薏苡仁；龙胆泻肝汤：龙胆草、黄芩、山栀子、泽泻、木通、车前子、当归、生地黄、柴胡、生甘草
络脉瘀结	阳痿不举，肌肤甲错，舌暗或有瘀斑，脉弦细，或涩	活血化瘀、通络	血府逐瘀汤（《医林改错》）	当归、生地黄、桃仁、红花、枳壳、赤芍药、柴胡、甘草、桔梗、川芎、牛膝

【名医学术思想及临证经验】

陈文伯强调肾为十三本，提出了"肾为生命之本"的学术观点。博览群书，特别宗《内经》"肾藏精"之旨，重景岳"燮理阴阳"之学，聚历代诸家之说，倡"肾为本中之本"，提出肾乃人体 13 项重要功能之本，即人体生长之本、生殖之本、人体盛衰之本、生精之本、膀胱气化开阖之本、体液之本、阴阳二气之本、气之本、生血之本、水液代谢之本、封藏之本、阳气之本及色欲之本，故曰肾为生命之本。常用药膳方，名合雀报喜。配方：麻雀 6 只，淫羊藿 10g，鹿茸 0.1g，枸杞子 15～30g。可用治少精、无精症等。

李曰庆擅从肝肾论治阳痿，认为五脏功能失常均可导致阳痿的发生，有虚证也有实证，有阳虚也有阴虚，有寒证也有热证。情志不畅、肾虚、血瘀、痰阻、湿热是其主要病因，其中尤以肝肾与阳痿的发病最为密切。治疗时应肝肾同治，以补肾疏肝作为基本治疗原则，临床上多喜用血肉有情之品，如狗肾、蛤蚧之类，其他如淫羊藿、巴戟天、鹿角胶、菟丝子、山萸肉、雄蚕蛾等，可随证选用，以上诸药均入肝肾二经，具有温肾助阳、益肾填精之功效；疏肝解郁常用柴胡、当归、白芍、陈皮等药。

王琦从事中医男科临床、科研多年，以中医气血理论为指导，对血管性阳痿治疗有独到见解，提出"充润宗筋"理论。阴茎其养在血，其用亦在血。前阴作为诸筋之综合，有赖于肝血的濡养，其性事功能需依赖于血的充盈，才能得以发挥，而这一功能的体现，则在于肝调节血液的运行。故宗筋其用在血，为肝脉所主。因此，血管性阳痿的中医立法用方，应以气血理论为指导，即调和气血，充润宗筋，维持阴茎勃起的血液运行。血府逐瘀汤、柴胡疏肝散、当归补血汤、桃红四物汤，是王琦治疗血管性阳痿常用的四个方剂。

刘燕池认为阳痿的发病并非单一病理因素，通常由多种复杂病理因素交织所致。本病正虚主要涉及心脾亏虚，命门火衰，心主血脉，脾主统血，气血阴阳亏虚，阴络失养，肾虚精亏，真阳衰微，则宗筋无以作强；本病邪实主要包括"郁""瘀""湿""痰"四个方面相互掺杂，诸邪实阻滞，血不达宗筋，则宗筋失养，无以作强。故本病治法主要有补虚、祛瘀、解郁、化湿、祛痰等。补虚之法包括养血、益肾、健脾等，尤以调补心脾和补肾为重。因此，刘燕池教授常用补虚基础方、祛瘀基础方、化湿基础方、解郁基础方和祛痰基础方。补虚方常用六味地黄丸、左归丸、肾气丸、右归丸等，常配合血府逐瘀汤、二陈汤、平胃散、柴胡汤、龙胆泻肝汤等。

【验案精选】

许某，男，42岁，2012年2月16日初诊。

主诉：性功能逐渐减退2年，加重1个月。现病史：患者2年前工作压力大，逐渐出现阴茎勃起不坚，晨勃减少，房事时勃起硬度不满意，时不能插入，性欲下降，夫妇感情受到影响。近1个月，奔波劳累，失眠，几乎没有性欲，不能完成性生活。情绪抑郁，时而容易动怒，两胁时胀痛，眠差多梦，腰酸乏力，下肢发沉，易出汗。吸烟20年，每日约10支。否认高血压病、糖尿病、高脂血症。刻下症：精神萎靡，面色困倦，舌淡苔薄黄，脉弦细，尺脉沉细无力。西医诊断：勃起功能障碍。中医诊断：阳痿（肾虚肝郁）。治法：补肾助阳，疏肝振痿。方药：二仙汤加减。处方：淫羊藿15g，仙茅10g，巴戟天15g，山萸肉12g，鹿角胶10g（烊化），柴胡10g，当归12g，白芍15g，远志6g，蛤蚧9g，牡丹皮10g。14剂，水煎服，日1剂，早晚分服。调护：戒烟，早睡早起，强调夫妻双方要多相互关心和鼓励，保持心情舒畅。二诊：述晨勃、性欲增加，房事时硬度改善明显，成功性生活2次，睡眠改善。上方去远志，加陈皮10g，继服14剂。三诊：述性功能进一步改善，晨勃、自发勃起增加，成功性生活5次，妻子满意。嘱原方继服20剂，保持健康生活方式，随访6个月，夫妻性生活自然满意。

按：患者就诊时，精神萎靡、面色困倦，腰酸乏力、下肢发沉，尺脉沉细无力，为肾阳虚之象，所以方中用二仙汤加减。方中仙茅、淫羊藿、巴戟天配合血肉有情之品鹿角胶，以起温肾阳、补肾精之效。但是分析患者起病之因，工作压力大加之夫妻感情欠佳，情绪抑郁、两胁胀痛，肝郁之象明显，所以补肾同时柴胡、当归、白芍疏肝解郁，又因患者易怒、失眠，加用牡丹皮、远志以清热、安神。同时强调夫妻双方互相鼓励，减少肝郁诱因。

王彬，宣志华.李日庆从肝肾论治阳痿经验.中国性科学，2013，22（11）：83-85.

六、遗精

遗精是心肾不宁、精关不固所致的以频繁梦中遗精，或无梦自遗，甚至清醒时精液自行流出为主症的病证。其中，有梦而遗为梦遗；无梦而遗，或清醒时精液自行流出为滑精。成年未婚男子，或婚后久旷者，精满自溢所致的间断性遗精，属于生理性遗精，不在此列。

【病因病机】

遗精病位主要在肾，涉及心、肝、脾。病机重点为心肾不宁、精关不固。病性分虚实两端。病程短者，多实。实者多为心肝火旺，或痰火内蕴，湿热下注，扰动精室。病程长者，多虚。虚者以肾虚不固，失于封藏，或中气亏虚，脾虚失摄，精微不固。实际上，临床上也表现为虚实夹杂，而且实证、虚证也常可以互相转化。尤其是随着病程延长，肾虚逐渐加重，阴虚、气虚，阴损及阳，则为阳虚，甚至阴阳俱虚，性功能不断减退，可渐成阳痿顽疾。（图5-37）

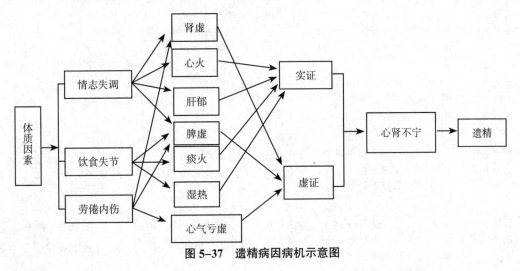

图5-37　遗精病因病机示意图

【诊断与鉴别诊断】

（一）诊断

1.临床表现：以频繁梦中遗精，或无梦自遗，甚至清醒时精液自行流出为主症。其中，有梦而遗为梦遗；无梦而遗，或清醒时精液自行流出，名为滑精。可伴见头晕目眩、耳鸣腰酸、失眠等症。

2. 有恣情纵欲、劳倦内伤、情志失调、久嗜醇酒厚味等病史。

（二）鉴别诊断

遗精与早泄、精浊相鉴别（表 5-119）

表 5-119   遗精与早泄、精浊鉴别

病名	症状
遗精	没有进行性交而精液流出
早泄	在性交之始，精液泄出而不能进行正常的性生活
精浊	尿道口时时流出米泔样或者糊状浊物，茎中作痒疼痛，痛甚如刀割样，常发生于大便时或排尿终末

【辨证论治】

遗精的治疗，实证宜清热宁心，虚证宜补肾固摄。（表 5-120）

表 5-120   遗精辨证论治

证型	证候表现	治法	方剂	常用药物
心火内炽，心肾不交	失眠多梦，梦则遗精，心中烦热，心悸不宁，头晕目眩，咽干，健忘，腰膝酸软，小便赤。舌红苔薄黄，或少苔，脉细数	清心宁神，滋肾养阴	黄连清心饮（《沈氏尊生书》）合三才封髓丹（《卫生宝鉴》）加减	黄连清心饮：黄连、生地黄、当归、甘草、酸枣仁、茯神、远志、人参、莲子肉；三才封髓丹：天冬、熟地黄、人参、黄柏、砂仁、甘草
肝火内郁，心肾不宁	心烦易怒，失眠多梦，梦中遗精，头晕胀痛，口苦咽干，耳鸣如雷，腰膝酸软，小便赤，舌红，苔黄，脉弦细数	凉肝泻火，宁神固精	龙胆泻肝汤（《医方集解》）	龙胆草、黄芩、山栀子、泽泻、木通、车前子、当归、生地黄、柴胡、生甘草
痰火内扰，心肾不安	心烦失眠，多梦，梦中遗精，头晕，胸脘满闷，口中黏腻，舌质略红，舌苔腻而黄，脉滑数	化痰清热，宁心安神	黄连温胆汤（《备急千金要方》）加减	半夏、陈皮、茯苓、甘草、竹茹、枳实、黄连、大枣
湿热下注，精关不固	遗精，或尿时有少量精液外流，小便热涩，黄赤混浊，排尿不爽，腰膝酸困，少腹胀满，会阴潮湿，大便不爽，或见脘腹满闷，口中黏腻，舌红，苔腻而黄，脉濡滑，或滑数	清热除湿，固肾摄精	程氏萆薢分清饮（《医学心悟》）加减	萆薢、车前子、茯苓、莲子心、菖蒲、黄柏、丹参、白术
肾阴亏虚，肾精不固	头痛，眩晕，耳鸣，频频遗精，甚至滑精，腰膝酸软，咽干，五心烦热，舌红少苔，脉细数	补肾滋阴，固肾摄精	六味地黄丸（《小儿药证直诀》）或左归丸（《景岳全书》）加减	六味地黄丸：熟地黄、山茱萸、山药、茯苓、泽泻、牡丹皮；左归丸：枸杞子、山茱萸、山药、菟丝子、鹿角胶、龟板胶、熟地黄、牛膝

续表

证型	证候表现	治法	方剂	常用药物
肾阳虚损，肾气不固	神倦乏力，遗精久久不愈，或有滑精，自觉畏寒，四肢冷凉，腰膝酸冷，舌质淡，苔薄白，脉沉细弱	温肾壮阳，益气摄精	右归丸（《景岳全书》）合五子衍宗丸（《证治准绳》）加减	左归丸：枸杞子、山茱萸、山药、菟丝子、鹿角胶、龟板胶、熟地黄、牛膝；五子衍宗丸：枸杞子、菟丝子、覆盆子、五味子、车前子

【名医学术思想及临证经验】

陈文伯治疗男科疾病，补肾为本，强调病证结合，突出中医特色。"病"为医之纲，"证"为医之魂。如"遗精"病，中医有"梦遗"与"滑精"之别，梦遗者其证以心肾不交、阴虚阳亢为多见，表现为实证；而"滑精"以肾气不固为主，表现为虚证。为此，中医治病、立法、处方、用药必须冠以中医病名，为"纲"，而西医的病名作为诊断疾病的参考。陈文伯以补肾思想诊治男科疾病独树一帜，在治疗男科疾病方面，提出了育肾阴、温肾阳、填肾精、益肾气、滋肾液、助命火等主要治法。有兼证时，多在清热、理气、活血、祛痰、利湿、消食之时，酌加补肾之品，研制了以治疗男性不育为主、兼治其他男科疾病的"生精赞育丸"系列药十余种，在临床取得了非常好的疗效。

李曰庆提出泻南补北治遗精，《经》言：心者，生之本，神之变也；肾者主蛰，封藏之本，精之处也。心主神明，精之藏蓄虽在于肾，而精之主宰实由乎心。心神安定，君火藏则相火不致妄动；相反，心神过用，君火动于上，相火妄动于下，扰动精室，虽不交媾而精自遗。李曰庆认为遗精当责之心肾功能失常。其治则宜以宁心安神，益精固肾，兼以清热、健脾、疏肝、利湿，参以脉证。用药中正平和，养阴不滋腻，泄热不苦寒。不早用、妄用收涩之剂。肝气郁滞之遗精，常用龙胆泻肝汤加减；心肾不交之遗精常用黄连清心饮加减；肾虚不固之遗精常用六味地黄丸合金锁固精丸加减。

王琦从事中医男科临床多年，认为青少年遗精原因较多，思路宜广。①精神紧张致心神游越，心肾不交导致遗精，治疗以清心、镇固为原则，以安神定志为主，辅以滋养心肾。方选三才封髓丹加味，具体见验案精选。②辛热食物性遗精是由于辛热之品使痰火内生，湿热下注，扰动精室所致，治以清胃泻火，滋阴益肾，方选玉女煎加味（生石膏 20g，知母 10g，麦冬 10g，熟地黄 15g，怀牛膝 10g，鸡内金 10g）。③包皮过长致包皮炎产生不良刺激引起遗精，宜清热解毒中药煎汤外洗，处方为虎杖 20g，黄柏 20g，苦参 20g，牡丹皮 20g。④前列腺炎所引起的遗精属于热毒内蕴，瘀浊阻滞，治以清热利湿，通瘀导浊之法。方选当归贝母苦参丸加味（当归 10g，浙贝母 10g，苦参 10g，虎杖 15g，败酱草 15g，冬瓜仁 15g，鸡内金 10g，乌药 10g，黄柏 10g）。

【验案精选】

黄某，男，23 岁，大学生，1997 年 11 月 18 日初诊。

主诉：遗精 1 年余。现病史：患者 1 年前精神紧张后出现遗精，在公安医院服用谷维素、抗生素及六味地黄丸等多种中成药无效。现遗精每月 4 次以上，常于精神紧张时发生，考试期间遗精频繁，甚则 1 天 1 次，心烦，易汗出口干，寐差，大便干，小便正常，舌质淡，苔薄白，脉细重按无力，有手淫史。西医诊断：植物神经功能紊乱。中医诊断：遗精（心神浮越，心肾不交）。治法：安神定志，滋养心肾。方药：三才封髓丹加味。处方：天冬 10g，生地黄 15g，太子参 15g，黄柏 10g，砂仁 3g，鸡内金 10g，生龙骨 20g，生牡蛎 20g。14 剂，水煎服，日 1 剂，早晚分服。二诊（1997 年 12 月 2 日）：服上方 14 剂，遗精 1 次，情绪紧张缓解，夜寐渐安，口干，大便干，小便正常，舌质淡，苔薄白，脉渐有力。续以前方，加莲子肉 10g，天花粉 20g，生大黄 3g。三诊（1997 年 12 月 9 日）：服二诊方 7 剂，遗精未作。心情有愉快感，寐可，口不干，大便日 1 行，小便正常，舌质淡，苔薄白，脉强有力。继以前方，去天花粉，加芡实 10g，山药 10g，1 剂，以善其后。

按： 本案遗精常在精神紧张时发生，大学生、中学生多见，尤见于考试紧张期间频发。此种遗精，既非相火妄动亦非肾虚不固，而是由于精神紧张，致心神浮越、心肾不交。治疗以安神定志为主，辅以滋养心肾。三才封髓丹出自《医学发明》，是治遗精名方。心神浮越可伤心气，遗精日久亦伤肾阴。是以本案用龙骨、牡蛎安神定志，三才封髓滋养心肾，加鸡内金以止遗。二诊加天花粉、生大黄养阴生津、通腑清热，莲子肉增强止遗之功。三诊去天花粉，加芡实、山药以固遗。王琦指出，"清""镇""固"是治疗紧张性遗精的三个原则。镇静、清热可宁心安神，复予固涩以加强疗效。

骆斌，吴少刚．王琦治疗遗精的思路与经验．北京中医药大学学报，1998，21（4）：42-43．

第七节　气血津液病证

一、消渴病

消渴病是热伤气阴为基本病机，以多饮、多食、多尿或尿有甜味、乏力或体重减轻为典型表现的病证。久病络脉瘀结，可继发多种变证。

【病因病机】

消渴病的病因为体质因素加以饮食失节、情志失调、劳倦、药石所伤以及外感邪毒等引起。其中，体质因素是其发病的内在基础。热伤气阴病机贯穿消渴病病程始终。（图 5-38）

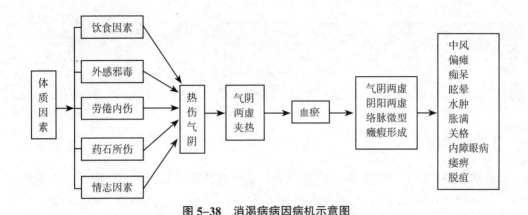

图 5-38　消渴病病因病机示意图

【诊断与鉴别诊断】

（一）诊断

1.口渴多饮、多食易饥、尿频量多或尿有甜味、乏力或形体消瘦为典型表现。

2.临床上有症状不典型者，或仅见乏力、咽干、阴痒者，病久常并发眩晕、肺痨、胸痹心痛、中风、雀目、疮痈等。严重者可见烦渴、头痛、呕吐、腹痛、呼吸短促，甚或昏迷厥脱危象。

3.本病多发于中年以后，以及嗜食膏粱厚味、醇酒炙煿之人。若有青少年期即罹患本病者，一般病情较重。由于本病的发生与禀赋偏颇有较为密切的关系，故消渴病的家族史可供诊断参考。

空腹血糖、餐后 2 小时血糖、糖化血红蛋白和尿糖，尿比重，葡萄糖耐量试验等，有助于确定诊断。必要时查尿酮体，血尿素氮，肌酐，二氧化碳结合力及血钾、钠、钙、氯化物等，有助于诊断与鉴别诊断。

（二）鉴别诊断

消渴病与瘿气病、渴利鉴别见表 5-121。

表 5-121　消渴病与瘿气病、渴利鉴别

	消渴病	瘿气病	渴利
病因	体质因素，加以情志失调、饮食不节等	情志内伤和饮食及水土失宜，但也与体质因素有密切关系	素体肾虚，情志、劳倦所伤
病机要点	热伤气阴	气滞、痰结、血瘀、肝旺阴虚	热伤津液，肾虚不固
颈部结块	无瘿肿	颈部一侧或两侧肿大结块	无瘿肿
多饮多食多尿消瘦	多饮、多食、多尿、消瘦，也有临床症状不典型者	多食、消瘦，无多饮、多尿	多饮，多尿，无多食、消瘦

续表

	消渴病	瘿气病	渴利
兼症	可有尿甜、乏力体倦	烦热、易汗、性情急躁易怒、眼球突出、手指颤抖、面部烘热、心悸不宁、心烦少寐，无尿甜	具体病因不同可表现为不同的临床症状，一般无尿甜

【辨证论治】

本病以清热、益气、养阴为基本治法，重视调补脾胃肝肾。具体应用结合脏腑辨证，或清泄胃肠结热，或清解肝经郁热，或清化脾胃湿热。病久入络，常见血瘀，则又当在以上各法中，适当佐以化瘀散结、活血通络之品。（表 5–122）

表 5–122　消渴病辨证论治

	证型	证候表现	治法	方剂	常用药物
本虚证	阴虚津亏证	口渴引饮，咽干舌燥。五心烦热，尿黄便干，或有盗汗，舌红或瘦，苔少甚至光红，脉象细数	滋补肝肾，养阴增液	六味地黄丸（《小儿药证直诀》）合增液汤（《温病条辨》）	六味地黄丸：熟地黄、山茱萸（制）、牡丹皮、山药、茯苓、泽泻；增液汤：玄参、麦冬、生地黄
	气阴两虚证	神疲乏力，口渴喜饮，口干咽燥，小便频多。气短懒言，五心烦热，腰膝酸软，大便偏干，舌淡红，或嫩红，苔少，脉细数无力	健脾益气，滋阴补肾	参芪地黄汤（《沈氏尊生书》）合生脉散（《医学启源》）	参芪地黄汤：党参、黄芪、地黄、牡丹皮、泽泻、茯苓、怀山药、山萸肉；生脉散：人参、麦冬、五味子
	阴阳两虚证	口干多饮，夜尿频多。五心烦热，畏寒神疲，腰膝酸冷，四肢无力，汗多易感，性欲淡漠，男子阳痿，大便不调，舌体胖大，舌苔少，或有白苔，脉沉细，或沉细数而无力	培元固肾，滋阴助阳	金匮肾气丸（《金匮要略》）合右归丸（《景岳全书》）	金匮肾气丸：熟地黄、山药、山茱萸、茯苓、泽泻、牡丹皮、桂枝、附子；右归丸：熟地黄、山药、山茱萸、枸杞子、菟丝子、鹿角胶、杜仲、肉桂、当归、附子
标实证	胃肠热结证	口渴多饮，消谷善饥。大便干结，数日一行，舌燥口干，心胸烦热，舌质红，苔黄干，脉象滑利而数	清胃泻火，通腑泄热	增液承气汤（《温病条辨》）	玄参、麦冬、生地黄、大黄、芒硝
	湿热困脾证	纳食不香，口干黏腻。头晕沉重，脘腹胀闷，大便不爽，小便黄赤，或尿频涩痛，小便混浊，舌质红，舌苔黄腻，脉象滑数，或弦滑而数	芳香化湿，苦寒清热	三仁汤（《温病条辨》）、黄连平胃散（《医宗金鉴》）合四妙丸（《成方便读》）	三仁汤：杏仁、白蔻仁、薏苡仁、半夏、厚朴、滑石、通草、竹叶；黄连平胃散：黄连、陈皮、厚朴、甘草、苍术；四妙丸：苍术、黄柏、薏苡仁、牛膝

续表

证型	证候表现	治法	方剂	常用药物
肝经郁热证	口苦咽干，口渴引饮。胸胁满闷，太息频频，头晕目眩，烦躁易怒，失眠多梦，小便黄赤，舌质红，苔薄黄，脉弦数	泄热化湿，清肝解郁	大柴胡汤（《金匮要略》）合栀子清肝饮（《辨证录》）	大柴胡汤：柴胡、黄芩、芍药、半夏、生姜、枳实、大枣、大黄；栀子清肝饮：白芍、炒栀子、茯苓、半夏、甘草
肝阳上亢证	头痛眩晕，口苦咽干。颜面潮红，耳鸣耳聋，躁烦易怒，失眠多梦，腰膝酸软，小便黄赤，舌边红，苔黄，脉弦	平肝息风，滋阴潜阳	天麻钩藤饮（《中医内科杂病证治新义》）	天麻、钩藤、生石决明、山栀、黄芩、川牛膝、杜仲、益母草、桑寄生、夜交藤、朱茯神
气机郁滞证	情志抑郁，太息频频。胸胁苦满，脘腹胀满，少腹不舒，或妇女月经不调，舌苔起沫，脉弦	疏肝理气，柔肝健脾	逍遥散（《太平惠民和剂局方》）	柴胡、当归、白芍、白术、茯苓、生姜、薄荷、炙甘草
痰湿阻滞证	体形肥胖，口中黏腻。四肢沉重，神疲嗜睡，脘腹胀满，舌苔白腻，脉象滑或濡缓	化痰除湿，健脾助运	二陈汤（《太平惠民和剂局方》）合指迷茯苓丸（《证治准绳》）	二陈汤：半夏、陈皮、茯苓、甘草；指迷茯苓丸：半夏、茯苓、枳壳、朴硝
血脉瘀滞证	口渴但欲漱水不欲咽，夜间为甚。肌肤甲错，妇女月经不调，经血紫暗，口唇色暗，颜面瘀斑，或腹部有压痛；舌质紫暗，脉弦，或艰涩不畅	活血化瘀，通络行滞	桃红四物汤（《医宗金鉴》）合桃核承气汤（《伤寒论》）	桃红四物汤：当归、白芍、熟地黄、川芎、桃仁、红花；桃核承气汤：桃仁、桂枝、大黄、甘草、芒硝

【名医学术思想及临证经验】

施今墨治疗糖尿病及其合并症，强调滋阴清热、益气健脾二法并举，重视脾肾。常用方为麦冬、生地黄、五味子、黄芪、山药、苍术、玄参，乃增液汤合生脉散加味方。其中黄芪、山药、苍术、玄参两个对药，一阴一阳，一脾一肾，影响很大。临床用药重视滋阴，认为干姜、附片等温燥药宜慎用。肾阴亏虚、水不涵木、相火上炎者，则滋阴为主，佐以清降肝火；若阴虚更兼血脉瘀阻，则用牡丹皮、生地黄清热活血化瘀为主，兼以滋阴。

祝谌予治疗糖尿病首创分型辨证方法，强调糖尿病及其合并症"血脉瘀阻"病机。治疗重视脾肾，常用增液汤、生脉散、玉锁丹、调气活血方（木香、当归、益母草、赤芍、川芎）、五香散、血府逐瘀汤、补阳还五汤等方，善用黄芪、生地黄，苍术、玄参两个对药。其降糖基本方，即两个降糖对药更加葛根、丹参对药，葛根、丹参被称为活血对药，广为临床应用。

吕仁和基于《内经》有关"脾瘅""消渴""消瘅"相关论述，提出了糖尿病分期分型辨证的思路，对糖尿病前期（脾瘅期）主张分阴虚肝旺、阴虚阳亢、气阴两虚证，临床期糖尿病（消渴期）主张分阴虚燥热、肝郁化热、二阳结热（胃肠结热）、肺胃实热、湿热困脾、肺热化毒、气阴虚损证，分别进行辨证论治。糖尿病并发症期（消瘅期）可出现心、脑、肾、眼底、足等多种并发症并存的局面，临床当根据具体情况，进一步进行分期分型辨证治疗。针对络脉病变"微型癥瘕"病机，重视化瘀消聚治法。常用药物有生黄芪、太子参、生地黄、当归、川芎、丹参、牡丹皮、赤芍、鬼箭羽、莪术、夏枯草、牡蛎等。

林兰提出将糖尿病辨证分型为"阴虚热盛型""气阴两虚型""阴阳两虚型"三个基本证候类型，三型顺序代表了糖尿病早、中、晚三个不同发展阶段。治疗以清热养阴、益气滋阴、滋阴温阳为大法，临证视具体病情，配合健脾化湿、补益气血、疏肝解郁、活血化瘀、通络止痛等。常用方剂有生脉饮合六味地黄汤，常用药有西洋参、太子参、生地黄等。

【验案精选】

李某，男，62岁，干部。

患者素体壮实，食欲亢进，10年前体检发现血糖异常升高，出现口渴多饮、疲乏少力等症状，长期服用磺脲类口服降糖药，血糖控制情况一般，半年前无明显诱因出现肢体麻木、视物模糊，经治无效，遂来门诊求治。刻下症见：咽干口渴，视物模糊，疲乏少力，肢体麻木、疼痛，下肢肌肤甲错，大便干结，夜尿频多，舌质暗红，舌苔薄黄，脉细滑。实验室检查：糖化血红蛋白7.6%。诊断：消渴病；气阴两虚，脉络瘀阻。治法：益气养阴，活血通络。方药：生脉散合补阳还五汤加减。生黄芪25g，太子参15g，沙参15g，玄参25g，黄连9g，麦冬12g，生地黄25g，枸杞子15g，五味子9g，葛根25g，丹参30g，桃仁12g，红花12g，当归12g，川芎12g，赤芍15g，地龙12g，水蛭9g。7剂，水煎服，每日1剂，分两次服。

按： 患者食欲亢进、口渴多饮，符合"消渴病"的发病特点及证候特征，故诊断为"消渴病"，已出现肢体麻木疼痛、视物模糊，应考虑存在消渴病血痹、消渴病目病等并发症。患者平素身体壮实、食欲亢进当为阳明胃热体质之人，内热伤阴耗气，日久气阴两伤，故见食欲亢进、咽干口渴、疲乏少力；患者病史10余年，久病入络，阻滞气血，络脉瘀结，故见下肢肌肤甲错，肢体气血运行失常，故见肢体麻木，经络痹阻不通则痛，故见肢体疼痛；目络瘀阻，气血不能上濡于目，故见视物模糊；内热积结，津液亏耗，故见大便干结；久病及肾，肾元不固，肾失气化，故见夜尿频多；舌质暗红，舌苔薄黄，脉细滑，均为内热伤阴耗气、瘀血阻滞经络之象。综观舌脉症，病位有关脾胃肝肾，病及络脉，病性为本虚标实，失于治疗，正虚之下，感受或内生热毒或湿热邪毒，常有脱疽之变。（吕仁和医案）

赵进喜，肖永华.吕仁和临床经验集.第一辑.北京：人民军医出版社，2009.

二、瘿病

瘿病是体质因素、情志失调、饮食及水土失宜等因素引起，导致气滞、痰凝、血瘀壅结颈前，以颈前喉结两旁结块肿大为主要临床特征的一类疾病。

【病因病机】

瘿病的发生与体质因素、情志失调、饮食偏嗜等有关，其中情志内伤所致者尤多。长期郁怒忧思不解，或突受精神刺激，情志不遂，导致气滞血瘀，痰湿凝聚，气郁化火，肝胃郁热，伤阴耗气，阴虚心肝火旺，或成气阴两虚，可发为本证。同时，外受六淫邪气，加之环境、饮食偏嗜等，也是引发本病的诱因。（图5-39）

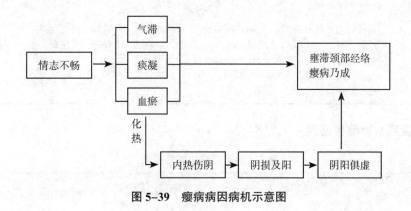

图 5-39　瘿病病因病机示意图

【诊断与鉴别诊断】

（一）诊断

1.颈部增粗，或出现颈前部肿块，多为颈部两侧对称性肿大，且可随吞咽上下移动。初作可如樱桃或指头大小，一般生长缓慢。大小程度不一，大者可如囊如袋，触之多柔软，光滑，病程日久则质地较硬，或可扪及结节。

2.患病初期，患者多有情绪抑郁，心情不畅，或者精神刺激致使情绪波动较大等表现。

3.早期多无明显的伴随症状，病程日久可伴有心悸、气促，急躁、易怒、失眠、怕热、多汗，食欲亢进、体重减轻以及突眼等表现。

4.多发于女性，常有饮食不节、情志不舒的病史，发病有一定的地区性。

实验室检查血清甲状腺激素、促甲状腺激素（TSH）、甲状腺碘-131摄取率以及甲状腺B超等，有助于诊断与鉴别诊断。

（二）鉴别诊断

1. 瘿病须与瘰疬、消渴病相鉴别　见表 5–123。

表 5–123　瘿病、瘰疬、消渴病鉴别

	瘿病	瘰疬	消渴病
病因	情志内伤和饮食及水土失宜，但也与体质因素有密切关系	因阴虚火旺、内蕴痰毒而发；或因气郁、劳伤而发	先天禀赋不足，复因情志失调、饮食不节等原因
病机要点	气滞、痰结、血瘀	痰热互结	热伤气阴
颈部结块	肿块在颈部正前方，肿块一般较大	在颈项的两侧或颌下，肿块一般较小，每个约胡豆大，个数多少不等	无瘿肿
多饮多食多尿	多食易饥无多尿	一般无多饮多食多尿	多饮多食多尿
兼症	常见乏力、体重减轻，常见烦热、易出汗、性情急躁易怒、眼球突出、手指颤抖、面部烘热、心悸、心烦少寐，可见便溏	可有乏力、体重减轻，病初起无全身症状，在化脓时可有低热，纳差	常见乏力、体重减轻，可见尿有甜味，常见便秘

2. 瘿囊须与瘿瘤相鉴别　见表 5–124。

表 5–124　瘿囊与瘿瘤鉴别

	瘿囊	瘿瘤
病因	多因饮食及水土失宜	多因情志内伤、体质因素
病机要点	气郁痰阻	气滞、痰结、血瘀
颈部证候	颈前肿块较大、两侧比较对称、肿块光滑、柔软	颈前肿块偏于一侧，或一侧较大，或两侧均大，瘿肿如核桃大小、质硬
预后	日久兼有血瘀者局部出现结节	病情严重者，肿块迅速增大，质地坚硬，表面高低不平
西医病症	单纯性甲状腺肿	甲状腺瘤和结节性甲状腺肿

【辨证论治】

本病以理气化痰、消瘿散结为基本治则。（表 5–125）

表 5–125　瘿病辨证论治

证型	证候表现	治法	方剂	常用药物
气郁痰阻证	颈前喉结两旁结块肿大，质软不痛，病情随情志波动。颈部觉胀，胸闷，喜太息，或兼胸胁窜痛，苔薄白，脉弦	理气舒郁，化痰消瘿	四海舒郁丸（《疡医大全》）	青木香、陈皮、海蛤粉、海带、海藻、昆布、海螵蛸

续表

证型	证候表现	治法	方剂	常用药物
痰结血瘀证	颈前喉结两旁结块肿大，按之较硬或有结节，肿块经久未消。胸闷，纳差，舌质暗，苔薄白或白腻，脉弦或涩	理气化痰，活血祛瘀	海藻玉壶汤（《外科正宗》）	海藻、贝母、陈皮、昆布、青皮、川芎、当归、连翘、半夏、甘草、独活、海带
肝火旺盛证	颈前喉结两旁轻度或中度肿大突出，手指颤抖，眼球突出。面部烘热，口苦，烦热，容易出汗，性情急躁易怒，舌质红，苔薄黄，脉弦数	清肝泻火，消瘿散结	栀子清肝汤（《外科正宗》）合消瘰丸（《医学心悟》）	栀子清肝汤：牛蒡子、柴胡、川芎、白芍、石膏、当归、山栀、牡丹皮、黄芩、黄连、甘草；消瘰丸：玄参、牡蛎、贝母
阴虚火旺证	颈前喉结两旁结块或大或小，质软，心悸，烦热多汗。眼干，目眩，心烦少寐，急躁易怒，手指颤动，肢体颤动，舌质红，舌苔薄黄，或少苔，脉弦细数	滋阴降火，宁心柔肝	天王补心丹（《世医得效方》）	生地黄、人参、玄参、天冬、麦冬、丹参、当归、党参、茯苓、石菖蒲、远志、五味子、酸枣仁、柏子仁、朱砂、桔梗
气阴两虚证	颈前喉结两旁结块或大或小，质软，气短胸闷，心悸不宁。乏力体倦，心烦，多汗，手指颤动，肢体颤动，舌质暗红，舌苔少或无苔，脉细数无力，甚至脉象三五不调	益气养阴，宁心安神	升陷汤（《医学衷中参西录》）或五参汤	升陷汤：生黄芪、知母、柴胡、桔梗、升麻；五参汤：太子参、沙参、苦参、玄参、丹参

【名医学术思想及临证经验】

路志正强调甲状腺独特的解剖部位和生理特点对甲亢发病有重要影响。十二经脉中，除手厥阴心包经和足太阳膀胱经外，其余十经均以正经或经别或筋经循甲状腺而上行头面，并相互交汇，奇经八脉中除带脉和阳维脉外均经过甲状腺，因此甲状腺为五脏六腑之气血津液运行上下的通道。故任一脏腑功能失常或气血失和，均可能影响甲状腺的生理功能；甲状腺本身的病变也可影响全身任一脏腑组织功能。发病多与情绪有关，肝郁突出。治疗方面，路老多采用综合疗法，主张针药并用，内外同治，常用药如柴胡、白梅花、玫瑰花、夏枯草等，总地说即重视调肝治法。同时，路老还非常重视心理疏导与饮食调摄等。

吕仁和认为甲状腺疾病多见于女性，肝郁常见，所以临床上常用四逆散加味治疗。吕老将方中柴胡改为银柴胡，银柴胡能清虚热，既利和解，又可疏泄，特别是防止久用柴胡伤肾的危险，对糖尿病、肾病患者尤为适宜。肝郁气滞症见胸胁胀满、嗳气不舒、排气不畅者，可于方中加香橼、佛手、香附、乌药，以加强舒郁、理气、和胃之功。

林兰认为气机失调是甲状腺疾病的病理基础。气可行津、行血，气机失调或不足则津凝成痰，血脉瘀阻，痰凝血瘀则形成瘿瘤积聚，结于甲状腺部位则导致甲状腺肿大、结节或癌症。提出治肝四法治疗甲状腺疾病，肝气郁结者，治以肝法，方用柴胡疏肝散；肝火内郁者，治以清肝法，方用丹栀逍遥散；肝气旺者治以柔肝法，常用自拟甲亢宁；肝虚者治以补肝法，方用四逆散合右归丸。而自拟甲亢宁，方药组成为夏枯草、柴胡、生龙骨、白芍、生地黄、熟地黄、麦冬、枸杞子。

魏子孝认为诊治甲状腺功能亢进症病机关键为本虚标实，本虚以阴虚为主，渐及气虚；标实则为无形之邪与有形之邪并见，表现为气、血、痰、火四郁。诊疗思路以辨病—抓主症—标本先后—辨证—确定基础方—相应加减的思路施治。治法及用药，阴虚者治以滋阴，火旺者主张降火，肝郁者治以解郁，气虚者主张补气，此即所谓滋阴、降火、解郁、益气四法，其中尤其以滋阴法最为重要。对于缺碘引起的甲状腺肿，可用海藻、昆布等富碘药物，而对于甲状腺功能亢进者，则不主张应用海藻、昆布等含碘丰富的药物。

【验案精选】

张某，女，37岁，2009年初诊。

患者5个月前发现颈前肿起，伴有心悸，心率110次/分左右，出汗甚多，两手发颤，食量增大，但体重反而下降。某医院诊为甲状腺功能亢进。经过一段时间治疗，心率已控制在80～90次/分，出汗、多食情况亦有所改善，但颈前正中部位突起更甚，以后辗转求医，均未见好转，遂来求诊。刻下症见：颈前正中隆起约有鸡蛋大，中微凹陷，皮色如常，头部和足部有明显浮肿，性急易怒，口干少津，体倦乏力，且诉易患感冒，脉象弦细，舌质暗红无苔。实验室检查：血清甲状腺激素TT_3、TT_4、FT_3、FT_4、rT_3均有所增高。诊断：瘿病；瘿气（肝胃郁火，痰凝血瘀）。治法：清泻肝胃之火，软坚散结化瘀。方药：栀子清肝汤合消瘰丸加减。炒栀子9g，牡丹皮9g，枳壳9g，白芍12g，青皮9g，郁金9g，连翘12g，牡蛎30g，浙贝母9g，夏枯草15g，玄参9g，甘草3g。调护：调情志，节饮食，注意饮食营养，注意休息。水煎服，每日1剂，分两次服。

按：患者表现有颈前正中隆起，符合"瘿病"的证候特征，故诊断为"瘿病"，结合其临床症状应属于"瘿气"范畴。颈前正中部位突起约有鸡蛋大，中微凹陷，皮色如常，均为瘿病特征性表现。再观患者平素性急易怒，可见肝火较旺，心慌、汗出等为肝火扰心表现。消食易饥、体重下降则为肝胃郁火。口干少津、体倦乏力却是气阴两伤之象。今患者颈部肿块增大明显，病情进展，虽有气阴两虚之机，当先从开郁调肝、软坚消瘿治疗，待邪气稍减，再议扶正之法。

三、痰饮

痰饮是体内水液不归正化所导致的一类疾病。广义痰饮包括痰饮、悬饮、溢饮、支饮；狭义痰饮即四饮之一。

【病因病机】

痰饮的病因与外感寒湿，饮食不当，劳欲所伤有关。三焦气化失职，肺、脾、肾功能失调是形成痰饮病的主要病机。其病理性质有虚有实：属虚者常为阳虚阴盛，输化失调，因虚致实，水饮停积为患；属实者或因时邪与里水相搏，或饮邪久郁化热，表现为饮热相杂之证，或因气滞、血瘀而生痰，出现痰气相搏或痰瘀互阻。（图 5-40）

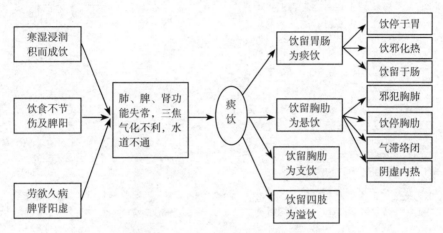

图 5-40　痰饮病因病机示意图

【诊断与鉴别诊断】

（一）诊断

1. 根据痰饮停留的部位不同，一般分为痰饮、悬饮、溢饮、支饮。痰饮是指心下满闷，呕吐清水痰涎，胃肠沥沥有声，形体昔肥今瘦，属痰停胃肠；悬饮是指胸胁饱满，咳唾引痛，喘促不能平卧，或有肺痨病史，属饮流胁下；溢饮是指身体疼痛而沉重，甚则肢体浮肿，当汗出而不汗出，或伴咳喘，属饮溢肢体；支饮是指咳逆倚息，短气不得平卧，其形如肿，属饮邪支撑胸肺。

2. 多有感受寒湿，或嗜食生冷，或冒雨涉水等经历。

（二）鉴别诊断

悬饮与胸痹的鉴别见表 5-126。

表 5-126　悬饮与胸痹鉴别

病名	疼痛部位与性质	兼症
悬饮	胸胁胀痛，持续不解	咳唾引痛，转侧、呼吸加重，胁间饱满，咳嗽咳痰
胸痹	胸膺部与心前区闷痛，有压榨感，可及左肩背，一般时间较短	心悸、气短、自汗、喘息

【辨证论治】

本病注重温化，以治病因为主，同时化痰蠲饮。（表5-127）

表5-127　痰饮辨证论治

证型		证候表现	治法	方剂	常用药物
痰饮	脾阳虚弱证	胸胁支撑胀满，心下痞闷，胃脘有振水声，脘腹喜温畏寒，吐泛清水痰涎，或饮入易吐，或口渴不欲饮，伴头晕目眩，心悸气短，纳食量少，大便溏泄，形体逐渐消瘦，舌苔白滑，脉弦细而滑	温脾化饮	苓桂术甘汤（《金匮要略》）合小半夏加茯苓汤（《金匮要略》）	苓桂术甘汤：茯苓、桂枝、白术、甘草；小半夏加茯苓汤：半夏、生姜、茯苓
	饮留胃肠证	心下坚满，脘痛，自利，利后反快但心下坚满不解，或水走肠间，沥沥有声，或腹满，或便秘，口干舌燥，苔白腻，色白或黄，脉沉弦或伏	攻下逐饮	甘遂半夏汤（《金匮要略》）或己椒苈黄丸（《金匮要略》）加减	甘遂半夏汤：甘遂、半夏、芍药、甘草；己椒苈黄丸：防己、椒目、葶苈子、大黄
悬饮	邪犯胸肺证	寒热往来，身To起伏，汗少，或发热不恶寒，有汗但热不解，咳嗽痰少，气急，胸胁刺痛，呼吸转侧加重，心下痞硬，干呕，口苦，咽干，舌苔薄白或黄，脉弦数	和解宣利	柴枳半夏汤（《医学入门》）加减	柴胡、半夏、黄芩、瓜蒌仁、枳壳、桔梗、杏仁、青皮、甘草
	饮停胸胁证	胸胁疼痛，咳唾引痛，痛势较前减轻，但呼吸困难加重，咳嗽气喘，呼吸气促，难于平卧，或仅能偏卧于饮停的另一侧，病侧肋间胀满，甚则胸廓隆起，舌苔白，脉沉弦或弦滑	泻肺祛饮	椒目瓜蒌汤（《医醇滕义》）合十枣汤（《伤寒论》）或控涎丹（《三因极一病证方论》）加减	椒目瓜蒌汤：川椒目、瓜蒌仁、葶苈子、桑白皮、苏子、半夏、茯苓、橘红、蒺藜；十枣汤：甘遂、大戟、芫花、大枣；控涎丹：甘遂、大戟、白芥子
	络气不和证	胸胁疼痛，如灼如刺，胸闷不舒，呼吸不畅，或有闷咳，甚则迁延，经久不愈，阴雨天更甚，可见病侧胸廓变形，舌苔薄，舌质暗，脉弦	理气和络	香附旋覆花汤（《温病条辨》）加减	生香附、旋覆花、苏子霜、薏苡仁、半夏、茯苓、橘皮
	阴虚内热证	呛咳时作，咳吐少量黏痰，口干咽燥，或伴午后潮热颧红，心烦，手足心热，盗汗，或伴胸胁闷痛，病久不复，形体消瘦，舌红少苔，脉小数	滋阴清热	沙参麦冬汤（《温病条辨》）合泻白散（《小儿药证直诀》）加减	沙参麦冬汤：沙参、麦冬、玉竹、桑叶、甘草、天花粉、生扁豆；泻白散：桑白皮、地骨皮、甘草、粳米
溢饮	表寒里饮证	身体沉重疼痛，甚则肢体浮肿，恶寒，无汗，或伴咳喘，痰多白沫，胸闷，干呕，口不渴，舌质淡，苔白，脉弦紧	发表化饮	小青龙汤（《伤寒论》）加减	麻黄、桂枝、芍药、甘草、干姜、细辛、半夏、五味子

续表

证型		证候表现	治法	方剂	常用药物
支饮	寒饮伏肺证	咳逆喘满，不得平卧，咯吐白沫痰涎，清稀量多，经久难愈，天冷受寒加重，甚至面浮跗肿，或平素伏而不作，遇寒即发，形寒发热，背痛，腰痛，目泣自出，身体振振𥆧动，苔白滑或白腻，脉弦紧	宣肺化饮	小青龙汤（《伤寒论》）加减	麻黄、桂枝、芍药、甘草、干姜、细辛、半夏、五味子
	脾肾阳虚证	喘促动则为甚，心悸，气短，或伴咳气怯，痰多，食少，胸闷，怯寒肢冷，神疲，少腹拘急，脐下动悸，小便不利，足跗浮肿，或吐涎沫而头昏目眩，舌胖大，质淡，苔白润或腻，脉沉细而滑	温脾补肾，以化水饮	金匮肾气丸（《金匮要略》）合苓桂术甘汤（《金匮要略》）加减	金匮肾气丸：地黄、山药、茯苓、牡丹皮、泽泻、山萸肉、桂枝、附子；苓桂术甘汤：茯苓、桂枝、白术、甘草

【名医学术思想及临证经验】

岳美中认为痰饮病所多在呼吸道、胸腹膜及胃肠间，其中在肺经者为气痰，肝经者为风痰，心经者为热痰，脾经者为湿痰，肾经者为寒痰。他认为痰饮治疗大法是顺气为先，继以实脾燥湿，而分导次之。痰饮咳嗽者，不可盲目止咳，应清除病理产物，热痰清之，湿痰燥之，风痰散之，郁痰开之，顽痰软之，食痰消之。药物使用上，热痰用天竺黄、牛黄、竹沥、青黛、黄芩、天花粉；顽痰用青礞石；老痰用海浮石（为末冲服少许，多服易伤人）；胶痰用皂角、葶苈子；稀痰用半夏、菖蒲；燥痰用贝母、瓜蒌；酒痰用枳椇子、葛花；风痰多见怪证，用白附子、南星、僵蚕、天麻；寒痰用白芥子、橄榄；虚痰加黄芪；食痰用莱菔子；疟痰用常山。脾胃之痰，有虚有实。凡脾土湿盛，或饮食过度，别无虚证而生痰者，脾家本病，去其湿滞而痰自清，宜二陈汤为主治，或六安煎、橘皮半夏汤、平胃散、润下丸、滚痰丸之类，皆可择而用之。胃寒生痰而胀满者，宜和胃二陈煎，或兼呕吐而痛者，宜神香散。或为饮食所致，宜加麦芽、神曲、山楂、枳实之类。若脾虚不能制湿，或不能运化为痰者，可见食减神倦，或痞闷，宜六君子汤或五味异攻散。

刘渡舟认为水的代谢可概括为升、降、浮、沉，是由胃、脾、肺、肾的气化作用所致，而脏腑则由三焦水道连通。他将本病分为8个证型：①苓桂术甘汤证（水气上冲）：症见心下逆满，气上冲胸，心悸，胸满，咽喉不利，头目眩晕，动则更甚，或见肢体振惕，面色黧黑，舌质淡嫩，苔白滑、脉沉弦。治以温通阳气，降冲化饮。方用苓桂术甘汤，不仅可治疗水气上冲，还可治咳逆、胸胁支满的痰饮诸症，临床中凡见舌苔水滑、心悸、头晕之证均可使用。咳嗽吐浊，脉弦且滑者加半夏、陈皮；水气上冲而血压高者加红花、茜草、牛膝；水气上冲而精神烦躁者加龙骨、牡蛎；心悸脉结者，加人参、五味子；夜间发作憋闷欲死者，减白术，加附子、人参；头晕目眩者加泽泻。②苓桂枣甘汤证（奔豚气）：症见脐下筑筑惕惕，或气上冲咽喉，发作突然，如豚之奔，直冲咽喉，令人憋闷欲死。小便或不利，脉沉而舌苔水滑。治以降冲下气，通阳伐水。方用苓桂枣甘汤。③苓桂杏甘汤证（水气上冲迫肺）：症见头晕，心悸，咳喘，胸满，面身作肿，小便不利，舌质淡嫩，苔白滑、脉沉弦。治以利肺降冲，以通调水道。方用苓桂杏甘汤。④苓桂姜甘汤证（水搏胃气作悸）：症见头晕，心下悸，如以手震颤上腹部则如囊裹水，漉漉有声可闻，或兼见手足厥逆，或见呕吐腹泻，脉弦，舌苔水滑。治以健胃散水饮。方用茯苓甘草汤（苓桂姜甘汤）。⑤苓桂味甘汤证（水气上冲兼肾气不潜）：在水气上冲基础上，又见心悸特甚，四肢发麻，小便困难，头目眩冒，自觉气从少腹上冲咽喉，面热如醉酒状，脉结，或微沉，舌淡。治以降冲敛气，复脉定悸。方用苓桂味甘汤证。⑥五苓散证（水逆癫眩）：症见小便不利，少腹胀，眩晕，或发生癫痫，昏厥，口吐白沫，或见烦渴，脉弦，舌苔水滑。治以利小便行津液。方用五苓散。⑦小青龙汤证（水寒射肺）：症见咳喘，胸闷憋气，咳吐稀白痰，落地成水，其量较多，或饮气内伏，遇寒则发，得暖则缓，发则咳逆倚息不得卧，面色青黯不泽，或目下虚浮，或见黧黑之色，脉弦而舌苔水滑。治以温寒蠲饮。方用小青龙汤。需注意此方仅可短暂应用，不能久服，因其能发动肾气，掠夺阴液，用之过头可出现"坏证"。⑧真武汤证（阳虚水泛）：症见头目眩晕，心悸，脊背酸沉，体疲无力，筋惕肉瞤，腹痛而泻，小便不利，腰酸肢冷，甚或发生水肿，面色黧黑，目乏神采，舌淡苔水，脉沉无力。治以温阳祛寒镇水。方用真武汤。上述苓桂剂类，是根据水气病特点而制定，其变化虽多，但都有"水气上冲"的特点，有各自相同的共性，可触类旁通灵活使用。

刘韵远认为本病主要与肺脾两脏功能失调有关，影响津液正常输布与排泄，以致水湿停聚而成。脾阳不振证，健运失职，水湿不化，上犯于肺，肺失宣降，上焦水液不能通调与布散，停聚于肺，而为痰饮。常见症状包括面色苍黄或㿠白，常见于天庭、鼻柱两侧，或颊部表现较明显，其面色苍黄滞而不华为脾虚失运，面色㿠白为肺虚卫气不固，两色兼见者为脾肺俱虚之证。痰声辘辘如水鸡声，随呼吸而发作，甚则口流涎水，咳嗽喘憋，此乃脾阳不振，饮液不化，上犯气道，故痰声流滚如水鸡声。舌淡、苔少而津多，脉细。本病病位在肺，病机在脾，治宜健脾益气、温化脾阳、利湿化饮为法，方用苓桂术甘汤加减。基本方为：茯苓9g，肉桂3g，紫苏梗（或紫苏子）6g，党参（或太子参）10g，干姜3～6g，大枣3枚。治疗肺虚疾病，可在方中酌加党参（或太子参、人参少许）以助肺气，而疗效更佳。痰饮内阻、痰声辘辘较重者，酌加橘红或半夏，以理气燥湿化饮；咳嗽较重者，酌加白前或炙百部；若伴喘者，加银杏；多汗而卫气不固者，酌加煅牡蛎、浮小麦或黄芪，以益气固卫而止汗。

焦树德认为痰饮源于肾、动于脾、贮于肺，治痰要从肺、脾、肾入手。治肺要顺气，"导水必自高源"，治脾要化湿，"筑以防堤"，治肾要利水，"使水归其壑"，对于水饮积节已久者，还要用消饮破饮之剂。就悬饮而言，《金匮要略》中有十枣汤，但其峻猛有毒，不适宜体弱患者。此类患者可使用椒目瓜蒌汤加减，以椒目、瓜蒌、葶苈子、桑白皮逐水消饮，杏仁、枳壳顺气降逆，云苓、冬瓜皮健脾利湿，泽泻、猪苓、车前子导水下行，又根据治痰饮"当以温药和之"，加桂枝助阳化气，以利小便。

　　周平安善用《金匮要略》痰饮方。饮停胃中，故胸胁支满。五脏六腑之精皆上注于目，若脾胃气机不利，运化失权，则水精不能上布，清阳受阻，浊阴不降，故头晕目眩，治疗以苓桂术甘汤，使水饮化津四布，从小便而去。脾土为湿所困，饮邪中阻，清阳不升，故头晕目眩，以泽泻汤培土利水。白术甘温补脾培土，则痰不生；泽泻甘咸入肾利水，则饮不蓄，导水下行，则浊阴降而清阳升，眩冒可止。上述两方可加减治疗脾阳不足，蒙闭清阳，饮邪中阻产生眩晕的患者，收效较好。病在胸胁的悬饮，因两胁为阴阳气机升降之道，水流胁间，络道被阻，升降失常，故胁痛。水饮上迫于肺，则咳唾，肋间胀满，气短息促。水结在里，故脉沉弦。在正盛邪实之际，可攻逐水饮，使胸胁之水从大小便泻下而去，常用十枣汤。本方应用的关键在于药物的制作、煎服方法，由于芫花、甘遂、大戟攻下逐水的有效成分不溶于水，因此必须以丸散入药。另外由于此三味药药性强烈，刺激消化道黏膜，故用10枚大枣煎浓汤，冲服芫花、甘遂、大戟的药末，可以保护口腔、食道、胃的黏膜，使药物仅产生泻下逐水作用，不致引起恶心、呕吐等症状。芫花、甘遂、大戟散剂的制法是：三药分别研末，过筛后，分别称重各取等量混合，体质强壮者服1.5～2g，瘦弱者服0.8～1g。现代一般将药末装胶囊（装胶囊时要注意清理胶囊外，以免刺激消化道），每个胶囊装药末约0.4g，第一次一般服用4个胶囊，第2天服用时需要加量，一般一次增加两个胶囊。由于药物可产生快速耐药性，如果第2天服用时不加量则不能产生预期的泻下作用，在临床一般嘱患者连服2天，第1天服用4个胶囊，第2天服用6个胶囊，然后停药休息1周，如果胸水未排除干净则可继续加量用药1次。服药时间是晨起空腹服药，药后当有"快利"数次，药后2～3小时患者开始出现腹痛，肠鸣腹泻，一般腹泻三四次即自行停止，先为软便，后为稀水样便。下利后宜少量多次服用大米粥以恢复胃气。本方药性峻烈，易伤正气，不宜连续服用，更不能"日服二次"。注意此类药物刺激性较大，对于虚证患者则不太适宜。水饮停于胸膈，肺胃气机受阻，上逆为喘满，壅滞于中则心下痞坚。本证属支饮久病，正虚邪实，治当扶正祛邪，然攻补多少，又须谨慎从事不可冒失。在虚实难辨的情况下，应该以虚为主，先以木防己汤补虚利水，以探情况。若是虚证，自可见功；若进药后病势虽减，但不久病复如故，再服原方无效者，说明病重，必须温通破坚，以散内结之饮邪，用木防己去石膏加芒硝茯苓汤治之。

【验案精选】

　　吴某，男，41岁。

　　患者于10日前恶寒发热头晕，继之咳嗽，胸闷憋气，睡卧转侧困难，体温38℃，午后加剧。胸透：左肺陈旧性结核病灶，右侧胸腔积液，膈肌运动不良。舌苔白腻，脉象弦滑数。中医诊断：悬饮（痰热蕴结，饮流胁下）。治法：清热宣肺，化痰泻水。方药：葶苈大枣泻肺汤合千金苇茎汤加减。药物为葶苈子（炒）9g，大枣5枚、生甘草3g，鲜芦根30g，生薏苡仁15g，冬瓜仁15g，金银花10g，连翘9g，杏仁9g，苦梗9g，半夏9g，白芥子（炒）9g，瓜蒌仁15g，前胡6g，生姜3g。5剂水煎服。二诊：

服药后咳嗽、胸闷、发憋症状消失，睡卧可自由转侧，体温恢复正常。舌苔薄白，脉弦缓。胸部透视：右侧肋膈角模糊，胸腔无积液，右侧肺尖陈旧性结核病灶。两个月后随访，病未复发。

按：渗出性胸膜炎属于《金匮要略》中悬饮、支饮的范畴。王为兰治疗选用葶苈大枣泻肺汤合千金苇茎汤加减治之。冬瓜仁甘寒能清肺化痰，鲜芦根能清肺泄热，生薏苡仁能清热利湿，未见脓血故不用桃仁。此为本病之主方，佐以金银花、连翘清热解毒，配以杏仁、瓜蒌、前胡、生姜、炒白芥子加强肃肺宽胸降气消痰行水之功。

梁秀凤.王为兰老中医临证经验介绍.北京中医杂志，1986（5）：13-14.

四、血证

凡由各种原因引起火热熏灼或气虚不摄，致使血液不循常道，或上溢于口鼻诸窍，或下泄于前后二阴，或渗出于肌肤所形成的一类出血性疾患，统称为血证。因血证的范围相当广泛，故凡以出血为主要临床表现的内科病证，均属该证范围。

【病因病机】

血证的病因病机见图 5-41。

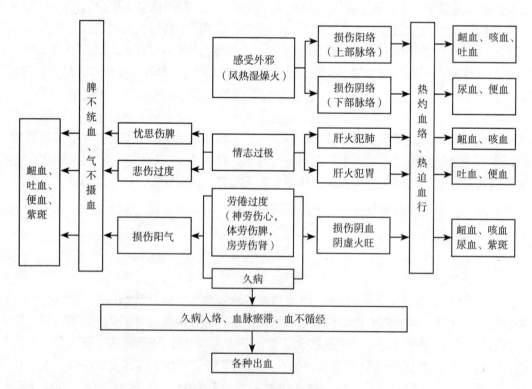

图 5-41　血证病因病机示意图

【诊断与鉴别诊断】

（一）诊断

1. 以出血为主症，表现为血液或从口、鼻，或从尿道、肛门，或从肌肤而外溢。
2. 具体病证诊断见表 5-128。

表 5-128　血证具体病证诊断

病名	出血部位	兼症
鼻衄	鼻腔（非外伤、倒经所致）	无
齿衄	齿龈或齿缝（非外伤所致）	无
咳血	血由肺、气道而来，经咳嗽而出，或喉痒胸闷，一咯即出	或夹泡沫，或痰血相兼，痰中带血。多有慢性咳喘
吐血	血随呕吐而出	常伴有食物残渣等胃内容物； 血色多为咖啡色或紫暗色，也可为鲜红色； 大便色黑如漆，或呈暗红色； 吐血前多伴有恶心、胃脘不适等症
便血	大便色鲜红或紫暗，甚至黑如柏油样，次数增多	无
尿血	尿中混有血液或夹有血丝	排尿时无疼痛
紫斑	肌肤出现青紫斑点，小如针尖，大者融合成片，压之不褪色	可伴有鼻衄、齿衄、尿血、便血及崩漏

（二）鉴别诊断

1. 内科鼻衄与外伤鼻衄、经行鼻衄鉴别　见表 5-129、表 5-130。

表 5-129　内科鼻衄与外伤鼻衄鉴别

病名	诱因	兼症
内科鼻衄	无外伤等诱因即可发病	常见有局部鼻中隔病变或全身其他疾病，一般有局部或全身相应的症状
外伤鼻衄	有外伤、挖鼻等诱因	出血多在损伤的一侧，一般无全身症状

表 5-130　内科鼻衄与经行鼻衄鉴别

病名	诱因	兼症
内科鼻衄	发作与月经周期无关	无
经行鼻衄（倒经、逆经）	其发生与月经周期有密切关系，多于经行前期或经期出现	常伴有经行不畅

2. 齿衄与舌衄鉴别 见表 5-131。

表 5-131 齿衄与舌衄鉴别

病名	出血部位	兼症
齿衄	自齿缝、牙龈溢出	常于刷牙时出现
舌衄	舌质，舌面上常有如针眼样出血点	无

3. 咳血与吐血鉴别 见表 5-132。

表 5-132 咳血与吐血鉴别

病名	出血部位	兼症
咳血	血由肺来，经气道随咳嗽而出，血色鲜红	咳血之前多有咳嗽、胸闷、喉痒等症状； 大量咳血后，可见痰中带血数天； 大便一般不呈黑色
吐血	血自胃而来，经呕吐而出，血色紫暗	吐血之前多有胃脘不适、恶心等症状； 出血常夹有食物残渣； 吐血之后无痰中带血，但大便多呈黑色

4. 便血与痢疾、痔疮出血鉴别 见表 5-133。

表 5-133 便血与痢疾、痔疮出血鉴别

病名	出血特点	兼症
便血	不伴有脓	无里急后重症状； 无肛门异物感或疼痛； 肛门直肠检查时，无内痔和外痔
痢疾	脓血相兼	初起有发热、恶寒等症； 伴有腹痛、里急后重、肛门灼热等症
痔疮	便时或便后出血	伴有肛门异物感或疼痛； 做肛门直肠检查时，可发现内痔或外痔

5. 尿血与血淋、石淋鉴别 见表 5-134。

表 5-134 尿血与血淋、石淋鉴别

病名	相同点	鉴别点
尿血	均有血随尿出	尿血不痛
血淋		尿血淋沥涩痛
石淋		尿时常有砂石夹杂，小便涩滞不畅，时有小便中断，或伴腰腹绞痛，若砂石从小便排出则痛止

6. 紫斑与丹毒鉴别　见表 5–135。

表 5–135　紫斑与丹毒鉴别

病名	出血部位	兼症
紫斑	为皮肤黏膜片状或点状的出血，色紫暗，压之不褪色	局部皮肤不热不痛
丹毒	属外科皮肤病，以皮肤色红如丹得名，轻者压之褪色，重者压之不褪色	局部皮肤灼热肿痛

【辨证论治】

（一）治疗原则

本病应针对各种出血的病因病机及相关脏腑，结合证候虚实及病情轻重而辨证论治。血证的治疗可归纳为治火、治气、治血三个原则。

1. 治火　实火当清热泻火，虚火当滋阴降火。

2. 治气　实证当清气降气，虚证当补气益气。

3. 治血　辨证选用凉血止血、收敛止血或祛瘀止血的方药。

（二）分证论治

血证的辨证论治见表 5–136。

表 5–136　血证分型证治

部位	证型	证候表现	治法	方剂	常用药物
鼻衄	热邪犯肺证	鼻腔干燥衄血，或涕中夹血；口干咽燥，或兼有身热，恶风，咳嗽，痰黄等症；舌质红，苔黄，脉数	清泄肺热，凉血止血	桑菊饮（《温病条辨》）加减	桑叶、菊花、薄荷、连翘、桔梗、杏仁、芦根、甘草；酌加牡丹皮、茅根、旱莲草、侧柏叶凉血止血
	胃热炽盛证	鼻衄，或兼齿衄，血色鲜红；口干喜饮，烦躁，便秘；舌红，苔黄，脉数	清胃泻火，凉血止血	玉女煎（《景岳全书》）加减	石膏、知母、地黄、麦冬、牛膝，酌加大蓟、小蓟、白茅根、藕节凉血止血
	肝火上炎证	鼻衄，血色鲜红；烦躁易怒，头痛目赤，口苦，胁痛；舌红，苔黄，脉弦数	清肝泻火，凉血止血	龙胆泻肝汤（《医方集解》）加减	龙胆草、柴胡、栀子、黄芩、木通、泽泻、车前子、生地黄、当归、甘草；酌加白茅根、蒲黄、大蓟、小蓟、藕节凉血止血
	气血亏虚证	鼻衄反复发作，或兼齿衄、肌衄；神疲乏力，面色苍白，头晕，耳鸣，心悸；舌质淡，脉细无力	补气摄血	归脾汤（《济生方》）加减	白术、茯神、黄芪、龙眼肉、酸枣仁、人参、木香、甘草、当归、远志、生姜、大枣；酌加阿胶、仙鹤草、茜草养血止血

部位	证型	证候表现	治法	方剂	常用药物
齿衄	胃火炽盛证	齿衄,血色鲜红;齿龈红肿疼痛,口渴欲饮,便秘,口臭;舌红,苔黄,脉洪数	清胃泻火,凉血止血	加味清胃散(《张氏医通》)合泻心汤(《金匮要略》)加减	加味清胃散:生地黄、牡丹皮、连翘、黄连、当归、升麻、犀角、生甘草;泻心汤:大黄、黄连、黄芩;酌加白茅根、大蓟、小蓟、藕节凉血止血
	阴虚火旺证	齿衄,血色淡红,起病较缓,五心烦热,腰酸腿软,口干舌燥,齿摇龈浮;舌质红,苔少,脉细数	滋阴降火,凉血止血	知柏地黄丸(《医宗金鉴》)合茜根散(《景岳全书》)	知柏地黄丸:知母、黄柏、熟地黄、山药、山茱萸、茯苓、牡丹皮、泽泻;茜根散:茜草根、黄芩、阿胶、侧柏叶、生地黄、甘草
咳血	燥热伤肺证	喉痒咳嗽,痰中带血;口干鼻燥,咳痰不爽,或有身热;舌质红,少津,苔薄黄,脉数	清热润肺,宁络止血	桑杏汤(《温病条辨》)加减	桑杏汤:桑叶、栀子、淡豆豉、沙参、梨皮、贝母、杏仁;酌加白茅根、茜草、藕节、侧柏叶凉血止血
	肝火犯肺证	咳嗽阵作,痰中带血或纯血鲜红;胸胁引痛,烦躁易怒,目赤口苦;舌质红,苔薄黄,脉弦数	清肝泻火,凉血止血	泻白散(《小儿药证直诀》)合黛蛤散(《中药成方配本》)加减	泻白散:桑白皮、地骨皮、粳米、甘草;黛蛤散:青黛、海蛤壳,酌加旱莲草、白茅根、大蓟、小蓟凉血止血
	阴虚肺热证	咳嗽痰少,痰中带血,或反复咳血,血色鲜红;口干咽燥,颧红,潮热盗汗;舌质红,苔少,脉细数	滋阴润肺,宁络止血	百合固金汤(《医方集解》)加减	熟地黄、生地黄、当归身、白芍、甘草、桔梗、玄参、贝母、麦冬、百合,酌加白及、藕节、白茅根、茜草止血
吐血	胃热壅盛证	吐血色红或紫黯;常夹有食物残渣,脘腹胀闷,嘈杂不适,或有烧灼感,上腹部疼痛,口臭,便秘,大便色黑;舌质红,苔黄腻,脉滑数	清胃泻火,化瘀止血	泻心汤(《金匮要略》)合十灰散(《十药神书》)	泻心汤:黄芩、黄连、大黄;十灰散:大蓟、小蓟、荷叶、侧柏叶、茅根、茜根、山栀、大黄、牡丹皮、棕榈皮
	肝火犯胃证	吐血色红或紫黯;口苦胁痛,烦躁易怒,部分患者面、颈、胸、臂可见血痣赤缕;舌质红绛,脉弦数	泻肝清胃,凉血止血	龙胆泻肝汤(《医方集解》)加减	龙胆泻肝汤组成同前;酌加白茅根、藕节、旱莲草、茜草凉血止血
	气虚血溢证	吐血缠绵不止,时轻时重,血色暗淡;神疲乏力,心悸气短,面色苍白;舌质淡,脉细弱	健脾益气摄血	归脾汤(《济生方》)加减	归脾汤组成同前;酌加仙鹤草养血止血;炮姜炭、白及、乌贼骨温经固涩止血
便血	肠道湿热证	便血色红,或便后滴出血液;大便臭秽,便后有肛门灼热感;舌质红,苔黄腻,脉濡数	清化湿热,凉血止血	地榆散(验方)合槐角丸(《丹溪心法》)	地榆散:地榆、茜根、黄芩、黄连、山栀、茯苓;槐角丸:槐角、地榆、黄芩、当归、炒枳壳、防风

续表

部位	证型	证候表现	治法	方剂	常用药物
	气虚不摄证	便血反复发作，色红或紫黯；食少，胃脘隐痛，体倦乏力，面色萎黄，心悸，少寐；舌质淡，脉细	健脾益气摄血	归脾汤（《济生方》）加减	归脾汤组成同前；酌加阿胶、槐花、地榆、仙鹤草养血止血
	脾胃虚寒证	便血紫黯，甚则黑色；腹部隐痛，喜温喜按，纳呆便溏，畏寒肢冷，面色无华，神疲懒言；舌质淡，脉细	健脾温中，养血止血	黄土汤（《金匮要略》）加减	灶心黄土、甘草、干地黄、白术、附子（炮）、阿胶、黄芩，酌加白及、乌贼骨收敛止血，三七、花蕊石活血止血
尿血	下焦湿热证	尿血鲜红，小便黄赤灼热；心烦口渴，面赤口疮，夜寐不安；舌质红，苔薄黄，脉数	清热利湿，凉血止血	小蓟饮子（《济生方》）加减	小蓟饮子：小蓟、生地黄、藕节、蒲黄、栀子、通草、竹叶、滑石、甘草、当归
	肾虚火旺证	小便短赤带血；头晕耳鸣，神疲，颧红潮热，腰膝酸软；舌质红，脉细数	滋阴降火，凉血止血	知柏地黄丸（《医宗金鉴》）加减	知柏地黄丸组成同前；酌加旱莲草、大蓟、小蓟、藕节、蒲黄凉血止血
	脾不统血证	久病尿血；食少，乏力，气短，面色不华；舌质淡，脉细弱	补中健脾，益气摄血	归脾汤（《济生方》）加减	归脾汤组成同前；酌加熟地黄、阿胶、仙鹤草、槐花养血止血
	肾气不固证	久病尿血，血色淡红，或镜下血尿；头晕耳鸣，腰脊酸痛；舌质淡，脉沉弱	补益肾气，固摄止血	无比山药丸（《太平惠民和剂局方》）加减	山药、肉苁蓉、熟地黄、山萸肉、茯神、菟丝子、五味子、赤石脂、巴戟天、杜仲、牛膝、泽泻；酌加仙鹤草、蒲黄、槐花、紫珠草止血
紫斑	血热妄行证	皮肤出现青紫斑点或斑块；或有发热，口渴，便秘；舌质红，苔黄，脉弦数	清热解毒，凉血止血	犀角地黄汤（《备急千金要方》）合十灰散（《十药神书》）	犀角地黄汤：犀角（水牛角代）、生地黄、芍药、牡丹皮；十灰散组成同前
	阴虚火旺证	皮肤出现青紫斑点或斑块，时发时止；颧红，心烦口渴，手足心热，潮热盗汗；舌质红，苔少，脉细数	滋阴降火，宁络止血	茜根散（《景岳全书》）	茜根散组成同前
	气不摄血证	紫斑反复出现；神疲乏力，头晕目眩，面色苍白，食欲不振；舌质淡，脉细弱	补气摄血	归脾汤（《济生方》）加减	归脾汤组成同前

【名医学术思想及临证经验】

关幼波关于血证辨证论治提出：①"血证诱因多，止血非上策"：指出见血不能单纯止血，应针对病因治疗，祛除影响气血运行的因素，行血活血使瘀血化散，经络疏通，使之血循归经，而治其本。并根据情况和需要，佐以凉血止血的药物以治其标，善于应用犀角地黄汤与清营汤合方化裁，喜用大黄炭"釜底抽薪"以期达到热清血活而止血之效。②"急则虽治标，固本更重要"：认为出血为标，各种因素所引起的瘀血阻络为本。对于急性出血，治标虽为急，但维护患者整体情况更为重要，除针对出血的诱因和病理实质的治疗外，还应扶正固本。③"治血必治气，气和经血归"：气虚者治以益气而摄血，气郁化火、气血逆乱者治以降气为法，"降其肺气、顺其胃气、纳其肾气"，使得气降血能归经。喜用旋覆花、代赭石降逆和胃，杏仁、橘红、蔻仁行气和胃，香附行气以助活血。

方药中认为，对于出血病证，首先应详询病史，寻找原发与继发的关系，其次应该结合出血部位确定病位。例如足厥阴肝经"循股阴，入毛中，过阴器，抵小腹"，肾司二便，主藏精，精血同源，故尿血部位可定位在肝肾。对于出血病证的治疗，方老主张：①"凉血勿留瘀"，不忘"疏其血气，令其条达"，常在止血中少佐散瘀之品，如牡丹皮、赤芍、茜草之属。②"温阳摄血，不忌附桂"，认为只要虚寒证具，不必泥于此说，不仅可选用黄土汤、桂附地黄汤之辈，甚至可加仙茅、淫羊藿以助脾肾之功。③"治血与治气并进"，气虚出血证常以补中益气汤收功，化瘀止血推崇血府逐瘀汤，并强调女性患者要考虑肝郁血瘀，因此常在化瘀剂中酌加疏肝之品。

时振声认为尿血的病因甚为复杂，或气虚、阳虚而不摄血，或实火内盛，迫血妄行，或虚火内炽，血液外溢等皆可动血，以血热妄行者比较常见。除此之外，瘀血内阻，血不循经，亦是出血的常见原因。因此提出治尿血一证，应充分注意化瘀，不宜用炭类收涩止血。对于阴血血尿者，常滋肾与化瘀清利同用，创制了"滋肾化瘀清利汤"（女贞子、旱莲草、白花蛇舌草、生侧柏、马鞭草、大蓟、小蓟、益母草、白茅根、石韦）。

柯微君认为血液系统出血性疾病（如再生障碍性贫血、原发免疫性血小板减少症）常本虚标实、虚实夹杂，以脾肾亏虚为本，血热妄行、瘀血阻络为标。因此治疗上主张以"平衡阴阳"为大法，以"健脾补肾"为根本，以"活血化瘀"贯穿血证始终。并提出血液病血证具有一定病证演变规律，由血热妄行→阴虚血热→气阴两虚→脾肾阳虚依次转化。因过用寒凉易败胃伤阳，过早温补易助热动血，因此治疗上采用由"清热"到"平补"再到"温补"循序渐进的过程。对于急性出血期常以清热凉血、填阴潜阳为法，方用自拟加味犀角地黄汤（水牛角、生地黄、白芍、牡丹皮、卷柏、虎杖、三七面、玳瑁面、生甘草）、苍玉潜龙汤（见于清代费伯雄《医醇賸义》，其处方：生地黄四钱、龟板六钱、石膏三钱、龙齿二钱、石斛三钱、天花粉二钱、牡丹皮一钱五分、羚羊角一钱五分、沙参四钱、白芍一钱五分，并予藕三两、茅根五钱同煎汤代水）为主。

【验案精选】

姜某，男，14岁，2009年10月15日初诊。

患者以"紫癜、鼻衄反复发作8年"来诊。近1个月反复感冒，出现鼻衄，齿衄，双腿皮肤紫癜，头晕，乏力。舌质红，少苔，脉沉细弱。西医诊断：原发性免疫性血小板减少症。中医诊断：紫癜病（阴虚火旺、血热妄行）。治法：滋阴清热，凉血止血。处方：犀角地黄汤加减。水牛角片40g，生地黄30g，白芍20g，牡丹皮10g，卷柏30g，虎杖20g，三七面6g，玳瑁面3g，女贞子20g，旱莲草20g，紫草12g，羚羊角粉

0.9g，沙参30g，黄精20g，仙鹤草30g，白及12g，白花蛇舌草20g，生甘草20g，蒲公英12g，连翘12g。2009年11月17日复诊：鼻衄、龈衄止，时有畏寒，手足心汗出。逐渐减少清热凉血之品，加用黄芪、菟丝子等健脾补肾，出血未再发作。血小板逐渐恢复。

按：血之妄行有血热、气虚、血瘀之异，尤新病血热，但久病亦不乏其热。当根据虚实而治之。本例血小板减少症衄血8年，反复感冒之后出血，头晕、乏力，舌质红，少苔，脉沉细无力。久病脾肾俱虚，反复感冒热毒入血分，迫血外溢。急则治标，治以清热凉血、滋阴清热为要，兼顾益气补肾。予犀角地黄汤加减，药后血止，血小板上升。再诊标本兼顾，加强补肾力度，以巩固疗效而愈。

柯微君，侯雅军，陈嘉兴.柯微君血液病治疗经验.北京：北京科学技术出版社，2016.

五、虚劳

虚劳又称虚损，是以脏腑亏损，气血阴阳虚衰，久虚不复成劳为主要病机，以五脏虚损为主要临床表现的多种慢性虚弱证候的总称。临床多个系统的多种慢性消耗性和功能衰退性疾病，以慢性虚弱为特点，当发展至严重阶段，以脏腑气血阴阳亏损为主要表现的病证，均属于本病证的范围。是中医内科系统涉及最广的病证。

【病因病机】

虚劳的病因病机见图5-42、图5-43。

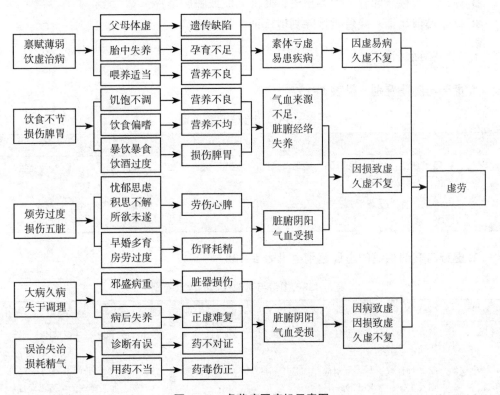

图 5-42　虚劳病因病机示意图

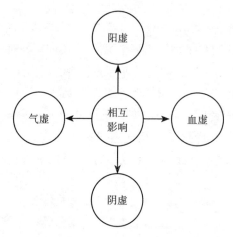

图 5-43　虚劳病机（气血阴阳相互影响）示意图

【诊断与鉴别诊断】

（一）诊断

1. 病史：长期慢性病；大病、久病后。

2. 症状：多见神疲体倦、食少厌食、心悸气短、面容憔悴、自汗盗汗，或五心烦热，或畏寒肢冷，脉虚无力等。

3. 体征：慢性病面容，形容枯槁，瘦削肉脱或臃肿虚浮。

4. 排除类似病证。应着重排除其他病证中的虚证。

（二）鉴别诊断

1. 虚劳与肺痨鉴别　见表 5-137。

表 5-137　虚劳与肺痨鉴别

病名	病因	病位	基本病机	主症
虚劳	多种原因所致；久虚不复，病程较长；无传染性	五脏	脏腑气血阴阳亏虚	五脏气、血、阴、阳亏虚的多种症状
肺痨	正气不足、痨虫侵袭所致；有传染性	肺	阴虚火旺为主	咳嗽、咯血、潮热、盗汗、消瘦

2. 虚劳与其他疾病的虚证鉴别　见表 5-138。

表 5-138　虚劳与其他疾病的虚证鉴别

鉴别证	性质	病程长短	程度	病位
虚劳	是一种疾病；多种慢性虚弱疾病发展到严重阶段的结果	病程长	较重	涉及多脏甚至整体
其他疾病的虚证	是一种证候；与实证对应（如眩晕病的气血亏虚证；水肿病的脾阳不振证）	病程有长有短	较轻	病变脏器单一（如泄泻病的脾胃虚弱证）

【辨证论治】

（一）辨证要点

1. 辨别五脏气血阴阳亏虚　以气血阴阳为纲，五脏虚候为目（表5-139、表5-140）。

表5-139　辨别气血阴阳亏虚

阴阳气血为纲	特点	症状	舌脉
阴虚	多表现阴虚生内热的症状	五心烦热，面色潮红，口干咽燥，潮热盗汗	舌红少苔脉细数
阳虚	由气虚进一步发展而成，表现为阳虚生内寒	倦怠嗜卧，形寒肢冷，肠鸣泄泻，或有浮肿，下肢为甚	舌质胖嫩，边有齿印，苔淡白而润，脉细微、沉迟或虚大
气虚	脏腑经络功能虚弱的表现	面色㿠白或萎黄，神疲体倦，气短，懒言声低，自汗	舌淡脉弱
血虚	表现为血脉不充、失于濡养的症状	面色不华，唇甲苍白，头晕目花，肌肤粗糙，健忘	舌质淡红，苔少，脉细

表5-140　辨别五脏亏虚

五脏虚候为目	症状
心虚	心悸怔忡
肺虚	自汗易感冒，或咳嗽盗汗
脾虚	纳呆，脘腹不适
肝虚	头晕目眩，视物模糊，胁痛
肾虚	腰酸膝软

2. 辨有无兼夹病证　先辨是否因虚而感外邪，次辨原有疾病是否继续存在，再辨有无因虚致实。

（二）治疗原则

本病的治疗以补益为基本原则。须根据病理属性的不同，分别采取益气、养血、滋阴、温阳的治疗方药，并要密切结合五脏病位的不同而选方用药。

（三）分证论治

虚劳的分证论治见表5-141。

表 5-141　虚劳辨证论治

阴阳气血为纲	五脏虚候为目	证候表现	治法	方剂	常用药物
气虚	肺气虚	咳嗽无力,痰液清稀,短气自汗,声音低怯,易于感冒,面白	补益肺气	补肺汤(《永类钤方》)	人参、黄芪、五味子、熟地黄、桑白皮、紫菀
	心气虚	心悸,气短,劳则尤甚,神疲体倦,自汗	益气养心	七福饮(《景岳全书》)	人参、熟地黄、当归、白术、炙甘草、酸枣仁、远志
	脾气虚	饮食减少,食后胃脘不舒,倦怠乏力,大便溏薄,面色萎黄	健脾益气	加味四君子汤(《三因极一病证方论》)	人参、白术、茯苓、甘草、黄芪、白扁豆
	肾气虚	神疲乏力,腰膝酸软,小便频数而清,白带清稀	益气补肾	大补元煎(《景岳全书》)	人参、山药、熟地黄、杜仲、枸杞子、当归、山茱萸、炙甘草
血虚	心血虚	心悸怔忡,健忘,失眠,多梦,面色不华	养血宁心	养心汤(《仁斋直指方》)	人参、黄芪、茯苓、茯神、当归、川芎、炙甘草、半夏曲、柏子仁、酸枣仁、远志、五味子、肉桂
	肝血虚	头晕,目眩,胁痛,肢体麻木,筋脉拘急,或筋惕肉瞤,妇女月经不调甚则闭经,面色不华	补血养肝	四物汤(《太平惠民和剂局方》)加减	熟地黄、当归、芍药、川芎;酌加黄芪、党参、白术补气生血
阴虚	肺阴虚	干咳,咽燥,甚或失音,咳血,潮热,盗汗,面色潮红	养阴润肺	沙参麦冬汤(《温病条辨》)	北沙参、麦冬、玉竹、天花粉、白扁豆、桑叶、甘草
	心阴虚	心悸,失眠,烦躁,潮热,盗汗,或口舌生疮,面色潮红	滋阴养心	天王补心丹(《校注妇人良方》)	人参、玄参、丹参、茯苓、五味子、远志、桔梗、当归、麦冬、天冬、柏子仁、酸枣仁、生地黄、朱砂
	脾胃阴虚	口干唇燥,不思饮食,大便燥结,甚则干呕,呃逆,面色潮红	养阴和胃	益胃汤(《温病条辨》)	沙参、麦冬、生地黄、玉竹、冰糖
	肝阴虚	头痛,眩晕,耳鸣,目干畏光,视物不明,急躁易怒,或肢体麻木,筋惕肉瞤,面潮红	滋养肝阴	补肝汤(《医宗金鉴》)	熟地黄、当归、芍药、川芎、酸枣仁、木瓜、甘草
	肾阴虚	腰酸,遗精,两足痿弱,眩晕,耳鸣,甚则耳聋,口干,咽痛,颧红	滋补肾阴	左归丸(《景岳全书》)	熟地黄、山药、山萸肉、菟丝子、枸杞子、川牛膝、龟板胶、鹿角胶

续表

阴阳气血为纲	五脏虚候为目	证候表现	治法	方剂	常用药物
阳虚	心阳虚	心悸，自汗，神倦嗜卧，心胸憋闷疼痛，形寒肢冷，面色苍白	益气温阳	保元汤（《博爱新鉴》）加减	人参、黄芪、肉桂、生姜、甘草
	脾阳虚	面色萎黄，食少，形寒，神倦乏力，少气懒言，大便溏薄，肠鸣腹痛，每因受寒或饮食不慎而加剧	温中健脾	附子理中汤（《太平惠民和剂局方》）	附子、人参、白术、干姜、炙甘草
	肾阳虚	腰背酸痛，遗精，阳痿，多尿或不禁，面色苍白，畏寒肢冷，下利清谷或五更泄泻	温补肾阳	右归丸（《景岳全书》）	熟地黄、山药、山萸肉、枸杞子、杜仲、菟丝子、附子、肉桂、当归、鹿角胶

【名医学术思想及临证经验】

施今墨认为各种慢性病都表现脏腑受损，补其先后天即是治其根本。对于症状复杂，几乎五脏六腑均有病症表现，如何施治难下决断时采用补脾肾之法，则主要矛盾突出，次要矛盾消减，究竟何脏何腑受损即表现无遗，然后治其主要受损之脏腑，病即可痊。健补脾胃，常用四君子汤化裁诸方，药物如党参、黄芪、山药、莲肉、芡实、薏苡仁、扁豆等。气虚之证，常因虚而滞，单用补法，有时会越补越滞，常以调理气机之法为先。注重调理脾胃，归纳出治疗脾胃病十法：温、清、补、消、通、泻、涩、降、和、生。常补中益气与疏肝和胃、清肝益胃、养胃生津、温肾益心、清热固脱等相结合。

蒲辅周认为，"五脏各有虚证，有当补而不补，不当补而补之误。有虚在上中而补下，有不足于下而误补于中上，此古人所谓漫补""补药的堆积，难达到补的效果"。主张"气以通为补，血以和为补""以补为主、以通为用"的基本原则。自拟双和散（人参、茯神、远志、菖蒲、丹参、香附、没药、琥珀、血竭、鸡血藤）治疗以虚为主、痰瘀为标的冠心病，使得心气得补、气血通畅。

沈仲圭对于久病咯血形瘦便溏属虚劳重证者的治疗有独到之处。他认为此病由真阴久亏，水不涵木，木火刑金，肺失宣肃，而见咳嗽、咯血；肝火上升，脾气下陷，而见颧红面赤、纳少枯瘦、完谷不化，最终脾失健运，肺、脾、肝、肾四脏同病。因为肺喜润恶燥，脾喜燥恶湿，治疗矛盾。沈仲圭以滋水平木、清金保肺、培土生金为治疗原则，用药以甘寒为主，甘平为辅。自拟处方：西洋参、麦冬、燕窝、冬虫夏草、阿胶、百合、山药、川贝母、甜杏仁、款冬花、生地炭、琼玉膏。滋而不腻，润而不燥。

晁恩祥对于肺系虚劳注重调补肺肾、扶正固本。在慢性阻塞性肺疾患缓解期、咳嗽变异型哮喘慢性迁延期以虚损证候为表现，主张应以调补肺肾为主治，制定调补肺肾方。选用西洋参、冬虫夏草、山茱萸、丹参、枸杞子等药物组成。

方药中认为慢性肾功能衰竭其病机是以脾肾虚衰为本，风、热、湿、瘀为标的正虚邪实证，以脾系、肾系、脾肾同病、五脏兼损、兼夹证处理为纲，并创立了参芪地黄汤（党参、黄芪、生地黄、苍术、白术、山萸肉、牡丹皮、茯苓、泽泻、怀牛膝、车前子、竹茹、黄连）、参芪麦味地黄汤（党参、黄芪、天冬、麦冬、五味子、生地黄、苍术、白术、山萸肉、牡丹皮、茯苓、泽泻、怀牛膝、车前子、竹茹、黄连）等肾病系列方。

张炳厚治疗慢性肾脏病学术思想核心为"肾地黄，气黄芪，类方虫蚁更新奇"。其重视滋补肾阴，遣药多以熟地黄为君，补气重用黄芪。认为肾具有"精易耗，阴常虚"的特点。肾虚之证，一般分为阴虚、阳虚两类。其治疗原则为"培其不足，不可伐其有余"。治疗上善于"阴中求阳"。并总结补肾八法（缓补法、峻补法、清补法、温补法、通补法、涩补法、双补法及间接补法），创制地龟汤类方。

王绵之认为慢性肾功能衰竭属正虚邪实，正虚以脾肾阳虚为主，邪实为湿浊瘀血内阻。脾虚运化无权，肾虚气化失调、升降失常，湿浊邪毒瘀滞为患。用药以补虚为主，兼顾祛邪。补虚以补益脾肾为主，常用药，如淫羊藿、杜仲、山茱萸、菟丝子等温补脾肾；配熟地黄阴中求阳；人参、白术、茯苓、黄芪等补脾益气；配当归养血。祛邪以利湿泄浊、活血化瘀为主。主张平稳缓治，不可大补或大泄，大补使瘀阻更重，大泄更伤阳气。

许心如对于心系的虚劳如慢性充血性心力衰竭（简称心衰），认为其主要病机为心脾肾阳（气）虚为本，痰饮、水湿、瘀血为标。当心衰较轻时，以心脾肾虚为主，缓则治本，故以益气养阴、温肾健脾为法，选用苓桂术甘汤、肾气丸、真武汤、生脉散等加减；心衰较重时，心脾肾虚的同时，出现血脉瘀阻、水饮停滞、肺气壅滞，急则治标，以泻肺利水为主，佐以益气养阴、活血通脉。创制了心衰合剂（葶苈子、桑白皮、车前子、泽泻、生黄芪、太子参、五味子、麦冬、紫丹参、全当归）。

关幼波认为慢性肝病以正气虚（包括肝、脾、肾、气血、津液等）为矛盾的主要方面，主张扶正为主。他重视"气血"辨证，"肝脏体阴而用阳"，因此治疗慢性肝病，以补气养血为先，并总结出治肝要诀"扶正祛邪调理气血，调理肝脾肾，中州要当先，扶正需解毒，湿热勿残留"。方中常用黄芪、当归、芍药、党参、白术、茯苓、山药、桑寄生、枸杞子等补气养血、健脾补肾。创制了健脾舒肝丸（党参、山药、郁金、陈皮、当归、柴胡各 10g、炒白术、白芍各 12g，草豆蔻 6g。共研细末，每次服 10g，日服 2次）、滋补肝肾丸（北沙参、麦冬各 12g，何首乌、女贞子、川续断、旱莲草、浮小麦各 15g。共研为细末，每次 10g 冲服，日服 2次。亦可炼蜜为丸，或作蜜膏服用）等多种方药。

谢海洲对于虚劳病证，注重扶正培本，习用益肾、滋阴、益气养血、补脾 4 种治法。其中益肾法又分益肾填精、补肾荣脑、补肾生髓三法，自拟了补肾荣脑汤（紫河车、龙眼肉、桑椹、熟地黄、当归、太子参、丹参、赤白芍、茯苓、菖蒲、郁金、生蒲黄）、补肾生髓汤（紫河车、鸡血藤、熟地黄、龟板胶、鹿角胶、党参、黄芪、桑椹、何首乌、黄精、当归、仙鹤草、砂仁）等治疗神经衰弱、老年性痴呆、再生障碍性贫血等虚劳病证。因药食同源，谢老喜用食补膏滋，适用于年老体弱多病宜缓图者。

方和谦以"调补见长，善用补剂"为行医特点。其补法的应用体现在扶正培本的治则中。扶正就是扶助正气，补益气血阴阳；培本就是培补脾肾，恢复脏腑功能。并认为益气血重在补脾胃，补阴阳应当益肾，补脏腑注意五行相生。创制了"滋补汤"（党参、茯苓、白术、炙甘草、当归、熟地黄、白芍、肉桂、陈皮、木香、大枣），其核心就是培补先后天之本，调和阴阳气血，以治五脏虚衰之候。

【验案精选】

患者，女，52岁，2013年10月12日初诊。

患者因"腰膝酸软3年余"就诊。腰酸膝软，周身乏力，头晕耳鸣，视物不清，口干咽燥，手足心热，纳呆，大便干结难下，舌红苔薄黄欠津，脉弦细。既往高血压病史10余年。血肌酐352μmol/L，血红蛋白76g/L，24小时尿蛋白定量1.65g。西医诊断：高血压肾病，慢性肾脏病Ⅲ期。中医诊断：虚劳病、肾衰病（肾阴亏虚、阴虚火旺、浊毒内蕴）。治法：滋补肾阴，清利泻浊。处方：以张炳厚清补地龟汤加减。生地黄20g，熟地黄20g，龟板20g（先煎），炒知母10g，炒黄柏10g，生黄芪20g，当归30g，土茯苓30g，土大黄30g，泽泻15g，酒大黄10g，石韦30g，飞滑石20g，生甘草15g，怀牛膝15g，茯苓30g。14剂水煎服。二诊时患者腰膝酸软、周身乏力明显减轻。四诊时诸症消失。血肌酐208μmol/L，血红蛋白110g/L。随访2年，血肌酐稳定在200～230μmol/L，血红蛋白100～109g/L。

按： 患者以慢性肾功能衰竭就诊，以虚损症状为主。正虚为本，邪实为标。正虚以脾肾亏虚，特别是肾虚为主，邪实包括湿、浊、热、毒等。故而治疗上当扶正祛邪。以张炳厚清补地龟汤为主方治疗。方中用生地黄、熟地黄、龟板滋补肝肾之阴以培本，炒知柏降火以清源，用生黄芪、当归益气养血、固本救虚，用怀牛膝引血下行、活血化瘀，用酒大黄通腑泄浊，使脾气升、浊毒降、肾气得以充养。茯苓渗湿利尿，健脾补中。土茯苓甘淡渗利、解毒化湿。土大黄清热解毒、凉血。石韦、滑石清湿热利水道。甘草缓和药性，调和诸药，为佐使药。全方共奏滋补肾阴、清利泻浊之功。

赵文景，蔡朕，孟元，等.张炳厚滋补肾阴法在治疗慢性肾脏病中的应用.北京中医药，2016，35（4）：341-343.

六、内伤发热

内伤发热是指以内伤为病因，脏腑功能失调、气血阴阳失衡所导致的发热。

【病因病机】

内伤发热主要由久病体虚，饮食劳倦，情志失调，外伤出血等引起。分为气血阴阳亏虚、脏腑功能失调所致之虚证，以及气郁化火、瘀血阻滞及湿浊停聚之实证，证候之间可相互转化或兼夹出现，久病可由实转虚，虚实兼夹，或转为虚劳等病证。（图5-44）

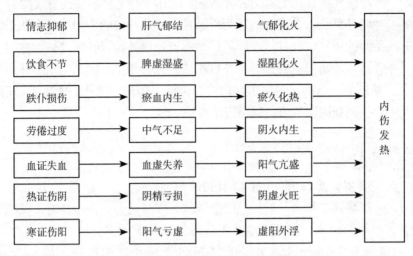

图 5-44　内伤发热病因病机示意图

【诊断与鉴别诊断】

（一）诊断

1. 低热或自觉发热，起病缓慢，病程较长。
2. 一般有气、血、阴、阳亏虚或气郁、血瘀、湿阻病史，或有反复发热史。
3. 无感受外邪的症状。

（二）鉴别诊断

内伤发热与外感发热的鉴别见表 5-142。

表 5-142　内伤发热与外感发热鉴别

病名	感受外邪	起病	病程	发热	恶寒	兼症
内伤发热	无	缓	长	多低热	无	头晕、神疲、自汗盗汗、脉弱
外感发热	有	急	短	多高热	有	头身疼痛、鼻塞流涕、咳嗽、脉浮

【辨证论治】

实者解郁、活血、除湿，适当配伍清热；虚者益气、养血、滋阴、温阳，除阴虚发热可适当配伍清虚热药物外，以补为主。（表 5-143）

表 5-143　内伤发热辨证论治

证型	证候表现	治法	方剂	常用药物
阴虚发热证	午后潮热，或夜间发热，不欲近衣，手足心热，烦躁。少寐多梦，盗汗，口干咽燥，舌质红，或有裂纹，苔少甚或无苔，脉细数	滋阴清热	清骨散（《证治准绳》）加减	银柴胡、胡黄连、秦艽、鳖甲、地骨皮、青蒿、知母、甘草
血虚发热证	发热，热势多为低热，头晕眼花，身倦乏力，心悸不宁，面白少华，唇甲色淡，舌质淡，脉细弱	益气养血	归脾汤（《济生方》）加减	党参、黄芪、白术、茯神、酸枣仁、龙眼肉、木香、炙甘草、当归、远志、生姜、大枣
气虚发热证	发热，热势或低或高，常在劳累后发作或加剧，倦怠乏力，气短懒言，自汗，易于感冒，食少便溏，舌质淡，苔薄白，脉细弱	健脾益气，甘温除热	补中益气汤（《脾胃论》）加减	人参、黄芪、白术、甘草、当归、陈皮、升麻、柴胡
阳虚发热证	发热而欲近衣，形寒怯冷，四肢不温，少气懒言，头晕嗜卧，腰膝酸软，纳少便溏，面色㿠白，舌质淡胖，或有齿痕，苔白润，脉沉细无力	温补阳气，引火归元	金匮肾气丸（《金匮要略》）加减	熟地黄、山药、山茱萸、泽泻、茯苓、牡丹皮、桂枝、附子
气郁发热证	发热多为低热或潮热，热势常随情绪波动而起伏，精神抑郁，胁肋胀满，烦躁易怒，口干口苦，纳食减少，舌红，苔黄，脉弦数	疏肝理气，解郁泄热	丹栀逍遥散加减（《古今医统大全》）	牡丹皮、山栀、当归、白芍、柴胡、茯苓、白术、甘草、薄荷、煨姜
痰湿郁热证	低热，午后热甚，心内烦热，胸闷脘痞，不思饮食，渴不欲饮，呕恶，大便稀薄或黏滞不爽，舌苔白腻或黄腻，脉濡数	燥湿化痰，清热和中	黄连温胆汤（《备急千金要方》）合中和汤（《丹溪心法》）加减	黄连温胆汤：半夏、陈皮、茯苓、甘草、枳实、竹茹、黄连、大枣；中和汤：苍术、半夏、黄芩、香附
血瘀发热证	午后或夜晚发热，或自觉身体某些部位发热，口燥咽干，但不多饮，肢体或躯干有固定痛处或肿块，面色萎黄或晦暗，舌质青紫或有瘀点、瘀斑，脉弦或涩	活血化瘀	血府逐瘀汤（《医林改错》）加减	当归、生地黄、桃仁、红花、枳壳、赤芍药、柴胡、甘草、桔梗、川芎、牛膝

【名医学术思想及临证经验】

祝谌予认为内伤发热是气血虚损或阴阳失调所致，在治疗时不能遇热退热，动辄使用大量苦寒清热解毒或甘寒滋阴凉血之药，否则会郁闭阳气，化燥伤阴，日久滋腻碍胃，生化乏源。他将内伤发热分为四型进行辨治：①阴虚内热型：患者素体阴虚或温热病后期伤阴，过服温热药物，阴虚不能制火，阳热相对偏盛。症见午后潮热，手足心热，口干，心烦，失眠多梦，小便黄，舌红无苔干燥，脉细数。治以清热滋阴，常用青蒿鳖甲汤（青蒿、鳖甲、知母、牡丹皮、生地黄）加白薇 10g，地骨皮 15g，秦艽 10g，白茅根 30g 等。若失眠多梦加酸枣仁 10g，五味子 10g，丹参 15g，黄连 5g；盗汗加生牡蛎 30g，五味子 10g。②气虚下陷型：患者劳逸不均，饮食失调，内伤脾胃，中气下陷，阴火上乘则症见发热，常因劳累后诱发加重，易外感，肌肤灼热而手足不温，口干，乏力自汗，纳差便溏，舌胖淡，苔白，脉虚大无力。治以补中益气，甘温除热。方用补中益气汤加黄柏 10g，地骨皮 10g，生地黄 10g，白茅根 30g。若伴头晕耳鸣、失眠多梦等血虚证，可加熟地黄、白芍、酸枣仁、五味子等养血安神。③肝经郁热型：患者情志不畅，肝气失于条达，郁而化火或郁怒伤肝，肝火内盛而发热，成为"气有余便是火"。症见发热，口干咽燥，胸闷太息，心烦易怒，月经不调，舌红苔薄黄，脉细弦。治以疏肝解郁，养血清热。方用逍遥散加牡丹皮 10g，黄芩 10g，生地黄 10g，白茅根 30g，秦艽 10g，地骨皮 10g。若平素肝郁，外感风邪，导致表里不和，症见寒热往来，热重寒轻，口苦，头晕目眩，舌苔白，脉弦者，可用小柴胡汤去党参，加沙参、金银花、连翘、板蓝根、芦根、茅根等和解表里，疏肝清热。④瘀血内阻型：此类发热临床必有瘀证可查，如面色瘀黯，唇甲青紫，皮下紫癜或结节红斑，舌质紫有瘀斑，舌下脉络瘀张，脉细涩等，妇女常伴月经后错或经量少黑，甚至闭经。治以血府逐瘀汤为主，加牡丹皮、丹参、黄芩、黄连清热凉血，活血化瘀。如皮下紫癜加白茅根、生地榆、大蓟、小蓟、槐花；结节红斑加穿山甲、皂角刺。总之内伤发热因病情较复杂，病程较长，临床需要详加辨证，数法并用，方可取效。

岳美中认为低热是虚证，需从阴阳、脾胃、肾、肺几个方面进行辨证。阳虚发热，症见由上而下，多形肥面白，口干咽痛，口舌生疮，涕唾黏稠，发热由子时起，巳时止，盗汗必寐时；阴虚发热症见由下而上，午后子前发热，寐时盗汗多，见神疲肌削，面色苍黑，胃腻恶食，大便溏泄。甘温除热是从治，用于饥饱劳逸，阳气不畅，阳虚发热之人。阳虚乃黄芪证（阴虚乃地黄证），方如补中益气汤、归脾汤，需注意本证与戴阳证的区别。对于低热的治疗，不强调特效药方，而是辨证施治。阳虚之热，轻触肌肤觉灼热，重按之，则反觉不热。手背热是阳虚；手心发热是阴虚；前额发热，多为外感；乙脑、流脑之类多见枕后发热。下午发热、腰痛，是肾阴虚，应滋肾，可用都气丸加柴胡、白芍。阳虚者用升阳益胃汤。若见胸脘痞满，苔白，则用三仁汤以清热利湿。总之低热需从阴阳、脾胃、肾、肺几个方面进行辨证，抓住患者证候。除阴阳之别外，还需进一步辨清脏腑、寒热、虚实。如肾阴虚用六味地黄丸，肝阴虚用一贯煎。脾胃虽互为表里，但胃主受纳，下行为顺，胃气上逆故呕哕嗳气；脾主运化，脾虚故腹胀、矢气、大便异常。山药、石斛偏养脾阴，麦冬则偏养胃阴等，差异甚多，不应含混。

孔光一针对内伤发热，常用的治法包括宣上调中法、两清肝肺法、开达膜原法、行经泄热法。宣上调中法适用于肺胃郁热证，症见易感发热，鼻流清涕，咳嗽不已，食欠振，便欠畅，或有腹痛，手足心热，易汗出，夜寐不宁，扁桃体及颈、颌下淋巴结肿大，舌苔中腻，脉滑数等。多见于小儿发热，因中焦积热，毒滞肝胆，上扰肺卫所致。治疗常用前胡、桔梗、紫苏子、紫苏梗、贝母、连翘、黄芩以宣肺清上，以半夏、神曲、炒莱菔子、枳壳、白术、甘草等理脾调中。若大便干结难解者，加玄参、炒山栀以养阴泄热；纳食不振者，加砂仁以醒脾健胃，扁桃体肿大及颈、颌下有结节者加僵蚕、牛蒡子、赤芍利咽散结。两清肝肺法适用于肝肺郁热证，症见发热咳嗽，胸胁不适，口苦尿黄，舌红苔黄，脉弦数。患者平素肝经郁热，复感风热之邪，引动肝胆伏热内发所致，常用小柴胡汤加减。常用药物有：柴胡、黄芩、半夏、连翘、鱼腥草、板蓝根、白花蛇舌草、牡丹皮、赤芍、桔梗、川贝母、紫苏子、紫苏梗、太子参、甘草等。开达膜原法适用于湿热邪毒内伏膜原者，症见发热缠绵不解，日晡益甚，头晕口苦，胸痞呕恶，腹胀，便溏不爽，或便结，尿黄，舌红或红赤，苔白腻或黄厚腻，脉濡数或滑数，部分患者可见肝脾肿大或淋巴结肿大。治疗使用达原饮合小柴胡汤加减，常用药物有：柴胡、青蒿、黄芩、草果、厚朴、槟榔、赤芍、白芍、知母、半夏、滑石、甘草等。颈部或颌下淋巴结肿大者，加僵蚕、夏枯草、蚤休以解毒散结。行经泄热法适用于妇女月经期发热患者，在清热药物中加入调经行经之品，使邪热随月经之行而去。常用药物有：柴胡、赤芍、白芍、当归、半夏、青陈皮、黄芩、龙胆草、牡丹皮、菊花、连翘、鱼腥草、川续断等。若经前白带较多者，加败酱草以清利湿热；便干加白术、枳壳、栀子。注意月经期间用药不宜过于寒凉，过凉则使月经郁遏不行或行经不畅，瘀热不去，病必不除。

　　蒲辅周对于内伤发热本着"肝为罢极之本"，"阳气者，烦劳则张"的原则指导临床实践。本病多因患者不善于掌握劳逸结合，过度疲劳，中气损伤，脾失健运，脾气不敛，虚热内生；肝喜条达，而易寒易热，精神过度紧张，而致肝脾不和，亦能引起低热。治疗主要调理肝脾两脏。"烦劳则张"的患者用药以甘温除热法，轻则用补中益气汤，重则用当归补血汤合甘麦大枣汤加党参，即当归、黄芪、党参、甘草、小麦、大枣。若汗多用浮小麦。若脉弦细数，脾胃虚弱，嗜睡乏力，体重，关节疼痛，口苦，食不知味，大便不调，宜升阳益胃汤。若脾胃虚，过食生冷，损伤脾胃，阳气抑郁；或现有外感治疗不当，犯凉遏，误补，热郁于内，以致长期低热，头晕，口苦；或见热如火燎，扪之灼手，宜升阳散火汤或火郁汤。因升阳散火汤中有人参、甘草、大枣，适用于脾弱气虚、乏力者；外感郁闭者用火郁汤，调和肝脾胃之功能，升散郁结之热，胸胁满者可合用越鞠丸。低热偏于血分者，体虚，脉细无力，月经量少，色淡，男、妇、老、幼均可用圣愈汤加地骨皮，消化不好加神曲、荷叶。脉弦细数，胁下痞，烦热甚，口苦，用丹栀逍遥散加香附、神曲、荷叶，胁痛加川芎。胁痛甚可再加郁金，胁下有块者用姜黄。低热患者苦寒药不宜多用，慢性病程需重视胃气为本。

　　高辉远认为内伤发热主要可分为气虚发热、火郁发热、血虚发热、阳虚发热、血瘀发热、阴虚发热六个种类。气虚发热多由饮食劳倦伤及脾胃，中气受损致虚热内生，治宜甘温除热，可用补中益气汤。火郁发热者由于外感治疗不当，人体阳气不能宣通，过用苦寒，郁而化火。此类患者既不能照外感治，也不能照内伤治，要用挥发郁热的方法才能解决，即"火郁发之"。治以丹溪之火郁汤加淡豆豉，以增加挥发郁热的作用。血虚发热由各种原因而致失血过多，或久病损伤心肝脾等，而致血虚，阴血不足时无以敛阳，因而引起发热。血虚发热为内实不足，外似有余，有时状似白虎汤证，发热口渴，烦躁，面红目赤，脉大而虚，按之无力，临床需仔细辨认，可使用八珍汤治疗。阳虚发热多为阴寒太盛，格阳于外，或寒凉药攻伐太过，损伤阳气，或久病阳气衰弱，阳虚外越所致，治疗以引火归元。血瘀发热以午后或夜间为甚，口燥咽干而不欲多饮水，舌质暗或有瘀斑、瘀点，脉涩。不可寒治，不可辛散，治宜活血化瘀清热。方用：当归、赤芍、桃仁、红花、泽兰、焦山楂、淡豆豉、大黄、益母草、甘草。阴虚发热为温病后期邪热伤阴，或因久泻，或因误汗、吐、下使阴液亏耗，或久病损阴等，致阴虚阳亢而发热，治则养阴清热，可用生脉散加减。在此过程中注意重视脾胃，益气健脾，保胃存津，使阴津自充，虚阳自降，阴阳调和，虚热自清。

【验案精选】

某女，21 岁，学生，2008 年 5 月 6 日初诊。

患者 3 个月前因发热，体温最高达 40℃，伴寒战、咽痛、心悸，某医院诊断为病毒性心肌炎，经抗病毒及对症治疗，症状缓解，但此后持续低热，体温波动于36.8 ～ 37.4℃。刻下症见：神疲，头沉身重，胃脘痞满，恶心纳差，口干苦，右胁胀痛，舌红，苔白腻，脉濡数。中医诊断：内伤发热（湿热中阻，三焦失司）。治法：清热利湿，通利三焦。方药：三仁汤加减。药物为杏仁 10g，白蔻仁 10g，生薏苡仁 10g，厚朴 10g，通草 10g，滑石 30g（包），牡丹皮 10g，黄芩 10g，枳壳 10g，竹叶 5g，炙甘草 6g。14 剂水煎服。二诊：2008 年 5 月 20 日。神振纳增，仍觉时有寒热往来，胸胁时痛，舌红，苔白腻稍减，脉濡。辨证：少阳湿热痰浊。立法：清胆利湿，和胃化痰。方用蒿芩清胆汤加减：青蒿 10g，黄芩 10g，半夏 10g，茯苓 20g，柴胡 10g，陈皮 15g，枳实 10g，炙甘草 6g，竹茹 10g，石菖蒲 10g，远志 10g，五味子 5g，滑石 30g（包），浙贝母 10g，白芍 10g，炒六神曲 15g。继服 14 剂，病遂告愈。

按：患者高热起病，伴咽痛心悸，虽经西医抗病毒治疗体温已下降，仍遗留有低热不退、头身困重、胸闷脘痞、不欲饮食、苔厚腻等湿热内蕴之证。董振华治疗采取"有是证就用是药"的原则，初诊用三仁汤为主宣上、畅中、渗下，辛开苦降，消除痞满，使湿热从三焦分消。二诊时因有寒热往来，胸胁胀痛，考虑为湿邪郁遏少阳之枢，改用蒿芩清胆汤以清透少阳邪热兼化湿辟秽。对于湿热搏结所致的发热，若辨证无误，应坚持守法守方治疗，不可见低热不退，就改弦易辙，则难以收效。

邓颖萍，董振华 . 董振华辨治疑难性发热验案撷英 . 上海中医药杂志，2010，44（1）：25-27.

七、自汗、盗汗

汗证是由于阴阳失调，腠理不固，而致汗液外泄失常的病证。其中不因外界因素影响，白昼时时汗出，动则益甚者称为自汗，寐中汗出，醒来自止者称为盗汗。

【病因病机】

自汗盗汗病机总属阴阳失调，腠理不固，营卫失和，汗液外泄失常，自汗常因气虚不固，营卫失和，盗汗则以阴虚内热多见。（图 5-45）

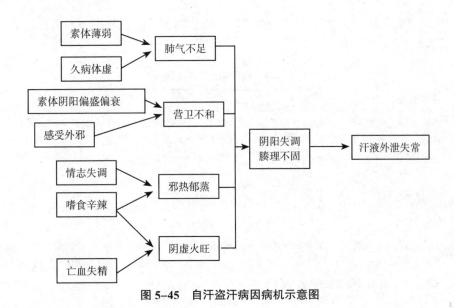

图 5-45 自汗盗汗病因病机示意图

【诊断与鉴别诊断】

(一) 诊断

1. 身体局部或全身汗液外泄失常。
2. 除外因外界环境影响引起的汗出失常。
3. 有上述引起汗证的病因存在。

(二) 鉴别诊断

1. 自汗盗汗与脱汗、战汗鉴别 见表 5-144。

表 5-144 自汗盗汗与脱汗、战汗鉴别

病名	病情	病机	症状
自汗盗汗	一般病情程度较轻	阴阳失调,腠理不固	白昼时时汗出,动辄益甚或寐中汗出,醒来自止
脱汗	发生于病情危重之时	正气欲脱,阳不敛阴	大汗淋漓或汗出如珠
战汗	发生于急性热病过程中	邪正交争征象	全身恶寒战栗,继而汗出

2. 自汗盗汗与黄汗鉴别 见表 5-145。

表 5-145 自汗盗汗与黄汗鉴别

病名	病机	症状
汗证（邪热郁蒸型）	邪热郁蒸	汗出易黏或衣服黄染
黄汗	湿热内蕴	汗出色黄,染衣着色程度重

【辨证论治】

本病着重辨明阴阳虚实，虚证重在益气养阴，固表敛汗；实证重在清肝泄热，化湿合营。（表 5-146）

表 5-146　自汗盗汗的辨证论治

证型	证候表现	治法	方剂	常用药物
肺气不固证	汗出恶风，稍劳尤甚，易于感冒，体倦乏力，面色少华，苔薄白，脉细弱	益气固表	桂枝加黄芪汤（《金匮要略》）或玉屏风散（《究原方》）	桂枝加黄芪汤：桂枝、芍药、甘草、生姜、大枣、黄芪；玉屏风散：黄芪、白术、防风
心血不足证	自汗或盗汗，心悸少寐，神疲气短，面色不华，舌质淡，脉细	养血补心	归脾汤（《正体类要》）	白术、茯神、黄芪、龙眼肉、酸枣仁、人参、木香、甘草、当归、远志、生姜、大枣
阴虚火旺证	夜寐盗汗，或有自汗，五心烦热，两颧色红，口渴，舌红少苔，脉细数	滋阴降火	当归六黄汤（《兰室秘藏》）	当归、生地黄、熟地黄、黄连、黄芩、黄柏、黄芪
邪热郁蒸证	蒸蒸汗出，汗黏易使衣服黄染，面赤烘热，烦躁口苦，小便色黄，舌苔薄黄，脉弦数	清肝泄热化湿合营	龙胆泻肝汤（《医方集解》）	龙胆草、泽泻、木通、车前子、当归、柴胡、生地黄、黄芩、栀子

【名医学术思想及临证经验】

颜正华认为汗证病因不外内、外两种。外因以风、热、湿邪为患较多，以致营卫不和而汗出异常；内伤多由素体虚弱或年老体衰而致气血阴阳失调引起。基本病机包括热邪郁蒸，津液外泄；阴阳失衡，津液被扰；营卫不和，卫外失司，辨证分为肺卫不固、营卫不和、阴虚火旺、热毒郁蒸四型，常用方药分别为玉屏风散、桂枝汤、当归六黄汤、龙胆泻肝汤。由于自汗、盗汗均以腠理不固、津液外泄为病变特点，故颜教授在辨治汗证时，强调调和阴阳、调和营卫。在治本的同时，善于使用固涩敛汗之品如麻黄根、浮小麦、煅龙骨、煅牡蛎等治标，使治本与治标相结合，以收本固标治之效。

杜怀棠从"百病生于气"入手，认为气虚为汗证发生的关键，治疗上注重益气固本，同时兼顾寒热虚实。用药常以生黄芪为君药，取其补肺气固表之意；其次擅用调和营卫、通阳疏达、滋阴敛汗等法来辨证治疗汗出之证。用药常选用桂枝、芍药，一散一收调和营卫；柴胡、黄芩和解少阳，通达阳气；熟地黄、生地黄、当归等柔肝滋阴，使阴在内能固也，以此达到敛汗之目的；最后加用麻黄根、浮小麦、炒龙骨、炒牡蛎等敛汗止汗药。

史载祥从《医林改错》及"汗血同源""津血同源"之说出发，认为汗乃营血所化生，血液瘀滞则影响汗液的正常生成与排泄，导致汗出异常。使用活血化瘀药促进营血运行可以达到止汗目的。临床以血府逐瘀汤加减行气活血兼顾养血益阴，治疗常规处理无效的汗证取得良好效果。

王琦提出"辨体-辨病-辨证"相结合的临床诊疗模式，注重调理体质治疗多汗症。对于气虚体质表虚不固多汗，每用玉屏风散调体，其中黄芪剂量最大，达30～60g，为白术的1.5～2倍、防风的2～3倍。若患者同时患外感，则加大防风剂量，并配伍桂枝汤等方药解肌发表、祛风散寒，同时取桂枝汤调和营卫，养营敛汗的功效协助治疗虚人外感汗出。若患者有明显的自汗出，常加用桑叶、稽豆衣等止汗专效药物。气虚患者常常兼夹阳虚，因此又常常配伍熟附片等补火助阳药物。

刘福奇认为自汗证有虚实两端，虚证多为脾肺气虚、卫外不固，治疗以益气固表为主，代表方为玉屏风散；实证多属湿热内伏、迫津外泄，治疗以清热化湿为主，代表方为温胆汤；虚实互现者，既有卫表不固，又兼湿热内伏，治以玉屏风散合温胆汤化裁可收良效。

周文泉认为汗证虽有寒热虚实之分，但总属阴阳失调所致，治疗以调和阴阳为首要大法，通过调整阴阳相互运动，以达到阴平阳秘的有序稳态，常以柴胡龙骨牡蛎汤合甘麦大枣汤加减治疗。方中小柴胡汤主治少阳病证，而少阳为阴阳出入之枢纽，入里转阴，出表转阳。如少阳调和，则可使阴阳调和，营卫相偕而行，从而腠理开阖有度，津液代谢正常，汗出自止。而"心之所藏，在内者为血，发于外者为汗，汗者心之液也"，故又选用甘麦大枣汤从养心安神，益气固表止汗入手。通时兼以煅龙牡、浮小麦等收敛固涩以对症治疗。诸药相配，共同达到祛邪扶正、和解少阳、甘缓滋补、调和阴阳、养心敛汗之功。

【验案精选】

患者，男，45岁，2014年6月27日初诊。

患者主因汗出5年余就诊。患者于5年前无明显诱因出汗量多，现白日动则头颈部汗出、遇热更甚，夜间睡眠时亦有汗出，伴心烦、口干。纳可，二便调。舌质红，少苔，脉沉细。既往有高血压病史10余年，长期服药（具体不详）。治法：益气固表，滋阴敛汗。方用当归六黄汤合牡蛎散化裁：生黄芪30g，熟地黄30g，黄连6g，黄芩10g，黄柏10g，麻黄根15g，当归10g，生地黄30g，浮小麦30g，炒龙骨30g（先下）、炒牡蛎30g（先下）、钩藤15g（先下）。7剂，水煎服。2014年7月3日复诊，述汗出症状减轻，心烦口干症状消失，转治他病。

按：本病患为中年男性，基础疾病日久，长期服药，正气受损，气虚则白日动则汗出。汗出不止，营阴受损，阴津不敛，故夜里汗出。阴液亏虚，虚火上炎，出现心烦、口干。舌质红、少苔、脉沉细均为气阴两虚之相。方中重用生黄芪，一为益气实卫以固表，二以定未固之阴。当归养血增液，生地黄、熟地黄滋肾阴，三者使血充则水能制火。黄连、黄芩、黄柏三者泻火除烦，清热以坚阴。麻黄根、浮小麦益气止汗，龙骨牡蛎敛汗止汗。全方益气固表与育阴泻火相配，使营阴内守，卫外固密，自汗盗汗诸症相应而愈。

顾雯靓．基于"百病生于气"杜怀棠教授治疗汗证之经验浅析．中医临床研究，2014,6（36）:1-2.

第八节 经络肢体病证

一、痹病

痹病是由于风、寒、湿、热等邪气闭阻经络，影响气血运行，导致肢体筋骨、关节、肌肉等处发生疼痛、重着、酸楚、麻木，或关节屈伸不利、僵硬、肿大、变形以及活动障碍等症状的病症。临床上具有渐进性或反复发作的特点。轻者病在四肢关节肌肉，重者可内舍于脏。其主要病机是气血瘀阻不通，筋脉关节失于濡养所致。

【病因病机】

1.病因有外因及内因，外因为感受风、寒、湿、热等时邪；内因为先天禀赋不足、劳倦内伤、年老体弱及久病体虚等。

2.病机为气血不畅，痰瘀互结，经脉痹阻不通则痛，经脉关节筋骨不荣则痛。

3.初期多实，经络痹阻。

4.久则正气受损，虚实并见，肝肾亏虚，气血亏虚。

5.重者病邪由表入里，由经络累及脏腑。（图5-46）

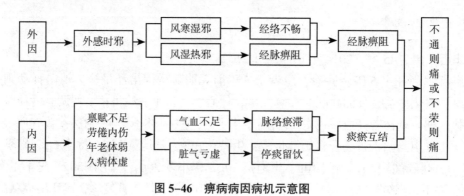

图5-46 痹病病因病机示意图

【诊断与鉴别诊断】

（一）诊断

1.临床表现：肢体关节、肌肉疼痛，屈伸不利。

2.诱因：劳累、饮食、气候、环境。

3.流行病学：任何年龄、疾病类型。

（二）鉴别诊断

痹病与痿病鉴别见表5-147。

表 5-147　痹病与痿病鉴别

病名	病位	有无疼痛
痹病	肢体筋骨、关节、肌肉	伴疼痛和（或）功能障碍
痿病	肢体、肌肉	无疼痛，肢体痿软无力和（或）痿废不用

【辨证论治】

（一）辨证要点

本病需辨病邪、辨虚实、辨痰瘀，实痹辨证要点见表 5-148，虚痹辨证要点见表 5-149。

表 5-148　实痹辨证要点

证型	疼痛性质	疼痛部位	关节活动	冷热区分	兼有证候	舌象	脉象
行痹	酸楚	呈游走性	屈伸不便，多见于上肢	不明显	畏风，发热等表证	舌苔薄白	脉浮缓
痛痹	剧烈	较为固定	不可屈伸	常有冷感	日轻夜重	舌苔白	脉弦紧
著痹	重着感	较为固定	行动不灵便	喜热	得热得按则痛可稍缓	舌质淡，苔白腻	脉濡缓
热痹	热痛肿胀	较为固定	行动不便	喜冷	兼发热，口渴，心烦	舌质红，苔黄燥	脉滑数
顽痹	剧烈	停著不移	不可屈伸	关节冰凉，得热减轻	历时较长，反复发作	舌上多见紫色瘀斑	脉细涩

表 5-149　虚痹辨证要点

证型	疼痛性质	疼痛部位	关节活动	冷热区分	兼有证候	舌象	脉象
气血虚痹	骨节酸痛时轻时重	固定	屈伸不利	畏寒喜暖	短气自汗，面黄少华	舌淡苔白或无苔	脉濡弱或细微
阳虚痹	骨节冷痛	固定	关节僵硬变形	形寒肢冷	腰膝酸软，尿多便溏	舌淡白	脉沉弱
阴虚痹	骨节疼痛筋脉拘急	固定	不可屈伸	关节红肿灼热	形疲无力，烦躁盗汗，口干潮热	舌红少苔	脉细
肝肾虚痹	关节屈伸不利，酸痛乏力	固定	屈伸不利	腰膝酸软	畏寒肢冷	舌质淡苔薄白	脉沉细

（二）分证论治

痹病的辨证论治见表 5-150。

表 5-150　痹病辨证论治

证型	治则	方剂	常用药物
实痹	祛风、散寒、逐湿、温通经脉	蠲痹汤	羌活、独活、桂枝、秦艽、当归、川芎、木香、乳香
热痹	清热解毒，活血通络	白虎汤	生石膏、知母、粳米、甘草
顽痹	活血化瘀，化痰通络	身痛逐瘀汤	桃仁、红花、当归、川芎、没药、五灵脂、香附、地龙、牛膝、羌活、秦艽、甘草
气血虚痹	补养气血	黄芪桂枝五物汤	黄芪、桂枝、白芍、生姜、大枣
阳虚痹	温阳益气	真武汤	制附片、茯苓、白术、白芍、生姜
阴虚痹	滋肾养肝	六味地黄汤	山药、山茱萸、地黄、茯苓、牡丹皮、泽泻
肝肾虚痹	补益肝肾	独活寄生汤	桑寄生、防风、秦艽、细辛、肉桂、生地黄、白芍、人参

【名医学术思想及临证经验】

焦树德将关节及肢体弯曲变形、身体羸瘦、不能自由行动而渐成的疾病，称为尪痹，指出"风寒湿三气杂至合而为痹"也是尪痹总的病因病机，但尪痹的发病机制比一般风寒湿痹更为复杂，病情更为深重。本病主要是风寒湿三邪已经深侵入肾，并已影响肝而致骨损筋挛，且病程较长，寒湿、贼风、痰浊、瘀血，互为交结，凝聚不散，经络闭阻，血气不行，亦可加重病情发展。可以说，如无寒湿深侵入肾而波及骨髓，则虽痹痛很长久，也不会发生尪痹。

在临床用药方面，焦树德教授指出前人积累了丰富的经验，我们必须学习和运用这些宝贵的经验和理论，以帮助提高医疗效果。举例来说，同是热性药，附子的热与干姜的热不同；同是寒性药，石膏的寒与黄连的寒不同；同是发散药，桂枝的发散与麻黄的发散不同；同是滋阴药，麦冬的滋阴与地黄的滋阴不同；同是补肾药，熟地黄补肾阴，肉桂补肾阳；同是一味柴胡，在甲方中是取它的发散、和解作用，在乙方中则利用它的升提作用。再如同是一味大黄，在不同的药方中，又可利用对它的配伍或炮制以及用量大小的变化而改变其治疗作用。要想避免那种不分药性寒热，不注意药量大小、配伍变化，不根据证候虚实寒热，转化传变而呆板硬套的用药方法，就应注意结合辨证论治的理论去运用中药。

王为兰指出本病风寒湿邪乘虚而入，窜入经络、肌肉、筋脉、关节，导致气滞血瘀，痰浊阻络，阴虚之人病邪蕴郁化热成为热盛型，阳虚之人病邪蕴郁变为寒盛型，阴阳两虚之人病邪蕴久成为寒热错杂型。久病伤及肝、脾、肾三脏，逐渐引起肌肉萎缩、筋脉拘挛、骨质疏松，继则关节变形，最终造成关节严重破坏。痹病日久不愈，或晚期患者，主要表现为阴阳的偏衰或脏腑的虚损或功能失调，故当从脏腑论治。王为兰教授治疗痹病用药，关节疼痛重者常用乌头。关于乌头用法，王老指出：川乌为四川种植，药性温和，其药力平均，有毒，用量 10g；草乌为山上野生，药性刚强，因生长环境不同而药力不均，有的劲大、有的劲小，有毒，用量 10g，用生甘草 10g 解乌头毒性，蜜炙甘草不行。临床上王老常用补阳药，补骨脂辛苦大温，善补命火，暖丹田，壮元阳，缩小便，治五劳七伤，腰膝冷痛，肾虚不固，温补而不生燥，固涩而不恋邪，乃平稳补肾温阳之上品，治疗强直性脊柱炎、类风湿关节炎常重用此药；淫羊藿辛香甘温，入肝肾，补命门，并能祛风湿、除寒邪、补益腰膝，治疗男子绝阳不起、女子绝阴无子，以及冷风劳气、四肢不仁；巴戟天辛甘微温，入肾经血分，因而补肾助阳、祛风除湿、兼益精血、荣筋骨；炒杜仲甘温能补，微辛能润，善润肝燥、益肝虚、补肾阳，肝充则筋健，肾充则骨强，为治疗肾虚腰膝酸痛，筋骨肌肉无力之最佳者，且治疗男子阳痿、女子滑胎亦堪称上品；菟丝子辛甘平和，凝正阳之气，入足三阴（肝、脾、肾经），温而不燥，为平补之品，温阳益精，而偏于补阳，王老指出，该药能够补阳益阴、固精止泻、养肝明目、坚强筋骨，临床应用甚为安全好用。

谢海洲治痹提倡"三要四宜"。三要：一为扶正培本，二为祛湿健脾，三为利咽解毒。四宜：一为寒痹宜温肾药，二为热痹宜养阴，三为寒热错杂宜通，四为久病入络宜活血搜剔。谢海洲教授用药经验，指出关节红肿热痛多属风湿热邪为患，用药既要清热、散风，又要利湿。清热宜用生石膏、知母等，利湿用白茅根、车前子、滑石等，而且需适当加入活血化瘀药，如赤芍、桃仁、红花、川芎、地龙等。风湿结节，此症多按湿、水、痰核论治，常用当归、连翘、赤小豆、升麻、土茯苓、白芥子等。

路志正以养阴清热愈风痹，强肾固本治寒痹，健脾益气除湿痹，温补脾肾医热痹。路志正教授用药特点，手臂疼痛者常用片姜黄、桑枝、秦艽、威灵仙、桂枝；下肢疼痛者用松节、木瓜、牛膝；颈背部疼痛者用羌活、葛根、蔓荆子、防己；腰部疼痛者用独活、麻黄、枸杞子、杜仲、桑寄生等。

周乃玉治疗痹病的理论基础是《内经》阳气为主；辨证立法注重脏腑辨证，强调体质内因的致病因素，主张扶正祛邪，调整脏腑功能；分析病因病机中强调痹病的外因多为"寒湿、湿热、湿毒"，内因为脏腑阴阳失调，病机以风寒湿为标，脾肾阳虚为本，寒热错杂，虚实相兼；在痹病治疗上，运用整体观脏腑辨证，六经辨证，调气理血，化痰逐瘀，疏经通络，辨病辨证相结合。周乃玉老师临床治疗痹病用药特点：常以温补脾肾为先，用辛温大热之剂，消除阴霾寒凝。凡阳气虚衰，寒湿凝滞之证，重用附子 20 ～ 40g，辅以川乌、草乌、肉桂、干姜加强附子驱散阴霾的作用，仙茅、淫羊藿、肉苁蓉、巴戟天、骨碎补、补骨脂等温肾助阳。同时佐以白芍、熟地黄制约其燥烈之性，使其温化寒湿而无伤阴动火之弊。临床上周乃玉老师擅长用虫类药通调血脉，并将其分为两大类：活血通络类和祛风通络类。活血通络类包括穿山甲、水蛭、土鳖虫、地龙。祛风通络类包括全蝎、蜈蚣、乌梢蛇、蕲蛇、白花蛇。其中全蝎作用局限，加引经药后可"指哪打哪"。乌梢蛇旁达四肢，走窜力强，不受其他组方药限制，可治全身疼痛。蜂房清热解毒，消肿止痛，但临床应用过敏者颇多，故周老师临床配伍蝉衣、白鲜皮来消风退热。临床用穿山甲配蜂房治疗关节肿胀重，滑膜增生严重者。鹿角、鹿角胶血肉有情之物温肾填精，共补先后天之本。叶天士云："风寒湿三气合而为痹，经年累月，外邪留著，气血俱伤，化为败瘀凝痰，混处经络，须用虫类搜剔，以动药使血无凝着，气可宣通。"周乃玉老师不仅擅用虫类药，并且秉承其一贯作风，药力专而作用猛，以毒攻毒。凡痹病日久，正气虚馁，邪气久稽，入于经络，伏踞筋骨者，每每必用。借虫蚁之类搜剔窜透，方能浊去凝开，经络通畅，伏邪外达。多用药对，达到事半功倍之效。对药的应用目的在于充分发挥两者的疗效，减少或消除两者的毒副作用，从而治疗错综复杂、疑难疾病。

【验案精选】

王某，女性，39 岁，职员，2009 年 7 月 6 日初诊。

患者因多关节对称性肿痛间作 1 年余就诊，见双手掌指、近指、双腕、双肘间断肿痛，双手握拳困难，双肘伸直受限，双肩、双膝、腰部疼痛，周身关节怕风怕冷，关节肿胀处发热，晨僵半小时，疲倦、乏力、思睡，自汗，自觉身体沉重，饮食一般，眠可，二便正常，月经量少色淡，第一次就诊时马上要到经期。舌淡红苔薄白，脉沉细。双手 X 线片：骨质疏松，手指关节间隙变窄；RF（＋）高滴度；抗 CCP（＋）高滴度；ESR52mm/h。西医诊断：类风湿关节炎。中医诊断：痹病（脾阳亏虚，寒湿痹阻）。治法：健脾温阳，祛湿散寒，通络化滞。方药：生黄芪 20g，防己 10g，防风 10g，生甘草 10g，金银藤 30g，片姜黄 15g，麻黄 6g，秦艽 15g，威灵仙 15g，穿山甲 10g，炒白芥子 6g，丹参 15g，穿山龙 30g，益母草 15g。7 剂。二诊：服药后关节肿痛有所减轻，仍感乏力，腰膝酸困，舌淡苔薄白，脉沉细。月事已完。方药：生黄芪 20g，防己 10g，防风 10g，生甘草 10g，淫羊藿 15g，片姜黄 15g，麻黄 6g，桂枝 10g，威灵仙 15g，穿山甲 10g，炒白芥子 6g，丹参 15g，穿山龙 30g，熟地黄 20g，川牛膝 15g。14 剂。三诊：服药后上诉症状明显缓解，关节肿胀减轻，仍时有关节疼痛，希望巩固疗效，舌淡苔薄白，脉沉细。方药：生黄芪 20g，防己 10g，防风 10g，生甘草 10g，淫羊藿 15g，片姜黄 15g，麻黄 6g，桂枝 10g，威灵仙 15g，穿山甲 10g，炒白芥子 6g，丹参 15g，穿山龙 30g，熟地黄 30g，川牛膝 15g，川乌 10g（先煎）。继服上方 14 剂后中成药巩固治疗。

按：周乃玉老师运用了防己黄芪汤、阳和汤、乌头汤三方结合加减化裁治疗痹病。首先防己黄芪汤主要功用益气祛风，健脾利水，主治卫气不固的风水或风湿，主要症见汗出恶风，身重，小便不利，舌淡苔白，脉浮者。身重、身肿是本证的主要标志，说明水湿在肌肤，更重要的是说明脾运化水湿功能不行，气虚而肿；阳和汤主治阳虚气寒，血脉凝滞的阴疽，治疗虚寒性的病症。运用补而兼散的药来温阳补血，散寒通滞。这里用麻黄取其发越人体的阳气，使补益药更好发挥作用，使阳气迅速地布达周身，"离照当空，阴霾自散"。白芥子善走窜经络，祛皮里膜外之痰，与穿山甲相配更加强了通络祛瘀作用；乌头汤治"病历节不可屈伸，疼痛"。乌头与附子为同一植物不同部位，主治与附子相似，不同者，乌头多用于痛证，舌质多淡红，舌苔白滑。三方合用以健脾温阳，祛湿散寒，通络化滞，兼用一些祛风胜湿通脉之品，使邪气得去，正气得复，病情好转。

附：燥痹

燥痹，是由燥邪（外燥、内燥）损伤气血津液而致阴津耗损、气血亏虚，使肢体筋脉失养，瘀血痹阻，痰凝结聚，脉络不通，而致肢体疼痛，甚则肌肤枯涩、脏器损害的病证。

【病因病机】

燥痹一病，起病多端，病情复杂。先天禀赋不足，阴津缺乏；或感受外界燥烈温热邪气，灼伤阴津；或过食温燥之物，或久居燥地，或接触毒害的化学药品，损伤阴津都可以导致机体失于濡润，从而发病。（图 5-47）

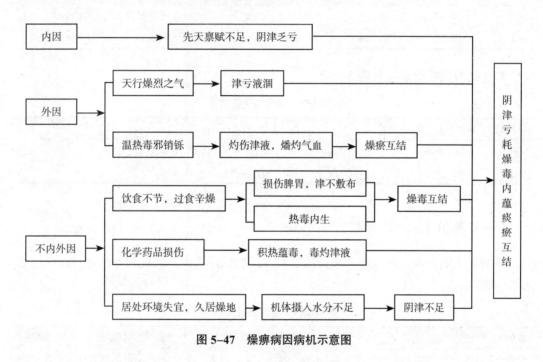

图 5-47　燥痹病因病机示意图

【诊断与鉴别诊断】

（一）诊断

1.有禀赋不足，阴液失充；或外燥侵袭，或津伤化燥，或燥烈药物毒害史。

2.有津伤干燥的表现：口干、眼干、皮肤干、大便干等。

3.有五脏及其互为表里的六腑津干液燥的各自不同的生理、病理表现。

4.有关节、筋膜、肌肉失于津液濡润的临床表现。

5.有津亏血燥的表现。如肌肤枯涩、瘙痒、五心烦热、盗汗、肌肉消瘦、麻木不仁等。

6.有津亏血瘀的表现。如瘀斑、红斑结节、肢端阵发性青紫等。

7.有燥核痹结的表现。如皮下筋膜结节，皮脂腺囊肿、瘿瘤等。

8.舌质红或红绛，或有裂痕，无苔或少苔，或花剥，或镜面舌。脉细数或弦细数，或细涩。

具备以上3条者，兼参照其他各条，即可确立"燥痹"。

（二）鉴别诊断

1.燥痹与消渴鉴别　见表5-151。

表5-151　燥痹与消渴鉴别

病名	病因	兼证
燥痹	口干、眼干	常伴有关节疼痛、皮肤瘀斑结节、瘿瘤等症
消渴	口干多饮、消谷善饥、多尿	常伴有便秘、消瘦等症状

2.燥痹与热痿鉴别　见表5-152。

表5-152　燥痹与热痿鉴别

病名	病位	症状
燥痹	经脉、脏腑	口干、眼干，伴经脉痹阻不通之疼痛
热痿	筋脉	筋脉软弱无力，可伴口干

【辨证论治】

本病属本需标实，虽有虚实夹杂的证候，但仍以虚为主，因此治疗往往补虚兼以祛邪。（表5-153）

表5-153　燥痹辨证论治

证型	证候表现	治法	方剂	常用药物
燥邪犯肺证	口鼻干燥，干咳无痰或痰少黏稠，难以咯出，常伴有发热头痛、关节疼痛、周身不爽、大便干结等，舌质红苔薄黄而干，脉细数	清热润燥，宣肺布津	清燥救肺汤（《医门法律》）加减	桑叶、生石膏、甘草、参须、胡麻仁、阿胶、枇杷叶、麦冬、杏仁
阴虚内热证	口燥咽干、频频饮水，口角干裂，或伴反复腮腺肿痛，或发作性口腔溃疡。两眼干涩无泪，皮肤皱裂、粗糙脱屑，毛发枯槁不荣，肌肉瘦削，手足心热，心烦失眠，大便结，妇女阴道干涩，舌红绛，苔干燥少津或干裂无苔，脉细数	养阴生津，润燥清热	六味地黄丸（《小儿药证直诀》）合增液汤（《温病条辨》）加减	六味地黄丸：熟地黄、山药、山萸肉、茯苓、牡丹皮、泽泻　增液汤：玄参、麦冬、生地黄

续表

证型	证候表现	治法	方剂	常用药物
气阴两虚证	口眼干燥、唇干皱揭、进干食困难，关节酸痛，头晕低热，神疲乏力，胃脘不适，纳差便溏，肢端欠温，易患外感，舌淡胖，舌尖红，舌边有齿痕，少苔，脉虚细无力	益气养阴，增液润燥	补中益气汤（《脾胃论》）合生脉散（《医学启源》）加减	补中益气汤：黄芪、当归、人参、白术、陈皮、升麻、柴胡 生脉散：人参、麦冬、五味子
阳虚津凝证	口眼干燥，体倦神疲，少气懒言，手足畏冷，心悸水肿，腰膝酸软，尿清便溏，关节肿痛不温，舌质淡嫩，舌体胖大有齿痕，脉迟缓无力	温阳益阴，益气布津	右归丸（《景岳全书》）合二仙汤（《妇产科学》）	右归丸：熟地黄、附子、肉桂、山药、山萸肉、菟丝子、鹿角胶、枸杞子、当归、杜仲 二仙汤：仙茅、淫羊藿、当归、巴戟天、黄柏、知母
气血瘀阻证	口咽干燥，但欲漱水不欲咽，眼干涩少泪，关节屈伸不利，肢体刺痛或麻木不温，肌肤甲错，皮下结节或红斑触痛，皮肤紫癜，腮腺肿大发硬日久不消，肝脾肿大，妇女兼见月经量少或闭经，舌质紫黯，或有瘀点瘀斑，苔少或无苔，舌下络脉瘀血，脉细涩	活血化瘀，养阴生津	血府逐瘀汤（《医林改错》）	血府逐瘀汤：当归、生地黄、赤芍、桃仁、红花、柴胡、枳壳、牛膝、川芎、桔梗

【名医学术思想及临证经验】

路志正首先提出"燥痹"概念，认为燥痹病因当分内外，外燥应区分凉燥与温燥，认为无论燥痹病因多么复杂，只要根据内燥、外燥的分类原则来加以分析，把握燥痹本质，加以辨证论治就能取得很好效果。并提出"持中央、运四旁、怡情志、调升降、顾润燥、纳化常"的治疗方法，认为"中央"者，脾胃也，为后天之本；"升降"者，运化也，为脾胃的生理特性。重视顾护后天脾胃，畅通气血津液之运行，从而达到治疗目的。并创立路氏润燥汤，其方药组成：太子参、山药（炒）、南沙参、生地黄各15g，麦冬、生白术各12g，葛根、石斛各10g。根据临床症状加减用药：合并热毒炽盛者，加白花蛇舌草、金银花、山慈菇；合并瘀血阻络者，加赤芍、乌梢蛇、丹参等。

周乃玉最早认识到脾气在燥痹发病中的作用，认为本病的根本病机是"脾虚津亏"，在此基础上同时存在气阴两虚、阳气闭郁、燥毒内蕴、痰瘀互结。治疗上以健脾益气为根本，并在补中益气汤组方基础上，应用健脾益气养阴、健脾益气通阳、健脾益气解毒、健脾益气化瘀等治法。并创立了有效经验处方健脾益气通阳汤。其基本组方：生黄芪30～50g，川桂枝10g，黑附片6g，茯苓15g，白术10g，炒山药10g，甘草10g，玄参20g，白芍20g，当归10g，柴胡10g，陈皮10g，炒山甲10g，炒白芥子6g。方中以生黄芪、桂枝、黑附片益气通阳为君药；白术、茯苓、甘草、山药健脾益气为臣药；当归、白芍、玄参活血理气、生津润燥为佐药，使气机调畅，津液通达，得以敷布、濡养全身，白芍、玄参又防桂枝、附片火热伤阴之弊；柴胡、陈皮调畅三焦气机，以升清降浊为使药，使三焦气通，水液运行；炒山甲、炒白芥子活血化瘀通络，取"瘀去则不渴"之意。

冯兴华认为阴液不足、脏腑器官失其濡养是干燥综合征的主要病机，燥热、热毒是其病程中的一个重要病机，甚至贯穿该病始终；气虚与干燥综合征发病关系密切，久病伤及血分致瘀血内生，临诊中注重辨病与辨证相结合，整体与局部相结合，根据疾病不同阶段，分清主次先后，灵活运用养阴法、润燥法、化瘀法、益气法治疗。①养阴法：以玄麦甘桔汤为基本方，方中玄参味苦、微寒，凉血滋肾阴；麦冬味苦、微寒，养肺胃之阴；桔梗味苦、性平，祛痰利咽，载药上行。临证时需根据病损部位不同选择养阴药。如脾胃阴虚，常用沙参、麦冬、石斛养胃阴。若肺阴不足，常用沙参、麦冬、石斛、知母、天花粉、百合养肺阴。若肝阴不足，常以当归、白芍养肝血，以女贞子、枸杞子、山萸肉、熟地黄、龟甲等滋水以涵木。②清燥法：治疗干燥综合征时对燥毒应及早重视。在滋阴生津润燥的同时要不忘甘润清热，常选用兼有滋阴作用的清热药，如天花粉、知母。临床中尚需考虑内燥的部位和程度，口鼻咽干者，用知母、石膏、天花粉、黄芩等清肺胃之热；眼干者，用菊花、密蒙花、黄芩、栀子等清肝经之热；燥毒内盛者，用金银花、连翘除热毒。③化瘀法：本病常因燥致瘀、因瘀致燥，形成恶性循环，导致本病缠绵难愈。治疗时活血化瘀亦至关重要。临床选用兼有滋阴、凉血功效的活血化瘀药如生地黄、牡丹皮、赤芍、丹参、当归等。④益气法：任何原因导致气虚或相关脏腑功能失调都会引起津液输布障碍。临床中常用党参、黄芪、太子参、白术、山药、黄精、仙鹤草、当归益气养血。

房定亚经过多年的临床实践，结合现代医学对病因病理的认识，针对干燥综合征患者"免疫功能紊乱、外分泌腺炎症肿大、血管炎"的病理特点，对应"阴虚津亏、燥毒瘀互结"这一基本证型，从调节免疫、抗炎的角度出发，以"润燥解毒通络"为法，设专方"润燥解毒汤"，随证灵活化裁，疗效明显。 润燥解毒汤由金银花、当归、玄参、甘草、北沙参、枸杞子、麦冬、生地黄、白芍、白花蛇舌草、天冬、夏枯草组成。方中北沙参、麦冬、白芍、枸杞子、生地黄、天冬养阴润燥；金银花、当归、玄参、甘草乃四妙勇安汤之意，清热解毒、活血通络；白花蛇舌草、夏枯草清热解毒散结，有利于病变局部炎症水肿的消散。合并外分泌腺肿大疼痛时，常用黄药子、蛇蜕、蒲公英、皂角刺、穿山甲、连翘等加强解毒散结之力；当患者体质虚弱、易于感冒时，常用黄芪、紫河车、仙鹤草补虚扶正，增强机体抵抗力。

阎小萍认为，燥痹的病位在肺脾胃肝肾，尤以肝肾为关键，其病机为阴虚为本，燥热为标；在治疗上采用补肾清热育阴的方法，在补肾育阴的基础上佐以温补肾阳，以促进肾阴的生成；注重清热育阴，佐以生津润燥，临床上禁用苦寒之品；同时针对燥痹久病存在脉络痹阻、气血运行不畅的情况予以双调脾肺，佐以活血通络，并结合病因随症加减。提出补肾清热育阴法治疗干燥综合征：①补肾育阴，佐以温补肾阳。以六味地黄汤加减滋补肝肾之阴，佐以续断、桑寄生、杜仲、补骨脂等温补肾阳之药，以阳中求阴。②清热育阴，佐以生津润燥。在清热育阴之法中禁用苦寒之品，常配伍玄参、麦冬、天花粉、生地黄等清热育阴，生津润燥。③双调脾肺，佐以活血通络。常配伍砂仁、白术、茯苓、百合、山药、芦根等调益脾肺之品。同时燥痹起病缓慢，病程较长，久病必瘀，络脉阻塞，津液运行不畅应活血化瘀使瘀去血活，气机调畅，津液得以敷布，常配伍牡丹皮、泽兰、玄参、丹参等。创制出补肾清热育阴方，组成：生地黄、山萸肉、山药、泽泻、泽兰、牡丹皮、知母、麦冬、桑寄生、续断、青风藤、玄参、砂仁等。方中以六味地黄滋阴补肾，通补开阖，为君药；玄参、知母清热育阴，为臣药；佐以麦冬、天花粉、砂仁、白术、百合、芦根、泽兰、延胡索等双调脾肺，活血通络；青风藤、鸡血藤、桑寄生、续断舒经通络，调畅气血，祛邪利节，为使药。

【验案精选】

王某，女，38 岁，2010 年 3 月 11 日初诊。

患者以"下肢瘀斑 3 年，口眼干半年"来诊。3 年前出现双下肢瘀斑，体检发现血小板减少，曾在外院行骨髓穿刺检查未见明显异常。在协和医院进一步查抗核抗体、唇腺活检明确干燥综合征诊断，曾服用激素治疗。应用激素后血小板可正常，激素停药后病情复发。近半年出现口干，眼干，双手关节疼痛，无关节肿胀，无活动受限。查血常规：白细胞最低 $3.15×10^9$/L，PLT $3.4×10^9$/L。时感乏力，齿龈出血。舌淡红苔白腻，脉沉细。西医诊断：干燥综合征。血液系统受损。中医诊断：燥痹（脾气不足，血失统摄）。治疗：健脾益气统血。处方：生黄芪 20g，茯苓 15g，白术 10g，甘草 10g，土茯苓 30g，白豆蔻 10g，丹参 15g，沙参 15g，紫苏梗 10g，焦三仙 30g，牡丹皮 10g，片姜黄 15g，威灵仙 10g，首乌藤 15g，当归 10g，香橼 10g。服药 1 周后二诊，自感乏力症状减轻，无明显皮下黏膜出血。查血常规白细胞及血小板变化不大。时感腰酸。舌脉如前。原方：生黄芪 20g，茯苓 15g，白术 10g，甘草 10g，土茯苓 30g，白豆蔻 10g，丹参 15g，沙参 10g，续断 10g，狗脊 10g，紫苏梗 10g，焦三仙 30g，牡丹皮 10g，片姜黄 15g，威灵仙 10g，首乌藤 15g，当归 10g，香橼 10g。2 周后三诊，症状不明显，血常规白细胞正常，血小板在（5～6）$×10^9$/L。继服中药。

按：干燥综合征是以外分泌腺病变为主要表现的结缔组织病，属中医学"燥痹"范畴，常表现为津液亏虚、津亏内燥，治疗上常一味养阴，往往效果并不理想。周乃玉教授认为干燥综合征真正属阴虚内燥的并不占多数，而一半以上的患者往往由于气虚、阳虚造成，当脾气亏虚，津液不能上承或阳气亏虚，津液为寒所凝滞，同样表现为干燥的症状，因此采用益气、温阳等办法往往效果较好。本患者在干燥的同时伴乏力、出血的症状，往往由于脾气不足，不能统摄造成，因此临床上应用健脾益气的组方取得较好的效果。

二、痿病

痿病是指以肢体弛缓，筋骨痿软，软弱无力，甚至手足废用、肌肉萎缩或瘫痪为主要特征的一类疾患。临床上以下肢痿软、不能随意运动者较多见，故有"痿躄""痿蹙"之称。

【病因病机】

痿病的原因复杂，外感、内伤和跌打损伤等均可致病。外感温毒、湿热之邪或神经毒性药物等，湿热浊毒损伤脏腑，致气血损耗，精津亏虚，肌肉筋脉失养，发为痿病。内伤多因先天不足、内伤情志、饮食失调、房事不节、跌打损伤以及久病正亏、劳倦伤正，使脏腑受损，气血精津不足，筋骨肌肉失养，发为痿废。本病与肺、脾、肝、肾四脏关系较密切。（图 5-48）

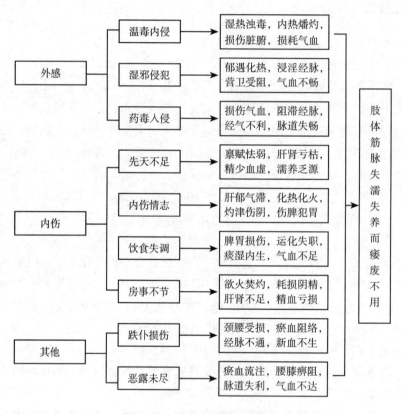

图 5-48　痿病病因病机示意图

【诊断与鉴别诊断】

（一）诊断

1. 肢体筋脉弛缓不收，下肢或上肢，一侧或双侧，软弱无力，甚则瘫痪，部分患者伴有肌肉萎缩。

2. 由于肌肉痿软无力，可有睑废、视歧、声嘶低暗、抬头无力等症状，甚则影响呼吸、吞咽。

3. 部分患者发病前有感冒、腹泻病史，或有神经毒性药物接触史或家族遗传史。

（二）鉴别诊断

痿病与偏枯、痹病鉴别见表 5-154。

表 5-154　痿病与偏枯、痹病鉴别

病名	病因	病机	病程	症状
痿病	外感内伤，跌打损伤	脏腑损伤，气血亏虚，精津不足，肌肉失荣，筋脉失养	较长	肢体弛缓，筋骨痿软，软弱无力，甚至手足废用、肌肉萎缩或瘫痪
偏枯	年老体弱，脏气失调，复因劳逸、情志、饮食、外邪等触发中风后出现	阴阳失调，气血逆乱，风痰瘀血阻滞经脉，肌肤筋脉失养	有长有短	一侧上下肢偏废不用，常伴语言謇涩、口眼歪斜，久则筋骨痿软
痹病	正气不足，风寒湿热邪侵袭，尤以风为主	外邪侵袭，痹阻经络，气血不畅，不通则痛，可因禀赋素质不同而寒热之间转化	有长有短	肢体关节疼痛、肿胀、酸楚、麻木、重着，以及活动不利

【辨证论治】

（一）辨证要点

本病涉及肺脾肾功能失调，故首辨脏腑病位，再结合病因辨标本虚实。本病以虚为本，或本虚标实。

（二）治疗原则

虚证宜扶正补虚为主，实证宜祛邪和络为主，虚实兼夹者当扶正与祛邪并施。重视调治脾胃且贯穿全程。

（三）分证论治

痿病的辨证论治见表 5-155。

表 5-155　痿病辨证论治

证型	证候表现	治法	方剂	常用药物
肺热津伤证	发热后肢软无力，或肌肉瘦削，皮肤干燥，咽干口渴，干咳少痰，心烦不宁，尿黄便干，舌质红，舌苔薄黄，脉细数	清热润燥，养阴生津	清燥救肺汤、白虎加人参汤加减	沙参、麦冬、石斛、西洋参、阿胶、胡麻仁、金银花、连翘、生石膏、桑叶、苦杏仁、炙枇杷叶、知母、黄芩、知母等

证型	证候表现	治法	方剂	常用药物
湿热浸淫证	起病较缓，逐渐出现肢体困重，痿软无力，尤以下肢或两足痿弱为甚，兼见肢体微肿，手足麻木，足胫蒸热，或有全身发热，胸脘痞闷，小便赤涩热痛，舌质红，舌苔黄腻，脉濡数或滑数	清热利湿，通利经脉	加味二妙丸加减	苍术、黄柏、萆薢、防己、薏苡仁、蚕沙、木瓜、牛膝、龟板、厚朴、茯苓、枳壳、陈皮、藿香、佩兰、忍冬藤、连翘、蒲公英、苍术
脾胃虚弱证	起病缓慢，肢体软弱无力逐渐加重，神疲肢倦，肌肉萎缩，少气懒言，纳呆便溏，面色㿠白或萎黄无华，面目虚浮，舌质淡白，舌苔薄白，脉细弱	补中益气，健脾升清	参苓白术散、补中益气汤加减	人参、白术、山药、扁豆、莲子肉、黄芪、薏苡仁、茯苓、砂仁、陈皮、升麻、柴胡、甘草、大枣
肝肾亏损证	起病缓慢，渐见肢体痿软无力，下肢明显，腰膝酸软，不能久站，甚至不能步履，腿胫大肉渐脱，或伴有眩晕耳鸣，舌咽干燥，遗精或遗尿，妇女月经不调，舌红少苔，脉细数	补益肝肾，滋阴清热	虎潜丸或鹿角胶丸加减	虎骨（用狗骨代）、牛膝、熟地黄、龟板、锁阳、干姜、淫羊藿、鹿角霜、紫河车、附子、肉桂、黄芪、党参、首乌、龙眼肉、杜仲、续断、补骨脂、狗脊、鹿角胶、枸杞子等
脉络瘀阻证	久病体虚，四肢痿弱，肌肉瘦削，手足麻木不仁，四肢青筋显露，肌肤甲错，舌痿不利，舌质暗淡或有瘀点瘀斑，脉细涩	益气养营，活血行瘀	圣愈汤、补阳还五汤加减	人参、黄芪、当归、川芎、熟地黄、白芍、川牛膝、地龙、桃仁、红花、鸡血藤等

【预后转归】

痿病的预后与感受邪气的轻重和正气强弱有关。感邪轻、起病急、正气强者，经数周或数月治疗可痊愈。若日久不愈，迁延加重，出现呼吸、吞咽困难，则预后差，危及生命。

【学术思想及临证经验】

董建华善用培补脾肾法治疗痿病。认为脾主肌肉四肢，为气血生化之源；肾为作强之官，主骨生髓。脾气虚弱则气血不足，生化乏源，不能濡养筋脉、肌肉，令肢体弛纵痿软不用；肾元亏损，不能滋养肝阴，髓海不充，筋骨失养，故下肢痿软无力，复加风寒湿邪侵袭，阻滞经脉，而成痿病。治疗选用地黄饮子合五味异功散，借地黄饮子温阳补肾、强筋壮骨、滋阴振颓之功，合五味异功散健脾益气之效，或加桂枝汤调和营卫、疏风解肌，鹿角胶、狗脊、千年健、桑寄生、牛膝壮腰膝，黄芪、当归、鸡血藤益气血，地龙、全蝎、大蜈蚣、威灵仙、细辛通经络。董建华临床上凡见精血亏损的现代疑难重症，常重用熟地黄30～50g，并无腻膈碍胃、助痰生湿之弊。

贺普仁善用火针治痿。贺普仁认为，痿病无论寒热虚实，均存在经络气血瘀滞的基本病机实质。其经过探索，创立了"贺氏针灸三通法"，具体分为微通法、温通法和强通法。他认为火针（温通法）具有清泄火热，引热外泄的作用，可借火热之力，达到以热引热、引气发散之功，进而可使火热毒邪外散，使热证得治；同时火针亦有补虚的作用，因此对于肺热叶焦所致的痿病，以及阳明虚损所致的肺痿均可用火针（温通法）治疗。其用针灸润肺健脾、通调阳明、补益肝肾、荣养筋脉。常用穴位有阳明经腧穴、督脉腧穴、阿是穴、中脘、气海等，肺热津伤加肺俞、大杼、风门、照海；湿热浸淫用曲池、阴陵泉、三阴交；脾胃虚弱用脾俞、胃俞、足三里；肝肾阴亏用肝俞、肾俞、阳陵泉、关元。火针速刺法，隔日治疗1次。

张炳厚重视从阳明脾胃论治。胃为水谷之海，是气、血、津、精之化源，脾为胃行其津液，脾胃相表里，有经络相通，而营养五脏六腑、皮毛肌肉、四肢百骸。人体全身欲要得到温养，首先胃之水谷之海必须有源，脾之仓廪才能有蓄，脾为胃行其津液，犹如舟车必须有物。水谷有源而脾运不健亦是枉然，故人体各部求营赖养，脾胃均为关键，二者缺一不可。张炳厚教授在用药上，强调黄芪及引经药的使用，重用黄芪，不在补气而重在升阳、运阳，生黄芪补表阳、温分肉、实腠理，尤擅治肤表肌肉之疾；强调引经药的应用，头面热痛用阳明引经药升麻，全身热痛用手足阳明引经药败酱草，头面疮疡引经用菊花、槐花、连翘泄心经客热、去上焦诸热等，各有侧重。

吴以岭善从奇经论治痿病。吴以岭提出从奇经论治的新观点，并结合五脏分证，三焦分治，创立扶元起痿、养荣生肌的治疗大法，研制出肌萎灵胶囊及肌萎1～8号制剂治疗痿证。其对古代论痿中未曾提及的延髓症状，例如呛咳、吞咽困难、呼吸困难、构音不清等的治疗，效果更加明显，为中医痿证的治疗增添了新内容。

赵建军注重通经法的应用。其以脑髓病理论为指导，认为痿病病理演变的过程中，络脉不畅、神经不能传导、经络瘀滞是本病发生的病理机转，临床上注重通经法的应用，使络脉气机通畅，经气充足，流转于督络，使邪气得除，筋脉肌肉得养，肌力恢复。赵建军治疗痿病多用马钱子，认为马钱子对于痿病有较好的治疗效果，但因其毒性较大限制了其在临床上的应用。赵建军教授系统研究马钱子的量效关系，既达到治病目的，又不至于产生不良反应或中毒。

【验案精选】

李某，男，55岁，2012年10月20日初诊。

患者4年来逐渐消瘦，诊断为多发性肌炎，激素治疗后好转，现四肢乏力，肌肉疼痛，蹲起困难，肌肉萎缩，入睡困难，需服安眠药方可入睡。舌苔薄白根黄，脉弦细。辨证为气血亏虚，心神失养。治则为益气养血，宁心安神，方用柏子养心丸合定志丸加减：生黄芪40g，潞党参30g，炒白术20g，酒当归20g，大川芎15g，炒酸枣仁60g，柏子仁30g，珍珠母30g，紫贝齿30g，炙远志20g，石菖蒲20g，杭白芍15g，炙甘草15g，朱砂粉0.5g（冲服）。14剂，水煎服，日2次温服。服药后乏力疼痛已解，失眠缓解，又加茯神15g，继服14剂后诸症消。

按：本案患者以气血亏耗为根本，故与生黄芪、潞党参、炒白术、酒当归、大川芎等益气养血之品，补益患者久耗之气血，辅以炒酸枣仁、柏子仁、珍珠母、紫贝齿、炙远志、石菖蒲、朱砂粉等宁心安神之品，补阴血，养心神，以求患者睡眠气血得复。本案患者久病气血耗伤，故补气养血是为正治，但患者除四肢乏力、肌肉酸疼外还有入睡困难，故除了补养气血之不足外，用药还当重用宁心安神之品。（张炳厚医案）

三、腰痛

腰痛又称"腰脊痛"，是指因外感、内伤或跌仆闪挫引起腰部气血运行不畅，脉络绌急或腰府失养所致的以腰脊或脊旁部位单侧或双侧疼痛为主要症状的一类病证。

【病因病机】

腰痛的病因有感受外邪（外感风邪、寒邪、湿邪、热邪），跌仆闪挫或先天禀赋不足三大类；其中外感腰痛的关键因素是湿邪，湿性重着、黏滞、趋下，最易痹着腰部；内伤腰痛，核心在于肾虚；跌仆闪挫与瘀血有关。（图5-49）

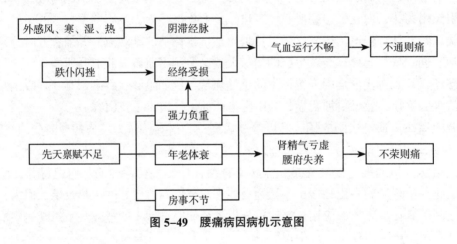

图 5-49　腰痛病因病机示意图

【诊断与鉴别诊断】

（一）诊断

1. 凡是以单侧或双侧腰部疼痛为主要表现的病证，即为腰痛。
2. 本病常有居住处潮湿阴冷、涉水冒雨、跌仆闪挫等病史。
3. 急性腰痛，病程较短，活动后腰痛加重，脊柱两侧有明显压痛；慢性腰痛，病程较长，与体位不当、强力过劳、天气变化有关。

（二）鉴别诊断

1. 腰痛与背痛、尻痛、胯痛鉴别　见表5-156。

表 5-156　腰痛与背痛、尻痛、胯痛鉴别

病名	疼痛部位
腰痛	腰背及其两侧
背痛	背膂以上
尻痛	尻骶
胯痛	尻尾以下及两侧胯部

2. 腰痛与肾痹鉴别　见表 5-157。

表 5-157　腰痛与肾痹鉴别

病名	腰部疼痛	强直	屈伸困难
腰痛	有	无	无
肾痹	有	有	有

【辨证论治】

腰痛的辨证论治见表 5-158。

表 5-158　腰痛辨证论治

证型	证候表现	治法	方剂	常用药物
寒湿腰痛	腰部冷痛重着，转侧不利，逐渐加重，每遇阴雨天或腰部感寒后加剧，痛处喜温，得热则减，苔白腻而润，脉沉紧或沉迟	散寒除湿，温经通络	渗湿汤（《奇效良方》）	白术、干姜、白芍、炮附子、茯苓、人参、桂枝、炙甘草
湿热腰痛	腰髋弛痛，牵掣拘急，痛处伴有热感，每于夏季或腰部着热后痛剧，遇冷痛减，口渴不欲饮，尿色黄赤，或午后身热，微汗出，舌红苔黄腻，脉濡数或弦数	清热利湿，舒筋活络	加味二妙丸（《医学集成》）	黄柏、苍术、防己、萆薢、酒当归、牛膝、龟板、熟地黄
瘀血腰痛	痛处固定，或胀痛不适，或痛如锥刺，日轻夜重，或持续不解，活动不利，甚则不能转侧，痛处拒按，面晦唇暗，病程迁延，常有外伤、劳损史。舌质隐青或有瘀斑，脉多弦涩或细数	活血化瘀，理气止痛	身痛逐瘀汤（《医林改错》）	秦艽、当归、川芎、桃仁、红花、羌活、没药、五灵脂、地龙、香附、牛膝、甘草
肾虚腰痛	腰痛以酸软为主，喜按喜揉，腿膝无力，遇劳则甚，卧则减轻，常反复发作。偏阳虚者，则少腹拘急，面色㿠白，手足不温，少气乏力，舌淡脉沉细；偏阴虚者，则心烦失眠，口燥咽干，面色潮红，手足心热，舌红少苔，脉弦细数	偏阳虚者，宜温补肾阳；偏阴虚者，宜滋补肾阴	偏阳虚者：右归丸（《景岳全书》）；偏阴虚者：左归丸（《景岳全书》）	右归丸：熟地黄、山药、山茱萸、枸杞子、杜仲、菟丝子、当归、附子、肉桂、鹿角胶；左归丸：熟地黄、山药、枸杞子、山茱萸、龟板胶、菟丝子、鹿角胶、牛膝

【名医学术思想及临证经验】

路志正治疗强直性脊柱炎所致的腰痛经验，认为本病腰痛属本虚标实，内外合邪而致，腰部疼痛为标，肝肾亏虚为本。治疗上补肾强脊为主，配合祛风、散寒、除湿、清热、活血、散瘀、消痰等法以蠲痹通络治标。临床分型：①肾虚督寒、经脉瘀滞证：选用阳和汤、右归丸、龟鹿二仙胶，温肾强脊、活血通络法，路教授喜用鹿角镑、炙龟甲等血肉有情之品潜通奇脉，填精益髓；辅以仙茅、淫羊藿、补骨脂、菟丝子等温肾散寒之属；路老师注重活血通络的配伍运用，擅用桃红四物汤、鸡血藤等养血活血之品，使补而不滞；同时少佐引经药以领诸药直达病所，如羌活、狗脊、川牛膝等。温补之品味厚、腻滞，易伤脾胃，故常佐砂仁、橘皮、焦三仙等以行气导滞，顾护中焦。②肝肾亏虚、肝脉郁滞、筋骨失养：选用独活寄生汤、柴胡疏肝散，养肝益肾、柔筋壮骨法。路教授重用桑寄生、杜仲、续断等补肝肾、强筋骨；伸筋草、忍冬藤、络石藤等舒筋活络。肝为刚脏，喜条达而恶抑郁，故常辅以疏肝、柔肝理气之品，酌加柴胡、白芍、橘叶、佛手花、代代花、玫瑰花等以助肝用，此所谓"以疏为补"。③太阳经气不利、风湿痹阻证：选用羌活胜湿汤、通气防风汤，祛风除湿、疏经活络法。路教授以羌活、独活、蔓荆子、防风之品祛风胜湿、表散寒邪。因风药剽悍，须配合当归、川芎、赤芍等养血润燥之剂，中病即止。

王为兰治疗强直性脊柱炎所致的腰痛经验，认为肾虚督脉瘀滞为主要病机，益肾通督为治疗大法，阴阳双补，自拟益肾通督汤类方作为强直性脊柱炎治疗的基本方。用药如下：鹿角胶、龟甲胶、淫羊藿、巴戟肉、补骨脂、菟丝子、炒杜仲、熟地黄、枸杞子、山茱萸、女贞子、当归、白芍、炒白芥子、水蛭、蜈蚣、细辛、降香、川乌。以此类方为基础方治疗腰痛共性，随证化裁合方辨证论治。

张炳厚认为腰为肾之府，以补肾法治疗腰痛是常规之法，如风寒湿邪侵袭经络，病延日久肝肾两亏，气血不足所致的风湿性腰痛，治以独活寄生汤加减。肾阳虚衰之腰痛，用肾气丸或右归饮加减治疗。寒湿袭络之腰痛，肾着汤加减治之，然对湿热之邪所致腰痛的治疗有其独到之处。临床上常见的劳淋迁延日久所引起的腰痛多因膀胱湿热，张老师认为：膀胱湿热，久必伤阴。湿邪是由体内阴液不能正常运行气化而积聚形成的病理产物，有湿邪产生就有阴液的损伤。热邪蒸耗津液，有一分热，伤一分阴。肾与膀胱相表里，膀胱湿热之邪必累伤肾阴，因此湿热愈重，病程愈长，阴伤愈甚。阴愈虚，火愈盛，虚火更伤阴。依此因果关系形成恶性循环，所以治疗时要以滋补肾阴，清利湿热为法。用自创的"清肾汤"治疗，往往取得理想的效果。清肾汤由下列药味组成：生地黄、熟地黄、润元参、炒知柏、瞿麦、石韦、白茅根、怀山药、生黄芪、桑寄生、五味子、大乌梅。该方不仅对慢性泌尿系感染有效，对肾结石、肾囊肿、慢性肾炎等泌尿系统慢性病属肾阴不足，湿热下注的腰痛均有效。湿热重者加飞滑石、生甘草；肾虚重加枸杞子、何首乌、山萸肉；有瘀血加当归等。此方运用的关键在于辨清肾虚与湿热以谁为主，加减用药因人而异。

高才达认为腰痛的主要原因是肝肾不足，风寒湿外邪侵袭而引起的筋脉瘀滞。腰痛的中医证候分型主要有两种：①肝肾不足、筋脉瘀滞型：主要临床表现为腰痛或酸痛，伴有或不伴有四肢麻木、拘紧症状，舌脉可见舌红少苔，脉细滑或脉弱，以白芍木瓜汤加减；②肾阳不足型：主要临床表现为腰冷痛，以右归饮化裁。

【验案精选】

张某，男，34岁，2005年9月15日初诊。

患者以"腰痛1～2年"来诊。近一两年，患者自觉腰酸痛，腿软，乏力，手足心热，记忆力减退，口苦，夜半咽干，阴囊潮湿，伴有早泄、遗精、轻度阳痿，大便稀，一日一行，小便正常。舌苔薄黄，脉沉细。既往史无特殊。中医诊断：腰痛（肾阴阳两虚，重则于阴）。治法：补肾强腰。处方：大熟地黄30g，龟板30g，菟丝子20g，覆盆子20g，锁阳30g，青皮、陈皮各10g，怀牛膝15g，炒知母、炒黄柏各10g，生黄芪15g，当归尾12g，补骨脂30g，穿山龙20g，石见穿20g，炙甘草10g，7剂，水煎服，日2次。2005年9月22日二诊：药后腰痛好转，手足心热好转，现仍腰酸胀，口苦，纳可，大便稀，一日一行，小便调，苔薄白，脉沉细。前方将覆盆子加量至30g，7剂，水煎服，日2次。2005年9月29日三诊：药后腰酸胀痛明显好转，遗精早泄有所减轻，纳可，二便正常。苔薄白根微黄，脉沉细滑。前方将大熟地黄加量至40g，另加山萸肉15g，桑寄生30g，14剂，水煎服，日2次。后经治疗腰痛消失。

按：腰为肾之府，故腰痛与肾的关系最为密切。《丹溪心法·腰痛》云："腰痛主湿热、肾虚、瘀血、挫闪、有痰积。"《七松岩集·腰痛》说："然痛有虚实之分，所谓虚者，是两肾之精神气血虚也，凡言虚证，皆两肾自病耳。所谓实者，非肾家自实，是两腰经络血脉之中，为风寒湿之所侵，闪肭锉气之所碍，腰内空腔之中，为湿痰瘀血凝滞不通而为痛。"张炳厚老师认为：腰痛从病因分，有寒湿腰痛、湿热腰痛、瘀血腰痛、肾虚腰痛之分。寒湿腰痛治宜散寒行湿，温经通络，方用"肾着汤"加减。湿热腰痛治宜清热利湿，舒筋止痛，方用"四妙丸"加减；瘀血腰痛治宜活血化瘀，理气止痛，方用"复元活血汤"或"身痛逐瘀汤"加减；肾虚腰痛治宜补肾强腰止痛，偏阴虚者，用"大补阴丸"加减，偏阳虚者，用"五子衍宗丸"加减。张炳厚教授阅授：所举病例属肾阴虚者，故取方"大补阴丸"加味治疗。上方虽名曰"大补阴丸"，而方义却大不相同。丹溪制"大补阴丸"重用黄柏，主治以泻火为主，滋阴为辅。上举病例是以阴虚为主，相火为辅，生地黄、龟板用量甚大，取其大补肾阴。腰为肾之府，肾虚则腰痛，肾主骨，肾虚则骨胫无力，中医理也。对其主证，主药用量大，取其量大力宏、力专。所以，取得理想疗效。对肾虚外挟风寒湿者，增入祛风湿通络之品，用此方屡治屡效。

张炳厚.神医怪杰张炳厚.北京：中国中医药出版社，2007.

第九节　癌症

一、肺癌

肺癌又称原发性支气管肺癌，是以咳嗽，咯血，胸痛，发热，气急为主要临床表现的一种恶性疾病。

【病因病机】

癌症多因正气内虚，邪毒外侵引起，以痰浊内聚，气滞血瘀，蕴结于肺，以致肺失宣发与肃降为基本病机。肺癌因虚而得病，因虚而致实，是一种全身属虚，局部属实的疾病，其中虚以阴虚、气阴两虚为多见，实则不外乎气滞、血瘀、痰凝毒聚之病理变化。其病位在肺，但因肝主疏泄，脾主运化水湿，肾主水之蒸化，故与肝、脾、肾关系密切。（图 5-50）

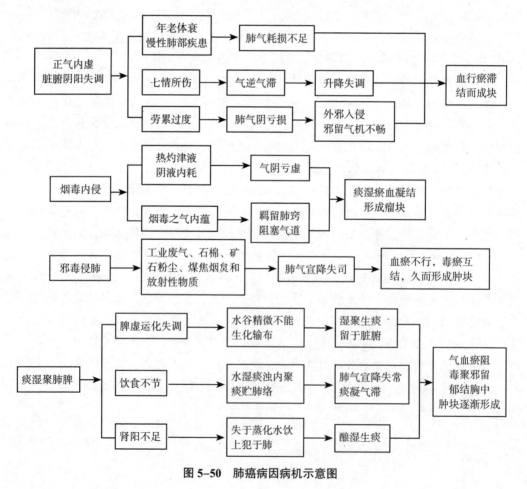

图 5-50　肺癌病因病机示意图

【诊断与鉴别诊断】

（一）诊断

1.本病以咳嗽、咯血、胸痛、发热、气急为主要临床表现。

2.近期发生的呛咳，顽固性干咳持续数周不愈，或反复咯血痰，或不明原因的顽固性发热，或伴消瘦、疲乏等。

3.多发生于 40 岁以上，有长期吸烟史的男性。

（二）鉴别诊断

1.肺癌与肺痨鉴别　见表 5–159。

表 5–159　肺癌与肺痨鉴别

病名	好发年龄	治疗效果
肺癌	40 岁以上的中老年男性	经抗结核治疗有效
肺痨	青壮年	经抗结核治疗病情无好转

2.肺癌与肺痈鉴别　见表 5–160。

表 5–160　肺癌与肺痈鉴别

病名	发病性质	症状	兼症
肺癌	发病较缓	热势一般不高，呛咳，咳痰不爽或痰中带血	神疲乏力、消瘦等全身症状
肺痈	急性发病	高热，寒战，咳嗽，咳吐大量脓臭浊痰，甚则脓血相兼	胸痛

3.肺癌与肺胀鉴别　见表 5–161。

表 5–161　肺癌与肺胀鉴别

病名	发病性质	症状	兼症
肺癌	起病较隐匿	以咳嗽，咯血，胸痛，发热，气急为主要临床表现	伴乏力、消瘦等全身症状
肺胀	病程长达数年，反复发作，多发生于 40 岁以上人群	以胸部膨满，憋闷如塞，咳嗽，咳痰为主症	有时伴有烦躁、心悸、面色晦暗或唇甲发绀、脘腹胀满、肢体浮肿等症状

【辨证论治】

本病临证重在分清时机与虚实。扶正祛邪，标本兼治是治疗肺癌的基本原则。本病整体属虚，局部属实，正虚为本，邪实为标。早期以邪实为主，治当行气活血化瘀软坚和清热化痰，利湿解毒；中期虚实夹杂，治宜攻补兼施；晚期以正虚为主，治宜扶正祛邪，分别采用养阴清热，解毒散结及益气养阴，清化痰热等法。由于肺癌患者正气内虚，抗癌能力低下，虚损情况突出，因此，在治疗中要始终顾护正气，保护胃气，扶正

抗癌的原则，贯穿肺癌治疗的全过程。（表 5-162）

表 5-162　肺癌辨证论治

证型	证候表现	治法	方剂	常用药物
瘀阻肺络证	咳嗽不畅，胸闷气憋，胸痛有定处，如锥如刺或痰血暗红，口唇紫暗，舌质暗或有瘀点、瘀斑，苔薄，脉细弦或细涩	行气活血，散瘀消结	血府逐瘀汤	桃仁、红花、川芎、赤芍、牛膝、当归、熟地黄、柴胡、枳壳、甘草
痰湿蕴肺证	咳嗽，咳痰，气憋，痰质稠黏，痰白或黄白相兼，胸闷胸痛，纳呆便溏，神疲乏力，舌质淡，苔白腻，脉滑	健脾燥湿，行气祛痰	二陈汤合瓜蒌薤白半夏汤	二陈汤：陈皮、半夏、茯苓、甘草 瓜蒌薤白半夏汤：瓜蒌、薤白、半夏
阴虚毒热证	咳嗽无痰或少痰，或痰中带血，甚或咯血不止，胸痛，心烦寐差，低热盗汗，或热势壮盛，久稽不退，口渴，大便干燥，舌红，苔黄，脉细数或数大	养阴清热，解毒散结	沙参麦冬汤合五味消毒饮加减	沙参麦冬汤：沙参、玉竹、麦冬、甘草、桑叶、天花粉 五味消毒饮：金银花、野菊花、蒲公英、紫花地丁、紫背天葵
气阴两虚证	咳嗽痰少，或痰稀，咳声低弱，气短喘促，神疲乏力，面色㿠白，形瘦恶风，自汗或盗汗，口干少饮，舌红或淡，脉细弱	益气养阴	生脉散合百合固金汤加减	生脉散：人参、麦冬、五味子；百合固金汤：生地黄、熟地黄、玄参、当归、芍药、百合、麦冬、甘草、桔梗

【名医学术思想及临证经验】

　　孙桂芝认为，肺癌的病因病机主要是肺气膹郁，失其清肃之职，进而化燥、化火、生痰、生毒而致癌变；火燥交攻，阴液消灼，则可导致肺肾阴虚。针对肺癌的病因病机，形成了以清热润燥，解毒散结以及滋补肺肾为主的治疗方略。同时，孙桂芝教授强调辨证与辨病相结合，认为肺癌可分为 3 型：①肺失清肃，燥热津伤：本型之病机乃因肺气郁闭，肺之宣发、肃降失常，肺热叶焦。治宜清热润燥，化痰开郁，佐以益气养阴。孙桂芝教授常以清燥救肺汤为基础加减。常用药物：太子参、枇杷叶、生石膏、阿胶珠、杏仁、天冬、麦冬、火麻仁、桑叶、百合、百部、瓜蒌皮、天花粉等。燥象不著而痰热明显者则以小陷胸汤为基础化裁。②火燥交攻，痰瘀蕴结：本型的病机特点是热象更著，火旺化毒更为突出。治宜清热解毒，润燥生津，兼以活血化瘀、软坚散结。孙桂芝教授常以千金苇茎汤为基础加减。常用药物：芦根、杏仁、桃仁、薏苡仁、冬瓜仁、山慈菇、浙贝母、川贝母、天花粉、鼠妇、鱼腥草、金荞麦、白花蛇舌草、半枝莲等。③肺肾阴虚，正虚邪留：本型的病机特点是，阴虚与燥热并存，正邪相争较为突出。在阴虚燥热的基础上，也存在不同程度的痰、瘀、热、毒。孙桂芝教授常以百合固金汤为基础加减。常用药物：百合、生地黄、熟地黄、当归、白芍、桔梗、沙参、玄参、天冬、麦冬、山萸肉、黄精、山药、女贞子、川贝母、鳖甲、龟板等。

　　郁仁存强调治疗肺癌要中西医结合，合理安排中西医有效的治疗手段，取长补短，充分发挥不同疗法在疾病各阶段的作用，在提高机体免疫力的前提下，最大限度抑制或消灭肿瘤细胞。在手术后、放化疗期间均需配合中医药治疗，但在放化疗结束之后，整个康复期及放化疗的间歇期都以中医药持续治疗；在一部分患者既失去了手术机会，同时又无放化疗的适应证，这时就只好选择以中医药治疗为主了。中医药治疗首先要辨证施治，在不同时期，不同类型的癌组织以及个体的不同情况，每个患者表现出的证候是不一样的，辨证施治即按当时证型加以施治。根据局部与整体相结合，把辨证施治与辨病治疗相结合，扶正治疗与祛邪治疗相结合。在长期的临床实践中，肺癌大致有以下几种证型：①阴虚毒热型，治以养阴清热，解毒散结。此型多见于较早病期，以鳞癌较多见，多以前胡、杏仁、贝母止咳化痰，沙参、生地黄、麦冬、天花粉、地骨皮养阴清热，白花蛇舌草、半枝莲、石见穿、金荞麦、北豆根、仙鹤草解毒抗癌，焦三仙、鸡内金养胃助消化。②痰湿蕴肺型，治以健脾化痰，解毒清肺。此型常在慢性支气管炎基础上发生，脾虚痰湿内蕴，药物治疗效果较差。常以生黄芪、党参、白术、茯苓、生薏苡仁健脾益气；陈皮、半夏、浙贝母、前胡、杏仁、制南星化痰止嗽；金荞麦、石上柏、龙葵、白英、白花蛇舌草解毒抗癌；焦三仙、砂仁和胃助消化；如果此型寒湿较重，阳气不足以温化寒痰者，可予温阳补肺之品如白芥子、干姜、附子、生南星、生半夏之类，但应慎用，严防中毒。③血瘀毒结型，治以理气化滞，活血解毒。此型较重，已侵及胸膜及骨，产生剧痛，致气机不畅，气滞毒瘀，痰气互阻更加重了气滞血瘀。常以桔梗、枳壳、杏仁理气化痰；桃仁、干蟾、石见穿、铁树叶、草河车、徐长卿、龙葵、苦参、大黄活血化瘀解毒；茜草、紫草凉血止血，祛瘀生新；焦三仙、鸡内金、砂仁和胃醒脾。④肺肾两虚型：治以温肾健脾，益气解毒。此型多见于病久晚期，气血亏耗，阴损及阳致肺肾双亏，正气大虚但邪毒留滞不去，则正虚邪实，此时患者已不任攻伐，故以生黄芪、太子参、生晒参、白术、茯苓、山药补肺脾之气，培土生金法，脾旺则肺气充，同时以补骨脂、枸杞子、五味子、冬虫夏草温肾纳气；干姜、制南星温化寒痰；木香、砂仁醒脾和胃。

王笑民将肺癌的病机概括为"虚、痰、瘀、毒"，认为肺癌的形成是正气亏虚于内，脏腑功能失调，邪毒乘虚袭肺，肺气郁闭，津液失于输布，津聚为痰，痰凝气滞，气滞则血瘀，痰瘀毒结于肺脏，日久形成积块。故其治疗肺癌本着扶正补虚，化痰散结，活血化瘀，抗癌攻毒的原则，常用方药：①扶正补虚：补肺脾之气常用生黄芪加四君子汤，补肺固表常用玉屏风散，滋肺阴常用沙参、麦冬、五味子，滋肾阴常用熟地黄、龟板、枸杞子、女贞子，温肾阳常用炮附子、肉桂、杜仲、巴戟天等。②化痰散结：常用海藻、甘草（虽为反药，相反相成，配用化痰散结，为王教授经验）、夏枯草、浙贝母等。③活血化瘀：常用莪术、土鳖虫、炮山甲破血逐瘀，活血消癥，直接对抗肿瘤导致的血瘀证；川芎、延胡索活血兼止痛；鸡血藤活血补血，一举两得。④抗癌攻毒：木鳖子（王教授用量为 6～12g，虽超量，但以毒攻毒，临床疗效明显且无明显不良反应）、龙葵、白英、草河车、石上柏、蜈蚣、全蝎等。

饶燮卿通过对肺癌转移前的病位与血行转移、淋巴转移以及五脏转移中医病位病势的分析探讨，提出导邪外出法治疗肺癌的思路：①导邪从肺系出：早期可嘱患者锻炼出汗，加强呼吸锻炼，中药治疗通过宣发肃降肺气，同时注意解肺中毒邪，实证须排脓解毒，可参考肺痈治法，适当应用加味桔梗汤、如意解毒散等排脓毒方，从肺系疏导邪毒出；虚证可参照肺痿治法，虚热证明显者用清燥救肺汤、麦门冬汤加减；虚寒证应用甘草干姜汤加减，实证与虚证均须运用引经药引邪外出。②导邪从表里脏腑出：肺与大肠相表里，通过通腑行气的方法使邪毒随粪便排出体外。③导痰外出法：晚期肺癌由于免疫功能低下，肿瘤进展刺激呼吸道腺体以致痰液分泌增多，有痰无力咳出，痰多难咯会阻塞呼吸道易引起窒息，中医辨证为气阴两虚、痰浊壅盛证，应用补益气阴，清肺化痰平喘法治疗，经临床观察疗效较差。针对患者痰液量多，参考肺痈的治疗，提出"急则开肺排痰治其标"的思路。处方以甘桔汤、苇茎汤和薏苡附子败酱散加减，用药以生甘草、桔梗、苇茎（芦根）、桃仁、冬瓜仁、薏苡仁、败酱草、鱼腥草、麻黄、白果为基本方。④导邪从血脉出：在肺癌已血行转移的患者，结合血瘀表现导邪从血脉出，从五脏与血的关系来分析，心主血脉，肝主藏血，脾胃为气血生化之源，肾精可化为血，肺朝百脉。另外，气能生血，气能行血，津液可化为血液。因此，气血两虚时注意补益肺脾之气，兼补肾填精，滋养心肝之血，补益津液；气滞血瘀证注意行气活血，疏肝宣肺；同时注意解毒凉血和利尿通便，使气血津液循行，毒邪从尿便排出。⑤导邪从少阳三焦出：应用小柴胡汤类或柴胡达原饮类开达少阳膜原，从三焦出可参考三焦辨证应用三仁汤类温病方剂，脾主行水，治疗注意健脾渗湿；淋巴结肿大可认为是痰毒结聚，应用化痰解毒软坚散结方剂以消肿。⑥导邪从脏腑出：应结合五脏五行生克关系进行推演。如肺癌见肝气郁结症状（金克木）时，应用培土生金法，健脾益气补益肺脾气虚，同时泻肺中毒邪，通畅腑气疏通大肠，补益肝气同时疏肝解毒，疏导同时补益肺气与肝气，单纯疏导易伐正气，配合补益可扶助正气加强疏导力度。

【验案精选】

谢某，男，72岁，2001年9月26日初诊。

半月前行右肺上叶切除术，病理：低分化腺癌，部分呈肉瘤样癌结构，切缘净，淋巴结转移（10/21），ⅢA期（T3N2M0）。现症：乏力，声音嘶哑，盗汗，有胸腔积液，舌暗红有瘀少苔，脉细弦。已开始用健择、泰素帝化疗。属肺癌，由气阴两虚，肺热血瘀所致，治宜益气养阴，清肺解毒，调理脾胃。处方：沙参30g，麦冬15g，五味子10g，山萸肉10g，浮小麦30g，女贞子15g，生黄芪30g，枸杞子10g，桑白皮15g，葶苈子20g，地骨皮15g，白花蛇舌草30g，白英30g，太子参30g，龙葵30g，蛇莓20g，焦三仙各10g，大枣6枚，砂仁10g。2002年10月24日二诊：6周期化疗结束，现症：咳嗽，乏力，仍有胸腔积液，舌稍红有瘀，白苔，脉沉细。处方：葶苈子15g，桑白皮15g，前胡10g，浙贝母10g，沙参30g，石韦15g，茜草15g，麦冬15g，大枣6枚，生黄芪30g，太子参30g，女贞子15g，枸杞子10g，山萸肉10g，淫羊藿10g，焦三仙各10g，鸡内金10g，砂仁10g。2003年9月13日三诊：复查CT示右胸包裹性积液明显减少，骨扫描未见明显异常变化。舌红少苔，脉沉细。方用：沙参30g，麦冬15g，五味子10g，刺五加15g，葶苈子15g，大枣6枚，女贞子15g，枸杞子10g，白英30g，龙葵 15g，蛇莓 15g，草河车 15g，北豆根 6g，石上柏 15g，浙贝母 10g，莪术 10g，焦三仙各 10g，鸡内金 10g，砂仁 10g。此后坚持中医治疗，服用上方，每年复查均未见异常，生活质量好。

按：本例为晚期肺癌（ⅢA期）患者，在手术后经化疗及长期的中药治疗后，近五年观察未见转移或复发，中西医结合治疗显示出巨大优势。治疗采用辨证论治与辨病治疗相结合，扶正与祛邪相结合。扶正一直用益气补肾法提高机体免疫功能及调整脏腑功能，保养气血；祛邪除化疗外，中药均应用了有抗癌作用的清热解毒中药，如白英、龙葵、蛇莓、草河车、白花蛇舌草、石上柏、冬凌草、金荞麦，补药中也有祛邪抗癌作用，如补骨脂、山萸肉；舌质暗红，有瘀，故方中用茜草、莪术、丹参、赤芍等活血祛瘀药以改善血瘀。随诊到 2006 年 6 月，患者一般情况好，仍继续服用中药观察，现每周服用 3 剂中药。

二、乳腺癌

乳腺癌是发生在乳腺上皮组织的恶性肿瘤，以乳腺肿块为主要临床表现。

【病因病机】

按《外科大成》中述 "乳头属足厥阴肝经，乳房属足阳明胃经，外属足少阳胆经"，因而乳腺癌与肝脾两脏关系尤为密切。因正气内虚，邪毒外袭，经络痞涩；或七情怫郁，气机郁结；或饮食失调，痰浊壅滞；或宿有旧疾及年老体衰，五脏失煦，寒凝血瘀，最终气滞、痰浊、血瘀交结，导致乳癌的发生。（图 5-51）

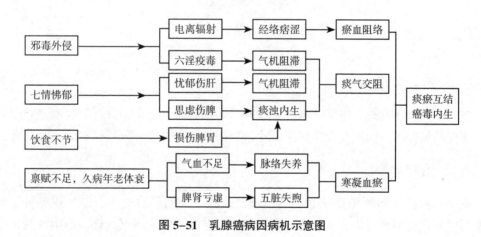

图 5-51　乳腺癌病因病机示意图

【诊断与鉴别诊断】

（一）诊断

乳腺癌临床以乳腺肿块为主要表现。

1.局部肿瘤表现：乳房肿块常为就诊的首发症状，多为单发，质地较硬，增大较快，可活动，如侵及胸肌或胸壁则活动差或固定。皮肤橘皮样改变和乳头内陷为癌侵及皮肤和乳头的表现。

2.区域淋巴结转移表现：腋窝和锁骨上淋巴结肿大、质硬、活动差、融合或固定。

3.晚期乳腺癌表现：血行转移至肺、肝、骨、脑而出现相应的临床表现。

（二）鉴别诊断

1.乳腺癌与经行乳房痛鉴别　见表 5-163。

表 5-163　乳腺癌与经行乳房痛鉴别

病名	发病年龄	疼痛时间	兼症
经行乳房痛	青壮年妇女	经前或经期乳房作胀	小腹胀痛，胸胁胀满，烦躁易怒，经行不畅
乳腺癌	生育期、更年期	持续疼痛	乳头溢液，区域淋巴肿大或其他脏器改变

2.乳腺癌与乳癖病鉴别　见表 5-164。

表 5-164　乳腺癌与乳癖病鉴别

病名	发病年龄	疼痛时间	病灶	兼症
乳癖病	青壮年妇女	月经前加重，月经后缓解	单发或多发，边界清楚	小腹胀痛，胸胁胀满，烦躁易怒，经行不畅
乳腺癌	生育期、更年期	持续疼痛	多为单发，边界欠清	乳头溢液，区域淋巴肿大或其他脏器改变

【辨证论治】

（一）辨证要点

本病关键在于通过自查和普查早期发现，早期确诊，早期治疗。一旦确诊即应立即行乳房根治切除术，同时配合中医辨证论治。根据病程阶段，分清标本虚实的主次。

（二）治疗原则

本病治疗的基本原则是扶正祛邪，攻补兼施，做到"治实当顾虚，补虚勿忘实"。初期邪盛而正虚不明显，当先攻之；中期宜攻补兼施；晚期正气大伤，不耐攻伐，当以补为主，扶正培本以抗邪气。扶正之法主要采用健脾、益肾、补气、补血、补阴、补阳等治法；祛邪主要采用理气除湿、化痰散结、活血化瘀、清热解毒等法，并应适当配伍有抗肿瘤作用的中草药。

（三）分证论治

乳腺癌的辨证论治见表 5-165。

表 5-165　乳腺癌辨证论治

证型	证候表现	治法	方剂	药物
肝郁气滞证	发病与情绪因素有关，乳房肿块胀痛，两胁作胀，心烦易怒，口苦咽干，头晕目眩，脉弦滑，舌苔薄白或薄黄	疏肝理气，散结通滞	逍遥散	牡丹皮、炒栀子、柴胡、青皮、当归、白芍、茯苓、炙甘草、白术、山慈菇、浙贝母
气郁痰瘀证	发病与情绪因素有关，乳房肿块刺痛，或翻花溃烂，渗流黄水或血水，两胁作胀，胸肋胀闷，颈项肿块，烦躁失眠，月经不调，口干咽燥。舌暗红或绛，有瘀点瘀斑，无苔或少苔，脉弦细或涩	理气解郁，化痰消积	桃红四物汤合四海舒郁丸	桃红四物汤：当归、熟地黄、川芎、白芍、桃仁、红花；四海舒郁丸：青木香、陈皮、海蛤粉、海带、海藻、昆布、海螵蛸
毒热蕴结证	乳房肿块迅速增大，疼痛或红肿甚至溃烂翻花，分泌物臭秽或乳腺癌术后多发转移，消瘦乏力或发热，心烦、口干、便秘。舌质暗红，舌苔黄白或黄厚腻，脉弦数或滑数	解毒化瘀，扶正祛邪	银花甘草汤加减	当归、赤芍、牡丹皮、泽泻、金银花、蒲公英、紫花地丁、土贝母、夏枯草、刘寄奴、生黄芪、青蒿、玄参、生地黄、甘草
气血亏虚证	病历日久，中气大伤，运化无权，故饮食大减。气血生化乏源，机体失养，故体弱，肌肉瘦削，神倦乏力；血瘀日久，新血不生，颜面失养，故面色萎黄。中气大伤，运化无权，水湿泛溢，故面肢浮肿。舌质淡紫，或光剥无苔，脉细数或弦细均为气血耗伤之象	气血双补	四君子汤合归脾汤加减	四君子汤：人参、白术、茯苓、甘草；归脾汤：生黄芪、当归、茯神、炒酸枣仁、广木香、龙眼肉、生姜、大枣

【名医学术思想及临证经验】

孙桂芝尤其重视情志抑郁在该病发生发展中的作用，多由肝脾郁怒等原因致机体阴阳失衡，肝脾功能紊乱，气滞而痰凝、湿聚、血瘀，经络闭塞。提出因人体乳头部属足厥阴肝经、乳房部属足阳明胃经、乳前沿外侧及腋下属足少阳胆经，除对乳腺癌病灶直接施以清热解毒、抗癌消壅、祛腐生肌等法，防止乳腺癌流毒扩散；对肝胃、冲脉等，应施以调和气血、扶正固本之法，使气血冲和，邪毒无由以侵害之，常用"小柴胡汤"或"丹栀逍遥散"为主方治疗乳腺癌，盖小柴胡汤偏于治疗"肝胃"经之郁热，而丹栀逍遥散偏于补益"肝脾"脏腑之气血。

郁仁存认为乳腺癌的首要病机是肝郁气滞，因此治疗乳腺癌患者十分重视疏肝理气解郁，临床上常用柴胡、郁金行气疏肝，芍药、当归养血柔肝。肾亏脾虚是乳腺癌的基本病机，健脾补肾法几乎贯穿了郁老治疗乳腺癌的始终，郁老临床常以六味地黄丸为基础滋补肾阴，同时喜用枸杞子、女贞子平补肝肾。痰瘀毒互结是乳腺癌的关键病机，祛邪当化痰祛瘀，解毒散结，痰、毒、瘀作为病理产物贯穿于乳腺癌发生和发展的整个过程。即使在乳腺癌患者术后虽然瘤体已切除，但残留于体内的癌细胞不可能通过手术全部清除，癌毒潜留，易渐耗人体正气，促成痰瘀凝滞。痰在乳腺癌的形成过程中起着推波助澜的作用，尤其痰浊与瘀血为伍，交结为患，化痰、祛瘀、解毒治则贯穿乳腺癌治疗的始终。临床上祛邪常以清热解毒与理气化痰、活血化瘀相结合，根据毒、痰、瘀的病势轻重而灵活调整用药，常用白英、龙葵、蛇莓、草河车、白花蛇舌草、半枝莲、山慈菇等清热解毒，海藻、浙贝母、夏枯草、僵蚕、猫爪草、瓜蒌等化痰散结、莪术、鸡血藤、炮山甲、土鳖虫等化瘀散结。

王禹堂根据元代朱丹溪著《格致余论》中"忧怒抑郁，昕夕积累，脾气消阻，肝气横逆，遂隐成核，如大棋子，不痛不痒，数十年后方疮陷，名曰乳岩，以其疮形嵌凹似岩穴也，不可治矣"，明确指出乳腺癌的发病与肝郁脾虚密切相关，应用六味地黄丸合丹栀逍遥散加减治疗乳腺癌内分泌失调综合征时，取意于两方而不拘泥于原方，遵古而不泥古，取其意，用其法，灵活变通，古为今用。通过化裁调整用药、用量，总体把握两方，滋补肝肾，疏肝健脾，加入解毒抗癌，活血化瘀的中药，共奏化瘀抗癌、滋阴泻火之功。

李佩文治疗乳腺癌重视"和法"。经过多年临床经验，发现乳腺癌患者多有肝气郁结的表现。认为乳腺癌多为肝气郁结、冲任失调所致，更年期综合征患者多见，治法多样：如少阳证者，需用药和解少阳；而对于放化疗的消化系统影响，需要调和肝脾及胃肠；中晚期患者，则需要维护生活质量，减轻放化疗引起的毒性，扶正与祛邪并重等，但均不离和法。多用体现和法相恶的角药、对药，如寒热、润燥、升降、补泻，相互制约，防止亢奋以及偏颇，也会应用甘草、桂枝、木瓜、玫瑰花、蜂蜜等具备调和功效的单味药。和解之剂强调少阳为主症，但不必悉具，用药更重平和。

朴炳奎强调辨证论治，在肿瘤方面尤其需强调辨证候与辨病的结合。辨病是辨基本矛盾，辨证候是辨从属于基本矛盾的各类矛盾，中西医理两相参照，了解疾病之基本矛盾，注意基本矛盾之处理。具体到乳腺癌辨病始终不离肝脾肾三脏。或疏肝或清肝，或健脾，或补肾阴，或补肾气等。朴老师在治疗乳腺癌时，扶正祛邪，标本兼顾，不同的患者、治疗的不同时期，二者的侧重点不同。扶正以黄芪、白术、山药、女贞子、枸杞子健脾补肾益肝，尤重黄芪；祛邪包括通络散结、清热解毒、活血化瘀等法，常用山慈菇、白花蛇舌草、全蝎、海藻、穿山甲、浙贝母等药。

【验案精选】

薛某，女，44岁，2010年5月11日初诊。

1年前，患者因情绪波动后出现右侧乳房胀痛牵及两胁，右侧乳腺外上象限可及一大小2.6cm×2cm×1.9cm肿块，质硬，表面粗糙，边界欠清，活动度差，与皮肤粘连。病理检查结果提示：癌细胞圆形，多角形核大异型，排列成腺管状、筛孔状、巢状，浸润性生长，乳头及基底未见癌组织，右侧腋窝淋巴结（2/18）可见癌转移。诊断：（右侧）

乳腺浸润性导管癌（组织学Ⅱ级），行右侧乳腺癌改良根治术，手术顺利，已两月，患者恢复良好。现伴口干、口苦，耳鸣，上半身潮热，舌红苔薄黄，脉弦。属乳腺癌，由肝郁脾虚，瘀血内结所致；治宜疏肝理气，活血化瘀，化痰通络。处方：柴胡10g，黄芩10g，清半夏10g，当归15g，太子参15g，炒白术15g，土茯苓15g，薄荷10g，生黄芪30g，杭白芍15g，牡丹皮10g，栀子10g，何首乌15g，生龙骨、生牡蛎各15g，山慈菇10g，五味子6g，生蒲黄10g（包），露蜂房5g，路路通10g，王不留行10g，炮山甲6g（先煎），鳖甲15g（先煎），知母10g，三七块6g，白花蛇舌草30g，半枝莲15g，生甘草10g。每两日1剂；每剂煎2次共约400mL，合于一起，每日2次，每次口服100mL。二诊：经治疗，患者各项症状减轻。现乏力明显、纳差。原方减行气活血药如炮山甲、三七块，加黄精15g，菟丝子15g。三诊：患者各项症状获得很大改善，各项理化检查同前，病情稳定则效不更方，继续服用原方治疗。

按：患者平素患怒忧思，郁结伤肝，肝失条达，乳房为肝经所过，肝气失疏，肝郁痰凝或有血瘀，积聚乳房而致乳房胀痛。临床上多采用"疏肝、解郁、清火、化痰、消坚"法治疗。方药中以丹栀逍遥散疏肝健脾，养血清热，口干口苦多因肝热犯胃，故以四君子汤方坚实中焦；山慈菇消癌散结，五味子收敛固涩，二者相合，一散一收，祛邪而不伤正，并配合生龙骨、生牡蛎、鳖甲软坚消瘤；露蜂房味苦、性辛，攻毒消痛，配合炮山甲、路路通、王不留行、三七块散瘀消瘤。诸药配合，共同达到扶正祛邪之效。二诊，邪实往往掩盖正虚，因此，现邪虽去而虚象显现，行气活血药往往耗气伤正，且易致出血，于原方中酌减。三诊时患者各项症状获得很大改善，效不更方继续服用原方治疗。

三、胃癌

胃癌是由于正气内虚，加之饮食不节、情志失调等原因引起的，以气滞、痰湿、瘀血蕴结于胃，胃失和降为基本病机，以胃脘部饱胀或疼痛、纳呆、消瘦、黑便、脘部积块为主要临床表现的一种恶性疾病。

胃癌是最常见的癌肿之一，在中医学中属于"噎膈""反胃""癥瘕""积聚""伏梁""心腹痞""胃脘痛"的范畴。《素问·通评虚实论》："隔塞闭绝，上下不通。"《金匮要略·呕吐哕下利病脉证治》说："脉弦者，虚也，胃气无余，朝食暮吐，变为胃反。"而更多的学者则以为古人所谓"心之积"的"伏梁"，在很大程度上就是现今部分胃癌的临床表现。如《素问·腹中论》说："病有少腹盛，上下左右皆有根……病名伏梁。……裹大脓血，居肠胃之外，不可治，治之每切按之致死。"《难经·五十六难·论五脏积病》又说："心之积，名曰伏梁，起脐上，大如臂，上至心下，久不愈，令人病烦心。"这种从脐上到心下的上腹部包块，很像现今的胃癌。治法和方药方面，武威出土的《武威汉代医简》还专门载有"治伏梁方"，本方主治脘腹痞满、肿块等症，也可能是治疗胃癌最古老的方剂之一。《金匮要略·呕吐哕下利病脉证治》治疗胃反呕吐的大半夏汤，《伤寒论》治疗心下痞硬，噫气不除的旋覆代赭汤，《医部全录》记载的华佗胃反病方（雄黄、珍珠、丹砂、朴硝），《本草纲目》治疗噎膈的反胃方（硇砂、槟榔）

等治疗方药，对现今的临床与实验研究仍有参考价值。

【病因病机】

本病病因常为饮食不节、情志不畅、正气内虚。病机多为脾失健运、脾阳之气受损、肝郁气结、久病正气亏虚为主。（图5-52）

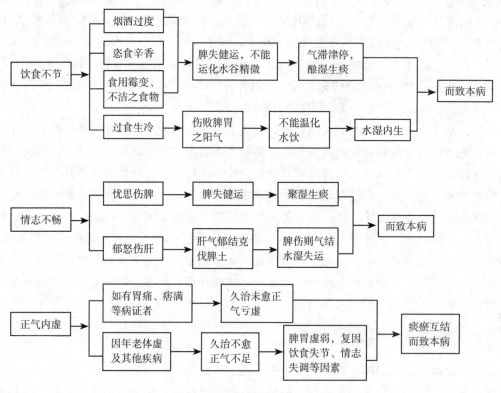

图 5-52　胃癌病因病机示意图

【临床表现】

本病以脘部饱胀或疼痛、纳呆、消瘦、黑便、脘部积块为中心证候。

1. 脘部饱胀或疼痛与饮食无明显关系，药物治疗疼痛缓解不明显。偶有疼痛呈一定规律或用药有一定疗效者，但随病情发展，疼痛加剧而无规律。

2. 纳呆、消瘦早期即可出现，厌食油腻，消瘦进展迅速，常伴气血亏损、面白浮肿等症。

3. 黑便多时断时续或呈持续性，少数出血较多者可伴有呕血，大量出血者可出现气随血脱证候。

4. 脘部积块出现较晚，可扪及边缘不整齐、质硬的肿块，疼痛拒按，肿块位于贲门者则有吞咽困难或呃逆，位于幽门部者可出现反胃。晚期痰瘀流注于左颈窝或左腋，可出现如栗子或花生米大小的痰核，质硬压痛。

5.胃癌转移出现相应转移病灶的临床症状，如肝肿大、黄疸、腹水、前列腺上部坚硬肿块、卵巢肿大等。

【诊断与鉴别诊断】

（一）诊断依据

凡有下列情况者，应高度警惕，并及时进行胃肠钡餐X线检查、胃镜和活组织病理检查，以明确诊断：

1.40岁以后开始出现中上腹不适或疼痛，无明显节律性并伴明显食欲不振和消瘦者；

2.胃溃疡患者，经严格内科治疗而症状仍无好转者；

3.慢性萎缩性胃炎伴有肠上皮化生及轻度不典型增生患者，经内科治疗无效者；

4.X线检查显示胃息肉>2cm者；

5.中年以上患者，出现不明原因贫血、消瘦和粪便隐血持续阳性者。

（二）鉴别诊断

1.胃癌与胃痛鉴别　见表5-166。

表5-166　胃癌与胃痛鉴别

病名	症状	病机	痛势	鉴别诊断
胃痛	胃脘部疼痛，常伴有食欲不振，痞闷或胀满，恶心呕吐，吞酸嘈杂	发病多与情志不遂、饮食不节，劳累及受寒等因素有关	常反复发作，其痛势相对胃癌之疼痛较缓，不呈进行性加重，不伴极度消瘦、神疲乏力等恶病质征象	上消化道X线检查常未见异常。胃镜检查未见肿物
胃癌	以脘部饱胀或痛、纳呆、消瘦、黑便、脘部积块为中心证候	正气内虚，加之饮食不节、情志失调	脘部疼痛与饮食无明显关系，药物治疗疼痛缓解不明显。偶有疼痛呈一定规律或用药有一定疗效者，但随病情发展，疼痛加剧而无规律	上消化道X线检查可见胃部充盈缺损或龛影。胃镜检查可见菜花样肿物，病理组织可明确诊断

2.胃癌与痞满鉴别　见表5-167。

表5-167　胃癌与痞满鉴别

病名	病位	病因	兼症
痞满	以胃脘部痞塞，满闷不舒的自觉症状为主症，并有按之柔软，压之不痛，望无胀形的特点	发病常与饮食、情志、起居、寒温等诱因有关	上消化道X线检查、胃液分析、纤维胃镜等检查未见异常
胃癌	胃癌中有部分病例也可以痞满为主症	正气内虚，加之饮食不节、情志失调	上消化道X线检查可见胃部充盈缺损或龛影。胃镜检查常可见菜花样肿物，病理组织可明确诊断

3. 胃癌与便血鉴别　见表 5-168。

表 5-168　胃癌与便血鉴别

病名	病位	病因	兼症
便血	以胃、肠脉络受损，出现血液随大便而下，或大便呈柏油样为主要临床表现的病证	由多种胃肠道病引起，如胃痛、腹痛等	纤维胃镜检查可见胃、肠道溃疡，病理学检查未见恶性病变
胃癌	胃癌的便血常伴见胃脘部饱胀或疼痛、纳呆、消瘦、脘部积块等主症，大便稍黯或紫黯，甚至可呈柏油样，且多持续发生，应用一般止血药效果不理想，即使暂时止住，不久即可反复，重者可伴有吐血	正气内虚，加之饮食不节、情志失调	上消化道 X 线检查可见胃部充盈缺损或龛影。胃镜检查常可见菜花样肿物，病理组织可明确诊断

【辨证论治】

本病病理因素包括气、痰、湿、瘀。早期胃癌患者病性以邪实为主，病机主要表现为痰气交阻、痰湿凝滞，治以祛邪为主，当以理气、化痰、燥湿、活血化瘀；中晚期因出现胃热伤阴、脾胃虚寒、气血两虚，此时病性多属本虚标实，且本虚为主，标实为辅，治疗上需要标本兼顾，扶正与祛邪并进。中晚期和放化疗患者多有脾胃气机阻滞，气化不利，运化无权，治疗上应始终重视顾护脾胃，勿损正气。补虚时，用药也不可过于滋腻，以免呆滞脾胃，应在辨证论治的基础上，结合选用具有一定抗胃癌作用的中草药。

胃癌患者的辨证更需要讲究胃气有无，临床上可根据患者食欲、舌脉、面色等进行综合判断，四诊合参。胃气有，则食欲尚可、舌苔正常、面色荣润、脉搏从容和缓，病情程度尚浅，预后较好；反之则病情重，预后差。

另外，还需要辨识胃癌危急证候，包括晚期大量吐血、便血、昏迷等危候。（表5-169）

表 5-169　胃癌辨证论治

证型	证候表现	治法	方剂	常用药物
痰气交阻证	胃脘满闷作胀或痛，窜及两胁，呃逆呕吐痰涎，胃纳减退，厌肉食，苔白腻，脉弦滑	理气化痰	开郁至神汤（《辨证录》）	人参、白术、茯苓、陈皮、香附、当归、柴胡、栀子、甘草
痰湿凝滞证	胃脘满闷，面黄虚胖，呕吐痰涎，腹胀便溏，痰核累累，舌淡滑，苔滑腻	燥湿化痰	导痰汤（《严氏济生方》）	半夏、橘红、茯苓、甘草、枳壳、南星
瘀血内结证	胃脘刺痛而拒按，痛有定处，或可扪及腹内积块，腹满不食，或呕吐物如赤豆汁样，或黑便如柏油样，或左颈窝有痰核，形体日渐消瘦，舌质紫黯或有瘀点，脉涩	活血化瘀，行气止痛	膈下逐瘀汤（《医林改错》）	桃仁、红花、当归、川芎、牡丹皮、赤芍、延胡索、五灵脂、香附、乌药、枳壳、甘草

续表

证型	证候表现	治法	方剂	常用药物
胃热伤阴证	胃脘部灼热，口干欲饮，胃脘嘈杂，食后剧痛，进食时可有吞咽哽噎难下，甚至食后即吐，纳差，五心烦热，大便干燥，形体消瘦，舌红少苔，或舌黄少津，脉细数	清热养阴，益胃生津	竹叶石膏汤（《伤寒论》）	竹叶、石膏、人参、麦冬、半夏、甘草、粳米
脾胃虚寒证	胃脘隐痛，喜温喜按，腹部可触及积块，朝食暮吐，或暮食朝吐，宿食不化，泛吐清涎，面色㿠白，肢冷神疲，面部、四肢浮肿，便溏，大便可呈柏油样，舌淡而胖，苔白滑润，脉沉缓	温中散寒，健脾和胃	理中汤（《伤寒论》）	人参、干姜、白术、甘草
气血两亏证	胃脘疼痛绵绵，全身乏力，心悸气短，头晕目眩，面色无华，虚烦不眠，自汗盗汗，面浮肢肿，或可扪及腹部积块，或见便血，纳差，舌淡苔白，脉沉细无力	益气养血	十全大补汤（《太平惠民和剂局方》）	人参、白术、茯苓、甘草、川芎、生地黄、白芍、当归、黄芪、肉桂

【名医学术思想及临证经验】

郁仁存在临床过程中，根据临床常见症状，通过脏腑辨证及气血辨证，把胃癌大致分为4型，即肝胃不和型、脾胃虚寒型、湿热瘀毒型和气血双亏型。郁仁存临床辨证治疗过程中，肝胃不和型以早期患者为主，脾胃虚寒型、湿热瘀毒型以中晚期患者为主，而气血双亏型以晚期患者为主，但临床有两种或多种证型同时出现者，治疗以分清病情主次比例分而治之。郁老按四型辨证施治：①肝胃不和型：治以疏肝和胃降逆，方用旋覆代赭石汤加减，疼痛连及两胁者，可用柴胡、郁金、枳壳疏肝；疼痛明显者可加延胡索、白屈菜止痛治疗；呕吐明显可加竹茹化痰降逆，同时加用抗癌中草药治疗。②脾胃虚寒型：宜用健脾温中和胃，方用四君子汤、参苓白术汤加减，若虚弱重，加强四君的用量，重用生黄芪、炙甘草等，寒重可加良姜、荜茇、干姜等；同时应用抗癌中草药治疗。③湿热瘀毒型：治宜清热化瘀解毒，湿重加用茵陈、生薏苡仁、藿香以利湿化湿为主；瘀重加用生蒲黄、五灵脂、三棱、莪术等化瘀为主；毒热重以露蜂房、土鳖虫、白英、龙葵、蛇毒、半枝莲、白花蛇舌草、肿节风、菝葜等解毒攻毒为主；如果合并有出血情况，则应用陈棕炭、血余炭、艾叶炭、生地黄、仙鹤草等止血治疗；若疼痛明显加用白屈菜、延胡索、徐长卿等止痛治疗。④气血双亏型：多为晚期，治宜补气养血，健脾和胃，方用八珍汤、十全大补汤为主加减，虚甚者再加生晒参，以及紫河车、阿胶、鹿角胶等血肉有情之品以峻补气血。

孙桂芝紧扣胃癌病机主线，即脾胃虚损导致脾失健运、胃失和降拟定辨证主方，以黄芪建中汤为主，分别予以健运脾胃、升清降浊、磨谷除壅、消食化积、祛瘀生新、清热解毒等治疗，方用黄芪、白芍、太子参、炒白术、茯苓等健运脾胃，生麦芽、代赭石、鸡内金、焦山楂、焦槟榔等升清降浊、磨谷除壅、消食化积，白芷、露蜂房、血余炭、生蒲黄祛瘀生新，藤梨根、虎杖清热解毒。然后根据病情需要，随症加减：如脾虚气滞者，加木香、砂仁；如湿浊中阻者，加白蔻仁、杏仁、生薏苡仁、清半夏、厚朴；如伴有腹水鼓胀者，酌加猪苓、泽泻、汉防己、车前子、蝼蛄；如气滞血瘀者，酌加香橼、佛手、地龙、桃仁、水红花子、凌霄花、当归、九香虫、三棱、莪术、炮山甲、八月札；如需温中止痛、降逆止呃，酌加小茴香、橘核、荔枝核、乌药、高良姜、香附；如吞咽困难者，加威灵仙；如肾精亏虚者，酌加枸杞子、女贞子、旱莲草、龟板、鳖甲、生地黄、熟地黄、当归、首乌、桑寄生、牛膝、鸡血藤；如肾气虚者，加菟丝子、桑螵蛸；如肾虚伴有骨转移者，加补骨脂、骨碎补；如热毒炽盛者，酌加草河车、半枝莲、蛇莓、金荞麦、石见穿、白花蛇舌草；如淋巴结转移或肠道粘连者，加急性子；如肾功能不全者，加晚蚕沙；如伴有出血或出血倾向者，加三七、阿胶珠、白及；夜难入睡者，酌加合欢皮、夜交藤、炒酸枣仁、炒柏仁、龙眼肉；如痰热扰胃，恶心呕吐者，酌加橘皮、竹茹、清半夏、枇杷叶或瓜蒌皮、清半夏、尾连、吴茱萸、旋覆花；如痰热伤阴者，加沙参、黄芩、清半夏；如胃热阴虚者，与玉女煎加减，方用玉竹、女贞子、知母、牛膝、生石膏、生地黄、麦冬等。

王笑民教授重视既往胃病史，认为其是胃癌的危险因素，慢性萎缩性胃炎中约有10% 发生胃癌，尤其是萎缩性胃窦炎伴有肠化生和不典型增生，易发生癌变。胃切除术后的残胃其癌变率较正常人群高 2 倍，一般需要 15 ～ 30 年，因为术后的胆汁反流多引起胃萎缩性胃炎，构成癌变基础。世界卫生组织将胃溃疡（GU）、胃息肉（GP）、残胃（GS）、慢性萎缩性胃炎（CAG）、胃黏膜异型增生（ATP）、肠上皮化生（IM）等癌前慢性疾病和癌前病变列为胃癌前状态。这些癌前状态与胃癌有发病学的联系。王笑民教授认为肿瘤的发生和发展均本于"正虚和癌毒"，其中正气亏虚是肿瘤发生发展的根本原因，癌毒内结是肿瘤发生发展的关键因素。治疗以消瘀散结、解毒攻毒、补益扶正等为治则，临床上尤善用虫类药物，虫类药物一方面为血肉有情之品，具有补益扶正增强免疫力之功效，另一方面药性峻猛，善搜剔攻毒，消瘀散结，起效迅速，其中蜈蚣、全蝎、土鳖虫、炮山甲、僵蚕、水蛭、蜂房为王笑民教授治疗肿瘤使用的高频虫类药物，根据患者具体的临床表现，灵活辨证，随症加减，同时亦注意配伍，中病即止，谨防产生毒副作用及过敏反应，疗效卓著。

【验案精选】

李某，男，61 岁，2010 年 3 月初诊。

现病史：2009 年 6 月行远端胃体癌根治术。病理：隆起型低分化腺癌，侵达浆膜外。淋巴结（13/15）。T4N2M1，Ⅳ期。术后化疗应用 FOLFOX4 方案 9 周期。现口服希罗达 1.5g，每日 2 次共 14 天，共 2 周期。近日复查生化、肿瘤标志物正常，胃镜提示：吻合口水肿。现症：乏力明显，食少，腹部时有隐痛，小便量可，大便日一行，难解，无黑便，眠尚可。舌暗红，有瘀，苔薄白，脉沉细。既往史：体健。过敏史：否认。体格检查：神志清楚，精神可。全身浅表淋巴结未触及肿大。双肺呼吸音清，未闻及干湿啰音。上腹部前正中线可见一长约 20cm 手术瘢痕，愈合良好。腹软，无压痛及反跳痛。双下肢不肿。中医诊断：胃癌病，脾虚气亏，余毒未尽。西医诊断：胃体隆起型低分化腺癌 T4N2M1，Ⅳ期。治法：益气健脾，清解邪毒。处方：藤梨根 20g，菝葜 15g，肿节风 15g，枳壳 10g，厚朴 10g，白英 15g，龙葵 15g，蛇莓 15g，草河车 15g，蛇舌草 30g，延胡索 15g，莪术 10g，木香 6g，焦三仙 30g，鸡内金 10g，砂仁 10g，生黄芪 30g，太子参 30g，党参 15g，女贞子 15g，枸杞子 15g。15 剂，水煎服，日 1 剂。2010 年 4 月复诊：患者乏力减轻，纳食增加。加用山萸肉以加强补肝肾作用，以及藿香以芳香化湿开胃。

按： 郁仁存老师认为该患者属胃癌晚期，虽然经过根治手术及多程化疗，然目前其余邪未尽，容易出现复发及转移，应加强中医药抗肿瘤的力量，这对于长期来看是有必要的。应用藤梨根、菝葜、肿节风、白英、龙葵、蛇莓、草河车、蛇舌草以清热解毒抑瘤；应用莪术活血化瘀，且莪术有抗肿瘤作用；应用生黄芪、太子参、党参以益气健脾；女贞子、枸杞子补肾气，考虑患者步入老年，肾气不足，加之手术、化疗对于肾气有损伤，可应用女贞子、枸杞子起到"先安未受邪之地"的作用；应用焦三仙、鸡内金、砂仁消导醒脾、开胃、和胃，促进食欲；胃为腑以通为顺，故用枳壳、厚朴以理气消胀；应用延胡索理气止痛；方中抗肿瘤中草药是治疗胃癌常用药，可以增强抗肿瘤作用，减少复发和转移。在补气健脾和胃，照顾后天之本同时，益肾照顾先天肾气，是先后天兼顾的治疗体现。

四、肝癌

肝癌是以脏腑气血亏虚为本，气、血、湿、热、瘀、毒互结为标，蕴结于肝，渐成症积，以右胁肿硬疼痛，消瘦，食欲不振，乏力，或有黄疸或昏迷等为主要表现的一种恶性疾病。肝癌是我国常见的恶性肿瘤之一，目前采用中医药治疗是本病的主要治疗手段之一。中医古籍有关肝癌的论述散见于"肥气""积气""积证"等病证中。本病病位在肝，病性虚实夹杂，预后差。

【病因病机】

脏腑气血虚亏，加之七情内伤，情志抑郁；脾虚湿聚，痰湿凝结；六淫邪毒入侵，邪凝毒结等可使气、血、湿、热、瘀、毒互结而成肝癌。（图 5-53）

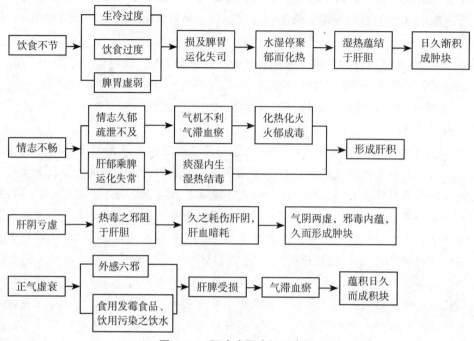

图 5-53　肝癌病因病机示意图

【临床表现】

右胁疼痛，腹部结块，腹胀大，黄疸，纳差，乏力，消瘦是主要的临床表现。

1. 右胁（肝区）疼痛最常见，间歇性或持续性，钝痛或胀痛，有时可痛引右侧肩背、右腰。突然发生的剧烈腹痛和腹膜刺激征提示癌肿破溃。

2. 腹部结块右胁部进行性肝肿大为最常见的特征性体征之一。肝质地坚硬，表面及边缘不规则，常呈结节状；合并有肝硬化与门静脉高压的患者还可出现左胁部脾肿大。

3. 腹胀大见于中晚期合并肝硬化、门静脉高压等引起的腹水患者。

4. 纳差胃纳减少，食欲不振，可伴见恶心、呕吐、腹泻等症。

5. 乏力、消瘦早期即可见乏力，中晚期则逐渐消瘦，晚期少数患者可呈恶病质状。

6. 肝癌发生转移的患者，出现相应的转移灶的症状和体征。

【诊断与鉴别诊断】

（一）诊断依据

1. 不明原因的右胁不适或疼痛，原有肝病症状加重伴全身不适、胃纳减退、乏力、体重减轻等均应纳入检查范围。

2. 右胁部肝脏进行性肿大，质地坚硬而拒按，表面有结节隆起，为有诊断价值的体征，但已属中晚期。

3.结合肝区 B 超、CT、MRI、肝穿刺、血清学检查（如甲胎蛋白）等，有助于明确诊断。

（二）鉴别诊断

1.肝癌与黄疸鉴别　见表 5-170。

表 5-170　肝癌与黄疸鉴别

病名	症状	病机	治则	鉴别实验
黄疸	目黄、身黄、小便黄	湿浊阻滞，胆液不循常道外溢而发黄	利湿、解毒	结合血清总胆红素、直接胆红素、尿胆红素测定，血清谷丙转氨酶、甲胎球蛋白（AFP）、肝区 B 超，CT 扫描等以明确诊断
肝癌	右胁疼痛、肝脏进行性肿大、质地坚硬、腹胀大、乏力、形体逐渐消瘦为特征，中晚期可伴有黄疸	气血亏虚为本，气血湿热瘀毒互结为标的虚实错杂	扶正（补益气血）祛邪（疏肝理气、活血化瘀、清热利湿、泻火解毒、消积散结等）、标本兼顾，并需结合中西医抗肝癌治疗	

2.肝癌与鼓胀鉴别　见表 5-171。

表 5-171　肝癌与鼓胀鉴别

病名	病位	病因	兼症
肝癌所致鼓胀	肝癌失治，晚期伴有腹水的患者可有腹胀大、皮色苍黄、脉络暴露的症状而为鼓胀，属于鼓胀的一种特殊类型	肝脾肾受损，气滞、血瘀、水停腹中	在鼓胀辨证论治的基础上，需结合中西医抗肝癌治疗
鼓胀	腹大胀满，绷急如鼓，皮色苍黄，脉络显露	肝脾肾受损，气滞、血瘀、水停腹中	标实：行气活血、祛湿利水或暂用攻逐之法，配以疏肝健脾；本虚：温补脾肾或滋养肝肾，配以行气活血利水

3.肝癌与胁痛鉴别　见表 5-172。

表 5-172　肝癌与胁痛鉴别

病名	病位	病因	兼症
胁痛	以一侧或两侧胁肋部疼痛为主要表现	气机郁滞、脉络失和疏泄不利	B 超、CT 等未见肝内肿块
肝癌	肝癌虽亦有胁痛，但只是一个症状，且以右胁为主，常伴有坚硬、增大之肿块，纳差乏力，形体明显消瘦，病证危重	气血亏虚为本，气血、湿热、瘀毒互结为标的虚实错杂	B 超、CT 等发现肝内肿块

【辨证论治】

肝癌首先要辨虚实，虚者多见乏力倦怠，形体逐渐消瘦，面色萎黄，气短懒言等，实者多见右胁部有坚硬肿块而拒按，甚至伴黄疸、脘腹胀满而闷、腹胀大等。其次要注重辨危候，晚期可见昏迷、吐血、便血、胸腹水等危候。治法以扶正祛邪为主，标本兼治，以恢复肝主疏泄之功能，则气血运行流畅，湿热瘀毒之邪有出路，从而减轻和缓解病情。治本之法：健脾益气、养血柔肝、滋补阴液等。治标之法：疏肝理气、活血化瘀、清热利湿、泻火解毒、消积散结等。攻补适宜，治实勿忘其虚，补虚勿忘其实。还当注意攻伐之药不宜太过，否则虽可图一时之快，但耗气伤正，最终易致正虚邪盛，加重病情。在辨证论治的基础上应选加具有一定抗肝癌作用的中草药，以加强治疗的针对性。（表 5-173）

表 5-173　肝癌辨证论治

证型	证候表现	治法	方剂	常用药物
肝气郁结证	右胁部胀痛，右胁下肿块，胸闷不舒，善太息，纳呆食少，时有腹泻，女性月经不调，舌苔薄腻，脉弦	疏肝健脾，活血化瘀	柴胡疏肝散（《景岳全书》）	柴胡、枳壳、香附、陈皮、川芎、白芍、甘草
气滞血瘀证	右胁疼痛较剧，如锥如刺，入夜更甚，甚至痛引肩背，右胁下结块较大，质硬拒按，或同时见左胁下肿块，面色萎黄而黯，倦怠乏力，脘腹胀满，甚至腹胀大，皮色苍黄，脉络暴露，食欲不振，大便溏结不调，女性月经不调，舌质紫暗、有瘀点瘀斑，脉弦涩	行气活血，化瘀消积	复元活血汤（《医林改错》）	桃仁、红花、大黄、天花粉、当归、柴胡、穿山甲、甘草。可酌加三棱、莪术、延胡索、郁金、水蛭、䗪虫等
湿热聚毒证	右胁疼痛，甚至痛引肩背，右胁部结块，身黄目黄，口干口苦，心烦易怒，食少厌油，腹胀满，便干溲赤，舌质红，苔黄腻，脉弦滑或滑数	清热利胆，泻火解毒	茵陈蒿汤（《伤寒论》）	茵陈、栀子、大黄。常加白花蛇舌草、黄芩、蒲公英
肝阴亏虚证	胁肋疼痛，胁下结块，质硬拒按，五心烦热，潮热盗汗，头昏目眩，纳差、食少，腹胀大，甚则呕血、便血、皮下出血，舌红少苔，脉细而数	养血柔肝，凉血解毒	一贯煎（《续名医类案》）	生地黄、当归、枸杞子、沙参、麦冬、川楝子

【名医学术思想及临证经验】

郁仁存治疗肝癌非常注重调理脾胃，逍遥散、小柴胡汤、四君子汤均为常用基础方剂，每方必用健脾益气和胃消导之品，以改善脾胃功能。肝脏"阳常有余，阴常不足"，郁老治肝以柔肝、养肝、重镇为主。合并黄疸的患者加用小叶金钱草、虎杖、茵陈、姜黄、郁金；肝功能损害加用五味子、茵陈、龙胆草、垂盆草、丹参；肝区疼痛加用柴胡、川楝子、白芍、炙甘草、延胡索、白屈菜、徐长卿；腹水患者加用泽泻、茯苓、猪苓、车前子、半边莲、玉米须、大腹皮等。在肝癌的治疗中，活血化瘀药物的应用非常常见，也充分体现了郁老对活血化瘀药应用的掌控。郁老认为血瘀证虽然存在于肿瘤发展的各个不同阶段，但不同阶段具有不同程度的血瘀证存在，将活血化瘀药分为和血、活血、破血等不同种类，因而不同阶段使用活血化瘀药对肿瘤的影响结果亦有不同，郁老常用养血活血药如鸡血藤、当归、赤芍、丹参等，活血行气药如川芎、延胡索、郁金、姜黄等，而破血消癥药如土鳖虫、水蛭、虻虫、三棱少用，尤其是对于有出血倾向的肝癌患者应慎用；当血瘀癥积明显时，选用既能抗癌又有免疫保护效用的莪术，做到"有故无损，亦无损也"。

王禹堂根据多年临床经验，在治疗肝癌的经验中善用利湿药、化瘀药、益气药、常用药对。①化湿药：临床常用金钱草、茵陈、虎杖、土白芍等利湿消肿。其中茵陈最具特色，其归肝、胆经，清热利湿退黄，善治黄疸，为治疗胆经湿热的第一要药，与金钱草可利湿退黄；与柴胡可清利肝胆湿热，疏利肝胆气机；与土白芍可入肝胆经利湿热，散瘀肿。②化瘀药：王老常用三七活血化瘀止痛，莪术破血行气、消积止痛。活血药的配伍是应用活血药的关键。气为血之帅，故活血药与行气药的配伍，是用药的根本，是活血药的直接动力，活血力量的大小，一在活血力度，一在行气力度，行气可破血行血，而行血的根源是气的强弱，所以益气是行气的根源，助活血的功用。③益气药：王老在治疗肝病时必用健脾药。脾为生化之源，一身之气的根本，王老认为气虚首选四君子汤，方以党参为主，补气健脾；配白术健脾燥湿；茯苓健脾渗湿；该方是补气方剂的基础方，该方守而不走，育德在中，加黄芪则不仅可增强健脾之力，又能引气外出。④常用药对：如山茱萸与柴胡，同入肝经，可增强补益之力；黄芪与莪术，黄芪可增加莪术破血行气的力度等。

饶燮卿归纳中医治疗肝癌之枢要，认为病位在肝，与肝、脾、胃、肾等脏腑有关，系由正气不足、气滞、痰凝、血瘀日久而致。本病为本虚标实之证，本虚表现为肝、脾、胃、肾等脏腑虚衰，标实为热毒、气滞、血瘀、水停，治疗上有以下经验：①《金匮要略》有"见肝之病当先实脾"，健运中焦，不仅可维持水谷精微充养全身，而且在一定程度上能起扶土抑木、化湿消臌之效，对延缓生机有所补益；②本病多由气滞、湿浊、痰瘀、热毒交阻留于肝而为肝积，所以治疗多从疏肝气、祛湿浊、化痰瘀、清热毒入手；③补虚扶正与疏肝健脾或清热解毒法联用，对一些患者临床症状的改善有较好的疗效，而活血化瘀药尤其是桃仁、红花、三棱、莪术等峻烈之品，从理论上讲活血软坚消积，但临床上使用往往适得其反，易致大出血或肝破裂，只能稍予活血软坚之品，采用峻烈的攻逐药物并非上策。

孙桂芝治疗肿瘤经验丰富，对肝癌有独到见解，认为肝癌病位在脏，属难治之病，多与脾、肝、肾有关，湿聚、气滞、血瘀、痰凝、毒蕴为标，脾虚、肝郁、肾亏为本，属本虚标实之证，治疗应以疏肝健脾益肾、扶正固本来推动各脏司职；辅以解毒化湿、行气开郁、祛瘀散结、化痰软坚、消积导滞以祛邪。在多年临床诊疗实践基础上总结分型如下：①肝郁脾虚者，予疏肝健脾，补益气血，解毒抗癌，处方以逍遥散加味；②脾胃虚弱者，予健脾益气，疏肝和胃，解毒抗癌，处方以黄芪建中汤加味；③气阴两虚者，予益气养阴，解毒抗癌，处方以麦味地黄丸加味；④肾精不足者，予补益肾精，解毒抗癌，处方以左归丸加味；预防方面，应积极防治肝硬化，阻止癌变；生活方面，注重调理身心、疏导情志、合理饮食。

李佩文治疗肝癌，根据不同患者的临床表现，在辨证方面大致分为肝郁脾虚、气滞血瘀、肝胆湿热、肝肾阴虚等证型，在论治方面提出"祛湿勿忘益气健脾""疏肝理气酌养胃气""活血化瘀中病即止"等原则，并非常重视超前镇痛，防患于未然。其中肝郁脾虚常选用逍遥散、柴胡疏肝散、四君子汤加减，药用柴胡、枳壳、郁金、川楝子、当归、白芍、白术、茯苓、川芎、莱菔子、黄芪等。气滞血瘀多用化肝煎、膈下逐瘀汤加减，药用赤芍、当归、青皮、陈皮、川楝子、三棱、莪术、丹参、水红花子、延胡索、乌药等。肝胆湿热多用茵陈蒿汤、五苓散、龙胆泻肝汤加减，药用茵陈、栀子、大黄、金钱草、茯苓、猪苓、大腹皮、陈皮、桑白皮、生薏苡仁、泽泻、生地黄、车前草等。肝肾阴虚常用知柏地黄丸、一贯煎加减，药用生地黄、牛膝、知母、茯苓、泽泻、牡丹皮、地骨皮、山药、山茱萸、沙参、石斛、地骨皮、秦艽等。

【验案精选】

陈某，男性，57岁，2008年10月18日初诊。

患者主因"发现原发性肝癌1年半"就诊。患者于2007年4月因右腹部触及鸡蛋大小的肿块，4月22日经市医院检查诊断为原发性肝癌伴腹膜后淋巴转移。CT见：左肝占位病变，低密度阴影大小约12.0cm×9.9cm（巨块型）。并伴腹膜后淋巴转移。因肿块巨大，未予切除，并行以5-FU+MMC为主的化疗方案3次，至9月出现腹胀。B超示：左肝占位病变，肿块大小约12.0cm×11.3cm，伴门静脉癌栓，腹膜淋巴结肿大，伴腹水。现症见：腹部膨胀，青筋外露，小便不利，肝区疼痛，头晕、恶心、泛酸、口干、口苦、纳差、眠不佳，舌质红绛，脉弦，查体：右上腹可触及一约3cm×4cm大小的硬块，不活动，轻按则痛剧，重按则舒适。辨证：肝郁脾虚，湿热瘀毒。治法：疏肝健脾，活血化瘀。方药：全瓜蒌15g，清半夏10g，黄连8g，吴茱萸5g，柴胡10g，黄芩10g，太子参15g，炒白术15g，土茯苓15g，杭白芍15g，生黄芪30g，藤梨根15g，虎杖10g，炮山甲（先煎）6g，鳖甲（先煎）10g，金荞麦15g，夜交藤15g，合欢皮15g，代赭石（先煎）10g，生麦芽30g，鸡内金30g，蜈蚣2条，地龙6g，白花蛇舌草30g，草河车10g，半边莲10g，猪苓30g，泽泻15g，生甘草10g。每2日1剂；每剂煎4次共约400mL，合于一起，每日2次，每次口服100mL。二诊（2009年1月20日）：药后自觉腹软，肿块渐柔略有缩小，小便渐利，肝区疼痛渐轻。余证同前，法方同前，再观其情。三诊（2009年4月19日）：服药2个月，诸症大减，肿块阴影约11.8cm×7.8cm。门静脉瘤栓消失，腹膜后淋巴结转移。余未见异常。今见：腹部稍胀，小便已利，大便正常，肝区不痛，但觉头晕腰软。此为肝肾阴亏，原方加入墨旱莲15g，枸杞子15g，女贞子15g滋养肝肾。并给予中成药金龙胶囊、西维尔胶囊以巩固疗效。

按：孙桂芝教授认为，百病皆由痰作祟，癌症初起多因湿毒外感，困阻脾脏或饮食失宜，损伤脾脏，致脾脏本虚，或情志内伤，木旺乘土，脾失健运，痰由内生，继而痰阻血瘀，痰瘀互结成瘤。孙老以小陷胸汤清邪热，化痰结。小陷胸汤出自《伤寒论》，本是主治小结胸病。如《医宗金鉴》载："黄连涤热，半夏导饮，栝楼润燥下行，合之以涤胸膈痰热，开胸膈气结，攻虽不峻，亦能突围而入，故名小陷胸汤。"在此用其攻伐顽痰，充分体现了孙老处方用药的灵活性。配合左金丸清泻肝火，降逆止呕；配合小柴胡汤疏肝解郁兼调脾胃；藤虎汤清热解毒、活血祛瘀、抗癌软坚；代赭石、生麦芽、鸡内金调理胃肠；蜈蚣配地龙化痰软坚；白花蛇舌草、草河车、半边莲清热解毒；半边莲、猪苓、泽泻利小便。诸药相合，痰瘀并除，药性平和而不缺攻伐，祛邪不忘扶正。同时，还强调辨治疾病，应先后有序，标本分清。该例辨证不难，即湿热内蕴，肝脾瘀阻。但其要点在于灵活应用"急则治标，缓则治本，标本兼治"的问题。如本例初以湿热为标，瘀阻为本。但湿热致病为主要矛盾，故以治标为主。伴随病症变化，标本兼治和缓则治本等。

五、胰腺癌

胰癌病是指因饮食不节、七情内伤或外感湿热之邪，痰湿内聚日久化瘀，结聚胰脏，日久成瘤的一类病症。本病病位在肝、在脾，其临床主要表现为腹痛、消瘦、乏力，甚则身目俱黄、恶心呕吐。本病特指现代医学的胰腺癌。

【病因病机】

胰腺癌的病因至今尚未完全清楚。流行病学调查资料提示发病率增高与吸烟、饮食中脂肪和蛋白质摄入过多、内分泌代谢紊乱及遗传等因素有关。中医认为其可能与长期嗜烟酒、进食霉变食物或肥甘油腻等有关。（图5-54）

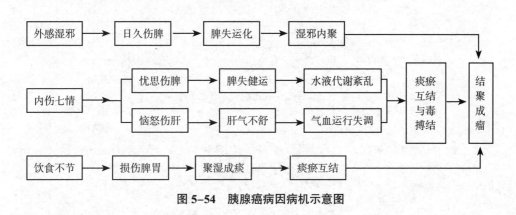

图5-54　胰腺癌病因病机示意图

【诊断与鉴别诊断】

（一）诊断

1.胰腺癌早期症状隐匿而无特异性，最常见的首发症状为上腹不适，饱胀和疼痛，可放射至肩胛部，部分患者以消瘦或发热为首发。

2.兼症：黄疸、消瘦、消化不良、食欲不振、恶心呕吐、腹泻或便秘、呕血、黑便、发热等。

（二）鉴别诊断

阳黄与阴黄鉴别见表 5-174。

表 5-174　阳黄与阴黄鉴别

病名	黄疸色泽	寒热性质	病史（病程）及多发时间	症状
阳黄	皮肤色泽鲜黄如橘色	湿从热化	发病急，病程短，胰癌病初期多见	常伴身热，口干口苦，舌苔黄腻，脉弦数
阴黄	皮肤色泽晦暗	湿从寒化	发病缓，病程长，胰癌病中后期很快发展为阴黄	常伴纳少，乏力，舌淡，脉沉迟

【辨证论治】

胰腺癌的辨证论治见表 5-175。

表 5-175　胰腺癌辨证论治

性质	证型	证候表现	治法	方剂	常用药物
实证	肝气郁滞证	胸胁满闷，食欲减退，恶心呕吐，口干口苦，大便秘结，舌红苔薄黄，脉弦数	疏肝理气	柴胡疏肝散（《景岳全书》）加减	柴胡、陈皮、川芎、香附、枳壳、白芍、赤芍、生甘草等
	肝胆湿热证	胸胁胀痛，目睛黄染，身热汗黏，腹背疼痛，皮肤瘙痒，恶心呕吐，大便干结或色如灰土或色如白垩，小便短赤，舌红苔黄腻，脉弦滑数	清肝利胆	茵陈蒿汤（《伤寒论》）加减	茵陈、炒栀子、大黄、柴胡、金钱草、生川军、枳实、厚朴、姜黄、虎杖、泽泻、八月札、龙胆草、焦三仙等
	肝郁血瘀证	黄疸日久，色黄晦暗，面色黧黑，胁下肿块，刺痛时作，不思饮食，身体消瘦，舌暗有瘀斑，脉弦涩或细涩	疏肝解郁，活血化瘀	膈下逐瘀汤（《医林改错》）	五灵脂、当归、川芎、桃仁、牡丹皮、赤芍、乌药、延胡索、甘草、香附、红花、枳壳等
	湿毒中阻证	全身黄疸，胃脘胀满，肿块隐痛，恶心纳呆，大便溏泄，色如陶土，神疲乏力，面色萎黄，舌淡苔白，脉沉弱	祛湿解毒	茵陈术附汤（《伤寒论》）加减	茵陈、白术、附子、干姜、甘草、肉桂等
虚证	脾肾两虚证	神疲乏力，少气懒言，恶心纳呆，头晕消瘦，腹痛绵绵，大便溏泄，畏寒肢冷，舌淡暗有齿痕，苔白腻，脉弱	健脾补肾	八珍汤（《正体类要》）加减	人参、茯苓、白术、甘草、地黄、芍药、当归、川芎等

【名医学术思想及临证经验】

孙桂芝认为，胰腺癌之所以为恶性病变，必然与癌毒侵犯有关。癌毒或自外而入，或蕴积而生，客于胰腺，阻滞气血，凝结为痰，痰瘀互阻，气郁而盛，则气血、痰瘀积聚而为肿瘤。因此，治疗胰腺癌必须以脾胃为本，扶正祛邪相结合。基于胰腺尚有化而不藏的特点，必须保持腑气通畅，故治脾同时还需理气通腑，临床上以黄芪健中汤或逍遥散为辨病主方，随证化裁。孙老认为对于胰腺癌的疼痛，治疗时必须予以通散结合。盖胰腺癌的疼痛，主要源于肿瘤压迫与胰酶侵蚀两方面。对于肿瘤压迫疼痛，多以散结止痛为主；而对于胰酶侵蚀组织、神经，则须以通腑泄酶为法，以疏通胰酶排泄的通路为根本。孙老散结止痛，通常在半边莲、半枝莲、藤梨根、白花蛇舌草、蜂房、草河车、穿山甲、鳖甲、龟板等清热解毒、软坚散结基础上，运用小剂量荜茇、细辛以加强辛散散结、通络止痛之功；对于通腑泄酶，则多用柴胡、香附、延胡索、川楝子、乌药、莪术等行气通腑，伴有梗阻性黄疸时，则更须加用茵陈、金钱草等通腑退黄。

郁仁存认为，胰腺癌的病位在肝、脾，常因外感湿邪、忧思恼怒、嗜食肥甘厚腻等因素，导致肝气郁结、痰湿蕴聚、瘀毒内结，日久不散，积而成瘤。其病因可分为3类：①外感湿邪：外感湿邪，日久伤脾，脾失运化，湿邪内聚，结而成瘤。②内伤七情：肝主疏泄条达，脾主运化水湿。忧思伤脾，恼怒伤肝。肝气不疏，脾失健运，则气血运行失调，水液代谢紊乱，日久痰瘀互结，与毒相搏，结聚成瘤。③饮食不节：酒食过度，暴饮暴食，损伤脾胃，聚湿成痰，影响气血运行，痰瘀互结，日久不散，积聚成瘤。临床可分为以下4型：①肝气郁滞型：多见于胰腺癌早期，治以疏肝理气，解毒散结，临床多以柴胡疏肝散、小柴胡汤加减。②肝胆湿热型：多见于胰腺癌中晚期，治以清肝利胆，通腑解毒，以经验方"胰头癌方"（由柴胡、茵陈、鬼箭羽、生大黄、姜黄等组成）加减。③肝郁血瘀型：多见于胰腺癌中晚期，治以疏肝解毒、益气活血，以经验方"胰体癌方"（由柴胡、金钱草、郁金、桃仁、红花等组成）加减。④中虚湿阻型：多见于胰腺癌晚期，治以健脾温阳，益气祛湿。方以参苓白术散加减。

林洪生认为，胰腺癌病因多为情志失调，饮食不节等致肝郁脾虚、湿热蕴蒸，瘀毒内阻而成本病，晚期引起肾气亏虚，气血阴液不足，病位多在肝胆脾胃。早期以实邪为主，中晚期以虚证多见。其将胰腺癌分为六型论治：肝郁脾虚用逍遥散加减；湿热蕴阻以龙胆泻肝汤加减；瘀毒内结以膈下逐瘀汤加减；气血亏损以八珍汤加味；气阴两虚以沙参麦冬汤加减；肝肾阴虚以一贯煎加味。

黄金昶认为，胰腺癌可从厥阴论治。首先厥阴病的症状和胰腺癌的常见症状相符。《伤寒论·辨厥阴病脉证并治法》提纲说："厥阴之为病，消渴，气上撞心，心中疼热，饥而不欲食，食则吐蛔。下之利不止。"胰腺癌患者的常见症状为上腹饱胀不适、上腹痛、食欲下降、消瘦、乏力、腹泻或便秘，其中上腹饱胀不适、腹痛、食欲下降均符合厥阴病的临床表现。其次，胰腺癌最易肝转移，说明胰腺癌病机和厥阴肝病的病机有密切联系。胰腺癌病位在厥阴经，根据厥阴病的阴阳消长规律，此时阴气极而阳气始生，故为肝阳不足，寒湿内盛。肝为刚脏，内寄相火，相火内郁上冲于心，出现厥阴病心中疼热之症，表现为上腹痛，上腹饱胀嘈杂不适；肝阳虚馁不得疏土，脾胃运转不畅，则有饥不欲食之表现，肝阳虚不能疏土，导致脾气不足，则乏力。由此笔者认为，胰腺癌的中医辨证为肝阳虚，寒湿夹热，故临床中运用乌梅丸原方加减，取乌梅能敛肝柔肝，当归养肝血，两者同补肝体；附子补阳，助肝之阳气恢复，党参补脾胃之气；肝之阳气在生长阶段易郁而化火，故加黄连、黄柏清火热之邪，且黄连配附子，一清泄一温引，邪热可尽；干姜、川椒温中，化中焦寒湿；细辛、黄柏合用起沉寒、清湿热；桂枝温心阳，推动阳气上升。方中加用生黄芪补一身之气；加用壁虎有祛风、软坚散结、抗癌之功。另外，结合胰腺癌易出现肝与淋巴结转移，在治疗时加用养肝之药白芍，与当归共用养肝血，预防和治疗肝转移；淋巴结属中医学"痰核"，"痰核"病因多为寒湿、痰凝，乌梅丸中大量温阳之品可以温阳化湿，预防和治疗淋巴结转移。

　　饶燮卿将中医治疗胰腺癌之枢要归纳如下：①本病虽在胰腺，实则与肝、胆、脾、胃有关。湿热内蕴、瘀毒内结是本病实证的主要病机，所以清肝利胆、健脾和胃、清利湿热、活血化瘀是本病的基本治则，根据病情的具体情况选用。患者体质好、病程较早，可以采用攻法，佐以扶正；患者病程较晚、体质差者，以扶正为主，佐以攻邪。虚实夹杂，原则上攻补兼施，所用药物需根据病情及患者的状况灵活掌握使用。饶老常用茵陈、郁金、金钱草、佛手疏肝理气；白花蛇舌草、白英、半枝莲等解毒抗肿瘤；延胡索、三棱、莪术等止痛。②临床上多采用综合治疗手段，胰腺癌术后中药治疗以益气健脾为主，尽快恢复胃肠功能，增强体质。患者在放射治疗时，需要健脾和胃，同时需加用滋补肝肾的药物，以减少放疗引起的不良反应。如果出现口干，需加用益气生津的药物，如芦根、麦冬等，临床上随症加减。③消除肿瘤，预防肿瘤复发和转移是治疗胰腺癌的根本。中药消除肿瘤难度很大，需要不断探索，根据临床经验，治疗胰腺癌应着眼于局部胰腺肿瘤，同时要照顾全身，根据患者体质、气血、津液、脏腑功能状况，一方面探讨铲除肿瘤的基本药物，另一方面要充分调动机体的抗病能力。调动机体的抗病能力，对于预防肿瘤的复发和转移有非常重要的作用。所以胰腺癌的治疗，健脾以照顾后天之本，应贯彻于整个治疗过程中，常用药物有生黄芪、白术、茯苓、陈皮、党参等。

【验案精选】

　　患者，女，57 岁，2014 年 4 月 19 日初诊。

　　患者 2013 年 8 月行胰尾高分化腺癌手术，侵及周围脂肪组织及神经组织，淋巴结转移 1/10，术后化疗 3 周期（方案为单药健泽），放疗 28 次，口服希罗达 1 个疗程，已停药。就诊时欲行下一周期化疗，白细胞（WBC）$2.36×10^9$/L，中性粒细胞绝对值（NE#）0.2，CA199 109.3U/mL，癌胚抗原（CEA）39ng/mL。眠欠安，自觉无其他明显不适症状。脉沉细，舌淡红苔白黄。西医诊断：胰尾高分化腺癌。中医辨证：肝肾阴虚，肝肾不足，气血亏虚。治法：滋阴补肾，益气养血。处方：熟地黄 12g，山萸肉 12g，山药 12g，牡丹皮 12g，茯苓 12g，泽泻 12g，生黄芪 30g，太子参 30g，党参 15g，北沙参 30g，麦冬 15g，石斛 15g，补骨脂 10g，肿节风 15g，焦三仙各 10g，鸡内金 10g，砂仁 10g，炒酸枣仁 30g，夜交藤 30g。30 剂，每日 1 剂，水煎服。

　　2014 年 5 月 16 日二诊：患者已顺利完成第 4 周期化疗，查血常规：WBC $3.26×10^9$/L，NE# 1.4。患者口干，大便黏腻，烦躁，乏力，左侧肩周疼痛，脉沉细，舌淡红苔白。患者血象已明显升高，出现口干、烦躁、大便黏等症状，考虑为化疗导致肝郁脾虚。处方：陈皮 10g，法半夏 10g，白术 10g，茯苓 10g，鸡血藤 10g，黄芪 30g，太子参 30g，党参 15g，北沙参 30g，麦冬 15g，石斛 15g，葛根 10g，北柴胡 10g，郁金 10g，延胡索 15g，炙甘草 6g，肿节风 15g，焦三仙各 10g，鸡内金 10g，砂仁 10g。30 剂，每日 1 剂，水煎服。

2014 年 7 月 20 日三诊：患者已完成 6 个周期化疗，血象已升至正常，CA199 57U/mL，CEA 17ng/mL，自诉肝功能异常，口干口苦，纳差，眠欠安，大便次数多，小便正常。脉沉细弱，舌淡红、苔薄腻。考虑患者已完成放化疗治疗，故用药思路改为调理整体，控制肿瘤。处方：柴胡 10g，姜黄 10g，茵陈 15g，八月札 15g，白术 10g，茯苓 10g，生黄芪 30g，党参 15g，炒酸枣仁 30g，夜交藤 30g，白英 30g，白花蛇舌草 30g，金荞麦 15g，焦三仙各 10g，鸡内金 10g，砂仁 10g。患者自诉肝功异常故又加用姜黄 10g，除改善肝功能之外还有控制肿瘤复发作用。

2014 年 8 月 1 日四诊：患者结束化疗后接受高强度超声聚焦治疗。症见腹痛，两胁肋胀痛，纳差，乏力，咳嗽，痰黄，大便干，小便短赤，脉沉细数，舌暗、苔薄白。辨证：肝胆湿热，气血亏虚。治法：清肝利胆，益气养血。处方：前胡 10g，杏仁 10g，陈皮 10g，法半夏 10g，姜黄 15g，虎杖 15g，延胡索 15g，白屈菜 15g，生黄芪 30g，党参 15g，鸡血藤 30g，女贞子 15g，枸杞子 10g，白英 30g，龙葵 20g，草河车 15g，莪术 10g，焦三仙各 10g，鸡内金 10g，砂仁 10g。30 剂，水煎服。

按：患者初次就诊时为术后、放化疗中，中医行配合治疗。在晚期胰腺癌的治疗方面，传统的放化疗疗效差，毒副反应大，影响患者的生存质量。中医药与放化疗相结合可减轻化疗对机体所致的气血耗伤和脏腑失调，并对其他疗法有增效作用，亦可整体调节患者身体，支持放化疗顺利完成。化疗结束后进行高强度超声聚焦治疗，仍需中医配合高强度超声聚焦治疗晚期胰腺癌。高强度超声聚焦应用于胰腺癌虽有多年的经验，但对肿瘤的局部控制仍需要与有效的全身治疗相结合，才可以提高对该病的控制水平。如患者身体条件不允许接受手术、化疗以及高强度超声聚焦治疗时可采用单纯中医药治疗的方法。单纯中医药治疗简单可行、费用较少、生存期不低于其他治疗手段。中医药与放化疗、高强度超声聚焦治疗联合治疗胰腺癌有其独特的优势。中医药治疗胰腺癌注重整体观念，微创治疗注重病变局部，以消除局部病灶为重点。中医药与物理治疗相结合，即整体治疗与局部治疗结合，这是一种新的胰腺癌治疗模式。

六、大肠癌

肠癌是由于肝气郁滞，脾胃虚弱，饮食不节，湿热瘀毒互结，使大肠络脉瘀阻，久而成积。其包括结肠癌与直肠癌，是常见的消化道恶性肿瘤，以排便习惯与粪便性状改变、腹痛、肛门坠痛、里急后重，甚至腹内结块、消瘦为主要临床表现。

【病因病机】

大肠癌的病因尚未完全清楚，目前认为主要是环境因素与遗传因素综合作用的结果。（图 5-55）

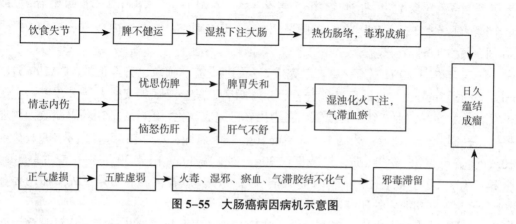

图 5-55　大肠癌病因病机示意图

【诊断与鉴别诊断】

（一）诊断

早期结直肠癌可无明显症状，病情发展到一定程度才出现下列症状：

1. 排便习惯改变（里急后重、腹泻、便秘，或腹泻便秘交替）。
2. 大便性状改变（变细、血便、黏液便等）。
3. 腹痛或腹部不适，腹部肿块。
4. 肠梗阻。
5. 贫血。
6. 全身症状（如消瘦、乏力、低热等）。

（二）鉴别诊断

1. 痢疾与肠癌鉴别　见表 5-176。

表 5-176　痢疾与肠癌鉴别

病名	主症	多发季节	检查
痢疾	腹痛、里急后重，下利赤白脓血	夏秋季节	CT 等检查未见肿块
肠癌	腹痛、里急后重，便血	无季节性	CT 等发现肠内占位

2. 肠风便血与肠癌便血鉴别　见表 5-177。

表 5-177　肠风便血与肠癌便血鉴别

病名	便血时间	便血颜色及血量	兼证
肠风便血	便前出血如注	血色鲜红、血量多	肛门无肿痛
肠癌便血	便中或便后间断出血	色暗红或鲜红、血量不多	时有肛周肿痛

【辨证论治】

肠癌辨病，应先辨虚实，然后进行辨证论治（表5-178）。

表5-178 肠癌辨证论治

性质	证型	证候表现	治法	方剂	常用药物
实证	肠道湿热证	腹部阵痛，大便带血或有黏脓血，里急后重，肛门灼热，或有发热，恶心呕吐，脘腹胀满，舌红，苔黄腻，脉滑数	清利肠道湿热	白头翁汤合葛根芩连汤（《伤寒论》）加减	白头翁、黄柏、黄连、秦皮、葛根、黄芩、甘草等
	瘀毒内阻证	腹部刺痛，泻下脓血，色紫暗、量多，里急后重，或可触及固定不移的包块，舌质紫暗或有斑点，脉弦涩	活血化瘀，解毒抗癌	膈下逐瘀汤（《医林改错》）	五灵脂、当归、川芎、桃仁、牡丹皮、赤芍、乌药、延胡索、甘草、香附、红花、枳壳等
虚证	肝肾阴虚证	腹部隐痛，大便形状细扁，或带黏液脓血，形体消瘦，五心烦热，头晕耳鸣，腰膝酸软，盗汗，舌红，少苔，脉细数	滋补肝肾，清泄肠热	知柏地黄汤（《医宗金鉴》）	熟地黄、山萸肉、山药、泽泻、牡丹皮、茯苓、知母、黄柏
	气血两虚证	腹部隐痛，大便变形，或带黏液脓血，肛门坠胀，甚至脱肛，面色萎黄，唇甲不华，少气乏力，神疲懒言，舌淡，苔薄白，脉沉细无力	补气生血	八珍汤（《正体类要》）加减	人参、茯苓、白术、甘草、地黄、芍药、当归、川芎等
	脾肾阳虚证	腹部冷痛，得温则减，畏寒肢冷，面色苍白，少气乏力，纳食不振，腰膝酸软，大便溏薄，小便清长，舌淡胖，苔白滑，脉沉细微	温补脾肾	附子理中汤（《阎氏小儿方论》）合四神丸（《内科摘要》）加减	人参、白术、干姜、甘草、黑附子、肉豆蔻、补骨脂、五味子、吴茱萸

【名医学术思想及临证经验】

孙桂芝认为，肠癌是本虚标实的疾病。久居湿地，寒温失调，情志失调，饮食劳倦，正气不足，脾肾两虚为肠癌病机的主轴。其中又以脾肾亏虚为肠癌发生的关键病机。局部湿、毒、瘀互结是其发生和发展的病理基础。孙老认为，肠癌的治疗需要坚持辨证为先、辨病结合的诊疗思路。早期肠癌患者湿热毒瘀互结为多见，对应治疗当采用清热、祛湿、解毒、化瘀为主。晚期及术后、放疗、化疗的患者，多以阴阳气血亏虚为多见，分别予滋阴、温阳、益气、养血等治法，以扶正固本。方证对应是肠癌辨证论治的核心。同时针对肠癌不同的疾病时期和疾病特点有侧重点地给予治疗。

饶燮卿根据中医理论认为本病病因病机如下：①饮食结构失当，多食甘肥油腻、醇酒厚味，湿浊偏盛而困阻脾胃，以致运化乏权，湿浊蕴热，日久化毒，湿毒下注大肠，使大肠传导失司，蕴毒结于脏腑，火热流注肛门，结为肿毒。②情志失调，忧思抑郁，气滞而致血瘀，血瘀与大肠湿滞胶着而为肿瘤。③久泻久痢，湿热余邪留恋脏腑，久则脾虚受损，正气渐耗，正虚则邪犯，邪毒内结而成肿瘤。肿瘤既成，则耗损脾胃肾气。故后期除了脏腑传导失常以外，还表现出脾肾亏虚之象。饶老认为本病主要枢机如下：①湿毒久蕴，化热灼伤血络是大肠癌的基本病机，因湿毒蕴结，使肠腑传导失司，故清热化湿、行气化滞、避秽解毒是本病常用的治法。但晚期亦可出现气血双亏、正气虚损，导致正虚邪实，此时除祛邪以外尚需补虚扶正。②邪毒瘀滞肠道，日久积聚成块，肿块阻塞肠道，严重者出现肠道梗阻，造成腑气不通。因此，泻下通腑也是本病的主要治疗手段，而腑气不通往往是在肿瘤晚期出现，由于肿瘤扩散转移，临床上可表现为多种症候群，归结为邪实而正虚。邪实多表现为热毒、湿毒、血瘀，正虚表现为气虚、血虚、阴虚、津亏等。治疗时要求做到通腑祛邪而不伤正，补虚扶正而不恋邪。

王笑民认为，正虚与癌毒是大肠癌发病的关键，而正气虚弱是大肠癌发生的主导因素，以脾肾亏虚最为常见。正虚给邪入以通路，致脏腑、气血津液功能失调，痰浊、瘀血胶着聚集。"正气虚为岩"，癌毒则是在正虚的基础上产生的一种毒性强烈的致病因子，它可以诱发癌症的产生，同时又可耗散正气，使正气更加虚弱而无力抗邪，促进肿瘤细胞的生长，致使肿瘤发生复发、转移。王笑民认为：①晚期大肠癌以脾肾不足、瘀毒内阻最为多见。晚期患者正气亏虚，正虚则邪气存留。肾为先天之本，为五脏六腑之根本，主藏精，大肠位居下焦，多有癌毒气滞，温补肝肾可提高肿瘤的治疗效果。脾胃为后天之本，气血化生之源，人体的正气依赖于脾胃运化的水谷精微，健脾益气以调畅气机。脾肾亏虚则精微输布不畅，水湿停聚，久聚成毒，湿、痰、瘀互结，瘀毒内阻。特别是发病时间长，病情重，经历手术、化疗、放疗等治疗之后，更加损伤人体正气，导致正气亏虚，祛邪无力，癌毒的侵袭力超出正气的抵抗力，疾病进行性加重，或出现远处转移，或有较显著的肿瘤相关临床表现。如脾肾阳虚，瘀毒内阻患者多用桂枝、茯苓、白术、白花蛇舌草、藤梨根、木鳖子等。而脾肾阴虚，瘀毒内阻者多用麦冬、党参、熟地黄、白花蛇舌草、金荞麦等。②肠癌晚期的患者多有相火妄动，痰毒互结之象。相火寄于肝、肾、三焦等脏腑内，其根源在命门。五志过极、气机郁滞、阴精不足等均可致相火亢进，而阴精亏虚、痰瘀阻滞等又可致相火虚衰。晚期肠癌患者常有少阳相火妄动之象。常用药物黄芩、黄柏、知母、夏枯草、白花蛇舌草等清热泻火，抗癌解毒。③晚期肠癌患者多有痰浊内阻，瘀毒未尽之象。痰是人体内水液代谢障碍所致，瘀是由于体内气血运行不畅而形成，脏腑功能失调，气机升降失常，水液代谢障碍，聚集成痰；血与津液运行不畅，局部凝滞，则气滞血瘀。痰浊、血瘀相互搏结，阻塞脉络，形成肿块。痰具有流动性，可以痰瘀互结的形式流至全身经络、肌肤、筋骨等各个部位，致癌毒随之播散全身，出现转移。晚期肠癌患者痰浊积聚、阻滞气机，气滞则血瘀，痰浊瘀毒互结，癌毒未尽，加快了疾病的进展，癌毒随痰浊播散，出现肿瘤的转移。这类患者临床多用莪术、瓜蒌、僵蚕、全蝎、蜈蚣等化痰散结祛瘀解毒，同时注意保护脾胃，辅用生谷芽、焦三仙、鸡内金等，癌毒重者加用白花蛇舌草、藤梨根、木鳖子、蜂房等抗癌解毒。

花宝金认为治疗大肠癌，在清热利湿、化瘀解毒的同时重视健脾温胃，不忌热性药物的使用，辨证以"虚、滞、湿、热、瘀"为主，采用中西医结合综合治疗。花宝金教授认为，结合大肠癌的病机可概括为，素体脾胃虚寒，脾肾不足，正气亏虚，或长期过食肥甘厚味，或情志不畅，导致气机不畅，肠腑湿热毒邪久留，或气滞血瘀，毒热内蕴，发为本病。其病位在肠腑，关乎脾、胃、肾，病属虚实夹杂，其本为虚、寒，其标为瘀、毒、湿、热；其发病关键为气机不畅，六腑以通为顺，实而不能满，邪气久留，积聚乃生。花宝金教授结合大肠癌的病因病机特点，辨证以"虚、滞、湿、热、瘀"为主，结合六腑以通为用的生理特性。治疗以益气健脾、温胃散寒、清热利湿、化瘀解毒、以通为顺、辨证与辨病相结合为指导原则，采用中西医结合综合治疗。并针对目前大肠癌治疗受现代药理研究的影响，多偏重清热利湿、化瘀解毒而少用温热药的弊病，提出湿热瘀毒源于虚寒，清热不必惧温里的观点：①清热不惧温里：大肠癌肠腑湿热证多见，常用的包括：藤梨根、紫河车、白花蛇舌草、半枝莲、苦参、土茯苓等。花宝金教授认为，脾胃虚寒是大肠癌的重要原因之一。临床上其强调在运用清热解毒、活血化瘀的同时，温胃健脾同样重要。同时佐以补肾养血之品，在清热解毒的同时扶助正气，起到祛邪不伤正的作用。若一味蛮攻，可导致脾胃虚，正气大伤，则可能会加速病情的发展。②肠腑以通为顺：花宝金教授认为大肠癌的患者尤其要保持大便的通畅，气机行、肠腑通则湿热泻、瘀结行。大肠传导糟粕，需要肠道气机的推动；肾司二便，肾气的固摄和肾精的润泽对于二便的正常排泄也很重要。因此，保持肠腑通顺重在调理气机、润泽肠道。临床上其善用酒大黄、生地黄、当归、肉苁蓉、枳实、槟榔、玄参、天冬、桃仁、杏仁、麻子仁等行气、滋阴、润肠之品；属虚秘者，酌加人参、生黄芪、白蜜等；大便干结甚者加芒硝、全瓜蒌；阳虚便秘者，亦可加用附子、肉桂等温热之品。花金宝教授将大肠癌分为以下几型：①湿热蕴结型，方用芍药汤加减。②气虚血瘀型，方用四君子汤合桃核承气汤加减。③气血亏虚型，方用八珍汤加减。④脾肾亏虚型，方用四君子汤合六味地黄汤加减。

黄金昶将大肠癌分为偏热、偏寒两大类型。一般而言结肠癌偏寒，直肠癌偏热。术前大便偏干臭秽者偏热，若术前慢性腹泻清稀者或腹水者偏寒。偏热者在六君子汤基础上加三物黄芩汤，偏寒者加四神丸。其他的祛邪之法主要指理气、化湿、以毒攻毒等。①理气法：大肠癌因脾胃失和而致气机不畅，脾胃和则气机自然通畅，只要是气机无明显阻滞，单纯调脾胃即可，出现明显气机阻滞则用大腹皮、厚朴、小茴香、乌药等。②祛湿法：脾胃为痰湿之源，大肠癌夹有痰湿饮或有淋巴结转移者，应予祛湿化痰饮，药用陈皮、半夏、胆南星、壁虎、茯苓、蜈蚣、京大戟、芫花、甘遂等。③以毒攻毒法：肿块形成必有毒邪蕴结，在治疗过程中当予以毒攻毒之药，该类药物有壁虎、斑蝥、蟾皮、蜈蚣等。

【验案精选】

陈某，男，88岁，2009年5月15日初诊。

主诉及现病史：因直肠癌肝转移来就诊，患者2009年1月发现直肠癌肝转移，肝脏病灶大小约2cm，查CEA 23ng/mL，未手术，予放化疗，末次化疗时间2009年5

月 7 日，患者拒绝继续化疗要求中药治疗。现症见：面色少华，倦怠乏力，胃纳不馨，大便干结质硬，夜尿频多，夜寐欠安，舌红，苔白腻，脉细弦。西医诊断：直肠恶性肿瘤，肝转移。中医辨证：脾胃虚弱，湿热蕴结。治法：益气健脾，清热利湿。方药（浓缩颗粒）：参苓白术散 10g，四妙丸 10g，麻仁 15g，瓜蒌仁 15g，蒲公英 30g。二诊：胃纳有增，精神转振，大便干结好转，仍然夜尿频多。方药：原方基础上加桑螵蛸10g；乏力时加黄芪 30g，女贞子 10g；便血时加地榆 10g，槐花 30g。在此基础上加减，整体调理。复查：2009 年 6 月 30 日查腹部 CT 示肝脏肿瘤消失。再查 PET/CT 示直肠肿瘤缩小，肝脏肿瘤不明显。查 CEA 12ng/mL，患者一般情况良好，中药调理 2 年，病情稳定，生活质量好。

按： 本病患者大肠癌肝转移，经过放化疗，临床主要表现为倦怠乏力，胃纳不馨的正气不足，脾胃虚弱之象。故辨证属脾胃气虚，湿热蕴结。《景岳全书》云："凡脾不足及虚弱失调之人多有积聚之病。"赵教授认为该患者治疗主要从益气健脾入手，脾胃为后天之本，气血生化之源，无论是饮食还是药物都要经过胃的收纳熟腐和脾的运化吸收才能发挥功效。故赵教授以益气健脾，清热利湿为法，方中含参苓白术散，方中党参、白术、茯苓三者为君药，达益气健脾之效。再加四妙丸及蒲公英利湿清热解毒，麻仁和瓜蒌仁通便泻毒。本方中未见常用的抗癌药，而是通过辨证准确，抓住脾胃虚弱的关键，在扶正健脾的基础上，气血得以生化，正气得以恢复，再长期整体调理，微微调控，只有脾胃功能恢复，脏腑气血阴阳平衡，重新建立患者抗肿瘤免疫能力，才能达到缩小病灶，让病灶消失的目的。

薛青 . 赵景芳教授治疗大肠癌经验 . 内蒙古中医药，2015（9）：28-30.

参考文献 ▷▷▷▷
....

[1] 太平惠民和剂局 . 太平惠民和剂局方 [M]. 北京：人民卫生出版社，2007.

[2] 盛维忠 . 汪机及其《石山医案》[J]. 福建中医药，1984（6）：24–26.

[3] 吴瑭 . 温病条辨 [M]. 北京：人民卫生出版社，1955.

[4] 俞根初 . 重订通俗伤寒论 [M]. 浙江新医书局，1956.

[5] 时逸人 . 时氏处方学 . 上海：上海卫生出版社，1951.

[6] 祝谌予 . 祝选施今墨医案 [M]. 金华：金华阴书局，1940.

[7] 祝谌予，翟济生，施如瑜，等 . 施今墨临床经验集 [M]. 北京：人民卫生出版社，1982.

[8] 赵绍琴 . 赵绍琴临证 400 法 [M]. 北京：人民卫生出版社，1997.

[9] 许公岩 . 痰湿每为祟 苍麻乃良方 [J]. 中国社区医师，2002（23）：35.

[10] 王玉光，焦扬，黄秋琴 . 周平安学术思想初探 [J]. 中国中医基础医学杂志，2009，15（11）：821–822.

[11] 商建军，周耀庭 . 运用膜原理论治疗长期发热的临床研究——周耀庭膜原学术思想探析 [J]. 北京中医，2007（2）：86–88.

[12] 祝谌予，翟济生 . 施今墨临床经验集 [M]. 施如雪，整理 . 北京：人民卫生出版社，2005.

[13] 董振华，季元，范爱平 . 祝谌予经验集 [M]. 北京：人民卫生出版社，2005.

[14] 中国中医研究院 . 岳美中论医集 [M]. 北京：人民卫生出版社，2015.

[15] 焦扬 . 周平安临床医案集 [M]. 北京：人民卫生出版社，2015.

[16] 董振华，季元，范爱平 . 祝谌予治疗哮喘的经验 [J]. 浙江中医杂志，1994（1）：19–20.

[17] 苗青，丛晓东，崔云，等 . 王书臣教授治疗支气管哮喘的学术经验 [J]. 世界中医药，2015，10（9）：1377–1379.

[18] 郑佳昆，冯淬灵，武维屏 . 武维屏运用四逆散加味治疗呼吸系统疾病医案 6 则 [J]. 北京中医药，2015，34（10）：820–822.

[19] 黄倩 . 叶天士治疗温病用药规律研究 [D]. 北京：北京中医药大学，2013.

[20] 尤在泾 . 伤寒贯珠集 [M]. 北京：中国医药科技出版社，2011.

[21] 太平惠民和剂局 . 太平惠民和剂局方 [M]. 北京：人民卫生出版社，1985.

[22] 张琦 . 金匮要略讲义 [M]. 上海：上海科学技术出版社，2008.

[23] 沈思钰，张永文，董晓蕾，等 .《韩氏医通》主要学术思想探要 [J]. 中国中医

急症，2007（11）：1388–1389.

[24] 张介宾 . 景岳全书 [M]. 北京：人民卫生出版社，2007.

[25] 魏文浩 . 姜良铎教授论支气管哮喘从三态辨治经验 [J]. 环球中医药，2010，3（4）：290–292.

[26] 王宝玉 . 周平安教授治疗支气管哮喘的临床研究及经验总结 [D]. 北京：北京中医药大学，2017.

[27] 方和谦 . 中国现代百名中医临床家丛书：方和谦 [M]. 北京：中国中医药出版社，2008.

[28] 王永炎 . 中国百年百名中医临床家丛书：董建华 [M]. 北京：中国中医药出版社，2001.

[29] 尹婷，张晓梅，马元 . 姜良铎教授治疗肺心病经验 [J]. 中国中医急症，2013，22（3）：401–402.

[30] 张国英，王伏声，杜捷 . 许公岩运用升降理论治疗咳喘病的经验 [J]. 北京中医药，2008，27（12）：934–935.

[31] 赵宇昊，史成和，高忠英 . 高忠英应用补肺汤加减治疗咳喘临床经验 [J]. 北京中医药，2010，29（9）：669–670.

[32] 张菊人 . 菊人医话 [M]. 北京：人民卫生出版社，2006.

[33] 王国玮 . 伤寒温病：燕京医学四流派——赵文魁、孔伯华、胡希恕、陈慎吾学术精要 [M]. 北京：中国中医药出版社，2013.

[34] 中国中医研究院 . 岳美中论医集 [M]. 北京：人民卫生出版社，2005.

[35] 杨晋翔，王成祥，魏汉林 . 杜怀棠临床经验集 [M]. 北京：中国中医药出版社，2014.

[36] 武维屏 . 武维屏学术思想及临床经验集 [M]. 北京：中国中医药出版社，2014.

[37] 严季澜，谷晓红 . 孔光一临证实录 [M]. 北京：中国中医药出版社，2013.

[38] 屈毓敏，王辛秋，王雪京，等 . 晁恩祥教授辨治特发性肺间质纤维化经验探析 [J]. 天津中医药，2014，31（9）：515–517.

[39] 王佳兴，王书臣 . 王书臣治疗肺间质纤维化经验 [J]. 中医杂志，2012，53（13）：1148–1149.

[40] 米爽，樊茂蓉，苗青 . 许建中教授治疗肺间质纤维化学术经验 [J]. 中华中医药杂志，2012，27（2）：391–393.

[41] 付小芳，刘锡瞳，焦扬 . 周平安治疗肺间质纤维化的经验 [J]. 北京中医药，2010，29（2）：99–100.

[42] 邱新萍，阎小萍 . 阎小萍治疗类风湿关节炎致间质性肺病经验探析 [J]. 北京中医药，2011，30（12）：901–903.

[43] 张立山，戴雁彦，任传云 . 武维屏教授治疗肺纤维化十法 [J]. 中国中医药信息杂志，2008，15（4）：94–95.

[44] 敬岳，来薛，张洪春 . 晁恩祥诊治慢性阻塞性肺疾病急性加重期经验 [J]. 北京

中医药，2013，32（8）：581-583.

[45] 戴金素.许公岩教授治疗肺胀验案二则 [J].中医函授通讯，1993（6）：22-23.

[46] 顾雄华.高忠英教授应用补肺汤治疗慢性阻塞性肺病经验 [J].辽宁中医药大学学报，2012，14（3）：163-164.

[47] 骞芳，许建中.许建中教授治疗慢性阻塞性肺病经验 [J].中国中医药现代远程教育，2008，6（12）：1474-1475.

[48] 张晓梅，肖培新.姜良铎治疗慢性阻塞性肺疾病经验 [J].中医药临床杂志，2007，19（3）：207-208.

[49] 刘俊玲，卢建新，张波，等.高荣林治疗呼吸重症经验浅析 [J].北京中医药，2011，30（8）：583-584.

[50] 张伯臾，祝谌予，朱锡祺，等.心律失常证治 [J].中医杂志，1985（7）：9-14.

[51] 徐艳芬.施今墨治疗心悸之验案举隅 [J].中国民间疗法，2016，（12）：16-17.

[52] 王倩.黄丽娟治疗心悸经验总结 [J].中西医结合心血管病电子杂志，2015（14）：138-139.

[53] 戴梅，张大炜，周旭升，等.魏执真辨治快速型心律失常的临床经验 [J].北京中医药，2011，30（5）：343-345.

[54] 于发渭，于有山.高辉远论治冠心病经验撷菁 [J].河南中医，1997，14（4）：227-228.

[55] 许心如，佟彤，陈嘉兴.许心如心血管病诊疗经验 [M].北京：北京科学技术出版社，2016.

[56] 陈可冀.试谈冠心病心绞痛及急性心肌梗塞的中医治疗 [J].中华内科杂志，1987（4）：232-235.

[57] 李鸿涛，余瀛鳌.余瀛鳌通治方验案按 [M].北京：北京科学技术出版社，2017.

[58] 魏执真，戴梅，韩垚.魏执真心血管病医论医案 [M].北京：北京科学技术出版社，2016.

[59] 黄丽娟，尚菊菊，安海英.黄丽娟心血管病临证经验集 [M].北京：北京科学技术出版社，2016.

[60] 闫文婷，刘玉霞，李靖靖等.郭维琴治疗心绞痛临床经验 [J].辽宁中医杂志，2014，41（6）：1119-1120.

[61] 李春岩.史载祥教授从虚实两端辨治冠心病心绞痛经验 [J].中华中医药杂志（原中国医药学报），2014，29（10）：3157- 3159.

[62] 王倩，陈嘉兴，刘红旭.许心如以泻肺利水法治疗心力衰竭喘证验案 1 则 [J].北京中医药，2010，29（5）：377.

[63] 彭伟.许心如学术思想与临床经验总结及益气活血、泻肺利水法治疗充血性心力衰竭的临床探讨 [D].北京：北京中医药大学，2011.

[64] 郭维琴，赵忠印，曹继平，等.心力衰竭中医辨证论治初探 [J].中医杂志，

1988（1）：15–16.

[65] 程苗苗，于洁馨，翁维良.翁维良治疗慢性心力衰竭经验 [J]. 中医杂志，2015，56（19）：1635–1638.

[66] 宁侠，司维，洪霞.周绍华脑病临证实录 [M]. 北京：中国医药科技出版社，2016.

[67] 武嫣斐.姜良铎教授辨证治疗失眠症的经验 [J]. 中西医结合心脑血管病杂志，2014（12）：1564–1565.

[68] 赵志付.董建华治疗内伤头痛经验 [J]. 中国医药学报，1994，9（3）：58.

[69] 胡皓，田金洲.田金洲运用川芎治疗内伤头痛经验撷英 [J]. 北京中医药，2014，33（3）：188–192.

[70] 闫军堂，刘晓倩，马小娜，等.刘渡舟教授治疗头痛十二法 [J]. 辽宁中医药大学学报，2015，15（8）：68–70.

[71] 张炳厚，刘红旭，高力珊.川芎茶调散类方治疗头痛简介 [J]. 中国医药学报，1993，8（2）：39–40.

[72] 杨利侠，朱西杰.北京名医孔伯华先生运用桑寄生特色探析 [J]. 四川中医，2004，22（8）：1–2

[73] 于晓东，路志正.路志正教授调理脾胃法治疗眩晕经验 [J]. 四川中医，2007，（12）：11–12.

[74] 杨利，路洁，路喜善，等.路志正教授治疗眩晕经验撷英 [J]. 世界中西医结合杂志，2012，7（12）：1018–1021.

[75] 邵世才.周绍华治疗眩晕经验探讨 [J]. 中华中医药学刊，2009，27（9）：1821–1823.

[76] 彭伟.许心如应用旋覆代赭汤加减治疗痰浊中阻型眩晕经验 [J]. 北京中医药，2009，28（10）：776–777.

[77] 周炜，王丽平，张其慧.许彭龄主任医师治疗肝阳上亢型眩晕经验 [J]. 北京中医药大学学报（中医临床版），2011，18（1）：35–36.

[78] 高利，李宁，魏翠柏，等.辨病与辨证相结合治疗急性缺血性中风 [J]. 中国中西医结合急救杂志，2006，13（1）：32–34.

[79] 高利，刘萍，罗玉敏.舌苔的研究进展 [J]. 中西医结合心脑血管病杂志，2011，9（9）：1102–1103.

[80] 王焕禄，张立新.用培元通脑胶囊治疗中风后遗症 52 例的临床观察 [J]. 求医问药，急救杂志，2012，10（5）：71.

[81] 方和谦.中风证治研讨 [J]. 北京中医杂志，1987（5）：10–12.

[82] 谢娟.傅仁杰治疗老年性痴呆经验 [J]. 山西中医，2008，24（10）：6–7.

[83] 郭宇鹏，陈延.谢海洲教授治疗脑萎缩经验 [J]. 新中医，1998，30（5）：9.

[84] 老年期痴呆证治座谈 [J]. 中医杂志，1991，39（1）：39–41.

[85] 马洪明.田金洲教授学术思想与临床经验总结及其治疗阿尔茨海默病用药规律

研究 [D]. 北京：北京中医药大学，2016.

[86] 夏淑文 . 周德安学术思想与临床经验总结及治疗多发性抽动症取穴用药规律的研究 [D]. 北京：北京中医药大学，2011.

[87] 张海滨 . 张志真学术思想与临床经验总结及治疗白塞病慢性反复期的用药研究 [D]. 北京：北京中医药大学，2015.

[88] 宁侠 . 周绍华教授应用温胆汤治疗神经精神科疾病经验 [J]. 中医药学刊，2006，24（9）：1612-1613.

[89] 邓中甲 . 方剂学 [M].2 版 . 北京：中国中医药出版社，2010.

[90] 张问渠 . 老中医赵锡武治疗癫痫病经验 [J]. 浙江中医学院学报，1979（5）：27.

[91] 王诗雅，陈庆平 . 印会河教授医案选（四）[J]. 实用中医内科杂志,1995,9（4）:4.

[92] 樊永平 . 国医大师王绵之治疗脑病用药特点 [J]. 中华中医药杂志（原中国医药学报），2013，28（7）：2020-2022.

[93] 许霞，余瀛鳌 . 余瀛鳌教授治疗癫痫验案举隅 [J]. 浙江中医药大学学报，2016，40（7）：543-544.

[94] 鲁喦，郭春莉 . 周绍华神经系统疾病临证心得 [M]. 北京：北京科学技术出版社，2016.

[95] 司维，于娟 . 周绍华从心论治精神运动性癫痫 [J]. 北京中医药，2014，33（4）：260-262.

[96] 周德安 . 周德安针灸六治 [M]. 北京：北京科学技术出版社，2016.

[97] 沈艳莉，栗德林 . 栗德林治疗外伤后癫痫临床经验 [J]. 中国中医药信息杂志，2014，21（12）：110-111.

[98] 鲁兆麟 . 抵当汤加味可用于外伤性癫痫 [J]. 北京中医药大学学报,1996,19（5）：49.

[99] 徐荣谦 . 从风、痰、惊、瘀辨治小儿癫痫发作期 [J]. 江苏中医药,2007,39（9）:3.

[100] 中国中医研究院 . 蒲辅周医疗经验 [M]. 北京：人民卫生出版社，2006.

[101] 中国中医研究院 . 岳美中医案集 [M]. 北京：人民卫生出版社，2006.

[102] 邹忆怀 . 王永炎教授治疗颤振病（帕金森病）经验探讨 [J]. 北京中医药大学学报，1996，19（4）：15-16.

[103] 李彬，冯毅，周德安 . 真武汤加减治疗帕金森病 32 例临床观察 [J]. 中国中医药信息杂志，2006，13（11）：73-74.

[104] 周文泉，张晋 . 周文泉老年病临床治验 [M]. 北京：北京科学技术出版社，2016.

[105] 施小墨，陆寿康 . 中国百年百名中医临床家——施今墨 . 北京：中国中医药出版社，2001.

[106] 王兴华 . 董建华教授诊治胃脘痛十法 [J]. 上海中医药杂志，1986（6）：9-12.

[107] 林高荣 . 董建华教授治疗胃脘痛经验方及其临床验证 [J]. 国医论坛，1999，14（2）：22-23.

[108] 王长洪. 董建华的脾胃学术思想 [J]. 南京中医药大学学报，1999，15（4）:8-9.

[109] 夏宗奎. 董建华治疗胃病经验 [J]. 山东中医杂志，1997，16（5）：32-33.

[110] 朱培一，汪红兵，张琳. 李乾构治疗胃痛经验 [J]. 中国中医基础医学杂志，2011，17（9）：973-974.

[111] 毛效军. 田德禄教授治疗胃病经验及学术思想探讨 [J]. 中医教育，1996，15（5）：43-44.

[112] 王新月. 田德禄教授胃病脏腑论治思想 [G]. 中华中医药学会脾胃病分会第二十四次全国脾胃病学术交流会论文汇编. 中华中医药学会脾胃病分会，2012：6.

[113] 刘绍能，刘震. 姚乃礼肝脾同调治疗胃痛的经验 [J]. 北京中医药，2011，30（2）：104-105.

[114] 王平，吕景山. 试论"施氏对药"升降之妙用 [J]. 山西中医，1994，10（3）：31-32.

[115] 宫平. 董建华胃病治验 [J]. 中国社区医师，2008，24（19）：36-37.

[116] 孔令彪. 危北海脾胃病学术思想探讨 [J]. 北京中医，2005，24（2）：87-88.

[117] 周滔，申青艳，危北海. 危北海治疗脾胃病的治法特色 [J]. 中医杂志，2015，56（22）：1904-1906.

[118] 张虹，王惠清. 田德禄教授治胃痞经验 [J]. 新疆中医药，2003，21（2）：39-41.

[119] 李志红，田德禄. 运用田德禄教授"清降"理论治疗功能性消化不良的经验 [J]. 北京中医药大学学报（中医临床版），2013，20（2）：45-46.

[120] 刘少云，陈瑜. 步玉如老中医临证经验撷萃 [J]. 河北中西医结合杂志，1995，4（1）：66.

[121] 刘少云. 步玉如教授治疗脾胃病经验 [J]. 中国中西医结合消化杂志，2001，9（4）：232.

[122] 王永炎，杜怀棠，田德禄. 中国百年百名中医临床家丛书：董建华 [M]. 北京：中国中医药出版社，2001.

[123] 高荣林，徐凌云. 董德懋内科经验集 [M]. 北京：人民卫生出版社，2004.

[124] 谢海洲. 谢海洲医学文集 [M]. 北京：中医古籍出版社，2015.

[125] 刘少云，张昌兴. 步玉如老中医治疗脾胃病经验拾零 [J]. 辽宁中医杂志，1993，（5）：12-13.

[126] 任盛元. 步玉如调理脾胃学术经验探讨 [J]. 北京中医，1986（2）：4-6.

[127] 翁维良，于英奇. 郭士魁临床经验选集——杂病证治 [M]. 北京：人民卫生出版社，2005.

[128] 危北海. 中国现代百名中医临床家丛书：危北海 [M]. 北京：中国中医药出版社，2008：23-27.

[129] 徐凌云，高荣林. 董德懋内科经验集 [M]. 北京：人民卫生出版社，2009.

[130] 姜良铎，杨晋翔. 国医大家董建华医学经验集 [M]. 北京：中国中医药出版社，

2010.

[131] 林洪生 . 中医临床家余桂清 [M]. 北京：中国中医药出版社，2006.

[132] 杨强 . 卞嵩京主任运用温运化瘀通幽法治疗噎膈经验简介 [J]. 新中医，2011，43（7）：171-172.

[133] 唐旭东 . 董建华"通降论"学术思想整理 [J]. 北京中医药大学学报，1995，2（18）：45-48.

[134] 王长洪 . 董建华教授学术思想举要 [J]. 中医药学刊，2001，4（19）：292-294.

[135] 董子亮，赵荣莱 . 赵荣莱论脾胃病的诊治 [J]. 北京中医药，2010，4（29）：262-264.

[136] 刘琳，郭利军，张军领，等 . 从调理脾气脾阳分析赵荣莱"滋脾三方" [J]. 北京中医药，2016，4（35）：325-328.

[137] 李乾构 . 治脾十五法 [J]. 中国中西医结合脾胃杂志，1993，1（1）：4-7.

[138] 李乾构 . 治胃十五法 [J]. 北京中医杂志，1994（1）：22-25.

[139] 白家温，杜雪芳，常虹 . 李乾构治疗慢性胃病学术思想及经验 [J]. 江西中医药，2007，7（38）：8-9.

[140] 刘汶 . 李乾构应用四君子汤的经验撷菁 [J]. 中医药临床杂志，2005，2（17）：108-109.

[141] 王长洪 . 董建华治疗慢性泄泻的临床经验 [J]. 江苏中医杂志，1984（3）：12-13.

[142] 唐博祥，张美莲 . 北京名医鲍友麟论胃肠病 [M]. 北京：世界图书出版公司，1998.

[143] 刘汶 . 李乾构教授治疗腹泻经验 [J]. 中医研究，2005（3）：48-49.

[144] 冯文亮，田亦非，田德禄 . 田德禄教授治泻经验 [J]. 武警医学，2014（9）：955-957.

[145] 史涛，危北海 . 危北海治疗克罗恩病经验介绍 [J]. 山西中医，2014（7）：4-5.

[146] 蒲辅周老中医介绍治疗痢疾的经验 [J]. 新医药学杂志，1974（7）：21-22.

[147] 徐春军 . 关幼波教授治疗痢疾的临床经验 [J]. 中国中西医结合脾胃杂志，1996（4）：230-231.

[148] 田海河 . 董建华教授辨治泻痢五论 [J]. 北京中医药大学学报，1994（1）：45-47.

[149] 张声生 . 名医重脾胃 [M]. 上海：上海科学技术出版社，2014.

[150] 邱建荣 . 赵绍琴教授治疗痢疾经验 [J]. 辽宁中医杂志，1989（8）：1-2.

[151] 郑东京，许鑫，郑伟达 . 郑伟达教授治疗汗证经验探析 [J]. 世界中西医结合杂志，2014（4）：341-343.

[152] 张声生，沈洪 . 中华脾胃病学 [M]. 北京：人民卫生出版社，2016.

[153] 李毅，李世华 . 李辅仁老年病独特治验 [M]. 北京：中国中医药出版社，2012.

[154] 苏凤哲 . 中国中医科学院著名中医药专家学术经验传承实录：路志正 [M]. 北

京：中国医药科技出版社，2014.

[155] 吴晓丹，杨勇，等 . 王绵之教授治疗便秘经验总结 [J]. 中医药信息，2010，27（5）：37-39.

[156] 佘靖 . 中国现代百名中医临床家丛书：危北海 [M]. 北京：中国中医药出版社，2008.

[157] 李乾构，张声生 . 李乾构带徒小课 128 讲 [M]. 北京：中国中医药出版社，2014.

[158] 马卫国，冯文亮 . 田德禄教授治疗便秘经验 [J]. 现代中医临床，2016，23（2）：33-34.

[159] 陈可冀 . 岳美中医学文集 [M]. 北京：中国中医药出版社，2000.

[160] 张京春 . 岳美中教授病证结合治疗常见病的临证经验 [J]. 中国中西医结合杂志，2012，32（7）：880.

[161] 秦伯未 . 谦斋医学讲稿 [M]. 上海：上海科学技术出版社，2009.

[162] 吴大真，乔模 . 现代名中医内科绝技 [M]. 北京：科学技术文献出版社，2003.

[163] 北京中医医院 . 关幼波临床经验选 [M]. 北京：人民卫生出版社，2016.

[164] 董振华，季元，范爱平 . 祝谌予经验集 [M]. 北京：人民卫生出版社，2012.

[165] 陈明，刘燕华，李方 . 刘渡舟验案精选 [M]. 北京：学苑出版社，1996.

[166] 闫军堂，孙良明，刘晓倩，等 . 刘渡舟教授治疗肝炎胁痛十法 [J]. 中华中医药学刊，2013，31（5）：1056-1059.

[167] 周群，刘桂芬，杨洪志 . 赵绍琴教授治疗乙型肝炎经验 [J]. 中医函授通讯，1989（1）：46.

[168] 彭建中，杨连柱 . 赵绍琴临证验案精选 [M]. 北京：学苑出版社，1996.

[169] 刘燕玲，洪慧闻 . 专科专病名医临证经验丛书·肝胆病 [M]. 北京：人民卫生出版社，2002.

[170] 王国玮，李建 . 王鸿士肝病临证精华 [M]. 北京：人民军医出版社，2008.

[171] 郑虎占 . 颜正华临证论治 [M]. 黑龙江：黑龙江科学技术出版社，2000.

[172] 张冰 . 中国百年百名中医临床家丛书·颜正华 [M]. 北京：中国中医药出版社，2011.

[173] 刘虎岭 . 施奠邦老中医经验拾零 [J]. 实用中医内科杂志，2002，16（1）：8.

[174] 王岭 . 施奠邦辨治慢性乙型肝炎经验 [J]. 中医杂志，1998，39（11）：651.

[175] 刘燕玲，洪慧闻 . 关茂会治疗肝病的经验 [J]. 中医杂志，2006，47（11）：821-822.

[176] 戚团结 . 危北海“治肝八法”浅析 [J]. 北京中医药，2012，31（3）：179-181

[177] 危北海 . 补益法在慢性肝炎中的应用 [J]. 中医杂志，1984，10：29-30.

[178] 陈誩，危北海 . 危北海医学文集 [M]. 北京：中国中医药出版社，2012.

[179] 冯磊，吴晓峰，李哲，等 . 余瀛鳌滋水涵木法治疗肝病经验 [J]. 中医杂志，2015，56（20）：1728.

[180] 李鸿涛，李敬华，于琦，等.余瀛鳌调肝八法 [J].中医杂志.2017，58（10）：824.

[181] 杨华升，杨薇，李秀惠.钱英治疗慢性肝病临证思辨特点 [J].中国中医基础医学杂志，2008，14（6）：456-457.

[182] 张秋云，李秀惠.钱英体用同调治疗慢性病毒性肝病经验 [J].山东中医杂志，2005，24（6）：375-376.

[183] 齐京.从 2 例疑难黄疸的治疗体会关幼波治黄思想 [J].北京中医，2006，（2）：77-78.

[184] 杜宇琼，车念聪，孙凤霞，等.钱英治疗黄疸学术思想探究 [J].北京中医药，2013（10）：736-737，743.

[185] 朱云.汪承柏教授重用行气活血药治疗重度黄疸肝病经验 [J].中西医结合肝病杂志，2011（2）：105-108.

[186] 闫军堂，刘晓倩，赵宇明，等.刘渡舟治疗肝炎后肝硬化证治经验 [J].辽宁中医杂志，2013，40（8），1545-1547.

[187] 赵伯智.关幼波肝病杂病论 [M].北京：世界图书出版公司，1994.

[188] 王国玮，李建.王鸿士肝病临症精华 [M].北京：人民军医出版社，2008.

[189] 刘宁，王国玮.王鸿士临证经验实录 [M].北京：人民军医出版社，2010.

[190] 刘敏，李献平，陈增潭.陈增潭治疗慢性肝炎的思路与方法 [J].北京中医，1998，1（1），3-5.

[191] 李杰，徐春军.黄芪、牵牛子、防己配伍治疗肝硬化腹水用药心得 [J].中医杂志，2014，55（2）：164-165.

[192] 李振吉，贺兴东，王思成，等.名老中医临床经验，学术思想传承研究的战略思考 [J].世界中医药，2012（17）：1-4.

[193] 闫军堂，孙良明.刘渡舟治疗肝硬化腹水十法 [J].中医杂志，2012，53（21）：1820-1823.

[194] 戴京璋.实用中医肾病学 [M].北京：人民卫生出版社，2002.

[195] 张伯礼，薛博瑜.中医内科学 [M].北京：人民卫生出版社，2012.

[196] 田德禄.中医内科学 [M].北京：中国中医药出版社，2005.

[197] 马莉萍.名老中医治疗良性前列腺增生经验荟萃 [J].中国临床医生，2006，34（4）：57-58.

[198] 张炳厚.神医怪杰张炳厚 [M].北京：中国中医药出版社，2007.

[199] 王世东，肖永华，傅强，等.吕仁和教授辨治糖尿病神经源性膀胱经验 [J].现代中医临床，2016，3（23）：2095-6606.

[200] 时振声.时氏中医肾脏病学 [M].北京：中国医药科技出版社，1997.

[201] 孙鹏.基于数据挖掘方法的聂莉芳教授治疗慢性肾功能衰竭经验研究 [D].北京：中国中医科学院，2014.

[202] 王彬，宣志华.李曰庆从肝肾论治阳痿经验 [J].中国性科学，2013，22（11）：

49-51.

[203] 吴少刚. 王琦教授治疗血管性阳痿的思路与经验 [J]. 中国中医药信息杂志，2000，7（4）：80-82.

[204] 成西，马淑然，邸莎，等. 运用中医处方方法学分析刘燕池教授治疗阳痿经验 [J]. 辽宁中医药大学学报，2017，19（2）：112-115.

[205] 王彤，陈生. 陈文伯"肾为生命之本"学术思想与临床经验 [J]. 北京中医药，2011，30（6）：427-429.

[206] 苏全新. 李曰庆辨治泌尿男科疾病经验初探 [J]. 北京中医药，2010，29（11）：829-832.

[207] 赵进喜. 内分泌代谢病中西医诊治 [M]. 辽宁：辽宁科学技术出版社，2004.

[208] 陈信义，赵进喜. 内科常见病规范化诊疗方案 [M]. 北京：北京科学技术出版社，2015.

[209] 吕仁和，赵进喜. 糖尿病及其并发症中西医诊治学 [M]，北京：人民卫生出版社，2009.

[210] 魏华，路洁. 路志正教授治疗甲状腺功能亢进症的用药经验 [J]. 广州中医药大学学报，2004（5）：407-409.

[211] 中国中医科学院研究生院. 名家中医临床汇讲 [M]. 北京：人民卫生出版社，2009.

[212] 刘慧丽. 刘韵远教授治疗小儿痰饮咳喘的经验 [J]. 北京中医杂志，1993（2）：3-4.

[213] 艾相乾，张仕玉. 焦树德治疗急症经验探讨 [J]. 中医中药，2008，46（14）：81-82

[214] 焦扬，王玉光，刘锡瞳，等. 周平安应用《金匮要略》痰饮方治疗疑难病经验 [J]. 中医杂志，2008，49（8）：684-685.

[215] 梁秀凤. 王为兰老中医临证经验介绍 [J]. 北京中医杂志，1986（5）：13-14.

[216] 关幼波. 关幼波临床经验选 [M]. 北京：人民卫生出版社，1979.

[217] 方药中. 医学承启集 [M]. 北京：人民卫生出版社，2007.

[218] 时振声，吴立文. 化淤法治疗尿血 [J]. 黑龙江中医药，1983（4）：28-29.

[219] 刘宏伟. 时振声教授治疗肾炎血尿经验 [J]. 辽宁中医杂志，1992（9）：6-7.

[220] 侯雅军. 柯微君辨治血液病学术思想、临床经验总结及治疗 ITP 用药规律研究 [D]. 北京中医药大学，2011.

[221] 祝谌予. 施今墨先生的学术思想 [J]. 湖南中医学院学报，1985（3）：9-10.

[222] 施如雪. 施今墨学术思想及临床特点试析 [J]. 北京中医杂志，1984（3）：6-10.

[223] 蒲志孝. 蒲辅周老中医医疗经验琐谈 [J]. 新中医，1977（5）：9-13.

[224] 薛伯寿，薛燕星. 蒲辅周医学经验集 [M]. 北京：北京科学技术出版社，2018.

[225] 郑金福，张洪林，王齐南，等. 沈仲圭学术经验 [J]. 北京中医杂志，1989（6）：6-8.

[226] 吴继全，王雪京，张洪春．晁恩祥教授治疗肺系病的特色经验 [J]. 天津中医药，2008，25（5）：358-359.

[227] 许家松，聂莉芳，林秀彬，等．方药中诊治慢性肾功能衰竭常规 [J]. 中国医药学报，1992，7（2）：3-6.

[228] 赵文景，蔡朕，孟元，等．张炳厚滋补肾阴法在治疗慢性肾脏病中的应用 [J]. 北京中医药，2016，35（4）：341-343.

[229] 蒋燕．王绵之、赵绍琴治疗慢性肾功能衰竭的用药经验比较 [J]. 辽宁中医杂志，2004，31（4）：267-268.

[230] 许心如，魏执真，许信国，等．心衰合剂治疗充血性心力衰竭 30 例临床观察 [J]. 中医杂志，1983（11）：25-26.

[231] 关幼波．"气血"在辨证施治中的地位和作用 [J]. 中国中西医结合脾胃杂志，1995，3（3）：129-131.

[232] 刘汶．读《丹溪心法》悟关幼波肝病理论 [J]. 中国中医药现代远程教育，2011，9（12）：7-7.

[233] 赵天敏．关幼波教授谈肝病的辨证施治 [J]. 云南中医中药杂志，1995，16（5）：4-7.

[234] 谢海洲．谢海洲医学文集 [M]. 北京：中医古籍出版社，2004.

[235] 赵艳．国医大师方和谦生平及治学特点简述 [J]. 北京中医药，2015，34（10）：828-829.

[236] 李文泉，范春琦，权红，等．方和谦学术思想研究 [J]. 中医杂志，2010，51（6）：491-494.

[237] 严季澜．孔光一教授诊治发热经验撷要 [J]. 北京中医药大学学报，2006，29（11）：785-787

[238] 中医研究院．蒲辅周医疗经验 [M]. 北京：人民卫生出版社，1979.

[239] 于友山，王发谓．高辉远治疗内伤发热经验 [J]. 陕西中医，1994，15（3）：118-120

[240] 邓颖萍，董振华．董振华辨治疑难性发热验案撷英 [J]. 上海中医药杂志，2010，44（1）：25-27

[241] 王承德．实用中医风湿病学 [M]. 北京：人民卫生出版社，1996.

[242] 周乃玉．周乃玉风湿病临证精要 [M]. 北京：北京科学技术出版社，2016.

[243] 张炳厚，张胜容，赵文景．张炳厚疑难怪病验案实录 [M]. 北京：北京科学技术出版社，2016.

[244] 王桂玲．贺普仁火针疗法 [M]. 北京：北京科学技术出版社，2010.

[245] 韩曼，姜泉路．路志正治疗强直性脊柱炎经验 [J]. 中医杂志，2016，57（19）：1634-1636.

[246] 王为兰教授治疗强直性脊柱炎的临床经验 [J]. 北京中医药大学学报，2008，15（5）：23-24.

[247] 邱新红，李淳，邱新萍，等．国家级名老中医高才达治疗腰痛临床经验 [J]．中医临床研究，2017，7（15）：6-8．

[248] 张兴，念家云，杨霖，等．王笑民治疗肿瘤临证思路 [J]．中华中医药杂志，2017，9（2）：23-25．

[249] 黄惠．健脾补肾、化痰解毒法治疗中晚期肺癌 38 例临床观察 [J]．中国社区医师，2016，12（34）：578-580．

[250] 许继平．益气养阴法与化疗对比治疗中晚期支气管肺癌生存率的追踪观察 [J]．江苏中医，1988，9（12）：37．

[251] 潘敏求．肺复方与化疗对照治疗中晚期原发性支气管肺鳞癌 80 例报道 [J]．中国医药学报，1990，5（3）：19．

[252] 徐振晔．中医阴阳平衡法治疗癌症：附 112 例生存 1 年以上中晚期和晚期癌症患者疗效分析 [J]．上海中医药杂志，1992（3）：10．

[253] 刘声，孙桂芝．基于病理分型与中医证型相参的孙桂芝教授诊治肺癌经验探讨 [J]．世界中西医结合杂志，2012，11（7）：952-955．

[254] 王笑民，郁仁存，饶燮卿．益气活血散结法配合化疗治疗晚期非小细胞肺癌的临床研究 [J]．中国中西医结合杂志，1997（2）：86-87．

[255] 刘声，孙桂芝．肿瘤病临证实录 [M]．北京：中国中医药出版社，2013．

[256] 徐振晔．中医治疗恶性肿瘤 [M]．北京：人民卫生出版社，2007．

[257] 许慎．说文解字注 [M]．郑州：中州古籍出版社，2006．

[258] 林毅，唐汉钧．现代中医乳房病学 [M]．北京：人民卫生出版社，2003．

[259] 林毅，蔡炳勤．中西医结合治疗乳房常见病 [M]．广州：广东人民出版社，1999．

[260] 傅山．傅青主女科 [M]．天津：天津科学技术出版社，1999．

[261] 单书健，陈子华．古今名医临证金鉴 [M]．北京：中国中医药出版社，1999．

[262] 何任．何任临床经验辑要 [M]．北京：中国医药科技出版社，1998．

[263] 巢元方．诸病源候论 [M]．沈阳：辽宁科学技术出版社，1997．

[264] 胡凤山．郁仁存教授学术思想和临床经验总结与益气活血解毒方联合化疗治疗晚期胃癌的临床观察．北京：北京中医药大学，2011．

[265] 孙桂芝，余桂清，张培彤，等．扶正培本系列方药在胃癌综合治疗中的临床与机理研究 [J]．浙江中医药大学学报，2009，33（5）：695-700．

[266] 孙桂芝．健脾益肾冲剂合并化疗治疗晚期胃癌（术后）扶正作用的临床研究 [J]．中华肿瘤杂志，1992（7）：124．

[267] 何立丽．孙桂芝治疗胃癌的经验 [J]．北京中药，2008，27（9）：689-691．

[268] 饶燮卿，郁仁存，王笑民，等．益气活血法治疗中晚期胃癌的研究 [J]．中国中医药信息杂志，1998（2）：44-46．

[269] 王星，王三虎，郭华．中药复方抗癌实验研究进展 [J]．中国实验方剂学杂志，2005，11（6）：71-73．

[270] 陈华圣，许爱华，王正兵，等．双苓扶正抗癌胶囊对鼠肝癌的影响 [J]. 中国实验方剂学杂志，2008，9（1）：45-47.

[271] 王文萍．肿瘤转移临床特点与中医学疾病传变理论 [J]. 辽宁中医杂志，2005，32（5）：396-398.

[272] 万斌，李春香，王禹堂．王禹堂老中医应用补肾疏肝法治疗乳腺癌内分泌综合征经验 [J]. 西部中医药，2014（2）：58-59.

[273] 郑玲，伍建蓉，杨红．肺癌患者血清中 12 种肿瘤标志物的表达 [J]. 肿瘤，2009，29（8）：786-788.

[274] 于洁．郁仁存老师学术思想、经验总结及健脾补肾法在肿瘤治疗中的应用 [J]. 北京中医药大学，2011.

[275] 饶燮卿．中医中药治疗肿瘤近况 [J]. 医学理论与实践，1999（2）：61-62.

[276] 刘声．孙桂芝肿瘤病中医临证实录 [M]. 北京：中国中医药出版社，2013.

[277] 郁仁存．郁仁存中西医结合肿瘤学 [M]. 北京：中国协和医科大学出版社，2008.

[278] 王笑民．实用中西医结合肿瘤内科学 [M]. 北京：中国中医药出版社，2014.

[279]. 何立丽．孙桂芝治疗胰腺癌经验 [J]. 辽宁中医杂志，2010，37（7）：1215-1216.

[280] 李娜．郁仁存治疗胰腺癌经验 [J]. 中医杂志，2015，10（20）：1725-1726.

[281] 林洪生，侯炜．中国百年百名中医临床家丛书：余桂清 [M]. 北京：中国中医药出版社，2003.

[282] 黄金昶．乌梅丸治疗胰腺癌 21 例疗效观察 [J]. 中国临床医生，2012（11）：52-55.

[283] 饶燮卿．饶燮卿中医肿瘤临证精要 [M]. 北京：北京科学技术出版社，2016.

[284] 王辉．孙桂芝治疗肠癌经验 [J]. 中医杂志，2012，9（17）：1454-1456.

[285] 孟慧，杨永，孙旭，等．王笑民治疗肠癌经验探析 [J]. 世界中西医结合杂志，2018，13（2）：177-179.

[286] 秦英刚．花宝金教授治疗大肠癌经验 [J]. 中医学报，2013，2（1）：160-161.

[287] 黄金昶．黄金昶肿瘤专科二十年心得 [M]. 北京：中国中医药出版社，2014.

[288] 薛青，赵景芳．赵景芳教授治疗大肠癌经验 [J]. 内蒙古中医药，2015（9）：28-30.

附录　方剂组成 ▷▷▷

一画

一贯煎（《柳洲医话》）：北沙参，麦冬，当归，生地黄，枸杞子，川楝子。

二画

二仙汤（《妇产科学》）：仙茅，淫羊藿，当归，巴戟天，黄柏，知母。

二陈汤（《太平惠民和剂局方》）：半夏，陈皮，茯苓，甘草，生姜，乌梅。

丁香散（《古今医统》）：丁香，柿蒂，高良姜，炙甘草。

十灰散（《十药神书》）：大蓟，小蓟，荷叶，侧柏叶，茅根，茜草，栀子，大黄，牡丹皮，棕榈皮。

十全大补汤（《太平惠民和剂局方》）：人参，白术，茯苓，甘草，川芎，熟地黄，白芍，当归，黄芪，肉桂。

十枣汤（《伤寒论》）：甘遂，大戟，芫花，大枣。

十味温胆汤（《世医得效方》）：茯苓，半夏，炙甘草，枳实，酸枣仁，五味子，远志，人参，熟地黄，陈皮，生姜，大枣。

七福饮（《景岳全书》）：人参，熟地黄，当归，白术，炙甘草，酸枣仁，远志，杏仁。

人参养荣汤（《太平惠民和剂局方》）：人参，熟地黄，当归，白芍，白术，茯苓，炙甘草，黄芪，陈皮，五味子，桂心，远志。

八正散（《太平惠民和剂局方》）：车前子，瞿麦，萹蓄，滑石，栀子，甘草，木通，大黄，灯心草。

八珍汤（《正体类要》）：人参，白术，茯苓，甘草，当归，白芍，川芎，熟地黄，生姜，大枣。

三画

三才封髓丹（《卫生宝鉴》）：天冬，熟地黄，人参，黄柏，砂仁，甘草。

三子养亲汤（《韩氏医通》）：白芥子，紫苏子，莱菔子。

三仁汤（《温病条辨》）：杏仁，飞滑石，通草，白蔻仁，竹叶，厚朴，生薏苡仁，半夏。

三拗汤（《太平惠民和剂局方》）：麻黄，杏仁，生甘草，生姜。

三草解毒汤（刘渡舟经验方）：柴胡，黄芩，茵陈，土茯苓，凤尾草，蚤休，炙甘草，土元，茜草，大金钱草，垂盆草，白花蛇舌草。

大补元煎（《景岳全书》）：人参，山药，熟地黄，杜仲，枸杞子，当归，山茱萸，炙甘草。

大定风珠（《温病条辨》）：白芍，阿胶，生龟板，生地黄，火麻仁，五味子，生牡蛎，麦冬，炙甘草，鸡子黄，生鳖甲。

大建中汤（《金匮要略》）：蜀椒，干姜，党参。

大承气汤（《伤寒论》）：大黄，芒硝，枳实，厚朴。

大柴胡汤（《伤寒论》）：柴胡，黄芩，半夏，枳实，白芍，大黄，生姜，大枣。

大黄附子汤（《金匮要略》）：大黄，附子，细辛。

小半夏加茯苓汤（《金匮要略》）：半夏，生姜，茯苓。

小半夏汤（《金匮要略》）：半夏，生姜。

小青龙汤（《伤寒论》）：麻黄，芍药，细辛，干姜，炙甘草，桂枝，五味子，半夏。

小青龙加石膏汤（《伤寒论》）：麻黄，芍药，细辛，干姜，炙甘草，桂枝，五味子，半夏，石膏。

小建中汤（《伤寒论》）：桂枝，生姜，饴糖，大枣，白芍，炙甘草。

小柴胡汤（《伤寒论》）：柴胡，黄芩，半夏，人参，炙甘草，生姜，大枣。

小陷胸汤（《伤寒论》）：黄连，半夏，瓜蒌。

小蓟饮子（《济生方》）：小蓟，生地黄，藕节，蒲黄，栀子，通草，竹叶，滑石，甘草，当归。

川芎茶调散（《太平惠民和剂局方》）：川芎，荆芥，薄荷，羌活，细辛，白芷，防风，甘草。

己椒苈黄丸（《金匮要略》）：防己，椒目，葶苈子，大黄。

四画

开郁至神汤（《辨证录》）：人参，白术，茯苓，陈皮，香附，当归，柴胡，栀子，白芍，甘草。

天王补心丹（《校注妇人良方》）：生地黄，人参，丹参，玄参，茯苓，远志，桔梗，五味子，当归，天冬，麦冬，柏子仁，酸枣仁，朱砂。

天麻钩藤饮（《中医内科杂病证治新义》）：天麻，钩藤，石决明，栀子，黄芩，川牛膝，杜仲，益母草，桑寄生，夜交藤，朱茯神。

无比山药丸（《太平惠民和剂局方》）：山药，茯苓，泽泻，熟地黄，山茱萸，巴戟天，菟丝子，杜仲，牛膝，五味子，肉苁蓉，赤石脂。

五子衍宗丸（《摄生众妙方》）：枸杞子，菟丝子，覆盆子，五味子，车前子。

五子涤痰汤（赵绍琴经验方）：紫苏子，莱菔子，白芥子，冬瓜子，皂角子。

五生饮（《世医得效方》）：生白附子，川乌，生半夏，黑豆，生南星。

五皮饮（《华氏中藏经》）：陈皮，茯苓皮，生姜皮，桑白皮，大腹皮。

五苓散（《伤寒论》）：桂枝，白术，茯苓，猪苓，泽泻。

五味消毒饮（《医宗金鉴》）：金银花，野菊花，蒲公英，紫花地丁，紫背天葵。

五磨饮子（《医方集解》）：槟榔，沉香，乌药，木香，枳实。

止嗽散（《医学心悟》）：荆芥，桔梗，甘草，陈皮，白前，百部，紫菀。

少腹逐瘀汤（《医林改错》）：小茴香，干姜，延胡索，没药，当归，川芎，肉桂，赤芍，蒲黄，五灵脂。

中和汤（《丹溪心法》）：苍术，半夏，黄芩，香附。

中满分消丸，（《兰室秘藏》）：人参，白术，茯苓，炙甘草，陈皮，半夏，干姜，砂仁，枳实，厚朴，猪苓，泽泻，黄芩，黄连，知母，姜黄。

升阳散火汤（《脾胃论》）：柴胡，升麻，葛根，羌活，独活，防风，炙甘草，生甘草，白芍，人参。

升降散（《伤寒瘟疫条辨》）：白僵蚕，蝉蜕，姜黄，大黄。

升陷汤（《医学衷中参西录》）：生黄芪，知母，柴胡，桔梗，升麻。

化肝煎（《景岳全书》）：青皮，陈皮，栀子，牡丹皮，泽泻，芍药，土贝母。

化积丸（《类证治裁》）：三棱，莪术，阿魏，海浮石，香附，雄黄，槟榔，苏木，瓦楞子，五灵脂。

月华丸（《医学心悟》）：沙参，麦冬，天冬，生地黄，熟地黄，阿胶，山药，茯苓，桑叶，菊花，獭肝，百部，三七，川贝母。

丹参饮（《时方歌括》）：丹参，砂仁，檀香。

丹栀逍遥散（《内科摘要》）：柴胡，当归，茯苓，白芍，白术，炙甘草，牡丹皮，栀子。

丹栀逍遥散（《古今医统大全》）：牡丹皮，山栀，当归，白芍，柴胡，茯苓，白术，甘草，薄荷，煨姜。

乌头汤（《金匮要略》）：川乌，麻黄，黄芪，芍药，炙甘草，蜂蜜。

六君子汤（《太平惠民和剂局方》）：人参，甘草，茯苓，白术，陈皮，半夏，生姜，大枣。

六味地黄丸（《小儿药证直诀》）：熟地黄，山茱萸，山药，茯苓，牡丹皮，泽泻。

六磨汤（《世医得效方》）：槟榔，沉香，木香，乌药，大黄，枳壳。

五画

玉女煎（《景岳全书》）：生石膏，知母，熟地黄，麦冬，牛膝。

玉屏风散（《医方类聚》）：黄芪，白术，防风。

正气天香散（《玉机微义》）：乌药，香附，陈皮，紫苏，干姜。

甘麦大枣汤（《金匮要略》）：甘草，小麦，大枣。

甘草干姜汤（《金匮要略》）：甘草，干姜。

甘遂半夏汤（《金匮要略》）：甘遂，半夏，芍药，甘草。

　　甘露消毒丹（《医效秘传》）：滑石，茵陈，黄芩，石菖蒲，川贝母，木通，藿香，射干，连翘，薄荷，白蔻仁。

　　左归丸（《景岳全书》）：熟地黄，山药，枸杞子，山茱萸，龟板胶，菟丝子，鹿角胶，川牛膝。

　　左金丸（《丹溪心法》）：黄连，吴茱萸。

　　右归丸（《景岳全书》）：熟地黄，山药，山茱萸，枸杞子，菟丝子，鹿角胶，杜仲，肉桂，当归，附子。

　　石韦散（《证治汇补》）：石韦，滑石，冬葵子，瞿麦，车前子。

　　龙胆泻肝汤（《医方集解》）：龙胆草，柴胡，栀子，黄芩，木通，泽泻，车前子，生地黄，当归，甘草。

　　平胃散（《太平惠民和剂局方》）：苍术，厚朴，陈皮，甘草，生姜，大枣。

　　平喘固本汤（经验方）：党参，五味子，冬虫夏草，胡桃肉，灵磁石，沉香，坎脐，紫苏子，款冬花，法半夏，橘红。

　　归芍六君子汤（《笔花医镜》）：当归，白芍，陈皮，半夏，人参，白术，茯苓，甘草。

　　归脾汤（《济生方》）：炒白术，当归，白茯苓，黄芪，龙眼肉，远志，酸枣仁，人参，木香，炙甘草，生姜，大枣。

　　四君子汤（《太平惠民和剂局方》）：人参，白术，茯苓，甘草。

　　四妙丸（《成方便读》）：苍术，黄柏，牛膝，薏苡仁。

　　四物汤（《太平惠民和剂局方》）：当归，白芍，川芎，熟地黄。

　　四逆散（《伤寒论》）：柴胡，芍药，枳壳，炙甘草。

　　四神丸（《内科摘要》）：肉豆蔻，补骨脂，五味子，吴茱萸。

　　四海舒郁丸（《疡医大全》）：青木香，陈皮，海蛤粉，海带，海藻，昆布，海螵蛸。

　　生脉地黄汤（《医宗金鉴》）：地黄，山茱萸，山药，牡丹皮，泽泻，茯苓，人参，麦冬，五味子。

　　生脉散（《医学启源》）：人参，麦冬，五味子。

　　生脉饮（《备急千金要方》）：人参，麦冬，五味子。

　　生姜甘草汤（《备急千金要方》）：生姜，人参，甘草，大枣。

　　失笑散（《太平惠民和剂局方》）：蒲黄，五灵脂。

　　代抵当丸（《证治准绳·类方》）：当归尾，穿山甲，桃仁，生地黄，大黄，芒硝，肉桂。

　　白头翁汤（《伤寒论》）：白头翁，黄连，黄柏，秦皮。

　　白虎汤（《伤寒论》）：生石膏，知母，粳米，甘草。

　　瓜蒌薤白半夏汤（《金匮要略》）：瓜蒌，薤白，半夏，白酒。

　　半夏白术天麻汤（《医学心悟》）：半夏，陈皮，白术，茯苓，天麻，甘草，生姜，大枣。

　　半夏泻心汤（《伤寒论》）：半夏，黄芩，干姜，人参，甘草，黄连，大枣。

半夏厚朴汤（《金匮要略》）：半夏，厚朴，茯苓，生姜，紫苏叶。

加味二妙丸（《医学集成》）：黄柏，苍术，防己，萆薢，酒当归，牛膝，龟板，熟地黄。

加味四君子汤（《三因极一病证方论》）：人参，白术，茯苓，甘草，黄芪，白扁豆。

加味四物汤（《金匮翼》）：白芍，当归，生地黄，川芎，蔓荆子，菊花，黄芩，甘草。

加味清胃散（《张氏医通》）：生地黄，牡丹皮，连翘，黄连，当归，升麻，犀角，生甘草。

六画

地黄饮子（《宣明论方》）：熟干地黄，巴戟天，山茱萸，石斛，肉苁蓉，五味子，肉桂，白茯苓，麦冬，炮附子，菖蒲，远志，生姜，大枣，薄荷。

地榆散（验方）：地榆，茜根，黄芩，黄连，山栀，茯苓。

芍药甘草汤（《伤寒论》）：芍药，甘草。

芍药汤（《素问病机气宜保命集》）：芍药，槟榔，大黄，黄芩，黄连，当归，肉桂，甘草，木香。

芎芷石膏汤（《医宗金鉴》）：川芎，白芷，石膏，菊花，藁本，羌活。

百合固金汤（《医方集解》）：生地黄，熟地黄，麦冬，贝母，百合，当归，芍药，甘草，玄参，桔梗。

至宝丹（《太平惠民和剂局方》）：犀角，玳瑁，琥珀，朱砂，雄黄，龙脑，麝香，牛黄，安息香银箔，金箔。

至宝丹（《太平惠民和剂局方》）：犀角，朱砂，雄黄，玳瑁，琥珀，麝香，冰片，金箔，银箔，牛黄，安息香。

当归六黄汤（《兰室秘藏》）：当归，生地黄，熟地黄，黄连，黄芩，黄柏，黄芪。

当归四逆加吴茱萸生姜汤（《伤寒论》）：当归，桂枝，芍药，细辛，通草，甘草，大枣，吴茱萸，生姜。

当归四逆汤（《伤寒论》）：当归，桂枝，芍药，细辛，通草，甘草，大枣。

竹叶石膏汤（《伤寒论》）：竹叶，石膏，人参，麦冬，半夏，甘草，粳米。

血府逐瘀汤（《医林改错》）：当归，生地黄，桃仁，红花，枳壳，赤芍，柴胡，甘草，桔梗，川芎，牛膝。

交泰丸（《韩氏医通》）：黄连，肉桂。

安宫牛黄丸（《温病条辨》）：牛黄，郁金，犀角，黄连，朱砂，冰片，珍珠，栀子，雄黄，黄芩，麝香，金箔。

安神定志丸（《医学心悟》）：茯苓，茯神，人参，石菖蒲，远志，生龙齿，朱砂。

导痰汤（《严氏济生方》）：半夏，陈皮，茯苓，甘草，生姜，枳实，南星。

阳和汤（《外科证治全生集》）：熟地黄，麻黄，鹿角胶，白芥子，肉桂，生甘草，姜炭。

防己黄芪汤（《金匮要略》）：防己，黄芪，甘草，白术，生姜，大枣。

七画

麦门冬汤（《金匮要略》）：麦冬，人参，半夏，甘草，粳米，大枣。

麦味地黄丸（《医部全录》）：熟地黄，山茱萸，山药，泽泻，牡丹皮，茯苓，麦冬，五味子。

苏子降气汤（《太平惠民和剂局方》）：紫苏子，制半夏，当归，炙甘草，前胡，厚朴，肉桂，生姜，陈皮。

苏合香丸（《太平惠民和剂局方》）：麝香，安息香，丁香，青木香，白檀香，沉香，香附，荜茇，诃子，朱砂，白术，犀角，苏合香，冰片，乳香。

杞菊地黄丸（《麻疹全书》）：熟地黄，山茱萸，山药，茯苓，泽泻，牡丹皮，枸杞子，菊花。

还少丹（《医方集解》）：熟地黄，枸杞子，山茱萸，肉苁蓉，巴戟天，小茴香，杜仲，牛膝，茯苓，山药，石菖蒲，远志，五味子，楮实子，大枣，人参。

连朴饮（《霍乱论》）：厚朴，黄连，石菖蒲，半夏，豆豉，栀子，芦根。

连理汤（《秘传证治要诀类方》）：人参，白术，干姜，甘草，茯苓，黄连。

吴茱萸汤（《伤寒论》）：吴茱萸，生姜，人参，大枣。

身痛逐瘀汤（《医林改错》）：秦艽，川芎，桃仁，红花，甘草，羌活，没药，当归，五灵脂，香附，牛膝，地龙。

羌活胜湿汤（《内外伤辨惑论》）：羌活，独活，防风，川芎，蔓荆子，甘草，藁本。

沙参麦冬汤（《温病条辨》）：沙参，麦冬，玉竹，天花粉，白扁豆，桑叶，甘草。

沉香散（《太平圣惠方》）：沉香，石韦，滑石，当归，瞿麦，白术，甘草，冬葵子，赤芍药，王不留行。

沉香散（《金匮翼》）：沉香，石韦，滑石，当归，橘皮，白芍，冬葵子，甘草，王不留行。

良附丸（《良方集腋》）：高良姜，香附。

启膈散（《医学心悟》）：川贝母，茯苓，郁金，砂仁，沙参，丹参，荷叶蒂，杵头糠。

补天大造丸（《医学心悟》）：人参，白术，当归，黄芪，酸枣仁，远志，白芍，山药，茯苓，枸杞子，熟地黄，紫河车，龟板胶，鹿角胶。

补中益气汤（《脾胃论》）：人参，黄芪，白术，甘草，当归，陈皮，升麻，柴胡。

补气运脾汤（《统旨方》）：人参，黄芪，白术，茯苓，砂仁，陈皮，半夏，生姜，大枣，甘草。

补阳还五汤（《医林改错》）：黄芪，当归尾，赤芍，地龙，川芎，红花，桃仁。

补肝汤（《医宗金鉴》）：熟地黄，当归，芍药，川芎，酸枣仁，木瓜，甘草。

补肺汤（《永类钤方》）：人参，黄芪，熟地黄，五味子，紫菀，桑白皮。

附子理中丸（《太平惠民和剂局方》）：附子，人参，干姜，白术，甘草。

附子理苓汤（《内经拾遗》）：附子，干姜，甘草，人参，白术，赤茯苓，猪苓，泽泻，官桂。

妙香散（《太平惠民和剂局方》）：麝香，木香，山药，茯神，茯苓，黄芪，远志，人参，桔梗，甘草，朱砂。

八画

苓桂术甘汤（《金匮要略》）：茯苓，桂枝，白术，甘草。

软肝缩脾方（赵绍琴经验方）：柴胡，黄芩，蝉蜕，白僵蚕，片姜黄，水红花子，炙鳖甲，生牡蛎，生大黄，焦三仙。

肾气丸（《金匮要略》）：干地黄，山药，山茱萸，泽泻，茯苓，牡丹皮，桂枝，附子。

知柏地黄丸（《医宗金鉴》）：知母，黄柏，熟地黄，山药，山茱萸，茯苓，牡丹皮，泽泻。

金水六君煎（《景岳全书》）：当归，熟地黄，陈皮，半夏，茯苓，炙甘草。

金铃子散（《太平圣惠方》，录自《袖珍方》）：川楝子，延胡索。

炙甘草汤（《伤寒论》）：甘草，生姜，桂枝，人参，生地黄，阿胶，麦冬，麻仁，大枣。

泻心汤（《金匮要略》）：大黄，黄连，黄芩。

泻白散（《小儿药证直诀》）：桑白皮，地骨皮，甘草，粳米。

泻青丸（《小儿药证直诀》）：龙胆，大黄，防风，羌活，栀子，川芎，当归，竹叶。

定喘汤（《摄生众妙方》）：麻黄，杏仁，桑白皮，黄芩，半夏，紫苏子，款冬花，白果，甘草。

定痫丸（《医学心悟》）：天麻，川贝，姜半夏，茯苓，茯神，胆南星，石菖蒲，全蝎，僵蚕，琥珀粉，灯心草，陈皮，远志，丹参，麦冬，朱砂，竹沥，姜汁。

实脾饮（《济生方》）：干姜，生姜，大枣，附子，白术，茯苓，炙甘草，厚朴，大腹子，草果，木香，木瓜。

参芪地黄汤（《沈氏尊生书》）：党参，黄芪，地黄，牡丹皮，泽泻，茯苓，山药，山茱萸。

参苏饮（《太平惠民和剂局方》）：人参，姜半夏，茯苓，陈皮，甘草，枳壳，葛根，紫苏，前胡，木香，桔梗，生姜，大枣。

参附汤（《济生续方》，录自《医方类聚》）：人参，附子，生姜。

参苓白术散（《太平惠民和剂局方》）：人参，白术，山药，茯苓，白扁豆，陈皮，莲子肉，炙甘草，山药，砂仁，薏苡仁，桔梗。

参蛤散（《普济方》）：人参，蛤蚧。

驻车丸（《备急千金要方》）：黄连，干姜，当归，阿胶。

九画

春泽汤（《医方集解》）：白术，桂枝，猪苓，泽泻，茯苓，人参。

指迷茯苓丸（《证治准绳》）：半夏，茯苓，枳壳，朴硝，生姜。

荆防达表汤（《时氏处方》）：荆芥，防风，紫苏叶，白芷，茯苓，生姜，葱白，建曲，橘红，杏仁。

荆防败毒散（《外科理例》）：荆芥，防风，茯苓，独活，柴胡，前胡，川芎，枳壳，羌活，桔梗，薄荷，甘草。

茜根散（《景岳全书》）：茜草根，黄芩，阿胶，侧柏叶，生地黄，甘草。

茵陈五苓散（《金匮要略》）：茵陈，桂枝，茯苓，白术，泽泻，猪苓。

茵陈术附汤（《医学心悟》）：茵陈，白术，附子，干姜，炙甘草，肉桂。

茵陈四苓散（《杏苑生春》）：茵陈，茯苓，猪苓，泽泻，白术，栀子。

茵陈蒿汤（《伤寒论》）：茵陈，大黄，栀子。

枳术丸（《脾胃论》引张元素方）：枳实，白术。

枳实导滞丸（《内外伤辨惑论》）：大黄，枳实，黄芩，黄连，神曲，白术，茯苓，泽泻。

枳实薤白桂枝汤（《金匮要略》）：枳实，厚朴，薤白，桂枝，瓜蒌。

栀子清肝汤（《外科正宗》）：牛蒡子，柴胡，川芎，白芍，石膏，当归，山栀，牡丹皮，黄芩，黄连，甘草。

栀子清肝饮（《辨证录》）：白芍，炒栀子，茯苓，半夏，甘草。

厚朴麻黄汤（《金匮要略》）：厚朴，麻黄，石膏，杏仁，半夏，干姜，细辛，小麦，五味子。

胃苓汤（《丹溪心法》）：甘草，茯苓，苍术，陈皮，白术，肉桂，泽泻，猪苓，厚朴，生姜，大枣。

香苏散（《太平惠民和剂局方》）：香附，紫苏叶，陈皮，炙甘草。

香附旋覆花汤（《温病条辨》）：生香附，旋覆花，苏子霜，薏苡仁，半夏，茯苓，橘皮。

香砂六君子汤（《古今名医方论》）：人参，白术，茯苓，半夏，陈皮，木香，甘草，砂仁。

复元羌活汤（《医方论》）：柴胡，甘草，当归，大黄，红花，天花粉，桃仁，穿山甲。

复元活血汤（《医学发明》）：柴胡，天花粉，当归，红花，甘草，穿山甲，大黄，桃仁。

保元汤（《博爱心鉴》）：人参，黄芪，肉桂，甘草，生姜。

保和丸（《丹溪心法》）：山楂，神曲，半夏，茯苓，陈皮，连翘，莱菔子。

保真汤（《十药神书》）：人参，黄芪，白术，赤白茯苓，大枣，天冬，麦冬，生地黄，熟地黄，五味子，当归，赤白芍药，莲须，地骨皮，柴胡，陈皮，生姜，黄柏，知母，甘草，厚朴。

独活寄生汤（《备急千金要方》）：独活，桑寄生，杜仲，牛膝，细辛，秦艽，茯苓，肉桂，防风，川芎，人参，甘草，当归，芍药，干地黄。

养心汤（《仁斋直指方》）：黄芪，茯苓，茯神，半夏曲，当归，川芎，远志，肉桂，柏子仁，酸枣仁，五味子，人参，炙甘草。

洗心汤（《辨证录》）：人参，茯神，半夏，陈皮，神曲，甘草，附子，石菖蒲，生酸枣仁。

济川煎（《景岳全书》）：当归，牛膝，肉苁蓉，泽泻，升麻，枳壳。

济生肾气丸（《济生方》）：熟地黄，山茱萸，牡丹皮，山药，茯苓，泽泻，肉桂，附子，牛膝，车前子。

十画

秦艽鳖甲散（《卫生宝鉴》）：秦艽，鳖甲，柴胡，当归，地骨皮，青蒿，知母，乌梅。

真人养脏汤（《太平惠民和剂局方》）：人参，当归，白术，肉豆蔻，肉桂，甘草，白芍，木香，诃子，罂粟壳。

真武汤（《伤寒论》）：附子，茯苓，白术，芍药，生姜。

桂枝甘草龙骨牡蛎汤（《伤寒论》）：桂枝，甘草，龙骨，牡蛎。

桂枝加黄芪汤（《金匮要略》）：桂枝，芍药，甘草，生姜，大枣，黄芪。

栝蒌薤白半夏汤（《伤寒论》）：大黄，枳实，黄芩，黄连，神曲，白术，茯苓，泽泻。

桃仁红花煎（《陈素庵妇科补解》）：红花，当归，桃仁，香附，延胡索，赤芍，川芎，乳香，丹参，青皮，生地黄。

桃红四物汤（《医宗金鉴》）：当归，赤芍，熟地黄，川芎，桃仁，红花。

桃花汤（《伤寒论》）：赤石脂，干姜，粳米。

桃核承气汤（《伤寒论》）：桃仁，桂枝，大黄，甘草，芒硝。

柴胡三石解毒汤（刘渡舟经验方）：柴胡，黄芩，茵陈，土茯苓，凤尾草，蚤休，炙甘草，土元，茜草，滑石，寒水石，生石膏，竹叶，金银花。

柴胡活络汤（刘渡舟经验方）：柴胡，黄芩，茵陈，土茯苓，凤尾草，蚤休，炙甘草，土元，当归，白芍，茜草，泽兰，红花，海螵蛸。

柴胡排石汤（刘渡舟经验方）：柴胡，黄芩，大金钱草，虎杖，海金沙，鸡内金，川楝子，延胡索，鱼腥草，姜黄，茵陈，白芍，刘寄奴。

柴胡疏肝散（《景岳全书》）：柴胡，芍药，枳壳，陈皮，炙甘草，香附，川芎。

柴胡解毒汤（刘渡舟经验方）：柴胡，黄芩，茵陈，土茯苓，凤尾草，蚤休，炙甘草，土元，茜草。

柴枳半夏汤（《医学入门》）：柴胡，半夏，黄芩，瓜蒌仁，枳壳，桔梗，杏仁，青皮，甘草。

逍遥散（丸）（《太平惠民和剂局方》）：柴胡，白术，白芍，当归，茯苓，生甘草，薄荷，煨姜。

健脾疏肝丸（关幼波经验方）：党参，山药，炒薏苡仁，陈皮，草豆蔻，当归，白芍，柴胡，郁金。

射干麻黄汤（《金匮要略》）：射干，麻黄，生姜，细辛，紫菀，款冬花，大枣，半夏，五味子。

益气聪明汤（《东垣试效方》）：黄芪，人参，升麻，葛根，蔓荆子，芍药，黄柏，炙甘草。

益胃汤（《温病条辨》）：沙参，麦冬，生地黄，玉竹，冰糖。

消瘰丸（《医学心悟》）：玄参，牡蛎，贝母。

海藻玉壶汤（《外科正宗》）：海藻，贝母，陈皮，昆布，青皮，川芎，当归，连翘，半夏，甘草，独活，海带。

涤痰汤（《济生方》）：半夏，胆南星，橘红，枳实，茯苓，人参，石菖蒲，竹茹，甘草，生姜，大枣。

涤痰汤（《奇效良方》）：半夏，胆南星（姜制），橘红，枳实，茯苓，人参，石菖蒲，竹茹，甘草。

润肠丸（《沈氏尊生书》）：麻仁，桃仁，当归，生地黄，枳壳。

调营饮（《证治准绳》）：莪术，川芎，当归，延胡索，赤芍，瞿麦，大黄，槟榔，陈皮，大腹皮，葶苈子，赤茯苓，桑白皮，细辛，肉桂，白芷，炙甘草，生姜，大枣。

通幽汤（《兰室秘藏》）：生地黄，熟地黄，当归，桃仁，红花，升麻，甘草。

通窍活血汤（《医林改错》）：赤芍，川芎，桃仁，红花，麝香，老葱，鲜姜，大枣，酒。

桑白皮汤（《景岳全书》）：桑白皮，半夏，紫苏子，杏仁，贝母，黄芩，黄连，栀子。

桑杏汤（《温病条辨》）：桑叶，杏仁，沙参，浙贝母，豆豉，栀子，梨皮。

桑菊饮（《温病条辨》）：桑叶，菊花，连翘，薄荷，桔梗，杏仁，芦根，甘草。

十一画

理中汤（丸）（《伤寒论》）：人参，白术，干姜，甘草。

培肾元煎（《杂症会心录》）：熟地黄，当归，山药，枸杞子，附子，白术，茯苓，炙甘草，炮姜，黄芪，人参。

控涎丹（《三因极一病证方论》）：甘遂，大戟，白芥子。

黄土汤（《金匮要略》）：灶心黄土，甘草，干地黄，白术，附子，阿胶，黄芩。

黄芪汤（《金匮翼》）：黄芪，麻仁，白蜜，陈皮。

黄芪建中汤（《金匮要略》）：黄芪，桂枝，白芍，大枣，生姜，甘草，饴糖。

黄芪桂枝五物汤（《金匮要略》）：黄芪，芍药，桂枝，生姜，大枣。

黄连平胃散（《医宗金鉴》）：黄连，陈皮，厚朴，甘草，苍术。

黄连清心饮（《沈氏尊生书》）：黄连，生地黄，当归，甘草，酸枣仁，茯神，远志，人参，莲子肉。

黄连温胆汤（《千金方》）：半夏，陈皮，竹茹，枳实，黄连，赤石脂。

黄连温胆汤（《六因条辨》）：半夏，陈皮，竹茹，枳实，黄连，甘草，茯苓。

黄连温胆汤（《备急千金要方》）：半夏，陈皮，竹茹，枳实，黄连，甘草，茯苓，大枣。

黄连解毒汤（方出《肘后备急方》，名出《外台秘要》引《崔氏方》）：黄连，黄芩，黄柏，栀子。

菖蒲郁金汤（《温病条辨》）：石菖蒲，炒栀子，鲜竹叶，牡丹皮，郁金，连翘，灯心，木通，淡竹沥，紫金片。

银花甘草汤（《医学心悟》）：金银花，甘草。

银翘散（《温病条辨》）：连翘，金银花，桔梗，薄荷，竹叶，生甘草，荆芥穗，淡豆豉，牛蒡子。

猪苓汤（《伤寒论》）：猪苓，茯苓，泽泻，阿胶，滑石。

麻子仁丸（《伤寒论》）：麻子仁，枳实，厚朴，大黄，杏仁，芍药。

麻杏石甘汤（《伤寒论》）：麻黄，杏仁，石膏，炙甘草。

麻黄汤（《伤寒论》）：麻黄，桂枝，杏仁，炙甘草。

麻黄连轺赤小豆汤（《伤寒论》）：麻黄，连轺，杏仁，赤小豆，大枣，梓根白皮，生姜，甘草。

羚角钩藤汤（《通俗伤寒论》）：羚羊角，钩藤，桑叶，菊花，白芍，生地黄，川贝母，竹茹，茯神，生甘草。

清肝降酶方（祝谌予经验方）：茵陈，连翘，板蓝根，蒲公英，土茯苓，虎杖，生甘草，大枣，五味子。

清金化痰汤（《统旨方》）：黄芩，栀子，桔梗，麦冬，桑白皮，贝母，知母，瓜蒌，橘红，茯苓，甘草。

清肺饮（《证治汇补》）：茯苓，黄芩，桑白皮，麦冬，车前子，山栀，木通。

清骨散（《证治准绳》）：银柴胡，胡黄连，秦艽，鳖甲，地骨皮，青蒿，知母，甘草。

清燥救肺汤（《医门法律》）：桑叶，石膏，杏仁，甘草，麦冬，人参，阿胶，炒胡麻仁，炙枇杷叶。

渗湿汤（《奇效良方》）：白术，干姜，白芍，炮附子，茯苓，人参，桂枝，炙甘草。

十二画

越婢加术汤（《金匮要略》）：麻黄，石膏，生姜，白术，大枣，甘草。

越婢加半夏汤（《金匮要略》）：麻黄，石膏，生姜，大枣，甘草，半夏。

越鞠丸（《丹溪心法》）：香附，苍术，川芎，栀子，神曲。

葛根芩连汤（《伤寒论》）：葛根，黄芩，黄连，炙甘草。

葱豉桔梗汤（《通俗伤寒论》）：葱白，桔梗，栀子，豆豉，薄荷，连翘，生甘草，淡竹叶。

椒目瓜蒌汤（《医醇剩义》）：川椒目，瓜蒌仁，葶苈子，桑白皮，紫苏子，半夏，茯苓，橘红，蒺藜。

程氏萆薢分清饮（《医学心悟》）：萆薢，车前子，茯苓，莲子心，石菖蒲，黄柏，丹参，白术。

痛泻要方（《丹溪心法》）：白术，白芍，防风，陈皮。

温胆汤（《三因极一病证方论》）：茯苓，半夏，炙甘草，枳实，竹茹，陈皮，生姜，大枣。

温脾汤（《备急千金要方》）：附子，干姜，人参，甘草，大枣，大黄。

滑氏补肝散（《证治准绳》）：酸枣仁，熟地黄，山药，黄芪，当归，山茱萸，川芎，木瓜，独活，白术，五味子。

滋水清肝饮（《医宗己任编》）：熟地黄，当归，白芍，酸枣仁，山茱萸，山药，柴胡，栀子，牡丹皮，泽泻。

滋补肝肾丸（关幼波经验方）：北沙参，麦冬，当归，五味子，何首乌，熟地黄，女贞子，川断，陈皮，旱莲草，浮小麦。

滋肾通关丸（《兰室秘藏》）：知母，黄柏，肉桂。

犀角地黄汤（《备急千金要方》）：犀角，生地黄，芍药，牡丹皮。

犀角散（《备急千金要方》）：犀角，栀子，茵陈，升麻，黄连。

疏凿饮子（《重订严氏济生方》）：槟榔，大腹皮，茯苓皮，椒目，赤小豆，秦艽，羌活，泽泻，生姜。

十三画

槐角丸（《丹溪心法》）：槐角，地榆，黄芩，当归，炒枳壳，防风。

新加香薷饮（《温病条辨》）：香薷，金银花，鲜扁豆花，厚朴，连翘。

豢龙汤（《医醇剩义》）：羚羊角，牡蛎，石斛，麦冬（青黛少许拌），南沙参，川贝母，夏枯草，牡丹皮，黑荆芥，薄荷炭，茜草根，牛膝，茅根，藕。

十四画

酸枣仁汤（《金匮要略》）：酸枣仁，川芎，知母，茯苓，甘草。

膈下逐瘀汤（《医林改错》）：五灵脂，当归，川芎，桃仁，牡丹皮，赤芍，延胡索，甘草，香附，红花，枳壳。

膏淋汤（《医学衷中参西录》）：山药，芡实，生龙骨，生牡蛎，生地黄，党参，白芍。

十五画

增液汤（《温病条辨》）：玄参，麦冬，生地黄。

增液承气汤（《温病条辨》）：玄参，麦冬，生地黄，大黄，芒硝。

镇肝熄风汤（《医学衷中参西录》）：怀牛膝，生赭石，生龙骨，生牡蛎，生龟板，白芍，玄参，天冬，川楝子，生麦芽，茵陈，甘草。

十六画

橘皮竹茹汤（《金匮要略》）：橘皮，竹茹，人参，大枣，生姜，甘草。

赞育丹（《景岳全书》）：熟地黄，白术，当归，枸杞子，杜仲，仙茅，巴戟天，山茱萸，淫羊藿，肉苁蓉，韭菜子，蛇床子，附子，肉桂。

十七画及以上

黛蛤散（《中药成方配本》）：青黛，海蛤壳。

藿香正气散（《太平惠民和剂局方》）：藿香，大腹皮，白芷，紫苏，茯苓，半夏曲，白术，陈皮，厚朴，桔梗，甘草。

鳖甲煎丸（《金匮要略》）：鳖甲，乌扇，黄芩，柴胡，鼠妇，干姜，大黄，芍药，桂枝，葶苈子，石韦，厚朴，牡丹皮，瞿麦，紫葳，半夏，人参，䗪虫，阿胶，蜂房，赤硝，蜣螂，桃仁。

蠲痹汤（《杨氏家藏方》）：当归，羌活，姜黄，黄芪，白芍，防风，甘草，生姜，大枣。